給瑜伽·健身·
治療師的

筋膜解析書

Joanne Avison
瓊安·艾維森——著

林麗雪——譯

瑜伽療癒師
蔡士傑 Janus Tsai——審訂

YOGA
Fascia, Anatomy and Movement

謹將本書獻給我最了不起的父母史蒂芬妮（Stephani）與威廉（William）；並對卡洛琳（Caroline）致上最深的謝意；感謝班恩（Ben）在科學方面為我解惑；感謝史帝芬（Steven），沒有他，就沒有這門藝術。

推薦序 1

　　瑜伽和武術與舞蹈一樣可以回溯到久遠的史前時代，是一種企圖藉由條理、系統化的身體動作來改變人的最早嘗試。雖然現代心理治療推崇談話治療以及增加藥品用量，因而揚棄以身體為中心的治療方法，但有一句拉丁文這麼說：Mens sana in corpore sano，意思就是「有健康的身體，才有健康的心靈」。好幾世紀以來，我們早已承認身體動作對心理的正面影響。至少在成熟的文本與行家的體悟中，瑜伽所能提供的益處已遠遠超過只將心靈與協調一致的肌肉相結合。據稱瑜伽可以將我們的精神生理狀態調整為正向的層次，遠離以自我為中心、以恐懼為基礎的心理作用，進入一種更平靜、更客觀、身心完全存在的狀態（在我的經驗中，通常是有效的）。

　　瑜伽能在現在這個時代興盛起來，很大程度上要歸功於已故的 B.K.S.艾揚格（B.K.S. Iyengar）。他是一個強人，他把瑜伽的姿勢與呼吸融合，形成一種可以理解的學科。雖說現有的瑜伽形式與艾揚格的細節作法漸行漸遠，對他虧欠甚深，但若沒有艾揚格，「當代的瑜伽藝術」亦將不復存在。由於艾揚格及其著作的啟發不斷開枝散葉，瑜伽已經發展出許多形式。在我的工作生涯旅程中，一開始只有幾個嬉皮在修道院中扭轉、彎曲身體，到現在瑜伽課的發展已經無所不在，幾乎出現在每一座健身房、社區活動中心、街角，甚至每一所學校的體育課程、企業的避靜活動與高級聚會所等等場合。瑜伽本身已經多元至有數百種分支，包括從延展力道強的阿斯坦加（Ashtanga）到流暢的流動瑜伽（Vinyasa）、姿勢精確的艾揚格瑜伽，以及更多冥想的方法。這些日子以來，我們有太多的選擇而顯得被寵壞了。

　　瑜伽終究必須面對科學的挑戰，研究人員會希望瑜伽能夠提出一些證明。然而本書作者瓊安・艾維森不是實驗室裡的研究員，而是一個重新搜尋者（re-searcher），她在獨特的位置上幫助我們理解已有的研究，並提供理解未來研究的架構。瓊安擁有多年在各種環境下的瑜伽教學經驗，她心思敏銳，加上清晰的寫作能力，本書融合了精神性與科學性、神聖性與實踐性，為當代的瑜伽學習者與練習者提供了一次思維的震撼之旅。

筋膜是一種塑造我們的生理構造，過去長期被人遺忘，現在卻變成了流行詞彙，只是在使用時通常是熱情多於理解。本書講述了羅伯特·施萊普（Robert Schleip）博士所謂「神經肌筋膜網絡」（neuromyofascial web）的發展意義，非常引人入勝。也避免讓讀者陷入解剖學或生物化學的細節；這些與生物力學有關，但在日常練習中則不太必要。

我們可以從傳統的瑜伽中學到許多事物，但從另一個角度看來，這些古老的文本與形式卻完全無關緊要。目前工業化、電子化的人類面臨了過去任何時代都不曾出現的一系列挑戰，其中一項就是失去自我意識。我們疏離了身體和身體悄悄發出的重要訊息；我們在飛機、火車與汽車的轟隆隆聲音中、在廣播、電視與網際網路的刺耳噪音中，以及身處這複雜星球的眾人當中變得遲鈍。我們必須面對的挑戰是，如何教育孩子在自然世界中移動與感覺，並在這個資料豐富卻資訊匱乏的超級時代，創立所謂的「動覺素養」（Kinesthetic Literacy）計畫。

不論你練習或教授的是哪一種瑜伽，你一定要讀這本書（事實上，就算你只是剛好擁有了這具身體也應該要讀這本書）。你將會被拉進一條從古老流至現代、充滿愉悅的思想之河，然後將會明白瑜伽的許多全新詮釋，在修復我們的身心機能當中扮演了如此重要的角色。

湯瑪斯·邁爾斯（Thomas Myers）

於二〇一四年

tom@anatomytrains.com

推薦序 2

原來我在二〇一七年三月廿四日就在 Kindle 買了《給瑜伽・健身・治療師的筋膜解析書》這本書的原文版,當時《解剖列車》國際認證課程初次來台,有醫師、物理治療師、牙醫師、個人教練、推拿師……參加,講師茱莉・哈蒙(Julie Hammond)推薦此書,我立馬下單,看得樂不思蜀。

自從翻譯了《解剖列車》一書,赴美參加作者湯瑪斯・邁爾斯(Tom Myers)的大體解剖課(鼓勵大家一定要參加的好課),台灣也陸陸續續引進了 Robert Schleip、Stecco、Barral、Vleeming 等不同筋膜系統的課程,復健醫學在對於人體的理解上突飛猛進,且逐漸走出與傳統骨科不同的路。復健科醫師擅長超音波,現在也可以使用超音波看出筋膜的破損或撕裂傷,使得以前許多 X 光、磁振造影說「正常」的肌肉骨骼疼痛,又有新的發現,原來是**筋膜撕裂傷**(fascial tear),**而且是可以治療的**。原來人體不是這麼簡單,除了骨頭外,你還有一層又一層、充滿彈性和韌性的軟組織保護著你,而**骨頭只是漂浮在筋膜裡**。有些人骨頭看起來退化或有骨刺,可是能跑能跳,因為他的筋膜很健康強壯;有些人骨頭看起來沒事,可是到處痠痛,因為他的筋膜受損了。

我們台灣增生療法醫學會於二〇二〇年二月廿三日邀請「筋膜增生治療大師」布萊德・富勒頓(Dr. Brad Fullerton)來台,受到復健醫學界熱烈的迴響,原來筋膜可以利用超音波觀察它的動態,並且可以藉由「pre-stress 肌力測試」診斷。

書中提到「**生物張力整合結構**」一詞的發明人史蒂芬・萊文(Stephen Levin)博士,我們也在美國骨內科學會(AAOM)與他相遇,相談甚歡,並見證他領終身成就獎的一刻。對他而言,筋膜是充滿張力的,筋膜是充滿感情的;生命的一切一切,從 DNA 開始就是由「生物張力整合結構」組成,宇宙中所有的結構也都可以看到「生物張力整合結構」的影子,彷彿自己有生命一樣,能適應環境。筋膜藉由「生物張力整合結構」,能**分散壓力**、**傳遞張力**,有時柔軟有彈性,讓你能做瑜伽、跑馬拉松;有時又變得剛硬,能接住高速的棒球或踢跆拳道。

　　筋膜的傳遞無遠弗屆，例如我們可以利用瑜伽中的「**英雄式**」評估「**高爾夫球肘**」，我已經利用這個瑜伽體位找出無數位手肘內側疼痛患者的根本原因了！要是沒有筋膜，很難解釋為什麼手肘內側痛會與對側髖關節或同側闊背肌等有關。瑜伽是古人的智慧，創造出「英雄式」這個體位，把好幾條筋膜經線都繃到最緊，於是我們能評估手肘痛的病人。筋膜是充滿內在感覺受器的組織，或許古人早就體驗到了筋膜牽一髮而動全身的張力，才發明了像瑜伽這些優美的動作，好讓我們跟內在高我溝通，將對自身的愛流動在筋膜的間質中。期盼這本書能帶給大家更多的自我覺察和醒悟。

王偉全醫師

二〇二〇年三月五日

戴著口罩於高鐵中

推薦序 3

　　筆者身為醫學教育體系培育的物理治療師，即使對於骨骼、肌肉及神經等運動相關系統皆已具有完備的教育訓練，然又當緣於進修之契機、進入了台灣大學解剖學研究攻讀，而又得以窺見解剖學完整的樣貌，方知自己所具學識之渺小，並也更嘆服人體構造的博大精深。

　　解剖學（anatomy）來自希臘文，其字根的意思是「切開」，意即若欲探討人體的構造，則必須把身體切開，才能看清楚各個部位與器官。解剖學的主要分支，共包含有比較解剖學（comparative anatomy）、大體解剖學（gross anatomy）、組織學（histology）和胚胎學（embryology）。其中，大體解剖學的英文，其原意係指粗略的解剖學，即肉眼所見的身體結構；組織學則是顯微解剖學，係須利用顯微鏡科技所見到的細胞組織結構；而胚胎學又稱為發生解剖學，所涉層面，係討論人體在胚胎時期的發育過程。人體組成的階層，乃由細胞階層、組織階層、器官階層、系統階層逐漸的增加其複雜性，然而現今有許多瑜伽人、私人教練及健康適能專家，其雖能自發性的學習解剖學知識，但大多只接觸了解剖學的系統階層，即使有少數可進階到器官階層，卻鮮少有機會得以更深入瞭解組織階層，也因此，當後期筋膜學說提出後，於是更又觸發了許多學習者的恍然大悟，感覺似乎湊齊了這塊遺失的拼圖。

　　論及瑜伽與解剖的學習，或許也可以用易經的核心「三易說」來說明，也就是「簡易」、「變易」、「不易」。

　　「簡易」，是不論理論多複雜或深奧，一旦人類的智慧達到，就能夠解釋成人們容易理解的道理。因此現今的科學並不是要挑戰瑜伽，而是想讓瑜伽練習有更多的理論支持，並假設其中或許還有許多無法解釋的部分、是我們的智慧還未到達。至於解剖學，其亦是如此。許多世紀以來，學者們努力的挖掘人體知識，但這神祕且精密的設計，確實尚有許多我們的智慧所還未能到達的領域。

　　「變易」，意指萬事萬物時時刻刻都在發展與改變，即沒有恆常固定不變的。

我們據此可推知，宇宙萬物是經長期變化而形成，因此瑜伽的練習與身體科學的學習很重要，我們不可停止練習、學習與思考。

「不易」，是指即使在宇宙間萬物皆變的情況下，亦仍有唯一不變的真理。瑜伽有不變的真理，人體的科學也有不變的真理，這些是瑜伽哲學和人體科學的核心價值。

在瑜伽解剖學的出版品中，大部分侷限在系統階層（尤其是肌肉系統）的探討，而本書從四個不同的人體組成階層（細胞、組織階層、器官及系統）以及不同的科學領域（藝術、歷史、心靈、力學、組織及胚胎學等）探討瑜伽與人的關係。當您接觸了解剖學而沉迷於探索身體切開後的器官與組織時，別忘了，我們學習解剖的目的，乃是為了瞭解這些細胞、組織、器官及系統整合起來的身體架構，更進一步瞭解身心靈的結合與運作模式。

慈惠醫專物理治療科／物理治療師／運動科學博士／
部定助理教授，同時為美國瑜伽聯盟 RYT200 小時認證師資
賴家欣
二〇二〇年四月一日

推薦序 4

　　瑜伽不僅是一門歷史悠久的運動方式，同時也很受現代人的喜愛。不過，臨床上經常遇到為了達到標準姿勢而過度伸展造成損傷的案例，輕微的可能會導致筋膜肌肉撕裂，嚴重的甚至會導致脊椎骨裂。然而，這些案例往往都是過度執著於形態的完美，而忽略聆聽來自身體筋膜的聲音。很高興看到一本瑜伽書籍，用現代筋膜研究的知識去分析瑜伽動作，更重要的是書裡提到的「尊重曲線」這個概念，正是避免瑜伽運動傷害最關鍵的中心思想。讀到作者於書中從各個層面詳細的論述瑜伽和筋膜的見解，可知作者瑜伽功力和筋膜知識之深厚，內容精實更勝一般瑜伽書籍，因此推薦進階瑜伽愛好者閱讀。

超越復健診所

涂俐雯　醫師

瑜伽和筋膜就像古今相互輝映的兩門藝術經典，雖然它們的發展相距了數千年之久，但其中內涵卻超乎人們所意料的契合。《解剖列車》作者，同時也是筋膜學權威湯瑪斯・邁爾斯（Thomas Myers）曾說過：「以適當的方式練習瑜伽，是促進肌筋膜健康的一種良好身心活動。」這不僅說明了瑜伽與筋膜間微妙且交融的關係，更能以瑜伽來體現筋膜，以筋膜概念來輔佐瑜伽的練習。

長久以來，筋膜學多運用在物理治療及醫療領域中，而後雖然發展出肌筋膜在身體動作領域的相關應用，但卻始終難以涵蓋瑜伽著重身心靈平衡與合一的整體概念。在我學習肌筋膜相關知識和技術近十年的時間裡，必須經過不斷地摸索與試驗，才能將肌筋膜概念整合進我的瑜伽教學和瑜伽療癒（Yoga Therapy）課堂中，我看見了它對人們產生的良好效應，當然也還有許多不完善的部分可以提升。

當我看到這本書的時候，發現作者瓊安・莎拉・艾維森（Joanne Sarah Avison）不僅是專業的肌筋膜研究者及動作引導師，也是一位資深的瑜伽認證教師，集聚了肌筋膜與瑜伽的豐富知識與技能於一身。書中除了完整詳盡地解說了筋膜的生成、結構及特性，也將瑜伽特有呼吸、體式、冥想、內在感知，甚至是哲學帶入其中，同時以瑜伽和筋膜的概念來交互闡釋，提供瑜伽教學、身心活動引導、運動指導、動作矯正及治療等專業人員一種全面且嶄新的思維與方法，來促進筋膜和身心的健康。

很高興能看見這本書的中文版問世，更期盼這本書能為人們帶來更多良善的啟發和助益，推薦給每一位從事健康照護工作及想要提升身心健康的你。

瑜伽療癒師 蔡士傑 Janus Tsai

各界推薦

「歡呼！我對這本書超有興趣。它的深度實在令人驚嘆，包括從歷史角度介紹解剖學，並清楚闡述了人類姿勢與動作的錯綜複雜。我特別喜歡那些為了讓人練習用的演練部分，有助於讓文本活了起來。對於這一本說明清晰、容易閱讀的解剖與動作書籍，我實在太滿意了。我預測，這本書在未來幾年，都會是瑜伽老師與其他健康專業人士的資料讀物。」

——物理治療博士、個人教練

茉蒂絲‧漢森‧拉薩特（Judith Hanson Lasater），

一九七一年開始成為瑜伽老師，共有八本著作

「我們都知道瑜伽是結合的意思。在《給瑜伽‧健身‧治療師的筋膜解析書》中，瓊安‧艾維森做了一件了不起的事：她開啟了一個可以結合你的教學的新理解。怎麼說呢？首先，她激起了動作、呼吸、身體與存在之間的關係，接著給你一幅起源以及牽起所有相關畫面，讓看起來非常微妙的經脈、氣息、脈輪體驗有了功能性的感覺，並讓瑜伽深奧的符號變得實用。

在這一路上，她在用字上提供了全新的詞彙，完全符合從瑜伽體驗到的知覺意識；這是讓你不斷回來練習的相同意識，也是你開始成為瑜伽老師的理由。很驚人吧？真的！」

——新墨西哥州 Guru Ram Das 醫學與人文中心創辦人兼執行董事

香緹‧香緹‧寇爾‧考沙（Shanti Shanti Kaur Khalsa）博士

「瓊安‧艾維森帶著我們踏上一條以實用為基礎，並具有思想啟發性的旅程，讓我們所有人都可以成為思考型的從業人員。」

——澳洲墨爾本莫納什大學（Monash University）副校長

戴洛‧艾文斯（Darrell Evans）

前 言

我從七歲開始接受瑜伽訓練，當時是一九六○年代中期，我在教堂裡坐在母親身邊，納悶著為什麼眼前的男人要穿著白色的寬長褲。

全世界的生命煥發著光采，閃閃發亮著
我非常喜悅地理解你的本質
傲然地存在於乙太的無邊無際中
就像一顆含碳成分的寶石

十六歲時，我在倫敦一家盲人中心學到一種冥想形式，對於使用手語、用手溝通一事相當著迷。對我來說冥想就像喝水、是生活的一部分，所以不太能理解為什麼會有人想要討論其功能。我在英國與法國接受了廣泛而精采的教育（語言、科學與美術），後來在一間巧克力店鋪成為工匠，又成為一間大型出版公司的常駐作者之後，在三十歲出頭，我因背痛再次進入了瑜伽與解剖學的世界。當時的我根本無法想像，我對巧克力的特性認知——隨著動作、操控、溫度與意圖而改變結構，有一天竟也成了理解人體筋膜基質的基礎。

我一開始接受了芳達・史卡拉維利（Vanda Scaravelli，義大利瑜伽大師）的訓練，她教的是一種聰明而女性化的瑜伽方法。我的老師有男有女，他們都直接與她共事。其中，約翰・斯特克（John Stirk）與彼得・布克比（Peter Blackaby）有骨療背景，因此帶進了解剖學與生物力學；而伊麗莎白・龐茲（Elizabeth Pauncz）、派特・史佩羅（Pat Sparrow）與黛安・隆（Diane Long）還有其他人，每一個人都用自己的方式，為開發出屬於我們的新作法而貢獻所長。有一天我忽然了解，其實沒有所謂的「某個姿勢」，因為每個姿勢對我們每個人來說都是獨特的。因此我開始自己去理解這個概念。

我渴望理解解剖學書籍與教室中發生的事當中有何差別，但無法輕易得到滿

足。例如，為什麼每一個人做的三角式（trikonasana）都不一樣？如果每一個人都像解剖學書籍所說，都有一樣的組織，為什麼這麼豐富的生命體在做這些美妙的姿勢、冥想與呼吸時，卻有那麼大的差異？不管是外旋肌群的收縮，或彎曲以達到平衡，身體到底是怎麼做到的？為什麼我問的每一個人都有不同的答案？

我對這個複雜難解的現象持有不同部分的拼圖，但參與過的工作坊與研討會，卻沒有一個可以拼出全貌。一九九八年我遇到邁爾斯，學會了結構整合法（Structural Integration）成為講師，並採用《解剖列車》（Anatomy Trains）的概念，表達身體各部分之間的連貫性。我花了許多時間在神聖的人體解剖實驗室空間當中，卻產生了更多疑問：要怎麼解釋生物力學的公認科學與活生生的人在做瑜伽的現實差異？為什麼在某些身體上，瑜伽可以消除疼痛、改善表現，但在其他人身上卻變得更糟糕，除非……？除非什麼？有什麼難以捉摸的共同點嗎？這個共同點會是筋膜嗎？

在徒手治療練習中，我的手變成微調感應器，最後可以流暢地閱讀出「身體盲文」（body-Braille）。我了解每一個人都有自己的軟組織語言，彷彿找到了一線曙光。結構、形狀與功能，和自我表達差不了多少。最後顯而易見的是，不管是舉手投足或行為舉止，我們每個人都在用身體書寫出自己的生命故事，這是自己原型的動作記號。不管是冥想還是代謝，身體裡的「存在」都不斷聯合從事著「身體書寫」。瑜伽動作就是一種取得身體能力的方法，就像我們可以優雅地閱讀與寫作，而且每個人都有獨特的個人觀點。

筋膜連結我們身上每一個極微小的部分，是將我們從細胞到皮膚連在一起的結締組織張力基質，也是我們整個人體架構中的真正結構。事實上，它是我們自我組裝成為胚胎，然後繼續發展到老年的背景條件。然而直到最近幾年為止，在解剖實驗中，為了顯示出「重要的部分」，一向採取直接切除筋膜組織的方式，好像沒有筋膜的協助，這些器官就會自己移動、代謝與管理我們的身體。這就好像移除讓一

座教堂凝固在一起的水泥一樣。但是作為空間與時間中的結構，沒有了砌塊之間的連結、凝聚材料，這棟建築物就無法屹立不搖（或包含任何事物）。我們的身體遵守著特殊的幾何形狀，是一種活生生、生物性的（非線性的）結構。不過中間的物質，也就是「跨結構基質」（transanatomical substrate）仍將我們的各部分凝聚在一起，成為一個能夠活動自如的完整生命體。

對我來說，筋膜為身體架構中的隱密世界提供了具體描述、存有於身體中的神聖幾何。不論年齡、能力、政治或出身背景，它供應著我們每一個人的活動所需。在一部運動機器中，我沒有看到光環、天使或解剖齒輪，只是認出人體中常見的組織共同點，並樂於為某個在做瑜伽的人，以他們自身的活力試圖表達。不管你偏好哪一種瑜伽風格，我希望這本書能刺激你成為自己的導師或大師，並且更能理解我們如何感知自己呈現的各種姿態（我們從受精開始就一直在這樣做了！）。如果你曾在結構的身體故事中排除筋膜，也許重新認識它會有助於理解先前所有不合理的部分。就像本文開頭與結尾的這首詩，我真希望它指出了某些星星，並且帶出了有關天空中隱藏的問題，因為星星就在那兒閃耀著呀。

閃呀，閃呀，小星星
我多麼想知道你是誰
超然高掛在這塵世之上
就像天空中的一顆鑽石

這是我對神聖自然形體的敬畏與讚嘆，也是對開頭詩的簡單詮釋。

目錄 CONTENTS

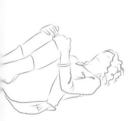
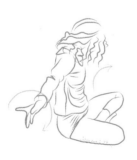
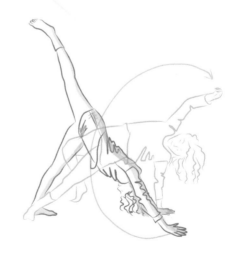

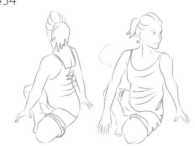
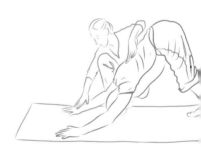

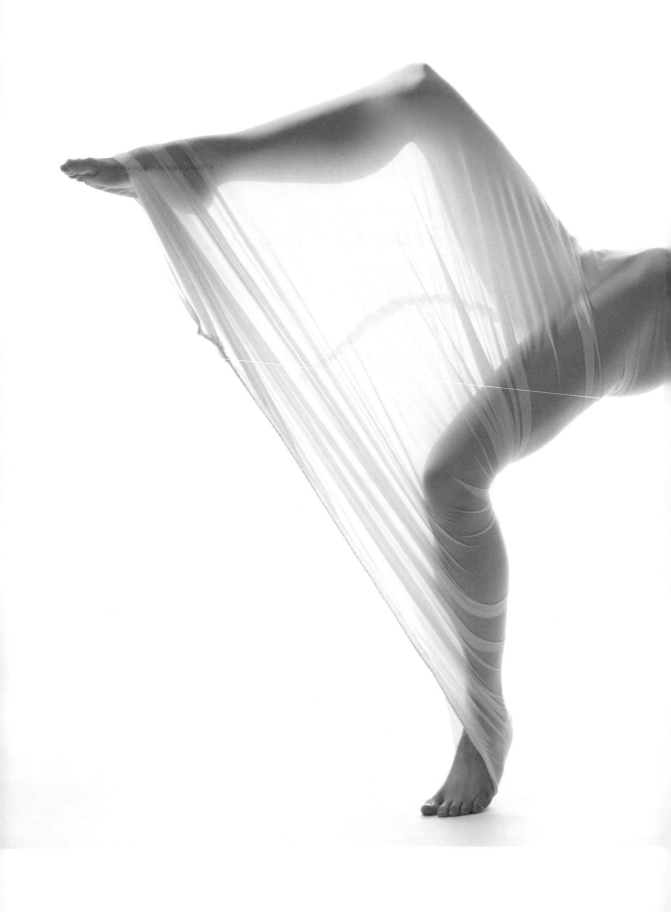

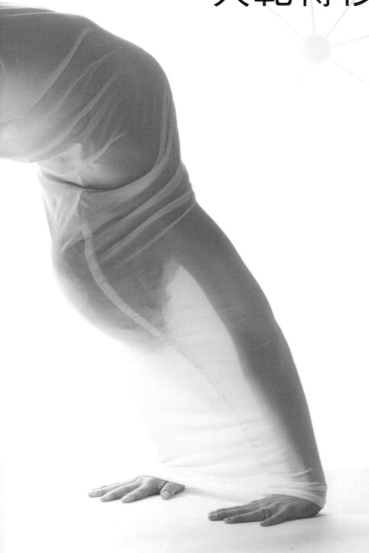

第一部

活化聰明的心智：
典範轉移之後

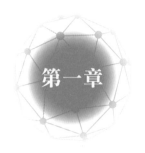

第一章

當代瑜伽的藝術

「在做對與做錯的想法之外，還有一個場域。我將在那裡和你相見。」[1]

魯米（Rumi, 1207—1273）

　　對不同的人來說，瑜伽有著不同的意涵。隨著練習者的差異，瑜伽可以很複雜，也可能很簡單。瑜伽靠著智慧傳承，在現代文化中保留了非凡的意義與價值。

　　瑜伽有許多不同的風格以及詮釋觀點。有快速與緩慢的作法、有動態與靜態的面向，也有不同的文化與應用。有些瑜伽形式只奉行體位法，其他則強調冥想的方法。所有的瑜伽老師訓練都包含了哲學與技巧、倫理與實踐、解剖學與生理學，以及研究冥想方法等不同面向，並對擴展意識與有意識理解在身體中活著是什麼感覺等更廣泛的探索。事實上，瑜伽可以竭盡可能地深入、深刻與多面向。它試圖說明身體、心智與當下的存在，在許多層次上可視為健康與活力的背景環境。不論你的興趣是為了療癒或活動、是為了強健或靜定，瑜伽的藝術遠比只是在瑜伽墊上做出一連串的練習，或做出某些形狀要豐富得多。

　　瑜伽是從身體、心智、處於當下這三者永不分離的古老原則演變而來，與西方人將這些視為獨立之物的概念不大相同。我們不會把心智留在桌上、把心臟留在門外，只帶著我們功能性的構造進到瑜伽教室。更精確地說，我們鼓勵許多不同的面向與功能完整到來（或離去）。我們是以活力充沛的形式來啟動自己，每個人都獨

一無二，並擁有自我驅動力。

　　瑜伽與動作及作動品質，以及在當下保持靜定的力量有關。它的許多價值就在於超越心智與智力的處理過程，擴展意識與注意力，讓身體進入一種存在於當下的狀態。一旦這個狀態開始累積，我們就能維持某個姿勢平衡並學習靜定，在安靜的沉思中練習放鬆的藝術。隨之而來的是讓喋喋不休的心智安靜下來的能力，接著開始顯示瑜伽是如何超越思想，與每個姿勢獨特的奧妙。這其實相當有趣，它的作用就像某種累積活力的門戶。

　　動作並不是智力運用的過程，也不是一種冥想。致力運用及冥想兩者都是練習由心覺知身體裡的存在，我們的智力或能思考的心智只是眾多天賦之一，而瑜伽讓我們得以接觸到自己的所有面向，其中包括能思考的身體、移動的身體、直覺的身體與情緒的身體，以所有的感官與直覺的能力經驗「體現」。

人體解剖學

　　剛開始研究人體如何形成時，（特別是在西方）我們往往避開整體的表現，而偏好檢驗身體可以如何分開的細節，或逐一分解到人體如何組成。我們參考的各種著作，是基於解剖學、生物學與生物力學領域長期累積下來的知識。這種方法需要對身體的各部位命名，了解我們的身體系統，並解釋我們如何行動。我們學到了哪些部分位於何處（地形）、解釋這些部位發揮作用的系統（生物學與化學）、並描述了動作（運動）機制，以及在生物力學與神經學理論的不同面向之下，這些機制如何運作。我們對所有動作形態的理解，都是基於肌肉─骨骼─關節的解剖學知識，而理解移動身體時的內在層次，則大致分配給心理學獨立研究。

　　為了探討如何做出這些姿勢，我們會專注於肌肉骨骼系統，並記住哪些肌肉會透過特定的連接關係，帶動哪些骨骼。我們認為只要理解神經系統如何運作，並為每一個肌肉分配特定的神經，就能明白哪一個行動會做哪一種動作，並了解相應的姿勢。但是，真的能如此理解嗎？

肌肉骨骼系統

　　學到基本的肌肉與骨骼之後，我們就把連接骨骼的物質命名為韌帶，連接肌肉與骨骼的物質命名為肌腱，然後發現在兩者之間，如何啟動不同關節的不同槓桿作用——這就是所謂的肌肉骨骼系統。

　　在這個系統中，每一塊肌肉都有其對應的名字和位置、起點、終點（或是遠端或近端的附著點），以及一個分配的動作，這和哪一條神經啟動它的指定行為有關。整套肌肉—骨骼—關節構造結合起來，就能啟動一個槓桿與鐘擺系統，讓我們的身體四處走動。我們可以選擇要遵循這些槓桿的生物力學，或是遵循全然支配各功能的神經系統。在每一種情況下都會愈趨複雜，也更難把主題分開，或弄清楚誰與誰交疊、哪個功能屬於哪一系統。至於更詳細的片段，我們就需要更複雜的規則，而這也讓理解課堂中出現的整體性變得愈來愈困難。

　　在瑜伽的解剖書籍中，這些原則通常透過姿勢，也就是我們所說的體位法（asana）呈現，使用相關圖像顯示收縮及伸展的肌肉，並展示肌肉各自連結在「拮抗組」的點上。同樣地，在呼吸系統構造中，我們研究了呼吸器官與肌肉的原理：它們如何連結與移動肋骨架與橫膈膜、哪些肌肉是為了輔助呼吸，諸如此類。此一特定角度已經有了許多研究、教導與著作，然而這個觀點排除了一個關鍵的特點——筋膜的作用已經超越了包覆與連接組織的能力。

延伸筆記

　　在我三十出頭時，花了三年學習更正式的瑜伽基礎，並試著理解人體構造。由於受過整骨醫生的訓練，我認為解剖學與生物力學是非常重要的優先課程，但實在無法理解，為什麼書本中的案例與在教室中實際練習瑜伽的人之間會有那麼大的分歧。懷著這樣的困惑當中，我遇到了邁爾斯。他站在一大群瑜伽老師面前，對我們所有人宣告：「人體中沒有一個部位、沒有任何一片肌肉不與骨骼相連。」他說出這句話的時間是在一九九〇年代末，地點是英國的布萊頓，還帶著美國口音咧嘴大笑。這個人顯然不只是解剖界的異類，他的這番話改變了我的一些想法，也引起了我的好奇心，而且從那之後有增無減。

　　筋膜的重要性變得愈來愈清楚與分化，是非常晚近的事。「筋膜」這個名稱指

某種特定（與不同的）的結締組織，筋膜的範圍、能力與特徵，相關主題研究正在快速增加中[2]。筋膜可以說是「夾在中間的物質」，在傳統解剖學中多被移除。它多半遭視為一種惰性的包覆物，為了適當呈現更重要的部分而會先行刮除。此處所謂「重要的部分」就是指肌肉、關節、骨骼，以及肌肉骨骼系統的材料。在接下來的章節中，我們將會看到這種情況為何產生，並了解這種特殊的人體結構為什麼如此重要。

筋膜是什麼？

要回答這個問題有著雙重困難。第一個考量是，筋膜牽涉到太多的事物；第二點是，如果筋膜牽涉到這麼多，對我們的身體、動作與系統有這麼重大的影響，以它的重要性來看，為什麼過去這麼多世紀以來都被忽略不提？這些都是值得深究的問題，本書的第一部就是要試著來回答這些問題。

我們將會發現，日益增加的筋膜知識正掀起翻天巨浪，改變了我們對身體構造的所有理解。衝擊規模之大，足以稱為一次典範轉移。由於筋膜不只無所不在（到處都有），基本上也都有感覺（見第九章），其所在部位連結骨骼任何部分的每一處肌肉、每一個部分都非常重要（更別說鄰近的肌肉），筋膜的存在可說徹底顛覆了我們對人體構造的看法。由於筋膜是人體所有部分之間普遍的組織，我們開始了解，筋膜對於理解人體構造與動作有多麼重要。但更令人振奮的是，我們將會發現「整體性」開始變得非常合理，這亦是瑜伽所支持與奉行的古老原則。

筋膜可視為人體的基礎結構。從身體內部、細胞之間最細微的層次，到把人體包覆在內的最外層皮膚，都是靠著筋膜結合每一部分。在某些地方，它小到無法肉眼看見；但在其他地方，則形成厚實且多層的片狀結構，構成具有自己名稱的實體（例如負責支撐下背部與中背部的胸腰筋膜）。在某些身體構造表現中，筋膜是緊靠著紅色肌肉的白色物質，而較不明顯的是，人體全身的肌肉都附有筋膜，形成肌肉之間的組織層。筋膜和肌腱的附著點彼此相連，而非分開，此外更與其他許多肌肉相連。

　　基本上，筋膜是結合膠原蛋白與彈性蛋白纖維形成的不同組織（這種筋膜也包含網硬蛋白，是一種不成熟的膠原蛋白）。這些組織一起形成了一個張力基質，並包含了人體的每一部分。筋膜包含了腱片（腱膜）、腱帶（肌腱）、連接網絡（有些很強壯，有些像薄紗一樣），以及區分不同部位的邊界。這些都是不同形態的組織，張力也有所不同，它們有助於形成關節、附著點（attachments）、相關薄膜的形狀，以及貫穿全身、連續不斷的連結性。有人認為整個人體是由不同的組織所組成：骨骼是筋膜的鈣化形式，也是最厚、最硬，最壓縮的；再來是軟骨，具有非常透明的物質；再來是韌帶，然後是肌腱，之後是包含無數肌肉纖維的肌筋膜[3]。關於何者屬於筋膜與何者不屬於筋膜，現在也如火如荼地深究辯論當中。筋膜是人體中的主要構成物質，厚度與密度不一，甚至可以延伸到最柔軟、最脆弱的薄膜（例如耳朵的鼓膜）。然而無論屬不屬於筋膜（和結締組織不同）有沒有普遍的定論，這種看法出現即代表一種觀點上的重大轉變──也就是從個別的組成，轉變成整合在一起的整體結構。

　　不管其不同組成如何命名（這部分有許多推測，見第三章），筋膜必定只用來描述一種基質：位於所有物質的周圍、連結所有的部位，但同時也矛盾地隔離所有部位。換句話說，由於人體中的所有物質都包覆在筋膜裡，它便也區隔了人體中的不同部分。筋膜也包含細胞外基質（extracellular matrix），也就是組成器官與部位的細胞所在的流體域（fluid domain），以及人體中各種不同形式的「膠狀與乳狀物」（colloids and emulsions）[4]。筋膜就是我們的整體結構，亦即人體架構的基本組織。

延伸筆記

　　所有的筋膜都是結締組織，但不是所有的結締組織都是筋膜。血液被視為一種結締組織，但不是筋膜（這之間有生物學與生物力學上的差異）。針對不同筋膜組織的命名有著詳細的討論，針對物質能否稱為筋膜也有學術上的考量，但是許多所謂筋膜研究的先驅，都希望針對這些結締組織找出一個全球性的術語，以回復和徒手治療與動作有關的活體整全性觀點。[5]體內檢查（見第二與第三章）顯示筋膜連續不斷，並且從微觀到宏觀的角度，都和身體的整個系統有關。本書的第一部將會不斷探討這一點。

筋膜包覆著人體的每一處器官，形成我們身上的所有管脈（神經血管的硬腦脊膜、血管內膜），並讓一切就位。它覆蓋了最精細的肌絲、肌束中的纖維，以及所有肌肉群，並形成皮膚的內裡、皮膚和下層結構之間柔軟的滑動層，也構成了心臟、肺臟、內臟、大腦與整體感覺器官的結構。如果移除身體中的其餘部分，只靠著筋膜形成最精細與完整的身體，我們還是可以認得出自己的模樣。所有筋膜結構都有自己的名稱，有些筋膜在人體中具有獨特的功能，因此有著不同的研究角度。雖然它們是在不同系統的特定名稱下研究，但我們的研究方式與此並不相同。

在檢視大體並移除筋膜時，有時可能忽略這種普遍的連結性。筋膜研究並不會取代肌肉骨骼構造，而是包含、強化，並讓它繼續逐步發展。從瑜伽的角度而言，研究所謂的「筋膜解剖學」（不正式的說法還有骨骼—肌筋膜與神經—肌筋膜解剖學），在瑜伽完全說得通，而且讓瑜伽藝術引進了強大的當代焦點並強化了全身的關聯。

圖 1.1 顯示，施萊普與其同事認為，筋膜這個詞彙包含了許多不同的結締組織：

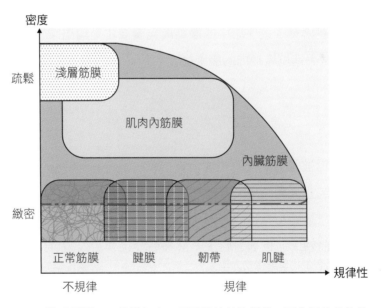

圖 1.1 這張圖顯示，筋膜包含不同形態的結締組織。圖像經施萊普的 fascialnet.com 網站同意轉載。

　　「最近有人提出了一個更包羅萬象的筋膜定義，作為第一次筋膜研究大會的基礎（Findley & Schleip 2007），並在接下來的大會中進一步發展（Huijing & Langevin2009）。筋膜這個詞彙在此處應用以描述『遍布人體結締組織系統的軟組織部分』，也可以把筋膜描視為膠原纖維組織，這是遍布全身的張力傳遞系統的一部分。」[6]

 延伸筆記

　　膠原蛋白纖維可以有不同的密度與方向，取決於膠原蛋白纖維構成哪種類型的筋膜組織。其影響因素包括我們在做的動作、怎麼活動、活動得多頻繁（例如：使用模式或局部的負載經驗），以及某個特定組織在身體的位置與承受的身體重量。例如：腳踝的韌帶與肌腱通常比較強壯，因此也比內臟筋膜更密集。（這一點將在第三章更進一步探討。）

　　傳統作法上，在解剖實驗室中會移除「白色的物質」（筋膜與結締組織）與「黃色的物質」（脂肪組織或脂肪），目的是為了提供「乾淨」的構造，並為動作系統的構造研究顯露出重要的部分。生物力學、人體構造以及結構與功能相關的生理基礎，幾乎全都在捨棄了這些居中的纖維或包覆後才推論出來。因此我們可說有史以來，筋膜一直是丟進垃圾桶內的廢棄物。

絕非惰性物質

　　現在，筋膜不再被視為惰性的包覆物質，或只是在解剖時必須小心應付的部位（例如胸腰筋膜，或在人體發現的其他特定的密集筋膜纖維部位）。筋膜也掌控了「中間」這個不可思議的複雜世界，形成了一個單一、遍布全身、存在於各個面向的張力網。器官、血管、肌肉與骨骼，全部被筋膜包含在內，可以說是我們統合體型的共同點。直到最近，移除筋膜實際上扭曲了結構、功能與動作的理論仍被認為太具挑戰性，因為這些理論正是西方過去（或說目前也仍）用以建立人體動作研究的基礎。但愈來愈多推陳出新的研究資料逐漸改變了醫學實務、動作、徒手治療的基礎，現在筋膜已經不容忽視了。筋膜研究也引發了新的問題，改變了人體構造、

生理學與生物力學所根據的古典理論基礎。此外，筋膜構造也能充分說明所有當代瑜伽形式的研究。

延伸筆記

這並不是解剖課堂就不教授筋膜的意思。此處指的是為了顯露底層或嵌入性結構，通常會在解剖時就將筋膜移除，卻可能完全忽略其重要性的更大脈絡。一旦丟棄筋膜組織，就無法恢復其在整體結構完整性當中的作用，也因此造成理解上的落差。從人體功能以及筋膜與結構的關係來看（反之亦然），當代的研究已經顯示，我們對於筋膜組織的作用、重要性與變化性已經有了新的認識。

筋膜是一套系統，可以統合人體各個部分、提升我們對動作的理解，並賦予研究瑜伽時所企求的智慧與協調一致性。從姿勢到順利完成各種生理系統（例如呼吸或更細緻自我控制）的能力、及至冥想，筋膜在我們的人類經驗中發揮了非常密切的作用。

筋膜對人體研究的重要一直驚人地遭到低估，因為：一、筋膜是活生生的組織，而且一點也不被動；二、筋膜是一種感覺器官（見第九章）；三、筋膜實際上無所不在；四、筋膜在我們身體的每一個角落都連續不斷地連結所有構造。

組合這些特徵等於是承認，筋膜可以主宰我們在空間中感覺的所在。我們通常認為人類是有五感的生物，現在要額外補充這種感覺了。它正在發展我們的第六感基礎，這是非常重要的感覺：相對於我們所處的環境，它可以告訴我們身在何處，以及處於哪個時間點上；這種感覺稱為本體感覺（proprioception）。

本體感覺

本體感覺可以告訴我們，無論身處任何時刻、身在何處，並感覺到我們舉起來喝的杯子、正確放置與啜飲它需要花多少力氣；當水量下降，要把杯子放在桌面上時，也知道力道需要細微的重新調整。（正如我們將會看到的，它也會發揮內在感覺的作用，讓我們知道我們已經喝了多少，以及杯子的溫度與材質。）當我們的手

指在鍵盤上打一封郵件時，或是我們在彈奏某個樂器的琴弦時，本體感覺都在發揮作用。筋膜被稱為人體的組織器官，它的本體感覺特性是微妙而廣泛的。從瑜伽的角度而言，瑜伽基本上就是在任何一個特定的姿勢中，相對於其他每一個部分與瑜伽墊，覺知到我們的每一個部分。筋膜所說的是一種動作的本能語言，無論我們在智力上分析筋膜的能力如何，身體其實隨時都可以感覺到自己處於何處，以及在做什麼。

目前的研究挑戰了我們在人體構造、生理學與生物力學的傳統看法，並動搖了許多經典原則的基礎。同時這也提出了一個新的脈絡，不只統整了身體的不同部分，也整合了住在身體裡的「存在」。身為瑜伽老師，了解這點令人相當振奮，因為統合是瑜伽智慧中非常原創而古老的面向，也是當代各種瑜伽藝術的基礎。

延伸筆記

「Proprio」來自拉丁文的 propius，意思是「自己的」，而「ception」則來自 perception（感知）。所以 proprioception 的解釋就是自己的感知。這個詞彙原來就是指一種感覺反饋信號系統（見第九章）。「appropriate」（適當）這個詞彙也是來自相同的字源。所以，自我適性練習（self-appropriate practice）就是指由本體感覺指導我們達到協調一致性。這也是在邀請我們找到屬於自己的瑜伽，這使用了我們身體的基本語言，並寫在體內的筋膜形式中。此種形式包含了肌肉，也包覆了骨骼，筋膜深深涉入其中，並內嵌在多面向的基質當中。

當代瑜伽的藝術

我們生活與移動其中的外部空間，以獨特而互惠的關係在塑造我們的形狀，並讓我們得知一切資訊。我們也是用類似的方式在塑造內在世界的形狀並讓內在世界得知一切。在內在與外在的和諧中，我們尋求一致性與適當的表現；在成長發育以及透過生活的成長與移動過程中，我們隨時都在許多層面上成長、改變形狀，並組織自己。從此時到彼刻，我們不斷在改變這個體驗，而它也同樣改變著我們，這是一種永不中斷，而且非常密切的關係。我們把自身的生命故事編織成一張網、一個三維的結構，隨時適當出現（或退回），不斷做出各種適應、構成某些動作以發揮

作用；我們被外部包含在內，同時也包含我們的內部，就像一件不斷進行的工程。筋膜基質就是我們體型不斷改變、成長的三維背景環境。它會因應最小的改變，甚至非常微小、難以察覺的改變，也會因應我們做出的每一個姿勢。

瑜伽需要練習，而且要超越技術與姿勢的層次，達到「參與其中」的境界。包括許多移動自己、組織器官（的移動、營養、知識或慈悲心）等不同方式，一切發生在我們認為自己所是的這個生命體當中。其作用在於覺知到「誰在覺察」，以及如何促進這種覺察。一致性並非邁向完美的進程，不管這對你而言代表了什麼，它更像是一種讓自己與外在適當同步、適應周遭環境與內在世界的能力。

瑜伽最重要的內涵並非如何做出姿勢、動作或冥想時的人體解剖、生理學與哲學起源種種，「你」才是。每個人都在尋求達到自身平衡與一致，以改善本體感覺的意識與體驗。瑜伽不是要把你帶到某個特定的狀態，而是讓你累積內在知識以及進入某些狀態的能力。瑜伽可以擴展至探索潛力範圍的能力，以及認為自己可以具體展現的可能性。我們如何把這麼多的面向連結在一起，想來非常吸引人。另外，透過體內敏銳的連結組織，我們所得到的發現也會加強瑜伽的基本原則，並擴展內在覺知。

在分裂、片段的狀態下瑜伽的效果有限，對人體本身亦是如此。靜態的碎片一點也不像生命，即使我們的人生之旅就是不斷區分人體中的部位，也要在成為整體的過程脈絡下才有所意義。我們可以在任何時間點統合或再統合我們是誰，或如何運作的感覺嗎？

延伸筆記

瑜伽練習會像我們一樣持續改變，會隨著我們的生活起伏，就像提醒我們保持清醒與覺察的親密夥伴。只要我們發現適合自己特殊形狀的正確瑜伽形態，它就能提供我們知曉與發展自己的機會。它會變成一種非常個人化的獨特練習，透過姿勢與序列、動作與冥想，可以訓練、培養以深化我們的存在感覺。它是一個美麗的機會，讓我們能在任何年紀與人生階段實現自我潛能。它隨著我們而改變。從各種意義來說，我們可以和瑜伽練習一起探索與成長。

不管是字面或象徵意義，只要找到「內在齒輪」我們就能重新認識自己。這樣

做的方式相當多，瑜伽只是其中之一。經過研究，我們發現瑜伽可以成為讓我們找到一致性的渠道，並且相當有效。無論最終能夠達到何種層次，瑜伽動作帶來的寶貴之處本身便相當值得探索。我們可將其視為一趟旅程，從動作本身的活力及至完全展現，然後進入靜定與存在。只要探索、成為有意識的存在，並超越「擅長做瑜伽」的境界，就得以開闢一條充滿自尊、通往無限可能的美麗途徑。

學習解剖學與生理學

解剖學與生理學是以切割方式理解人體，但瑜伽並非如此。不只是因為我們在練瑜伽時將身體視為一個會呼吸、會移動的整體，也是因為心智、身體與精神之間的關係，並非如同西方醫學與生物力學對待知識、政治與宗教一般互不相關。我們將在第二章探討這個現象背後的原因，但可以先在此指出，當面對瑜伽這種設計來自然而直覺地整合、調整的身體練習時，這種概念非常僵化且不靈活。現在我們愈來愈理解筋膜基質，知道它就是我們動作機制的基礎。無論練習風格，我們也能因此更加理解瑜伽的基礎意義，以及在課堂中實際發生的狀況。

在瑜伽墊上，我們可以達到一種完整而完全的狀態，將所有智力與本能、直覺與情緒、身體與構造的面向全都密切交織在一起。畢竟，不管個別的人體實際上如何表現、選擇如何描述身體，我們就是自己精神體的強烈生命展現。近期的研究發現顯示，人體形態的真正結構——也就是筋膜——有助於把人體結構（在字面或象徵意義上）全部結合，並擁有自己的智慧。這個發現衝擊了許多研究領域，筋膜的研究領域現在也日益增加，以解剖學或生理學以外的更多方式，重新整合以上所有人體面向。現在也出現了新的區別方法，例如：本體感覺與它的近親「內感覺」（interoception）。這與神經科學、生理學與自我發展的重疊領域有關。

延伸筆記

本體感覺並不神祕難解。我們每天應付重力、本能自然移動身體與行為都包括在內，這是一種微調自身動作的真實與自然過程，只是我們多將其視為理所當然。例如：練習瑜伽時，我們可以意識到姿勢與動作，並使用內在動力改進動作。大多數的動作老師與表演者也會以偏好的模式，培養出敏銳的動覺意識（kinaesthetic sense）。

　　本體感覺包括我們的預期能力，例如上下樓梯時，如果最後一階比其他階梯更高或更低，我們會立刻察覺不對勁。根據差異的程度以及影響我們的預期感和及時適應能力等因素，我們可能會以一下「晃動」或甚至驚嚇反應體驗到這項差異。在生活中，人們時常應用到這項微妙的功能，只是不一定會在當下察覺到它。基本上人類非常仰賴本體感覺，只是沒有自覺而已。

　　內感覺則包括內在覺察或「直覺」，通常稱為「本能的感覺」。簡言之，筋膜基質的感覺本質與人體形態的特殊結構，讓我們主動連結上「知曉」或「直覺反應」的感覺。關於腸道中筋膜組織感覺受器（sensory receptors）的最新研究，對覺察品質的理解條件亦有所影響[7]。

　　在最好的狀況下，瑜伽是自然靠著本能與直覺進行，並能同時改進本能與直覺。我們也希望透過覺察與注意力，以及瑜伽包含的各種練習加強身體的結構與功能。此一論點已透過檢視人體構造與生理系統的新方法證實，功能性動作的筋膜與形態研究合理地整合了人體，讓我們可以回歸整體性，並讓練習中的不同面向都變得非常合理。我們將在第一部探討相關的理論，接著在第二部探討相關的實務。

　　我們的人生是以整體開始，也以整體結束，而且在這之間的每一個階段都保持著整體性。問題在於，我們要如何活得「好」？我們如何預測、確定方向與決定適當的改變？我們是否可以恢復活力，如果可以，什麼是恢復活力最理想的方式？一旦做到了，又要如何維持下去？

　　筋膜終被認定為人體內的基本關聯組織，伴隨這個認知在連續不斷的張力網中結合所有一切，我們對某部分相對於其他部分體驗感覺的理解，也都重新定義。針對傳送力量到整個結構的方式，並透過內在的動覺智慧修正與平衡，筋膜提供了全新的解釋。對筋膜不斷發展的理解，使我們能夠了解並評估整個姿勢中的動作；最重要的是，還可以考慮到各個身體部位彼此之間的關係。

　　在當代的瑜伽中，筋膜知識以實際體驗姿勢的相關方式，改變了我們應用解剖學知識的方式。在適應與維持有效適應的能力上，軟組織有很深遠的作用。與此同時，我們可以放棄非最佳選擇的代償動作。雖然人類有許多共同點，但在稍後的章節中可以看出每個人的筋膜表現都是獨一無二的，完全取決於使用筋膜的方式。

不只是思考

你可以閱讀和書寫瑜伽、哲學與解剖學，直到感到厭倦為止。但是沒有實際練習並累積經驗，就無法在身體組織中結合其驚人價值。最重要的是，瑜伽活在我們的感受知覺（felt sense，即深感），而不是技術解釋當中。累積的經驗會改變身體組織，因此我們將會了解人體形態的筋膜結構如何成為歷史證明，甚至可以自力回溯過往。

透過典型的西方解剖學與生理學來教授瑜伽的困難之處在於，瑜伽在本質上是連續不斷而彼此連接的。這代表將個別部分整合起來可以成為什麼，而不是分裂之後可以造出什麼。雖然我們喜歡辨識片段，但這種識別一直是要啟發或加強經驗，而不是把經驗降格成為僅是功能性的數據或構造概念。身體中的小團體及理論，不管是一般性或遺傳性的，都不是我們所經驗到的事物。

瑜伽的精髓

梵語是一種古老的語言。它不像現代的語言，不同的語言之間有逐字的翻譯，而梵語具有更象徵性的意義。「瑜伽」這個詞彙最好理解為一次融合與連結的旅程——是一次過程，而非單一事件或狀態。它也不代表結合本身，而是活化了「結合」這個動作，表示一件正在進行中的事。

我們大致上是由不同的筋膜所形塑而成。筋膜是一種柔軟、有感覺、微妙，且能自我覺察的結構。然後我們將討論練習的頻率與程度，作為如何運使用最佳方式抑制、維持與保持練習的關鍵特點。不管你教授瑜伽的目的為何，是治療或恢復性的、動態或強力，身體會對需求與平衡作出回應，以和各自的設計與風格保持一致，我們的本體感覺意識也會因應適當的訓練。這包括你多頻繁做瑜伽、何時或如何改變作法；當你成熟後，這也會隨之改變（見第二部）。我們每一個人都必須找出自己的方式順利完成動作，「從速度、靜定與超越」中做出適當的選擇。

延伸筆記

　　要做到這一切，身體需要時間與練習，心智也需要時間與練習，覺察當下也需要一個適當、細心、有意識地逐漸提升覺察的累積過程。它是我們整體的一部分，就像在墊子上的任何技巧一樣重要。這是一條進行永遠不會結束探索的途徑，絕非僅為了在變化形狀的比賽中做到一連串的姿勢。我們研究這些形狀以變得熟練，變成技能高超的變形者，才能擴展自身經驗。例如我們練習鴿王式（Eka Pada Rajakaoptasana）時，並非只是為了伸展或加強梨狀肌以舒緩腰腿疼痛，才去學習體位法。

　　瑜伽絕對不只是另類的運動而已。它並非僅遵循一系列的原因與條件，而是有一套符合的自然對應矯正的方法與體位法。如果不了解其中的身體運作脈絡，瑜伽在提供療癒效果的同時也會造成等值的傷害，與其他運動或隨機動作沒有不同。身為瑜伽老師的道德條件之一，就是要能看出不同的身體類型是否適合特定的練習方式。在第二部中，我們將會考慮不同的筋膜類型對於特殊構造與動作偏好的適切性。我們不可能將所有人塞進同樣尺寸的上衣，而在瑜伽的脈絡下絕對有辦法尊重這點。因為瑜伽有著各式各樣的風格，也就有各式各樣的人能夠從練習中獲益。

自然的層面

　　瑜伽的基本原則之一是其相對性，由女性和男性、左脈（Ida）和右脈（Pingala）來代表。這可以表現在每個尺度上，是種共存或共創的力量，之後我們將會進一步研究人體結構如何深深依賴這個原則。

　　每一個主動的姿勢，就會帶來一個反向的姿勢。為了融入主動的「體位法」，自然的反向平衡就是「冥想」。這代表充滿活力的動作會由具生命的靜定制衡。瑜伽天生就有這種相對性，因其即為平衡而存在，這也是所有運動定律的性質。脊椎的能量管道左脈與右脈，代表著月亮（女性原則）與太陽（男性原則），這也各自代表覺察與注意力的象徵參考、象徵相對的原型性質。

　　我們只能透過相對的力量察覺某事，因此相對性本身就是經驗的精髓。瑜伽練習可以提供一個安靜的環境，讓我們得以區分聲音與靜定，並從中意識到動作。我們必須願意「無法」做某事，以累積與認識執行該事的能力；要在一開始支離破碎，才能變得完整。

　　這是冥想與自我覺察的主要目的之一。這和一個人感覺如何，或看起來如何等自覺成見截然不同。冥想與自我覺察超越了心智，包含自我與感覺；一個偏好身分認同，一個安住於當下，兩者都是必要的，單獨執行則超出我們所能。事實上，少了第三方的存在，這兩者也無法執行。二元性（Duality）並不是我們停留的地方，充其量只是一個門戶。透過二元性，我們能到達對立面可共存且一同安住的所在，透過培養觀察自己的能力，創造見證的關鍵第三方：中立的觀察者。

　　只要我們能夠觀察到相對性，就進入了見證的狀態，可以同時看見兩個對立面，或所謂的二元性。到此矛盾的悖論就變得非常合理，從二維的思維轉變成三維的存在。這是非常重要的一點，因為身體至少是在三維而非僅在二維中運作，我們不是以扁平封裝的形狀來到人間，而是占有空間。左脈與右脈並不是全部的故事，但這兩者可以一起產生第三個空間，這就是自發性的中脈（Shushumna）。這個第三面向是中立的，左脈與右脈在這樣自然的平衡中結合，並共同存在。筋膜也以同樣的方式結合系統中的肌肉與骨骼，就像組合物一般產生完整的系統。筋膜既不是肌肉也不是骨骼，和它們截然不同，但也是背景環境，可說是肌肉與骨骼完整組合成為一個系統的共同點。

進入三維空間

　　如上所述，雖然我們的身體占據了三維的空間，但文化通常存在於二元性的領域中，更偏好二維思維。解剖學與生理學中談論的是特定的相反面（oppositions），以及自然中啟動的「平等與相反的力量」（見第二章的牛頓）。我們以拮抗組來描述肌肉，把肌肉與骨骼想成是運動系統的主角；敘述呼吸時，也通常用吸氣與呼氣來描述（見第十五章）。

延伸筆記

醫學教科書通常以二維圖像來說明，這是為了以容易理解的方式傳授知識（見第三章）。很難說這是錯的，但根據筋膜研究的理解，這樣的解釋仍不夠充分。我們可以擴展自身理解，以概括並認識自身體驗到的整體性。在視覺上會顯得相當複雜；但在知識上，一次得出一個結論似乎比較容易。

一個悖論中，兩個相反的想法可以同時存在。在這個領域中，可以包含兩個相對性，也就是兩股相反的力量。但這也提供了某種「平台」，產生了一種同時是「兩者」與「兩者皆非」的組合。我們把這稱為中立領域，或見證狀態。這很重要，因為除非把對話提升到包含悖論的語言，否則我們無法完全理解筋膜對形態與功能的影響。這是一個全新的典範，如果僅停留在原有的二維思考語言中，只會使我們困惑而無法充分理解。

中立並不是無法決定導致的默認狀態，而是一種主動創造的狀態，把觀點擴大到包容所有的可能性。這是十分具挑戰性的想法，因為超越了心智，到達了存有的境界。心智喜歡像鐘擺一樣有機械性的重複，在對錯、上下、前後中擺動。這是我們找到自己節奏的地方，這樣的想法在此觀點中並非不再相關，而是將其概括成為更大典範中的基礎模式，也就是表現節奏的地方。

超越相對性

讓我們思考一個圓。一連串重疊的圓可以形成一個美麗的圖案（圖 1.2）（我們將在第三部探討其中意義）。當你看見三個維度中呈現了一連串的圓，就像一串球體時，它其實使用了這些圓球所形成的圖案（圖 1.3）。就實際意義來看，它的線條更少；但在象徵意義上，它代表更多的體積。

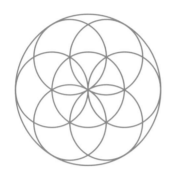

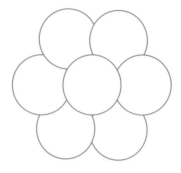

圖 1.2 八個相同球體的三維圖。經馬丁‧高登（Martin Gordon）同意後重新繪圖。

圖 1.3 這一連串互相重疊的圓，是八個球體的二維圖；有一個位在中心圓的後方。經馬丁‧高登同意後重新繪圖。

　　但是這個圓形圖案仍然位處球體當中，只是遭消耗或隱藏其中。改變的是你的觀點與景深，是你與這個物體互動的動覺能力。動覺意識或動作會占用不只存在於三維的空間，而且運作起來的速度比思考快上數千倍[8]（見延伸筆記說明）。

　　位於中立領域的三維視角包含了球體中的圓形。在理解筋膜如何整合我們全部的功能性動作時，這個視角非常重要。它體現了我們身體各部分節奏的總和。我們在瑜伽中做出姿勢，是為了在所有層面與整體性上探索如何動作以及塑造空間。我們是上與下、外側與內側、外層與內層的一切總和；我們是中間的界面，是透過形狀回應的薄膜，也是兩者可以相對出現，又發現彼能夠結合的領域。

文藝復興

　　人類超越二維而進入三維的展現，是文化大幅轉變的一部分，也影響了文藝復興時期西方世界的每一個層面。這種轉變顯示在藝術作品上，也顯示在發現新大陸時對地球的理解上。歐洲思想史在這段時期是一個轉捩點，科學與醫學的研究有了長足的進步。從十五到一八世紀間，西半球每一門學問努力的領域，都是一段翻天覆地的大幅變化。許多哲學家與科學家便在此時誕生，今日我們許多的信念就是以其聰明才智為基礎衍生而來。第二章將仔細斟酌這些思想，以提供一些目前時代所

見變遷的背景脈絡。有些人認為，我們現在其實處於一個新的文藝復興或重生的時期，準備進入下一個觀看的維度。

第一部將要檢視過去到現在，造成解剖學、生理學與生物力學思維改變的某些衝擊，並仔細考慮每一個層面上整體的三位一體性有多麼重要。了解生物張力整合結構（biotensegrity）的原則，最能清楚明白這一點（第四章）。三角測量（triangulation）是人體架構形成的基礎，涉及胚胎學的章節（第五章）介紹了一切本質，只要理解中立是第三個狀態或位置，從其視角觀看相對性，就是超越了二維思維。

延伸筆記

如果你想教某個新手學習瑜伽，或他們使用書本練瑜伽，只有口頭或書面提示而沒有動作示範，你就會碰到智力、本能，與其各自速度的分歧。參與其中和練習可以把動作帶進本能的領域，到最後我們就不必在動作時多加思考了。

我們絕對不能忘記瑜伽起源於東半球，導入西方便是邀請我們擴大思維，以包容其潛力的深遠性質。如果不這樣做，就背負了簡化與降低潛力的風險。然而，有了這些筋膜研究領域的研究先驅，使得如此簡化不再必要[9]。

人體形態的張力網結合了解剖學與生理學，讓生物力學變得合理，並清楚形成人體移動本能的感官基礎。它改變了我們對瑜伽的理解，瑜伽本身也可以主動改變筋膜基質，包含肌肉與骨骼。就像前述的球體吸收了圓形，筋膜也包含了運動器官，並將它們連結至全身。

瑜伽並不限於姿勢，或受限於利用中軸骨骼與附肢骨骼擺出形體而已。我們體內的存在以自己的方式，在每一種意義與層次上移動身體。顯而易見的是，瑜伽與筋膜是彼此一致、可以互相解釋的，且能說明在時間、空間的連貫性中，個人呈現的獨特組織方式。

瑜伽確實與有覺知的存在相關聯，然而除非我們能進入中立狀態，觀看到自己如何存在，並擺脫曾經以為的幻覺，否則很難實現共同創造生命的力量，更難認識

到完全的恩典與潛力。這個可能性有其困難之處，也有其甜蜜之處，就在移動與靜定的複雜與簡單之中。我們可以同時觀看兩者，結合自身的多個面向，並見證這趟旅程是一趟到達恩典場域的邀請。本章開頭引用的魯米之語亦有所提及，這是「超越做對與做錯想法」的場域，身為瑜伽老師，我很樂意與你在這個場域相見。

參考文獻

1. Jelaluddin Rumi, *The Essential Rumi*, translated by Coleman Barks with John Moyne, A.J. Arberry and Reynold Nicholson, HarperCollins, San Francisco, 1995.

2. The number of papers on fascia indexed in Ovid, the MEDLINE and Scopus databases has grown from 200 per year in the 1970s and 1980s to almost 1000 in 2010 (Robert Schleip, Thomas W. Findley, Leon Chaitow and Peter A. Huijing, *Fascia: The Tensional Network of the Human Body*, Churchill Livingstone/Elsevier, Edinburgh, 2012).

3. For an excellent overview see Ch. 1, "The World According to Fascia", in Thomas W. Myers, *Anatomy Trains: Myofascial Meridians for Manual and Movement Therapists*, 2nd edition, Churchill Livingstone, Edinburgh, 2009.

4. Stephen Levin, www.biotensegrity.com.

5. Introduction to Robert Schleip, Thomas W. Findley, Leon Chaitow and Peter A. Huijing, *Fascia: The Tensional Network of the Human Body*, Churchill Livingstone/Elsevier, Edinburgh, 2012.

6. Ibid.

7. Robert Schleip and Heike Jäger, "Interoception: A New Correlate for Intricate Connections Between Fascial Receptors, Emotion and Self Recognition", Ch. 2.3 in Robert Schleip, Thomas W. Findley, Leon Chaitow and Peter A. Huijing, *Fascia: The Tensional Network of the Human Body*. Churchill Livingstone/Elsevier, Edinburgh, 2012.

8. Alexander Filmer-Lorch, Inside Meditation: *In Search of the Unchanging Nature Within*. Matador, Kibworth Beauchamp, 2012.

9. International Fascia Research Congresses 2007, 2009, 2012: www.fasciacongress.org and Fascia Research Society: www.fasciaresearchsociety.org.

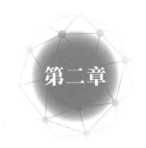

第二章

古老智慧與新知

「觀看幾何圖案如何塑造大自然，就能理解為什麼在諸多古代文化當中，藝術家、建築師與工匠都讚嘆其提升人類創造物境界的力量與能力。從史前時代到文藝復興時期，古人已經知曉大自然的幾何語言，並堅定地將其運用在藝術作品、工藝、建築、哲學、神話、自然科學、宗教與社會結構當中。我們今天的世界，需要認同古人智力與理解力的學者與研究人員，根據數學象徵意義檢視他們的藝術與整個文化。」[1]

邁克・施奈德（Michael S. Schneider）

　　解剖學演變的背後有著豐富的故事。早期解剖學家的工作方式，往往會把人體柔軟的結構性個體簡化為最小的共同點。直到我們的文化了解到網絡概念時才發現，當要重新結合並理解其自然架構意義時，筋膜基質的存在有多重要。當網際網路讓全球性的溝通與教育變得可行時，我們亦意識到身體世界中遍佈全身的「內在網路」。網路概念把解剖學的遊戲從書頁中提升，並帶到了瑜伽墊上。

　　我們將會在下一章以及整個第一部探討，關於筋膜網絡結構如何作為身體三維架構的基礎。而本章將談及某些文化背景，以說明人體構造的整體性為何一開始會被分割成片段與部分。接下來要先回答第一章提出的問題：為什麼這麼多個世紀以來，筋膜都普遍地遭到忽略。

早期的西方醫學

希波克拉底（Hippocrates，西元前 460—377）讓醫療與解剖研究成為一個特殊的行業，後人普遍認為他是西方醫學之父。由於希臘法律嚴格禁止人體解剖，醫療行為的發展靠的是仔細記錄病人的生活經驗。從適當思考疾病中建構一套知識，以及疾病或病況發展階段與病人經歷過程的邏輯研究。

希波克拉底學派結合了醫藥之神阿斯克勒庇俄斯（Asclepian）的干預原則（醫師），以及健康女神海吉亞（Hygeian）的輔助概念（治療師〔healer〕，意思是「變得完整」〔to make whole〕），與此同時病患對自己的康復過程也會有所貢獻。依照每一個人體內的液體恆定狀況把人分成不同類型，並發展出所謂的「體液學說系統」（system of humours）。

延伸筆記

某種程度上，體液學說系統和目前仍應用於東方醫學中的阿育吠陀原則有類似之處。但由於十九世紀時，研究發現細胞是生命的主要單位（見下方菲爾紹〔Virchow〕介紹），此一學說成為醫學領域的基礎內容，最後西方幾乎完全揚棄了體液系統的分類。

在古老的年代，人體研究並未限於某一門特定科學當中。藝術與建築研究也需要對所有生物與手工製品的本質、形狀、動作與結構，擁有廣泛的知識。以當代的標準來看，哲學家作為已知的開山祖師爺，他們的想法與知識範圍相當廣博，但在任何單一專業領域或許都不夠深入。早期哲學家的宗教信仰會深深結合至生活當中，值得注意的是當時的文本或圖像再製都是透過手工，因此過程非常昂貴。藝術家與工匠都要靠有錢人贊助，或成為大師的學徒才得以生存。為了成長與茁壯，他們通常必須遵循贊助人的信仰與社會文化制度，因此宗教、帝王或君主的制裁便深深影響了知識的發展。

維特魯威

　　維特魯威（Vitruvius，大約出生於西元前八十年）是受到第一位羅馬皇帝奧古斯都（Augustus）青睞的哲學家，去世日期不詳。他在羅馬軍隊服役時，是第一位提供書面建築資料的建築師。他的作品涵蓋範圍廣闊，例如樂器架構、人體形態比例研究，以及建築物相關等更多典型知識。維特魯威詳細研究了大自然中的形狀創意來源，包括平衡物理力量及感官感知的美學形狀中，比例是如何重要。這位建築師在結構與功能中感知與呈現美感時，研究並描繪了自然界的力量，在當時對任何建築工作來說都不可或缺。根據維特魯威的見解，自然界中的每項設計都包含了三大原則，因此所有建築師構築的物體也都應遵守此三原則：

堅固、有用、美觀

　　神聖比例帶來了自然的和諧，也決定了建築物的理想比例，特別是設計以榮耀神的建築物，例如寺廟或教堂。然而形狀原則不只應用在建築物上而已，無論是眼睛或耳朵，或形狀、形式的體驗是否和諧，從設計儀器設備或工具到單純的家具都要根據這些法則，確認物體是否達到「堅固、有用、美觀」等標準。從柏拉圖（Plato）與畢達哥拉斯（Pythagoras）的概念中，維特魯威得到了「神聖幾何原則」，以及柏拉圖多面體（Platonic Solids）的比例與比值，這是物質形狀在生命維度中的精髓。在之後的章節中，我們也會討論到所有自然形成的水晶中固有的正多面體，對筋膜形成的重要性。

　　大自然中的黃金比例隨處可見，因此也廣泛應用於古建築設計當中，以認識自然神聖形狀的本質。建築師並非想要主宰或授權此一神聖形狀，而是企圖捕捉或重建其本質與美。人類便被視為神聖比例的最終表現，具體呈現了自然中最純粹的幾何圖形。維特魯威設下了一個特殊的挑戰，其解決方式直到今日仍有非常強烈的象徵意義：

「任何藝術家或建築師,在畫出兩手向外伸展的人體時,雙手與雙腳可以同時碰到圓形與方形的周邊(在同一區域內)。」[2]

延伸筆記

在這個時候,瑜伽並不為西方人所知。然而在古典時期(即六世紀以前)過渡至文藝復興時期之間,人們開始以非常不一樣的方式思考人體。宗教在西方視為人類精神與最高利益的最高守護者,因此從藝術角度的審美與敏感性,到醫學與解剖學的麻醉客觀性,所有諸如此類的研究都必須經由基督教會批准方可實行。

這個有關人體神聖比例的難題一直沒有解決,直到十五世紀,達文西(Leonardo da Vinci)才畫出了得以解決這項挑戰的設計圖(可於本章稍後看到)。

文藝復興

文藝復興時期,整片歐洲大陸在許多領域當中都有非凡的擴張與發展。中世紀時期,教會統治反映在社會階級結構,以及管理組織與文化制度上。當時一般大眾無法接受教育,教育只是少數人相對有限的特權,包括貴族、教士、得以負擔費用的富人,或是足夠幸運、能找到贊助者的人。

延伸筆記

「在這個時期、這座城市(佛羅倫斯)當中湧現了許多偉大的心靈與人才,結合眾人的靈感,為西方文明帶來重生,因此人稱文藝復興時期。佛羅倫斯在歷史上的中心地位不高,但是這麼多出類拔萃的人物與不同凡響的事件都匯聚在此,促進了藝術、科學與哲學的百花齊放,直到今日仍深深影響我們。」[3]

口語以外的溝通,大致上必須仰賴在昂貴的羊皮紙上有技巧地使用筆墨;極為稀罕的手工製作書籍,只屬於受過教育的菁英;更遑論要一定程度的富裕,才能旅行、閱讀與書寫。教會作為藝術的主要贊助者,其宗教象徵發展是傳播宗教理想的主要手段。教會也會制裁任何沒有經過批准、可能判斷為異端的理論或作法傳授,而這位理論家就不再能得到贊助,甚至可能遭受處罰。

延伸筆記

　　過往的學術領域與今日的劃分截然不同。許多哲學家（以前用來指科學家與藝術家的用詞）擁有我們今天認為的多學科技能。例如：人體解剖在宗教法下遭到嚴格禁止，因此早期的解剖學與生物力學發展受限於動物研究，理論也必須從多元領域推導得來，例如數學與時鐘機械（鐘錶學）的研究。

　　一四四〇年，古騰堡（Gutenberg）發明了印刷機，開啟了改變社會的大眾溝通時代。他在一四五五年印製了聖經，因其設計與插圖精美，以及第一本重要印刷書籍的指標性地位備受推崇。接下來的幾十年間，製作上相對便宜的印刷書籍開始普及，把教育擴展到菁英階層之外，資訊與觀念因而得以流傳得更加廣泛。這個現象逐漸產生了新一波學術研究，大眾文化也隨之改變，慢慢區分了藝術與科學。由於可以印刷與出版，哲學家、作家、藝術家、音樂家與不同而廣泛領域的學者便可傳達自身概念與詮釋。然而他們探索與發展觀念的能力，與能否得到教會或當地貴族的贊助或制裁仍有相當密切的關係。幾個世紀以來，教會對學術與社會發展所有層面的影響力依舊非常深遠。

　　各方面來說，十六世紀對歐洲文化都是非常重要的時期，對於今日所謂的科學而言更是如此。從這個時期開始，事物的變化非常快速，許多了不起的哲學家於此時期登場，成為現代科學與醫學不同領域中的創始之父。

對立性

　　望遠鏡與顯微鏡的發明，為當時的天空與生命體帶來了新的視角。經由這些新儀器所發現的資訊量與深度，在兩個相反方向的知識領域產生了指數般的成長。一個是在宇宙尺度上的成長，另一個則是在細胞領域內的宇宙尺度。這樣的對立性很自然延伸了兩者間的空間，並在西方文化的每個領域當中，都出現了快速、大量的成長。

　　令人料想不到的是，教會最後終於批准了人體解剖的研究（見本章稍後會談到的笛卡兒〔Descartes〕部分），人與自然之間的自我本質出現了重大的分歧。然

而，在人體解剖終於受到許可後，人們卻認為軟組織在生理、心理或情緒上沒有發揮任何重大的作用，將其貶低為未分類的不重要領域，因此在人體解剖中移除了軟組織。接下來的好幾個世紀中，軟組織仍然處於此種地位，簡而言之就是徹底遭到了忽略。

雖然達文西與米開朗基羅（Michelangelo）等藝術家改變了人體呈現的審美觀，笛卡兒與波雷利（Borelli）則在「機械功能」與正式解剖研究的麻醉領域（指無感知狀態下的領域）提出了理論。然而在表達中，卻有點佚失了經驗的動覺層面。

接下來我們會探討幾個世紀以來的某些重要先驅者（以時間序排列），說明在第三個千年中所發生的事情為何如斯重要。迅速改變的風潮正在形塑出一個截然不同的世界，十五世紀印刷術的重大影響，與二十一世紀個人電腦的影響可以相呼應。這兩種發明改變了資訊傳播的速度與範圍：印刷術以步行速度傳播，電腦則以光速進行。

我們的任務就是以某種方式結合這項古老智慧與當代知識，並把所有細節組合到進完整的身體當中，再加以區分、理解。

前衛的思潮

蓋倫（Galen，大約西元一二九到二一七年）是羅馬皇帝宮廷中的傑出醫師與哲學家，其名氣來自廣泛的解剖研究。雖說因為羅馬法律嚴禁人體解剖，他的解剖對象通常限於與人類有些類似的當地巴巴利獼猴（Barbary apes）。蓋倫的理論遵循著希波克拉底的想法，而且一直沒有受到挑戰，直到十六世紀維薩利斯（Vesalius）的研究（本章稍後會提到）為止。

就在文藝復興時期，長久以來建立的古典原則開始快速演變，進入新的研究領域，從而開啟了創新的科學發展。

「文藝復興是人類走出中世紀迷信與信仰的黑暗時代，回到人類理性光芒的重生時期。義大利，特別是佛羅倫斯，是喚醒人類精神的中心。除了達文西的時代，還有什麼時間或地方擁有更多希望？」[4]

　　達文西（一四五二年～一五一九年）是典型文藝復興人物的最佳典範。正是達文西破解了維特魯威所提的圓形與方形謎題，他的方法是把圓形與方形的中心點放在人體的不同點上（圖 2.1）。其他每個想要破解這道謎題的繪圖都假設圓形與方形的中心點位於同一點上，然而達文西的維特魯威人把方形的中心點設在恥骨上，圓形的中心點則設在肚臍上。就神聖幾何的角度來看，這張圖有著深遠的意義。

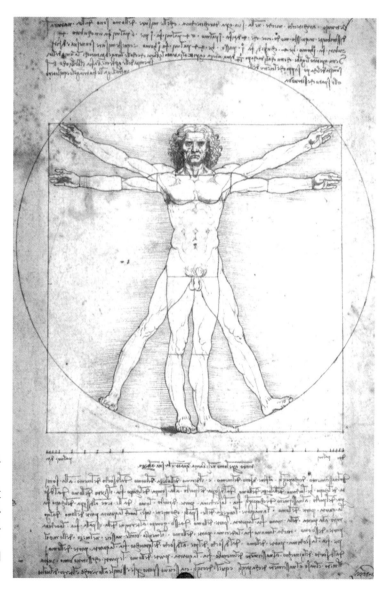

圖 2.1　達文西畫的維特魯威人

達文西的知識超越了一般人，他並不停留在字面思考，更擁有跳脫框架的象徵思考能力。這也顯示了他獨特的心靈與廣闊的洞察力。

文藝復興人文主義的標誌是其完全脫離了在此之前充滿象徵意義的中世紀文化。文藝復興時期的藝術家，在描繪活生生的對象時亦力求生動呈現。藝術家從工匠轉為研究藝術，讓藝術成為一種科學並提升審美原則，而達文西可說是其中無可取代的領先人物。

「為了達到古希臘羅馬時代藝術家在表現人體的專業水平，藝術家希望盡可能學習人體的內在結構。但因為人體被視為一種神聖奧祕，教會禁止任何人體解剖的行為。另外，教會仍對完美呈現人體與神話人物持謹慎態度，因為這樣做可能會帶來某種精神累犯，淪為某種異教徒的崇拜。與古典與文藝復興時期的藝術作品相比，中世紀的人物肖像看起來非常平面而不自然，這就是其中的原因。」[5]

根據達文西的筆記，在不了解「肌腱作用」如何在身體動作中讓肌肉實際表現下，他不想單純把肌肉畫成「鼓起的形狀」[6]。除了使用大體解剖，他也廣泛研究運動中的活體。真正在畫布或壁畫作畫之前，他想探索「行動」中的身體如何自然呈現動作。結構與功能密切相關，在工程與結構設計，以及油畫、素描或雕塑作品中，也顯示了達文西對幾何與數學基本原則的深刻理解。

達文西的研究包括神聖幾何，另外透過對自然的深刻理解，他也能掌握描繪對象的本質與形狀。即使以現代利用電腦繪圖的標準來看，達文西對三個維度的空間感，以及對象周圍與內裡光線感覺的理解實在都非比尋常。對達文西來說，身體的架構是活的，他了解結構與功能關聯甚深，不只是單純的形狀，也不是以機械性的方式運作。他的彩色畫作也能引起情緒上的反應與感受，例如：觀看者似乎可以感受到蒙娜麗莎的眼神跟著自己走到屋子的各個角落。這已經超越了審美原則，而包括了動覺，因此能引起觀者的感受知覺。這是文藝復興藝術的重要層面：要永遠掌握住描繪對象的靈魂本質。

然而達文西的技巧基礎，恰恰來自數學推論與幾何學。達文西對五種柏拉圖多面體的複雜度與數學上正確的研究（圖 2.2 與 2.3），與生物張力整合結構（見第四章）和最現代的人體運動研究有直接的關聯。

不管是人體或建築物，達文西所擅長的主題都被視為考慮到審美、功能與形狀的觀點。其整體架構與目的是統合的，結構形狀的基本來源與最終「效用」，仰賴藝術良知的理解與呈現。

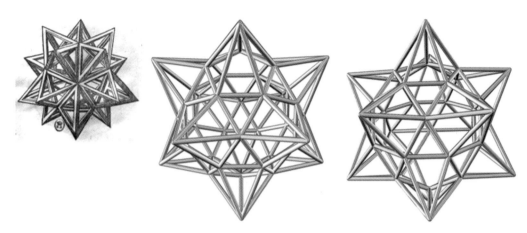

圖 2.2 左邊的小圖是在達文西《神聖比例》（*De divina proportione*）書中幾何素描的視覺參考。這本書現在只剩兩本，一本在米蘭的安波錫安納圖書館（Biblioteca Ambrosiana），另一本在日內瓦的日內瓦圖書館（Bibliothèque de Genève）（達文西的各種幾何圖，可以從網路上的布里奇曼藝術圖書館〔Bridgeman Art Library〕中看到）。右圖使用電腦繪圖推演其他圖型的方式畫出這些複雜的幾何圖，但它們並非完全精確。達文西只靠著一支筆與身邊可用的儀器，就能「看到」超越頁面的地方而畫出這些圖。這些圖展現了比繪圖員熟練技巧更高明的能力。圖片來源：馬丁・高登（Martin Gordon）：www.mothcreative.co.uk

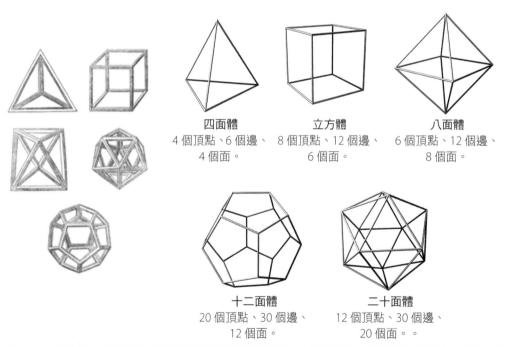

四面體
4 個頂點、6 個邊、
4 個面。

立方體
8 個頂點、12 個邊、
6 個面。

八面體
6 個頂點、12 個邊、
8 個面。

十二面體
20 個頂點、30 個邊、
12 個面。

二十面體
12 個頂點、30 個邊、
20 個面。。

圖 2.3 上圖為達文西五個柏拉圖多面體精采素描的參考。主要的圖是利用電腦繪圖畫出的相同多面體，藉以顯示達文西對所有的自然形狀具有深刻理解核心的非凡視野。這也是他藉由壁畫、彩畫、儀器設計、機器設計與精心打造的建築事業中想要表達的事情。圖片來源：馬丁・高登（www.mothcreative.co.uk）

即使達文西並沒有從醫學角度檢視，但他把藝術發展成一門科學。他所創作的藝術品不僅暗示氛圍，亦描繪了對象的生命力。達文西總是認真研究如何掌握靜止不動時的姿態，然其作品在當時似乎與發展中的科學相去甚遠。在當時的科學背景中，大體解剖是主要的知識來源，而因所有柔軟的結締組織都已移除，器官的功能則是靠事後的推斷。達文西在定義動作時包含了「肌腱結構」，並在其他領域中重新定義自己的設計（他設計了機器、儀器、交通工具與建築物，此外也是一個多產的彩畫家與工匠）。在這段期間，藝術與科學完全切割的作法還不是公認的教條。

維薩利斯（Andreas Vesalius，一五一四年～一五六四年），他是第一個在解剖學領域挑戰蓋倫一千五百年來建立的傳統的人。他得到當地法官罕見而特殊的許可，得以使用人的大體。他把人體與非人類的靈長類動物標準直接做比較，挑戰了當時所認為的古典解剖學。在帕多瓦大學（University of Padua）的世界第一座解剖實驗室中，維薩利斯的解剖展示吸引了歐洲各地的觀眾，包括藝術家、學者與醫學界的從業人員。他展示出了猿猴的腰椎是直的，人的腰椎則是彎的（脊椎前凸），有著重大的差異，但其說法在當時仍遭許多人批評。在一個由教條主導的文化中，「示範證明」未必能反駁「公告傳統」。

延伸筆記

值得注意的是在接下來的好幾個世紀中，文藝復興時期的藝術家追求的現實主義，逐漸在解剖研究的領域中被更具指標性的示意圖說明取代。這也是結締組織繼續遭到忽略的部分原因，乾淨的解剖以及清楚圖解或圖形呈現出的解剖結果，支持了把研究焦點放在內容而非背景環境之上。在理解筋膜時，這是非常重要的前提，我們容易被清楚的骨骼、乾淨的紅色肌肉這種指標畫面迷惑，就像前人遭基督教聖像符號誘惑一樣。我們現在可以從每個層次重新思考這些觀點，並把背景環境包括其中。

解剖素描仰賴負責繪製的優秀藝術家。經過一個世紀的發展之後，精湛的印刷技術使維薩利斯的作品更容易對外傳播。雖然他的作品並沒有普遍為世人接受，但在幾個層面上都代表著了不起的突破。第一，他挑戰了一千五百年來接受蓋倫將猿猴當做人體構造的基礎；第二，他認為解剖研究是手術的必要基礎，這在當時是革命性的看法；第三，他公開展示了研究成果。

在當時的環境下已經可以得知這些事實，但對幾百年下來的信念而言，這些都是非比尋常的挑戰。維薩利斯重新定義了人體研究的解剖過程，堅定地把它從既有的傳統轉向醫學的關聯性。一五四三年，他出版了開創性的著作《人體構造》（*De Humani Corporis Fabrica*），字面上的意義就是「人體形態的素材／作用」或「人體構造」。這本書主要根據一種特殊方式進行人體解剖，將手術刀專注於要切開的物質，而非它切下來的物質。儘管如此，解剖學變成一種仰賴細節、細心觀察與嚴謹解剖的學科，並成為重視藝術與技巧的科學。維薩利斯所留下的知識遺產可以從印刷品上取得，因此有助於整個歐洲在醫學、手術與解剖領域的發展。後來許多大學開設了解剖實驗室，進一步將解剖研究發展成一門學科，並成為醫學實務的基礎。

直到今天，帕多瓦大學仍然是最前衛的解剖學權威，也維持著人體構造的官方資料庫。不論同時代的人如何看待他的研究，透過其解剖風格，維薩利斯大幅改變了有關人體形態與構造組織重要性的觀點。他使用手術刀切開人體的方式（根據邁爾斯的說法是）「與身體成直角」，完全不考慮這些部位所在的各層或連貫性的物質，便成為解剖研究的假設基礎[7]。

伽利略（Galileo，一五六四年～一六三八年）一開始是在比薩大學（University of Pisa）攻讀醫學，後來改讀哲學與數學，並在一五九二年成為帕多瓦大學數學教授。伽利略最知名的事跡包括支持哥白尼的理論，認為太陽是宇宙的中心，而不是當時盛行將地球當作宇宙中心為正統的想法。儘管教會禁止這樣的異端思想，伽利略仍然將此付印發表。後人認為他的著作影響了笛卡兒與牛頓。伽利略的焦點是透過望遠鏡單方向觀測，希望在宇宙尺度的背景下觀看地球。很重要的是，當時發展中的天文學透過複雜的本輪理論（epicycles）解釋了天體的運動，並說明了地心說（geocentric）運動。透過伽利略對日心說（heliocentric）宇宙的理解，本輪理論已被超越，就顯得過時而多餘了。這可以作為用來理解筋膜的一項比喻，當前理論的影響已經超越了許多古典的解剖觀點與生物力學概念（我們將會在第三章討論）。[8]

笛卡兒（一五九六年～一六五〇年）多被視為一位哲學家。他主張為了理解物體組成，將其拆解至組成成分非常重要。並根據甘德絲‧柏特（Candace Pert）博士的說法[9]「向外推斷有關整體的理論」，整體的其中也包含人類。笛卡兒認為，心

智與身體顯然是分開的,而思考與存在就是同義詞,其最有名的一句話就是:「我思,故我在。」

延伸筆記

就西方文化產生的理性時代而言,此項哲學意義重大。在東方的瑜伽聖賢世界中,思維及推理能力是獨特的,儘管這來自於存在及精神之謎,並非全無關聯。不論其宗教、理論或政治偏好如何,笛卡兒的主張都影響了新興的文化觀念,即智慧存在於理性思維和科學性的追求當中。

雖然笛卡兒被稱為現代醫學與科學之父,但他的研究領域包括鐘錶(鐘錶學),同時也是一位幾何與運動定律方面的數學家。他將同樣的知識推理應用到人類行為與運動,認為人體運作完全與心智分開。笛卡兒直接向教皇請求,許可他使用人體作為解剖研究人體構造,並適當展示他對人體功能的觀點與分析。他主張,人體動作本身就證明了心智與身體完全分開,因此當教皇以教會仍然保留人類經驗的思考與感覺領域的裁決權為由,同意他的解剖請求時,也確認了笛卡兒更大的哲學(也可能是靈魂的保衛行為)就是把科學變得神聖化。身體與存在因此被視為獨立的兩個領域。

這種哲學主張心智是分開的,可以透過學習來提升。靈魂屬於上帝,所以顯然歸教會管轄;至於身體,為了科學分析可以拆解組成部位。透過「客觀現實」的視角檢驗,科學可以對所有事物的知識進一步提出證明。自動化系統(automated system)的解剖可以合理標記與分派其功能,因此也能理解人類的所有層面,並正確分配給適當的權威。

「我希望你去思考,我說,這些功能盡可能模擬了真人的運作。這部機器的功能,完全自然遵循著器官的置列,不多不少,和鐘錶或其他機器遵循砝碼與秤錘的道理毫無二致。」[10]

延伸筆記

　　笛卡兒認為，人體動作基本上類似於鐘錶機械的運作方式，因此宣稱人體像任何其他「自動化機器」一樣會自己作動。他的推理實際上把人體運動貶低為純粹機械性的自動系統，僅僅仰賴自我啟動（self-motivated）。雖然「自我」（self）的精神屬於教會，但人類的體型可以歸結為所有解剖構造部分的生物力學總和。

　　此處要再次提出重點：瑜伽的發展並沒有受到這種人類分離經驗的影響。在神祕學派中，古代心理學（就是如此稱呼）的研究並沒有受到這些特殊影響。[11]

　　義大利生理學家波雷利（Giovanni Alfonso Borelli，一六〇八年～一六七九年）同時也是哲學家、數學家與天文學家，並對動物的生物力學有特殊的興趣。他的主要著作《論動物的運動》（De Motu Animalium）有兩個部分在過世後才出版，但其運動領域的研究讓他被後人稱為生物力學之父。雖然他的理論在數學上是正確的，但依照當時的觀念，波雷利的動物運動分析根據的是線性力學與二維的推論。他主張「肌肉除了收縮不會做重要的動作」，並推論人體會向前移動是透過關節角度改變平衡中心，並將關節角度的作用定義為各種槓桿的作動。目前的研究中仍存在這個原則，並依然視為人類步態與結構的古典生物力學一部分。

　　牛頓（Isaac Newton，一六四二年～一七二七年）有許多身分，其中一個是鍊金術士。他花了許多時間找賢者之石（傳說中用來製作長生不老藥的物質），此外還研究了神學、數學、天文學，以及其他科學研究。他最知名的事蹟就是制訂了萬有引力定律、光譜研究、運動定律和速度，這些形成了現代物理學的基礎。他也了解力與反作用力的原理，現代人將他視為科學史上最具影響力的學者。在他的時代，牛頓在某些學術圈子中備受尊重，但在其他圈子則遭諷為「偉大的幾何學家」。他提出了一個很強有力的見解：「在宇宙中，每一個已知的作用力，就會有一個相等與相反的反作用力。」

延伸筆記

　　此時期的科學發展可歸納至今日視為不同領域的專業，而非一種普遍性的理解。例如物理、化學、生物、植物學、數學、生物力學、醫學與解剖學等學科，也根據宗教與社會秩序、政治與哲學差異而區分開來。知識的傳播力量逐日增加，隨之而來的是更重視理論推理。由於更多人得以接受教育，學習的標準也隨之提升，在許多層次上進行著學科的分裂。

　　牛頓想在自然的整體脈絡下理解人體，並制定了支配人體與天體的共同物理運動法則。萬有引力與其說是發明，更精確地說應該是他的發現。望遠鏡與顯微鏡發明的世紀，開啟了包含「變焦鏡頭」的文化觀點。這區分了從望遠鏡（縮小）的尺度，到顯微鏡（放大）的尺度，對所有的自然與形狀來說都可視為優點或共同點。從目前研究的軟組織觀點來看，了解人體時尺度的脈絡顯得非常重要，然而在此時，這種包容性或普遍性的角度還未如此盛行。

　　阿比努斯（Bernard Siegfried Albinus，一六九七年～一七七〇年）與其父親相同，是解剖學與手術的講師，也是歐洲最知名的解剖學老師。他在一七四五年成為

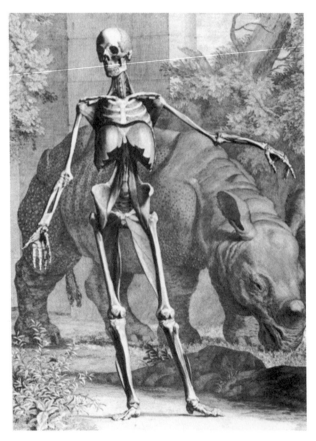

教授，並與繪圖員與插畫家汪德勒（Jan Wandelaar）一起合作製作精美的解剖素描（圖2.4）[12]。印刷機在此時已經有三百年的歷史，並已變得更為精密，改變與取得資訊的速度都變得非常快。儘管如此，資訊的再製保留了一種審美的價值。為了忠於人體形態，阿比努斯和汪德勒會在懸浮的大體背後掛上標有網格的網子，目的是為了正確呈現尺度與透視角度。他們仍然保留了文藝復興時期的人文主義原則，雖然為了醫學用途而切割，但仍維持了活體狀態的原始整體感，展示出原始形式的背景。這種美學維持了結構的連貫性。阿比努斯的知名著作《人類骨骼

圖 2.4 阿比努斯的解剖學包含了美麗的骨骼與肌肉素描。最初的作品展示了全身不同層的肌肉骨骼構造，也包含這些層與它們之間關係的許多精美素描，例如這一張圖的橫膈膜與其連結性。

與肌肉圖鑑》（*Tabulae Sceleti et Musculorum Corporis Humani*）在一七四七年出版，這些素描卻因懸浮背景受到許多批評。到了十八世紀晚期，嚴肅的解剖與醫學研究將美學視為不恰當的考量，其他的科學分支也把身體內容和整體背景分開，因此人類體驗與人體現實與功能之間的落差也逐漸擴大。

隨著資訊愈來愈容易取得，以及隨工業革命而來的文化變遷，教育在此時快速普及。日益專業化導致藝術與科學終於分家，解剖研究因為本身的價值受到重視，而這個領域的卓越標誌就是做出「乾淨的解剖」，細部的影像完全脫離了整個人體的背景。除了關鍵元素（骨骼、肌肉、血管、器官、腺體、肌腱、韌帶）的其他物質——例如層層的脂肪組織，或是各種亂七八糟的細小「填充物質」（筋膜與某些結締組織）——研究無關的惰性物質都會從單獨的元素中移除並丟棄。在解剖實驗室中，筋膜大致上都落入丟進垃圾桶的下場。

在愈來愈多醫學與手術實務中，這情形成了解剖研究的**趨勢**。但還是有例外的情形。

高曼（John D. Godman，一七九四年～一八三〇年）是一個解剖學家與博物學家。他很年輕就過世了，但因傑出的解剖素描與對自然界的研究而聞名。他來自較不那麼傳統的醫學背景，但對真實解剖的熱情與熱忱，是其素描、彩畫與寫作的主題。在他的著作《解剖調查：人體各種筋膜描述》（*Anatomical Investigations comprising descriptions of various Fasciae of the Human Body*，一八二四年）[13] 中，高曼奉行誠實觀察的原則，目的是讓學生能完全理解重點——所有解剖構造的相連本質。他堅持學生該忘掉命名系統等先入為主的觀念，並仔細查看不斷相連的組織，也就是筋膜背景下的各個部分，接著他會在課堂上詳細說明這種在整個軀體中連成一體的組織。

「接下來的調查將不參考任何系統，且不應用來支持任何既定觀念。雖然在第一次的檢驗後我們難免會想做出結論；但在每一次後續的檢驗中，將會建立更穩固的正確性。」[14]

將近二百年前，高曼有先見之明地在導論結束時寫出：

「這些新穎的描述也許會成為被世人普遍接受的最大障礙。許多人只要看到新

觀念的宣傳就會感到憤怒，傑出的解剖學家傑夫洛伊・聖伊萊爾（Geoffroy Saint Hilaire）也不例外於此。但是我們應該耐心等待，相信時間會解決一切問題。」[15]

菲爾紹（Rudolf Virchow，一八二一年～一九○二年）被稱為現代病理學之父，他鼓勵使用顯微鏡，並主張細胞是人體的基本單位，為了理解疾病，就必須研究細胞（圖 2.5）。這是一個重大的轉捩點，因為醫學的焦點至此變得更狹窄，聚焦在更小的組成單位上。

延伸筆記

細胞成為許多科學探索分支的核心，並普遍視為生命的基礎單位。檢查的部位愈來愈小，資訊量也成指數般爆炸，光是這樣就帶來了規模與聚焦的困難。當時有更強大的望遠鏡可以看到宇宙最遠的地方，也有更強大的顯微鏡可以看我們最小的宇宙，也就是單一細胞的內部；是怎樣的時代背景，讓這兩者皆有所長？

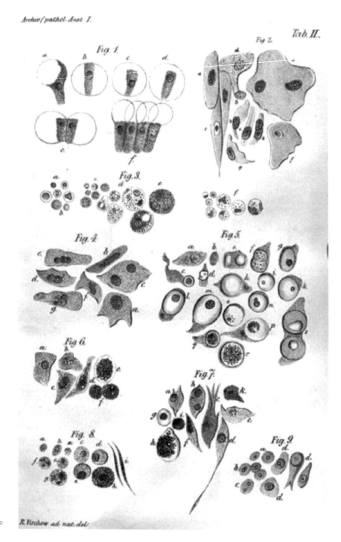

圖 2.5 菲紹爾的細胞生物學圖像。

　　科學、醫學與解剖學都是在發現什麼是「真實的」，且具有客觀測量的正確性。但是他們卻沒有注意到一項包含整體的觀點，或者說全身的功能與結構，就是一個整合而完全的「存在於動作中」。

　　史迪爾（Andrew Taylor Still，一八二八年～一九一七年）是一名內科兼外科醫師，後來成為脊骨療法的創始之父。很有趣的是，史迪爾將身體比喻成一部機器，但他提出一個觀念──這部機器是設計來療癒自己的，而且靠著一股比它本身更強大的力量。他亦提及了靈魂的層面，而非分開討論。

　　「生命很短暫，短到無法解開動物體內的筋膜用途之謎。它甚至會滲透到自己最細微的纖維，以補充與維持本身的滑動彈性（elasticity）。只要思考所有部位中的完整與普遍性，即使把心智視野轉向無限精細的神經，你也能在那裡看到筋膜。於是在驚嘆與訝異中，你大聲驚呼：『原來筋膜在人體，以及在陸地與海洋的所有其他生物體中無所不在啊……！』其他宏觀的問題帶著喜悅與讚嘆浮上心頭，然後我們可以看見所有的生命之美，經由筋膜賦予的偉大力量展示出來。人類的靈魂帶著所有的純淨活水之流，似乎就安住於身體的筋膜之中。」[16]

延伸筆記

　　我們可以說史迪爾構思了人體結構科學的起源。他的著作帶有誕生新醫學思想學派的權威性。其有關筋膜的寫作距今已經超過一百年，但確實顯示他已深深意識到人體筋膜的存在，並與當下的存在有著深遠的關係。大部分的近期研究已證實了許多史迪爾與更早以前高曼的主張，實務研究已為他們的經驗與學說背書，提出了可觀的證明。

　　史迪爾的寫作觀點可以追溯到希波克拉底，在與人類工作的經驗的價值中，以及當時的條件之下，史迪爾提出人類天生就有自我療癒的能力。

　　「筋膜：人體之內沒有任何一部分可視為能與筋膜相提並論的獵場。我相信，當筋膜研究比人體其他部位更受重視時，將會有更多豐饒的觀念出現在心智的眼前。這個人體部位，和體內任何其他部位一樣偉大而有用，沒有一項可以移除。筋膜就是一切的基礎，所有的死因是在筋膜層面上對生命造成傷害。當我們採取了某種觀點，就會出現某種奇蹟……我不喜歡寫作，我會寫下這些只是因為，當我的作

品被某個閱讀的仁慈天才拾起，他不是想找尋一本語錄，而是為了追隨這個因本身利益而被探討主題的靈魂。他將衡量所有的真相，並為了人類的利益助我帶出筋膜的用途。」[17]

我們已經大概描述了西方解剖學演變背後豐富故事的精華。現在，在長期把人體部位與個人分開之後，筋膜研究正在實質上改變人體的觀點與語言，並以自己的動覺語言來書寫。我們獨特動作記號的柔軟架構是令人興奮的探索領域，也恢復了瑜伽邀請我們感知與表達的完整性。

如果筋膜有做了什麼，那就是提供了更新觀點的機會，包含並超越所有之前的一切。我們不能只是把肌肉與骨骼，或許多解剖書中的美麗紀錄丟棄，但可以在整合的背景下看待它們。只有在這三者的親密見證者出現時，肌肉與骨骼才能存在；少了膠原蛋白基質，它們既沒有結構，也沒有功能。從許多方面來看，人體結構科學的出現就像是聚齊了三巨頭；我們也需要一個新觀點，以便從顯微鏡到望遠鏡的層次，都能呈現所有我們以為已知的事。一個尺度自由的模型可以合理說明包含人體所有部分的整體性，但矛盾的是這同時也造成了區別。下一章將要探討這個典範轉移如何呼應文藝復興時期的新觀點原則。

參考文獻

1. Michael S. Schneider, A Beginner's Guide to Constructing the Universe: *The Mathematical Archetypes of Nature, Art, and Science*, HarperCollins, New York, 1994.
2. There is speculation that Leonardo had help from a dear friend, a young architect well versed in Vitruvian principles named Giacoma Andrea (Toby Lester, "The Other Vitruvian Man", Smithsonianmag.com February 2012).
3. Benjamin Blech and Roy Doliner, *The Sistine Secrets*, HarperCollins, New York, 2008.
4. Silvio A. Bedini, "The Unknown Leonardo".
5. Benjamin Blech and Roy Doliner, *The Sistine Secrets*, HarperCollins, New York, 2008.
6. Translated from Leonardo's notes. In: *The Unknown Leonardo*.
7. Ch. 1 in Thomas W. Myers, *Anatomy Trains: Myofascial Meridians for Manual and Movement Therapists*, 2nd edition, Churchill Livingstone, Edinburgh, 2009.
8. In *Cells, Gels and the Engines of Life*, Gerald Pollack uses a similar metaphor for the changes currently being demonstrated in cellular biology and the structure of water (Gerald H. Pollack, *Cells, Gels and the Engines of Life*, Ebner and Sons, Seattle, 2001).
9. Candace Pert, *Molecules of Emotion*: The Science Behind Mind-Body Medicine, foreword by Deepak Chopra, Scribner, New York, 1997.
10. René Descartes [published in French in 1664], *Treatise of Man*, Harvard University Press, Cambridge, MA, 1972.
11. Alexander Filmer-Lorch, *Inside Meditation: In Search of the Unchanging Nature Within*. Matador, Kibworth Beauchamp, 2012.
12. Robert Beverly Hale and Terence Coyle, *Albinus on Anatomy*, Dover Books, New York, 1988.
13. *Anatomical Investigations, comprising descriptions of various Fasciae of the Human Body* (http://www.biodiversitylibrary.org/item/89909#page/7/mode/1up), originally published in 1824 in Philadelphia by Carey and Lea. Digitized by the Internet Archive in 2010 with funding from Boston Library Consortium Member Library.
14. Ibid.
15. Ibid.
16. Ch. 10, "The Fascia", in Andrew T. Still, *Philosophy of Osteopathy*, A.T.Still, Kirksville, 1899.
17. Andrew T. Still, *Philosophy of Osteopathy*, A.T.Still, Kirksville, 1899.

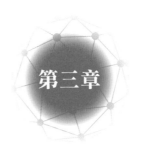

第三章

身體結構的科學

「我們打造了我們的居所，我們的居所接著打造了我們。」

溫斯頓・邱吉爾（Winston Churchill）

全年無休的組織

如果肌肉骨骼系統沒有筋膜基質就無法存在，也許我們有必要重新定義這套系統？然而肌肉骨骼機制的定義是只由肌肉與骨骼構成，即使這算不上是誤導，想來也是不全然正確的想法。這就好比將星期一到五歸屬於平日，然後就不再說下去了。雖然也沒說錯，但把平日裡的每一天連在一起的是什麼呢？

肌肉與骨骼一向被視為肌肉骨骼系統中的「工作團隊」，而神經、血管等等其他部分，則是用來指揮與餵養它們。我們已知筋膜組織常被忽略，為了展示顯然「更重要」的肌肉與骨骼，筋膜只有被移除的份。

現在，我們對所謂「內在網路」組織有了更新一層的認識。這些組織一天工作二十四個小時，判斷我們身在何處，即使在睡眠中也是如此。人體當中每個部位的肌肉或骨骼，沒有一處能在缺乏這些組織的情況下運作如常。它們不只像是某種纖維支架的結締組織，而是活躍而有知覺的纖維，包括擔任神經網路在深層組織關係中的「觸角」，透過循環系統補充水分並形成血管。我們將在第一部探討這些面向

的詳細內容。此處要指出的重點是,過去我們認為正確的每一件事,在新的典範下已改變了背景脈絡,並也花了一段時間重新定義所知,因此必須尋找新的座標。

灰姑娘組織

在一般人的認知下,顯然是肌肉和骨骼構成了肌肉骨骼系統,因為那是大部分有關人體如何構成、如何移動的書籍上所記載的內容。我們看著自己或彼此時,也很容易看到肌肉與骨骼的形狀。例如:我們可以在手肘或膝蓋看到關節轉動的角度,以及皮膚下方的肌肉如何運動,並以收縮方式來展現形狀。主流的醫學院訓練課程把這稱為「肌肉骨骼系統」,大部分肌肉與骨骼在命名上也都是活體哺乳動物運動機制的主要啟動部位。所謂輔助性的結締組織結構(例如肌腱),通常會視為肌肉的一部分,重點是焦點往往擺在肌肉與骨骼的雙重系統之上。

筋膜一直被稱為運動系統與骨科醫學的「灰姑娘組織」,這情形並不奇怪。曾有人指出:「在遭嚴重忽視了好幾世紀後,這種無所不在的組織已經從『骨科醫學中的灰姑娘』變成醫療研究領域中的超級明星[2]。」筋膜就像灰姑娘,不受人關注、任其自生自滅,但我們仍然對她百般依賴。在人體中,肌肉骨骼系統如果沒有筋膜,實際上是無法存在的。

你的筋膜是使你具體化的中立僕人,它包含了身體的一切細節,在任何特定的時刻以極細緻的敏感度因應你的行為模式、遭遇的困境與智慧。在每天當中的每個時刻、每個動作,不管你實際上如何展現自己,即使不是因筋膜充滿活力,也會被筋膜網絡逐一記錄、理解。或者也可以這樣說:也許筋膜就是展現我們活力的媒介。在最好的狀況下,筋膜是身體恢復平衡的因素,也是定義身體外型的主要功臣。

這並非指控我們沒有使用到肌肉與骨骼,或這兩者沒有在運動系統中占據更多的空間,而是單純地敘述若沒有把肌肉與骨骼連結或分開的組織,它們根本沒有彼此連結的能力,也無法在每個尺度上創造或填補這些空間。所有肌肉中要靠顯微鏡才能看到的纖絲,都無法脫離把人體編織在一起的筋膜網。這就是我們從一小點的

受精卵開始成長至今都能快樂生活的原因；沒有筋膜我們就不會動，也沒有任何功能，肯定也無法維持我們的形狀。

意識筋膜的存在

從史迪爾提出筋膜結構與功能的觀點的一個多世紀後，我們才有了足夠的研究，讓筋膜得到應有的重視（第二章）。當你迅速一瞥人體時，實際上不容易看見或想像出筋膜的模樣，因為它的存在並不明顯。一直要到學會分辨陰影與維度，並理解一個基質或多維度的網路之後，你才會意識到它的存在。每一條肌肉纖絲、每一組形成纖維的纖絲、每一組形成纖維束的纖維、每一組形成肌腹的纖維束，以及不斷延伸、超越肌腹而形成肌肉的肌腱部分都屬於筋膜。筋膜把一組肌肉結合在一起，以成組或個別的方式透過交叉連結與另一組相連，或包覆在骨骼周圍（即骨膜）。筋膜包覆每一塊骨骼並形成骨膜與關節囊，在骨骼之間的韌帶床（ligamentous bed）發揮作用。更有力的證據是，胚胎顯示：「人體中的主要空間就是筋膜[3]。」它就是把所有其他器官牢牢嵌入的基質（第五章）。

筋膜在形成我們的組織層之間，組成包覆在器官周圍的結締組織（內臟筋膜）。包覆血管的部分稱為內膜（tunicae），套在神經周圍的部分稱為硬膜（dura），兩者都是筋膜基質的不同表現，但仍然呈現彼此相連的形式（神經血管束）。筋膜將皮膚黏貼在我們身上，包含皮膚下方的皮下層，以及皮下層之間的脂肪層，形成一個遍布全身的網，具有許多特徵與功能。它是人體變化性與多樣性的本質，根據人體特定區域的需求有不同形狀。從心臟到膕旁肌（大腿後側肌群），從細胞室到體腔（chamber），筋膜組織與形成了人體由內而外、由外而內的架構，也包含之間的物質。它在一種液體媒介中，以連貫與和諧的方式不斷溝通、發出信號，並組織我們。

由於「灰姑娘組織」的恩典與耐心，關照並維持肌肉與骨骼，這個系統才能得到注目。現在有大量的研究已經顯示了這一點（見第一章），這也說明了人們對自己生活經驗的本能理解。

覺察陰影

當你的手指做出敲打桌面或鍵盤上等動作時，手背上看到的陰影就是筋膜控制滑動的拴帶與筋膜層（tethers and layers）；翻到手心，就比較看不出肌肉組織的動作。這是因為手心跟手背有不同的特徵，根據你使用兩者的方式差異，筋膜會把手掌栓得更緊。在皮膚凸起與溝壑之間可以看到清楚的肌肉分界，也就是不同的筋膜層將肌肉分開束起之處。由此可知，是筋膜賦予了我們的身材與體態。

你剛剛接觸到了內在架構，體驗到感覺的回饋機制，並感受它向你展示了身體隨時做出的微妙反應動作，也看到了它會立刻恢復。現在你能更有意識地感覺自己的手，或「感覺到」的手。但只要一放鬆，它就會立刻回復原來的形狀。

試著感受細微的滑動，注意你身體的每一個地方，皮下結構上方皮膚的滑動，然後恢復到原先的位置。你可以感覺到耳垂有一種滑動的性質（每個人不太一樣），每一片耳垂的正面與背面如何互相滑動（或沒有滑動），以及頭皮與頭骨之間，或手肘背面都擁有完全不一樣的滑動性質。

體驗滑動

現在用左手輕輕握住右手，左手手指放在右手手背上，然後動動你的右手指。你會感受到皮膚下方滑動的肌腱、肌肉與骨頭（圖 3.1）。假裝用右手敲敲桌子，只要在半空中敲就好。如果左手稍微施力擠壓，你會發現右手手背底下還是會滑動，只是稍微困難了些。你仍然可以感受到皮膚底下的其他結構，那是更深層的組織排列。此處同時有好幾件事正在發生：

・你可以感覺到手背上滑動的組織，就在液體與膠質之類的筋膜層基質中與其間。
・你可以在手掌中感覺到一種不同性質的滑動感，注意到它更硬、更厚一點。
・如果稍微放慢或加快右手動作，你能控制速度變化，並改變動作的感覺。
・你的左手手指正在感覺每一次的細微差異。

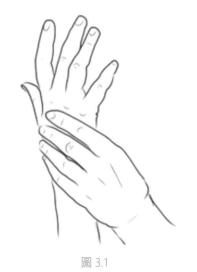

圖 3.1

延伸筆記

我們可能在釐清這些筋膜層[4]或筋膜裡面的單元，或它所定義的部分與組織細節的過程中，認定它們是各自獨立的部分筋膜。但這仍然是一種簡化過的觀點，只是把人體拆解開來的單元，從許多塊變成許多鞘。這只是把零零碎碎的簡化，變成線與層的簡化而已，未必能理解彼此結合的運作方式。這也是我們在瑜伽課中結合筋膜運作的方式，也許筋膜之間截然不同，但都是以互相結合的整體方式運作，且能因應使用方式而改變，因此我們仍需小心理解這種新的背景脈絡，而不只是從表面觀看新方法。

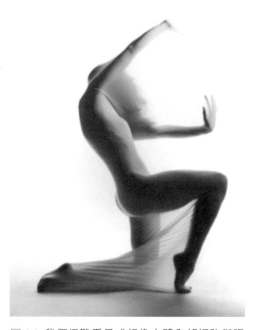

圖 3.2 我們很難看見或想像人體內部網路與張力網的完整與普遍性。為幫助各位理解這層張力網，右圖便在氛圍上重現了筋膜層的移動。它呈現出完整而柔軟的張力結構，或內部纖維在反應，而且遍及整個形體。圖片轉載自大衛伍利（David Woolley）（www.limitlesspictures.com）模特兒：薩米拉（Samira Schmidli）。

所有的滑動都是淺層筋膜在深層筋膜上移動造成。淺層筋膜位於皮膚背面，深層筋膜則圍繞著骨骼的肌肉上方。在深淺筋膜層之間，有一層所謂的「鬆散結締組織」，有時候也稱為「剪切帶」（shearing zone）。這層鬆散的結締組織出現在人體的不同結構之間，並在力學感知作用中發揮關鍵作用（第九章）。不論它位於人體的哪個精確位置，或有什麼特徵，筋膜形成了部分基質並且無所不在（圖 3.2）。

（請注意，所有的筋膜都是結締組織，但不是所有的結締組織都是筋膜；這兩個詞彙並不是同義詞。）

筋膜包覆著器官，形成血管與各種體腔的包覆物，以確定它們全都互相連結

在對的地方；它也包覆著全身，形成了皮膚與體壁（body walls）之間的筋膜層。這些部位或筋膜層都有不同的特徵，但發揮主要功能的重要原則是，這種基質包含了次構造、構造與跨構造的層次，也就是說它存在於每個細胞內部最精細的部分。它把細胞群維持在基質裡面，並呈現生物體指示它轉變成的器官與結構，這一切都在各種筋膜中組織而成，就連生物體本身也屬於一種筋膜的組織基質。人體就是根據筋膜的不同類型構成，每個部分都屬於連續包覆在周圍的所有一切，而且從胚胎時期就開始，並在生命繼續成長的過程中維持此種運作方式。我們既簡單又複雜地成長，然後再分門別類發展出華麗的多樣性。理解了這些前提之後，歡迎你終於來到「中間」的世界。

　　了解筋膜並不是要取代我們對肌肉或骨骼的理解，而是重新組合我們的觀點，認識這三者合作或分工的方式（即如何彼此關聯與組織）。這是關係與關聯的組織，因此研究時必須小心謹慎。我們很容易因筋膜大感興奮，卻忽略了肌肉與骨骼工作團隊。然而這是個「三巨頭」團隊，不是僅由雙人組得以成立，或各自獨立即可運作。

　　重點是，筋膜張力網遍及全身、無所不在，而且不屈不撓地保持完整性、連貫性與敏感性（圖 3.3）。在我們的一生中，筋膜持續改變與代謝，重複更新與恢復，並或多或少影響人體的活力。這就是為什麼筋膜與瑜伽練習非常一致，並且完全能說明我們在瑜伽墊上發生的所有細微變化與整體動作的意義。在獨特的敏感與感官意識中，筋膜也從核心到軸鞘完整包覆著我們（第九章）。

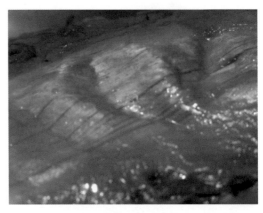

圖 3.3 我們可以在每一條肌肉纖維之間、肌肉周圍或之間發現筋膜的存在。這張圖呈現了腹直肌筋膜（在白線上）下方組織層的一小部分。

　　在動作、靜定與存在中，筋膜融合了我們的身體、直覺與情緒等各面向，提供了形體呈現的媒介。

全新的世界

「生物運動」（Biomotional）是一個不難理解字面意思的新詞彙，要深入理解卻有門檻。我們長久以來的教養方式及培養的觀念，是生物力學作用與肌肉、個別骨骼分開運作，由關節將它們連結。科學史中並沒有完全解答為什麼運動研究稱為生物力學，以及人體運作先被連結至機器原理，才考慮到人性化部分等問題。然而我們並不是機器，人體不像機器運作，也沒有機械關節。雖然機器人便是由機械關節所組成，但還無法設計出能像人類一樣聰明且作動順暢的機器人。[5] 我們低估了人體形態的複雜與天分，因為人體不只是以生物力學的方式表現，也以所謂的「生物運動」方式表現。

「人體由各部分拼組而成的想法造就了機器思維，這就是機器觀點。但這是錯的，胚胎強烈而清楚地顯示：先有整體，才有部分；先有基質，才有元素；先有人體，才有器官！！！！！！機器則無庸置疑是由各部分拼組而成的。人體的系統運作也許像機器，但不表示它就是機器。你可以用絞鏈來替代關節，並不表示關節就是絞鏈。它運作起來也許類似絞鏈，但仍存有本質上的差異！！！」[6]

了解筋膜以及它的流體介質，細胞的內容物與細胞所在的胞外基質，就能了解為什麼機器人是機械，而我們是擁有恩典與勇氣的人類。不管是細微或笨拙的姿勢、協調或尷尬的舉動，筋膜表現就和我們被塑造的樣子一樣獨特。我們不是複製人，也不是符合某種嚴格設計下的產物。筋膜呈現流動的、自我驅動、有感知能力的幾何形狀，從胚胎開始就充滿了選擇與個人詮釋。

我們在發現自己的前提下成了有意識的原型生物體，從胚胎開始就不斷將能力發展至完臻。如果了解新的負載模式如何累積，組織就有能力以適合的強度與程度回應。基本上人體就代表著運動中的時間，我們將在稍後章節中探討這一點。

延伸筆記

　　「生物運動」這個詞彙實際上並不存在；「生物力學」這個專有名詞有點意味著自動化，但若考慮到筋膜基質的前提，人體形態就不完全類似機器人的槓桿系統。生物力學是指運動系統動作方式的術語，但人體完全是由各種軟組織組成，包括具壓縮性的、較硬的軟組織，例如骨骼與軟骨；以及相當具伸展或摺疊性、較軟的軟組織，例如肌肉、薄膜與血管，再加上封閉的凝膠物質與流動物質（膠狀物與乳狀物）。這些物質可能有各種特質，但並非像機器般展現純粹的機械性特徵。軟組織的本質是液態晶體、是張力纖維、是連續不斷的各類型柔軟栓繩，而不是螺帽與螺釘。所有的一切構成一個張力網，筋膜可以像蜘蛛網一樣，從一端完全連結到另一端，在三百六十度的空間中維持完整性。它可以緊密連結，形成密度非常強的區域；同時也鬆散連結、形成非常柔軟的區域。代謝運動始終持續不斷，這是生命的象徵，包含了人體中的固體、液晶、流體與氣體的運動與相互關聯，有感知的溝通與交換。我們基本上是情緒性的生物體，在人體組織裡有六成或以上的液體。機器有斷裂的部分，但哺乳動物具有連貫性；在一個活體中，沒有任何一個器官移除後不影響其他器官，因為基質特性即為連續不斷。因此，在此處提出「生物運動」這個詞彙，是為了強調後面章節將要探討的軟組織結構。它並不是要取代生物力學這個專有名詞，而是要擴大我們在瑜伽教室中的動作意識。

筋膜研究

　　我們仍須花些時間讓筋膜的故事滲透文化的某些層面才能使其普遍接受，但是醫療、運動與徒手治療等許多領域已經開始理解筋膜研究先驅的發現，並改變了這些領域中的傳統作法。更甚者，這些領域也反過來對筋膜研究產生了影響。維薩利斯的情況為我們證實新觀念不一定會被熱烈接受，實務證明干擾了真相宣言，特別是這些根據他們以為所知「真相」所建立的機構為之動搖。在二十一世紀也有相當於維薩利斯的存在，或至少是適當的平衡力量以挑戰歷史，並完全改變用手術刀定義組織的方式，那就是范德沃。他的開創性研究對於這個快速發展的領域中的其他研究者來說，已經成為強而有力的支持。他所發現的物質非常顯而易見，也可以實際展示。我們已有精良的科技可以「看見」，甚至測量它。

現代的維薩利斯？

　　一九八〇年代晚期，目前已退休的醫學博士、解剖學與胚胎學副教授范德沃，為了他的博士研究進行了人類手肘組織的保留解剖。換句話說，他做的是與「乾淨」解剖相反的事。他沒有移除手肘關節囊中，以及肌肉與骨骼周圍不整潔的纖維性質的「雜物」，反而在保留這些組織後小心移除肌肉，以便清楚看見這個「纖維支架」本身的模樣。他揭露了一個非比尋常的發現──這個纖維材料形成了完整而連貫的整體結構，沒有一個地方中斷，也不會忽然改變角度或無法圍住整個手肘組織。這些組織有不一樣的強度，但是關節沒有任何一部份不在連續的張力之下，或可從關節與手臂整個架構的包覆完整性當中省略。他因此提出一個可能的不同觀點：手臂是連續不斷的，手肘代表的是連貫性當中的「斷開點」，因此可以運動。

　　這個發現開啟了一個解剖研究上完全不同的方向，而且它確實刺激了運動方面的全新思維，也持續發揮影響。范德沃和其同事的成果完全逆轉了標準程序，在某種意義上，他解剖了「負空間」（negative space）。簡單地說，他不是切除這些「雜物」以看到「主物」，而是移除「主物」，以便看到「雜物」。這對傳統觀點造成了很大的衝擊，和維薩利斯針對權威性的蓋倫解剖巴巴利獼猴作法提出質疑，造成的衝擊可說如出一轍。幾個世紀以來的假設，因為新的好奇心運作再一次大幅改變。

　　范德沃的發現也如同維薩利斯一般沒有馬上被接受（范德沃遂把注意力轉移到了胚胎學上）。雖然范德沃的早期研究沒有編入解剖學教科書中，但在這個新的千禧年裡情況正在改變。幾十年後，這個訊息逐漸受到運動與徒手療法從業人員，以及筋膜研究人員重視，但仍不是醫療解剖學普遍接受的基礎知識。保留軟組織而非切除的研究意義在當時極為深遠，後續仍影響神聖的解剖學教育並促成改變。范德沃把他揭露的物質描述為「手肘的跨結構構造，與其本體感覺基質[7]」。跨構造在這裡意味著超越傳統解剖學的區別方式，並包含了所有的事物。

跨結構構造

　　組織連貫性的意義是，名為肌肉、肌腱、骨膜、韌帶和關節囊等部位，一同形成了一個連續不斷的結構。在不同的連接與斷開點上，這個結構都會增厚、形成血管、受到神經支配，並且賦予不同的性質。儘管如此，在關節內部、周圍、旁邊的組織都是連續不斷的，並包含且維持來自肌肉、肌腱、骨骼、韌帶和關節空間的不同運動能力。研究中也發現，在關節周圍及不同的筋膜層間有著密集的力學受器，因此本質上是有感覺的。這表示組織基質內部滑動動作與感知能力有所關連，也帶出了許多問題。

　　范德沃的研究指出了一個觀念：對比某些韌帶的功能，會發現其命名法比起確切事實，更趨近於人工產物。參照這些韌帶和周圍（所有）肌腱關節架構與骨頭切開的特定方式，除了少數「真正的韌帶」——例如專門連結骨骼與骨骼的十字韌帶——其他大部分的韌帶都包含在更大的結構裡。這個大結構可能包含不同名稱的元素，但絕非各自獨立存在於人體當中。這表示解剖學家其實是用他的刀設計與命名了人體的結構（例如：經由切割指稱其具有韌帶功能），而不是揭露這項完整而互相結合的結構在生命中扮演的角色。幾世紀之前解剖學還是拒絕美學考量，並熱切找出解剖背後事實的領域，此一揭露有著非常耐人尋味的啟示。這並非指韌帶附著點不存在，而是把韌帶附著點包含進具特定連貫性的部分——一個不把韌帶附著點獨立開來的完整架構。韌帶附著點在整個結構中，則是具完整性的固有部分，這種

脈絡的改變衝擊了我們的觀點。

聲稱一個（或幾個世代以來的）解剖學家是在「設計」人體構造，而不是「揭露」人體構造，這樣的指控會惹火許多人。如果地球上的每一隻動物都是一種筋膜基質，而不是一種機械結構，那麼波雷利的《論動物運動》（第二章）就必須以筋膜網與張力基質重新改寫，這想法絕對會讓作者不得安息。但事實仍攤在眼前，范德沃揭露了人體的實際狀況，包含了人體構造中的一切，只是以基質完整無缺，並在完整人體的三維結構下揭露。他顯示了人體被切割之前的原貌，讓「白色的物質」在場。

事實上，這是一次長足的進步。對外科醫師與解剖學家來說，能夠命名人體構造的小部分並放回人體圖中當然非常寶貴，但這改變了我們在運動中對活體構造與生理學的應用。現在我們知道這個領域全都連成一塊，不管構造與次構造細部如何命名，跨結構構造仍然維持統一。我們是一個可以到處走動的整體，只是身體各部分有各自的命名，而非渴望結合的不同零件。

范德沃提出，人體裡除了非常少數（大約六個）只連結骨骼之間的「真正的韌帶」，我們的關節實際上形成了連貫性的「動態韌帶」（dynamic ligaments）。肌肉與連結結構不只同時作用，也與結締組織以串聯的方式組織起來。這呼應了十九世紀高曼的研究，他要求學生不要抱著任何先入為主的系統觀念，好好觀察眼前的研究對象，其觀點可說是箇中關鍵（第二章）。

超過一個半世紀之後，范德沃發明了「動態韌帶」這個具包容性的專有名詞，就功能性角度來說，這比較能代表肌肉—肌腱—骨骼—韌帶之間的關係。這個概念來自胚胎學。從胚胎開始發展時，肌肉組織的形成是動力的專門化（第五章）：「『滑膜關節』是一個矛盾的術語。它並不是一個關節，而是一個斷開點；結締組織（軟骨）在此做出空間，因此可以運動。」（范德沃）[9]。

他繼續指出，這個組織的性質讓它的功能遠遠超過連接器，而是形成了「本體感覺基質」，即一種可以感覺到自己、在關節周圍的智慧內襯。透過這個張力網，它能知道自己處於空間中的位置，加上力學受器在組織（也許有人會說像是觸角的作用）中的分布，這是讓我們具感知力的有機體結構，與負責組織的基質是一樣的

（第九章），也把我們的觀點轉移到認識本體感覺意識的精緻細節。

本體感覺基質意味著我們討論的實際組織，對於關節的實際與相對位置、要轉到哪個角度，以及可能「啟動」空間中的什麼組織或特殊動作都非常敏感。也就是說該組織的細胞構成（組織學）受到神經的大幅支配，且處於張力之下。它指出了在觀測動作與組織時的特殊敏感性，所以身體會利用自己的組成材料，隨時確認自己身在何處及與其他所有事物的關係。這也暗示著它會從組織內部回應資訊，因此可說組織就是「大腦的分支機構」[10]。

這讓瑜伽體式、練習這些姿勢的能力，以及為了維持姿勢做出細微調整的能力都變得合理。從細節、細微變化到整體變化，姿勢探索著角度、平衡以及多重角度與方向的協調，把細節視為完整組織的一部分，這種可以驗證的理論顯然非常合理。這個理論暗示著：多功能性、適應性與靈活性，以及關節在所有角度的張力平衡中的完整性，就像瑜伽本身的練習一般（圖 3.4）。這不表示你不必學習解剖學，但應把它理解為連續領域中的一張地形圖，能在空間中感覺到自己，並能不斷因應重力：「閱讀你的構造線條中被忽略的故事，那就是連貫性。」[11]

圖 3.4 在準備、執行、完成或解開這個姿勢的時候，從手肘到全身姿勢，所有角度都需要這個系統的張力下整合。不管是哪一種風格的瑜伽，從關節到全身的肌肉與骨骼組織方式，全部都需要組織完整性。圖片經凱蒂‧寇茲（Katie Courts）同意轉載。

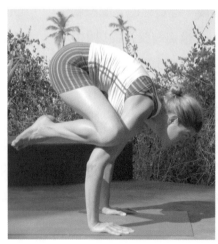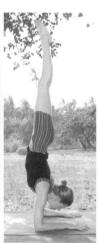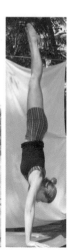

有生命的架構

直到二十年後，范德沃在二〇〇九年於阿姆斯特丹舉辦的第二次國際筋膜研

究大會（International Fascia Research Congress）中，終於公開發表研究。這也是過去十年來，有著重大焦點轉變的一部分。在這段期間，一位法國外科醫師金博多（Jean-Claude Guimberteau）有了進一步的進展，他確認了組織的連貫性，並且讓人可以在活體中看到它的存在。

金博多博士與他的外科研究團隊，利用最先進的內視鏡技術工具解開肌腱滑動能力的深層問題。他們製作了一部影片，名為《漫步在皮膚下》（*Strolling under the Skin*），然後陸續推出《肌肉態度》（*Muscle Attitudes*）及《內在構造》（*Interior Architectures*）[12]。

金博多藉由手術經驗及最特殊的肌腱移植手術上的卓越研究，已經改變了我們對筋膜基質的看法[13]。他發現皮膚下方所有不同層組織的內部流動性與特徵，因此改變了肌腱動作及其滑動能力的理論性想法。他能利用手術中使用的內視鏡照相機看到活體組織，在影片中揭露皮膚下的整體肌肉與關節內部、周圍發生了哪些事，並展示無所不在的筋膜基質的纖維織帶（圖 3.5）。筋膜基質在結構之

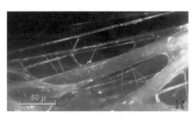

圖 3.5 這張圖顯示，我們可從皮膚下方確認人體中跨結構構造的存在。取自金博多《漫步在皮膚下》DVD 的畫面。http://www.guimberteau-jc-md.com/en/

間可以產生動作，因此手部的肌腱和血管可以獨立作動，就像在先前的練習中，你可以用左手手指感覺到它們一樣。金博多的研究改變了人體滑動結構的看法，並大大改變了對內部動作與運動的理解（例如稱為生物運動的器官內部運動）。

運動與恢復的三原則（第八章）基礎是：如何在皮膚底下碎形般的混亂中，不斷進行成形、變形與重新成形（formation, deformation and reformation）。直接存在表皮（你感到手下方的滑動）下方相連的軟組織，如何在透明的流動纖絲基質之舞中輕輕斷開，然後重新成形。在整個生命系統中，明顯的混亂其實都包含了一種獨特的秩序。在此我們又再次發現了一個完美的悖論：在某個意義上，我們發現了維特魯威的建築原則：「堅固、有用、美觀」。也就是說，成形與變形就是有效的表現，只要任務或動作一完成，就重新成形，以恢復原來的完整性；這個過程符合當下目的，而且還非常美麗。

成形、變形、重新成形

　　這個主題對瑜伽練習者有很大的好處。我們將在第二部檢視，在一段時間內做一組姿勢與其相反的姿勢時，成形、變形與重新成形的程序有多麼重要。從最簡單的觀察層次來看，如果我們要從屈曲的下犬式（Downward Dog / Urdhva Mukha Svanasana），經過向前弓箭步（Forward Lunge）做出伸展的半月式（Half Moon /Ardha Chandrasana）。為了把這些動作做得優雅而平穩，靠的是將身體視為完整結構，並在所有的關節進行內部滑動的能力（Figs 3.6—3.8）。只要練習並熟悉這個序列，動作的嘗試或轉換間就不會存在任何的斷裂或不順暢。人體內數公尺的脈管、血管與內部結構都必須隨動作順暢滑動，並隨著我們的意圖改變，以做出體位法中的動作序列。我們也必須透過牽制，來安排這些動作、張力與壓力之間的平衡。它簡單得很美妙，但天性複雜；用維特魯威的話來說，這就是一個神聖的悖論。

　　我們知道身體可以也會做這種「變形—重新成形」或「瓦解組織和重新組織」（disorganise and reorganise）的動作，如果可以，它一定會回到原來的平衡狀態，也就是回到中立領域。我們樂於將這種內部滑動視為理所當然，直到組織不再滑動，我們才會注意到它的失能。我們可能要發現動覺術語中的「黏性」組織帶著輕微撕裂、脫水、發炎或黏著，並使身體無法輕鬆做出某些動作

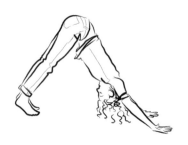

圖 3.6 從下犬式跨出向前弓箭步。這是一系列動作中的一部分，要用全身適應並完成序列。

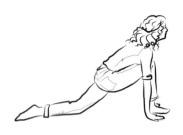

圖 3.7 向前弓箭步（屈曲）變成半月式（伸展）。

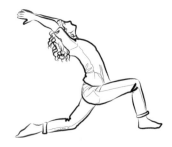

圖 3.8 只要熟練這些動作轉換，就可以毫不費力地從向前弓箭步的姿勢滑向半月式。

時，才會發現問題的存在。一般來說，我們不會預期學生在練習鷹式（Eagle Pose /
Garudasana）時，因為身體無法轉換動作卡在一邊，而無法做出另一邊的姿勢，理
所當然，我們認為自己擁有做出一個姿勢後輕鬆解開的能力（圖 3.9）。

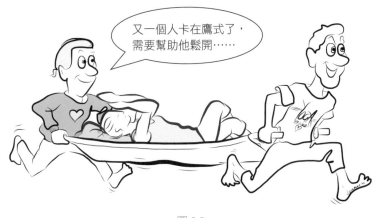

圖 3.9

　　即使是某些需要長時間維持單一姿勢的瑜伽形式中，我們也能知道自己可以做
到並解開，因為體內存在一個負責系統，且其牽涉遠遠超過肌肉組織。肌肉只是在
結構上安排好的組織裡協力的一部分，讓它們與彼此維持的因素，或讓它們分開，
並與其他每個部分相互關聯的因素，大幅影響了能改變動作及逆轉姿勢的能力。動
作轉換是很基本的，這牽涉到整個結構的直覺功能，以及這個架構安排的結構。瑜
伽墊上的人體組織並非彼此分開，它們互相滑動，但同時維持整體的結構，才是最
主要的需求。

　　這個理解途徑改變了所謂的肌肉骨骼系統、肌肉生理學、力量傳遞的感覺傳送
以及運動管理的研究基礎。我們稍後會詳細探討感覺傳送與生物力學。現在，讓我
們針對肌肉與骨骼的面向繼續深入。

典型的解剖觀點

　　學習中使用的典型基本骨架，是許多瑜伽教室與解剖學與生理學研究的傳統
教學工具（圖 3.10）。它展示了成人身上的大約二百零六塊骨骼、活體中的骨骼樣

貌，以及脊椎的組織方式，也可以讓你學到肌肉的附著部位。簡言之，它提供了身體中軸（不包括肩帶等環狀帶與四肢）與附肢（環狀帶與四肢）的基本骨架。

看看骨骼的特殊配置，我們先忽略連接線（雖說沒有它們，就只會出現一堆棍子與指關節散落在桌面上）。在人體內，究竟是什麼物質讓整座骨架得以組合或懸掛起來？（除了線和桿子以外，大部分的教室模型應該要有脊髓！）

我們不能太聚焦於字面上的意思，因為我們當然「知道」這個模型缺少的是肌肉。我們必須把骨骼清乾淨，才能學習肌肉在哪個位置附著在骨骼上，並弄清楚肌肉如何運用骨骼。我們假設肌肉把四肢骨骼結合在一起就可以運動，並且能夠做拮抗組的「成雙之舞」，在不同的關節上讓這些骨骼運動。這當然是根據傳統上透過神經系統指派給運動系統的肌肉所作的動作（范德沃教學生的是「姿勢與動作系統」，而不是談運動或運動者系統，這種區別在瑜伽裡相當合理）。

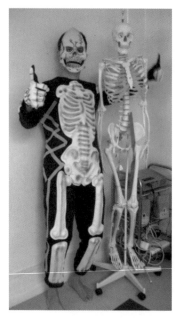

圖 3.10 這是一個典型的課堂用骨架。在當代瑜伽的藝術教師訓練課程上，賈斯汀（Justin）巧妙地展示解剖列車的側線（Anatomy Trains®Lateral Line），用以示範說明組織的連貫性以及一個顯然不連續（但無形中相連）的模型。

在傳統上，當我們開始學習骨骼，就會繼續學到大約六百個附在骨骼上的肌肉起點與終點（近端與遠端附著點）。然後根據圖表學習各自的動作後，就必須把它們組成一組，例如旋轉肌群或四頭肌，然後試圖把構造上的各部分結合成組織好的功能系統。

圖 3.11 顯示了典型的肌肉呈現方式。肌肉通常以拮抗的方式呈現，就像這裡的上臂顯示了三頭肌與二頭肌肌肉的關係，它們看起來是可愛乾淨的紅色，肌腱清楚而獨立附著在骨骼上，這就是大部分解剖教學手冊中的典型圖像。因此當二頭肌收縮，三頭肌就會伸展；反之亦然。這解釋了一種槓桿作用，就像雙桿開鏈機械裝置（實際上它說明了如果別人移動它，它會如何移動），這些都顯示在下圖表格當

中。根據肌肉與骨骼架構的特定連結關係，透過神經系統指派給它的動作，看看肌肉會如何發揮作用。因此總結來說，我們可以從原理圖中學到圖 3.12 與 3.13 顯示的資訊。

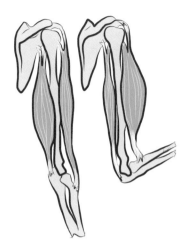

圖 3.11　圖為常見的肌肉原理圖，顯示出乾淨的紅色肌肉（此例為肱二頭肌與肱三頭肌）附著在清楚的骨骼上，並在特定的點上彼此接觸，較白的部分就是肌腱。這屬構造的人工製品。

拉丁文	肱三頭肌
灰色部分	參考主體
起點	長頭：肩胛骨的關節盂下結節 外側頭：在橈溝上方 內側頭：在橈溝下方
動脈	深肱動脈
神經	橈神經與腋神經（長頭）
動作	伸展前臂、長頭伸展肩部
拮抗肌	肱二頭肌

圖 3.12　從維基百科中的典型例子整理而成。

　　某些人體的橫切面資料中顯示出了手臂肌肉的位置。然而若以圖 3.14 所顯示的橫切面畫面對照原理圖，就會產生一個嚴肅的問題——在這個橫切面中，有哪一部分沒有附著在骨骼上？

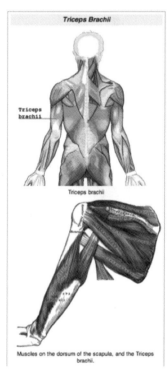

圖 3.13　這也是一般預期中的傳統肌肉資訊來源。本圖來自維基百科上的《葛瑞斯解剖學》（*Grays Anatomy*）。

延伸筆記

在活體中，你永遠見不到和圖 3.11 一模一樣的呈現，「白色物質」實際上是貫穿每個尺度的整個肌肉，並把骨骼包覆在內的連續組織。我們在生活中使用肌肉骨骼系統，這在解剖認知之前已實際存在，而且並非呈現原理圖所顯示的樣子。我們都「知道」這一點，但是如果過往學習的都是肌肉是乾淨、分開的單元，那麼該如何解釋這項差異？

連續性的解剖學

在圖 3.14 中，我們可以看出從皮膚到骨髓的構造連續不斷，無論切成多細的橫切面，每個切面都不外如是。在人體解剖計畫 [14] 中，實際解剖一塊肌肉需要好幾個小時。如果你看了原理圖後，就以為可以從肌肉的起點與終點直接「取下」肌肉，然後把它從骨骼的位置上移除，老實說也情有可原。然而在解剖實驗室裡，會讓你感到震驚的第一件事是：

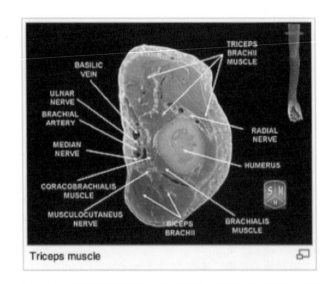

圖 3.14 上臂橫切面顯示的肱三頭肌。這是可以預期在傳統資訊上可看到的畫面，來自維基百科。

在人體中，這些點與分割並不明顯，和它們的周圍並無清楚的邊界。我們必須從原來的環境中將它們取出，也就是它們所在的位置。如果你把這些柔軟組織分別留在它屬於的地方，起點與終點看起來會更像是連貫性的附著點，只是密度變得更大。這些稠密部分形成了更連貫性的附著點，因此又可延續下去。沒有任何部分是完全分開，或可以從整體中切割的。這就是每一片肢體橫切面所看到的樣子。一如既往，這取決於你如何觀看以及想找出什麼。

典範轉移

「肌肉骨骼教科書上討論『哪些肌肉』參與了某個特定的動作，這樣的簡單問題也變得完全過時了——不管這個誤解有多麼普遍，肌肉並不是作用的單元。大部分的肌肉運動是由許多個別運動單元產生，這些運動單元有部分比例分配在某塊肌肉上，部分比例分配在其他肌肉上。這些運動單元的張力接著被傳送到一個複雜的筋膜薄片、囊袋與線條網路，並把張力轉為最後的身體運動。[15]」

在最重要的層面上，這揭露了我們在課堂使用了骨架間不存在的連結網，筋膜就是骨骼可以站立的唯一理由。在背景完全改變的理解下，我們發現了過去以來的重大遺漏。另外，若不透過筋膜介面，肌肉也無法和骨骼相連。筋膜包含這兩者，整合並連結一切，還讓兩者有所區分。這挑戰了我們對解剖學、生理學與生物力學的許多典型概念，並促使這些概念的轉變。如果這些概念依賴的觀念是每塊肌肉有各自的動作，那麼這個「並非如此」的發現，就會重新組織許多長久以來奉為圭臬的運動理論根據了。

延伸筆記

總括來說，近年來的研究讓我們不再把人體看成由兩隻懸掛著的附肢（雙臂）、兩隻支撐身體的附肢（雙腿），以平衡中軸在壓力結構中的堆疊（脊椎、軀幹和頭部）串聯起的組合了。這個根本的轉移影響了我們如何把肌肉視為收縮肌，以成對或成組的方式舉起或改變這些堆疊骨骼的角度。更甚者，這也改變了我們如何解釋生物力學運動，並挑戰槓桿系統與常被用來解釋雙足動物人類步行的鐘擺運動（直立、倒立或其他）。

解剖學面臨的挑戰

為了簡單展示所謂構造上的連貫性，我們用圖 3.15 顯示橘子的橫切面；圖 3.16 則是將橘子一瓣一瓣剝開的樣子。這種水果的水分充足和「軟組織」表現大有關係，其滿盈程度端看各瓣有多緊密交織。如果你可以小心地把橘子剝開，就會看到

每一瓣都被裝在一個密封的袋子裡,從蒂頭到底端都是如此;而在每一個橫切面上,它們都緊緊相依的。

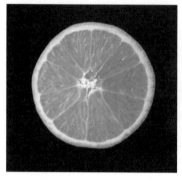 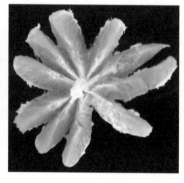

圖 3.16 這是橘子橫切面的三維角度,和二維視野幾乎完全不同。要注意的是每一瓣橘瓣都有自己的纖維,因此橫切面中各瓣之間的線條(圖 3.15)其實是細細的雙層。每一滴果汁也有自己精緻的「袋子」,屬於非常薄透的結締組織物質。

圖 3.15 橘子的橫切面

每一瓣橘瓣裡裝著一滴滴的果汁,它們也貯存在非常精緻的結締組織所形成的封閉空間裡。果汁外的結締組織比瓣的結締組織要來得更細,瓣的結締組織又比襯皮更細,襯皮就是果皮與整顆水果本體之間的組織。封閉空間裡的封閉空間,裡頭還有封閉空間,這是自然界的成形原則。這種重複的現象隨處可見,我們也能在自體的生物學中看見(第五章)。

圖 3.17 顯示軟組織成形的範例。

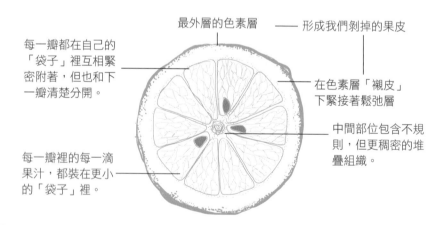

每一瓣都在自己的「袋子」裡互相緊密附著,但也和下一瓣清楚分開。

最外層的色素層 —— 形成我們剝掉的果皮

在色素層「襯皮」下緊接著鬆弛層

中間部位包含不規則,但更稠密的堆疊組織。

每一瓣裡的每一滴果汁,都裝在更小的「袋子」裡。

圖 3.17 筋膜是有不同的密度與規律性的連續結構。它牽制液體的方式,可比喻為橘子的軟組織形式。瓣從蒂頭到底端都附著在一起,就像肌肉附著的方式;每滴果汁也都被緊緊包在它們的特殊組織中,肌肉內的肌肉纖維也是如此。

在人體解剖實驗室中，我們可以發現更驚人的是，除了每個部分在縱向上彼此相連之外，沒有兩具人體會是一模一樣的，這和我們將在第四章提出的生物系統尊重生物的自組裝性定律相同[16]。以橘子為例，雖然大部分的橘瓣都有相同的整體形狀，你也不太可能在一顆橘子樹上找到完全一樣的果實。當你剝開橘子，有時候可能也會發現，它們的細部軟組織和同一顆長出來的兄弟姐妹長得不太一樣；它們可能全都屬於同一個家族，但值得感謝的是他們都有些微的差異。

人類不是機器，人體沒有直線、平面，或任何對稱的地方，而且我們沒有人會跟另一個人完全一模一樣。好好在鏡子中看看自己，再看看他人；我們也許長得很像，但也無法長得更加相像；更不用說在瑜伽教室中，每個人做出的犬式也都是獨一無二的。

新觀點

人類發現並設計了科學定律，但人體並非由科學設計。人類不是某種演化史上基因改善計畫的產物，我們有太多自己的夢想與願望，以成為與生命共同創造的獨特個體。這是普遍的常識，因此發現人體結締組織在每個人（總是呈現出獨特性）身體的每一處都相同，這個發現本身就是一個悖論，也正在改變科學上的定論。

筋膜是人體最大的感覺器官[17]（第九章），這個發現讓筋膜在實際與象徵意義上成為共同的感覺器官。過去我們並沒有發現這個重要的結締組織，而是長時間忽視它；現在我們終於清醒、看到它，了解每個人都是以完整的生命體在作動。以此角度來看（並考慮過去對筋膜的定義），困難的地方在於重新為其架構意義。

延伸筆記

跟橘子之例相同，「你」也是絕無僅有的個體。即便體內的管狀結構、囊袋與喉囊形狀相似，但絕非一模一樣的模式，而且肌肉也顯示出相當大的變化。我們的臉孔外觀看起來就不盡相同，體內的腔室、器官與血管也不一樣。基因改良對食品公司可能很有助益，確保它們可以讓橘子看起來外表都差不多，以便使用標準的包裝袋，並可用機器秤重。雖說還是可以吃出其中不同，但這使我們陷入一種千篇一律的錯覺。

　　這種觀點上的改變令人聯想到立體派（Cubism）藝術風潮的觀點改變。文藝復興時期，藝術家的視野已從平面拓展到立體，包括自然環境的透視。立體派畫家會畫出事物之間與周圍的空間：這些空間帶來了三維的定義與邊界。他們藉由物體之外的元素呈現形式、形狀與動作，基本上由負空間或周遭環境襯托呈現物體的形狀。這點在第二部會變得很重要，因為我們在教室評估身形時，實際上依賴的就是這種觀點。事實上，這是「理解」透過肌肉注入筋膜基質的一種有用方式。

　　從圖 3.18 與圖 3.19 可以看出，如果我們改變肌肉結構的素描方式，就會看到「負空間」。圖 3.19 中清楚可見的不同筋膜層，分別是肌束膜、肌外膜與肌內膜。重點是，三者無時無刻都緊貼在一起。筋膜是貫穿肌肉一張的連貫的網（實際上無所不在），如同橘子的瓣。我們繼續探討下去就會發現，這是貫穿自然界的一種運作模式，也能合理說明人體的動作。

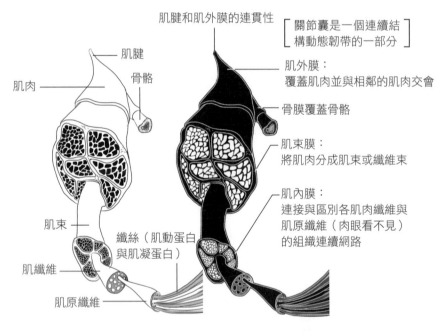

圖 3.18 這是一般常見的肌肉生理學的示意圖呈現的肌肉模樣。

圖 3.19 和圖 3.18 相同的素描，但是強調內部（肌內膜）、中間（肌外膜）與外部（肌束膜）筋膜鞘的筋膜。

延伸筆記

「Peri」表示外部，「os」表示骨頭，「myo」則是肌肉；所以骨膜（periosteum）指的是「骨頭周圍的組織」，而肌束膜（perimysium）則是肌肉周圍的組織。「Epi」表示在上面或周圍，所以在肌肉纖維與纖維束周圍可以看到肌外膜（epimysium），肌肉纖維束則在肌束膜裡面。「Endo」表示內部，肌內膜（endomysium）位於肌肉纖維內側，因此無法以肉眼無法看見。就像蜘蛛網裡的蜘蛛網一般，它形成了一層內部的基質，但和其他層並沒有分開。

　　肌內膜（圖 3.20）看起來就像絲瓜刷，但要謹慎使用這個類比。因為絲瓜刷又乾又硬，但是健康的活體結締組織所在位置以及其本身，包含的是有活力的液體媒介（第十章）且有張力的支撐（第四章）。

　　「提及骨膜時，這種情形更明顯，骨骼並不是『被動地』包覆在骨膜裡。骨膜就是骨骼元素本身沉積的硬骨組織，並作為肌肉與結締組織的插入物。它扮演居中協調的作用。」[18]

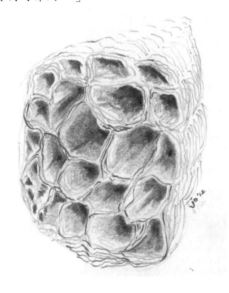

圖 3.20 這是一張肌內膜的肌電圖照片素描，只是已經把肌原纖維移除。肌內膜位於最深的一層，而且肉眼無法看見。這張圖顯示肌原纖維所在的長形空心空間，並揭露了這個結構的連貫性。它有著略顯隨機性的蜂窩結構，而且顯然是傳送與協調機能的一部分，通常稱為「肌肉骨骼系統」。在活體內，它和肌外膜、肌束膜、鬆散的結締組織與皮膚完全是連貫的。

相同結構下的新觀點

　　難以理解的是，從某個角度來看，沒有任何事實真的有所改變，只是我們看待

與分析人體，以及人體如何呈現與學習的背景觀點改變了。我們可以把這稱為看待人體結構的嶄新方法，以便和舊方法有所區別。這揭露了一直存在的事物，跳脫繪圖板上的平面圖或側面圖，並以立體、充滿活力的生命方式呈現。

當然，新的人體結構科學並不限於肌肉與骨骼，還包括了組織形成的網絡。它充斥於人體空間周圍，也包含了人體的各種空間，也就是「胞外基質」。人體內的所有物質都位於其中。它就是從中切割出血管、器官、腺體、骨骼與肌肉的「雜物」，是我們的內部環境，任細胞在其中移動與運作，我們的內在網路就維持運作且存在其中（第十章有更多細節）。

關於什麼是筋膜、筋膜在哪裡、有哪些不同類型、相對作用為何，以及膠原蛋白的種類，目前有許多討論。但是詳細的術語問題仍在持續辯論當中，究竟我們該如何區分這些所有的類型，以成為整個筋膜基質或張力網的各部分名稱。當我們要命名筋膜的各部分時，其存在本身造就了很深的難題，因為筋膜基本上是無所不在且連續不斷的，而這就是問題的關鍵。另外，在某種程度上，我們都是根據用途描述人體部位，因此即使在整個物種裡有著一般模式，但又以不對稱與生物相似性的原則使用筋膜，而非硬性的幾何形狀或機器。換句話說，你用你的、我用我的方式，我們可以分享觀念，甚至可以重新創造程序並打造新的模式，然後彼此同步、互相模仿，但我們永遠不會一模一樣。我們可知在瑜伽教室裡，大家都做著相同的姿勢，但沒有兩個人會完全一致，而現今的科學已開始證實為什麼會這樣了。

在我們的教學中，這一般歸結到無法有效地把結構從功能中區別開來，因為人體並非獨立運作，運動與姿勢相輔相成。體育講師必須維持一種對整體的完整感覺，但同時身為瑜伽老師，我們也擁有額外的優勢：我們針對姿勢、感官意識與動覺注意力接受了許多訓練。

在檢閱身形與姿勢時，我們必須要能夠後退一步，學習在運動的速度中檢視陰影，並了解教室中的每一個學員如何使用身體。這是第二部的基本內容，但首先必須考慮到整體，以及如何動作。

我們可以學習採取不同觀點，這種觀點不會牽涉到在心理層面剖析運動中的人，或把動作簡化成一系列的槓桿或單／雙肌肉機能。這樣做有三個理由：

- 運動教室中沒有時間那樣做。
- 人體並不是用這種方式運動。
- 從協調與平衡的角度來看，做出「一個動作」時，動與不動一樣重要。

來到教室裡向你學習的每個人都有一副組織好的身體結構。他們為了尋求協助微調動作最佳化而來（當然是就特定瑜伽風格而言的最佳）。一旦所有的細胞、肌肉、器官與整個生物體都了解、熟悉了整個結構原則，各個碎片就會開始就定位，在實際與象徵意義上由組織整合。

我們必須回到一開始探究胚胎起源，去問胚胎它如何成形（也就是探索你如何形成你自己）。根據筋膜研究我們開始得知，人體構造在一生中從頭到尾都保持完整，這讓我們理解人類架構是自我獨立、自我組織的系統，稱為生物張力整合結構。接下來會利用一些章節探討這個系統，因為這促使我們提升對生活其中的柔軟媒介有所理解，及至一個立體統合的整體，實際上可以用非常有智慧的方式獨立於重力運動。

瑜伽可以說在本能上已經了解這項「新」科學的諸多面向，並將其併入古老與全面的作法當中。這與許多武術範疇的作法相同，但我們必須再深入一點，以確認瑜伽墊上探索的動覺智慧為什麼有這麼多的面向。這非常重要，否則將陷入以簡化論分離、切割瑜伽的風險，但實在沒有這麼做的必要。

這可視為展示此種運作的美麗媒介，因為實務上瑜伽確實就是如此運作。

延伸筆記

　　這些資訊大多來自二〇〇七年的第一屆國際筋膜研究大會，是史迪爾以來的先驅研究成果，也包含了各領域中許多科學家、臨床醫生、外科醫師、解剖學家與身體工作專業人士的投注與好奇心。他們即是現代哲學家，結合彼此的諸多不同觀念，以溝通與科學研究的合作網路結合，並以充滿藝術的方式呈現。在我寫書期間，筋膜大會將在二〇一五年舉辦第四次國際大會。這是來自全球各地、努力將筋膜研究介紹給全世界的人際網路，更進一步的資訊與細節可以參考 www.fasciaresearch.com 與 www.fasciaresearchsociety.org。這個圈子有太多無法逐一提起的名字，而且毫無疑問，有些人的觀點也會挑戰本書的特定細節。然而這也會引發好奇心，提醒我們有需要重新思考解剖學、生物力學與生理學的必要，並支持瑜伽所致力的完整身體觀點，因此也相當值得。

參考文獻

1. Sir Winston Churchill, in a speech to the House of Commons on 28 October 1944.

2. Luigi Stecco and Carla Stecco, *Fascial Manipulation: Practical Part*, English edition by Julie Ann Day, foreword by Robert Schleip, Piccin, Padua, 2009.

3. Jaap van der Wal, personal communication, July 2013.

4. "Fascia is formed by undulated collagen fibres and elastic fibres arranged in distinct layers, and within each layer the fibres are aligned in a different direction", Luigi Stecco, Facial Manipulation® (http://www.fascialmanipulation.com/en/about-fascial-manipulation.aspx?lang=en).

5. The relatively new field of Soft Robotics is using the principles of Biotensegrity (Ch. 4) to create a new generation of robots. Vytas SunSpiral (Thomas Willeke to 2005) is a computer scientist and roboticist at NASA who has shared many fruitful discussions and collaborations over the years with Tom Flemons. His website is http://www.magicalrobot.org/BeingHuman/.

6. Jaap van der Wal, personal communication, July 2013.

7. Jaap van der Wal, "The Architecture of the Collagenous Connective Tissue in the Musculoskeletal System – An often overlooked Functional Parameter as to Proprioception in the Locomotor System". This article is published as supplement to a lecture at the Second International Fascia Research Congress, Amsterdam, 27–30 October 2009, with the title "The Architecture of Connective Tissue as a Functional Substrate for Proprioception in the Locomotor System". (Jaap van der Wal MD PhD, University of Maastricht, Faculty of Health, Medicine and Life Sciences, Department of Anatomy and Embryology, P.O. Box 616, 6200 MD Maastricht, Netherlands.) It includes a revised version of part of Van der Wal's doctoral thesis, submitted to the University of Maastricht in 1988, entitled "The Organization of the Substrate of Proprioception in the Elbow Region of the Rat".

8. Jaap van der Wal, private communication, July 2013.

9. Ibid.

10. Ch. 2 in Andrew T. Still, *Philosophy of Osteopathy*, A.T.Still, Kirksville, 1899.

11. Jaap van der Wal, private communication, July 2013.

12. See Dr Guimberteau's work. Jean-Claude Guimberteau, MD (www.guimberteau-jc-md.com/en/). Both English and French versions are available at this address. His DVD: Interior Architectures, is available on the same site. See also The Architecture of Living *Fascia: The Extracellular Matrix and Cells Revealed Through Endoscopy*, Handspring Publishing Ltd., Pencaitland, 2014.

13. Ibid.

14. The author would like to express profound and reverent gratitude to all donors.

15. Introduction in Robert Schleip, Thomas W. Findley, Leon Chaitow and Peter A. Huijing, *Fascia: The Tensional Network of the Human Body*. Churchill Livingstone/Elsevier, Edinburgh, 2012.

16. Donald Ingber, "The Architecture of Life", Scientific American, Feature Article, January 1998.

17. "When including intramuscular connective tissues, periosteum and superficial fascia as part of the body wide fascial net as outlined above, fascia can then be seen as one of our richest sensory organs. It is certainly our most important organ for proprioception (Schleip, 2003)." R. Schleip, D.G. Müller, "Training Principles for Fascial Connective Tissues: Scientific Foundation and Suggested Practical Applications", Journal of Bodywork and Movement Therapies 17:103–115; 2013.

18. Jaap van der Wal, private communication, including the following references:

Drukker J, Mameren H van, Wal JC van der (1983). Connective tissue structures in the cubital region of man and rat. Their role in guidance of forces and their role as a substrate for propriocepsis. J Anat 137: 432.

Mameren H van, Drukker J (1984). A functional anatomical basis of injuries to the ligamentum and other soft tissues around the elbow joint: Transmission of tensile and compressive loads. Int J Sports Med 5 (suppl.): 88–92.

Mameren H van, Wal JC van der (1983). Comparison of the organisation of the connective tissue in relation with muscle and nerve tissue in the cubital region in man and in the rat. Acta Morphol Neerl-Scand 21: 169.

Mameren H van, Groenewegen W, Rensema H (1984). A computerized drawing method to make representations of the collagenous connective tissue structures in situ around the elbow joint. Acta Morph Neerl-Scand 22: 253.

Mameren H van, Lataster A, Rensema H, Drukker J (1985). The use of modern imaging techniques (CT-scanning and NMR) in the study of the locomotor apparatus. Acta Morph Neerl-Scand 23: 247–258.

Wal JC van der (1988). The organization of the morphological substrate of proprioception in the elbow region of the rat. Unpublished thesis, University of Limburg, Netherlands.

Wal JC van der (2009). The architecture of the connective tissue in the musculoskeletal system – an often overlooked functional parameter as to proprioception in the locomotor apparatus. Int J Ther Massage Bodywork (IJTMB) 2(4): 9–23.

JC van der Wal, "Proprioception, Mechanoreception and the Anatomy of the Fascia", Ch. 2.2 in Robert Schleip, Thomas W. Findley, Leon Chaitow and Peter A. Huijing, *Fascia: The Tensional Network of the Human Body*, Churchill Livingstone/Elsevier, Edinburgh, 2012.

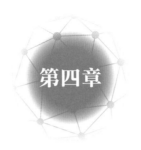

第四章

生物張力整合結構

「大自然運用共同的組裝原則，這句話隱含著循環。從分子到宏觀的尺度上的某些模式，例如螺旋形、五角形與三角形等出現在結構中，從非常規律的水晶，到非常不規律的蛋白質，以及像病毒、浮游生物與人類一樣多元的生物體上。」[1]

唐納德・英格博（Donald Ingber）

「Biotensegrity」這個字是「biological tensile integrity」（生物張力整合結構）的簡化版，是指在張力與壓力下形成的一種具有張力的立體結構。「Bio」意味著「living」（活的），它對我們如何形成一個活結構，以及我們如何以這個活結構四處走動提供了一個吸引人的比喻。這是一個具有挑戰性的觀念。

舉例來說，蜘蛛網就是一種張力結構，而且可以說具有「張力整合性」。但是蜘蛛網本身並不是張力整合結構，因為它需要外部的框架。「張力整合結構就不一樣了，它們的形狀是自我穩定的，不受重力的影響，而且不需要外在的支撐。」（湯姆・弗雷蒙〔Tom Flemons〕[2]）我們可以四處走動、用單腳做瑜伽，或用頭支撐平衡，部分可以用這些結構原理來說明。我們是帶著自己的框架到處走動，而且這個框架活在身體裡，組織在框架的周圍拉緊（因為它們相互拉緊框架），因此我們夠資格成為一種張力整合結構。

這意味著什麼呢？

「生物張力整合結構」是史帝芬・列文（Stephen Levin）博士發明來描述像我們一樣的生物結構的詞彙。它的意義是人體形狀自我穩定、不受重力影響，而且不需要外部的支撐。例如我們平常站在地面上，但當彈跳、潛水或傾斜時，身體不必釋放空氣，也不會坍塌或倒下或分解——人體不像房子，若缺乏支撐的土地，只要一分鐘就會開始坍塌瓦解。我們和房子不同，人體不是純粹的壓力結構，而是由軟組織構成。在這些組織中，有些比其他的硬、有些是液體、有些則是軟的，但所有的一切都結合在一起，被本質上具有張力的網絡牽制與組織起來。許多傳統的生物力學模型指出，我們是根據適用於壓力結構的線性規則所建構的生物體。生物張力整合結構提供了一個完整的模型，或許這能解釋，作為牽制並被牽制在複雜筋膜基質中的一具完整、充滿活力的身體，我們如何在所有圓形、體積與細部中，自然而然地組織「人體結構」會動的所有元素。非常重要的一點就是張力與壓力的關係，這也是需要多加了解的重點，非常值得深入探討。

生物張力整合結構：張力與壓力共同協力

生物張力整合結構中有一張連續不斷的張力網，其中的不連續壓力元素是暫時沒有作用的，壓力支柱彼此不相接觸。這是一般來自解剖書觀念的第一個挑戰，根據列文的說法，我們的骨骼不會互相接觸，在活體中連接關節的軟骨既不堅硬，也不強壯，就像雞骨的指關節（但我們親眼看見，而得到這個印象時，這塊指關節通常已失去生命或被煮熟，因此想像也趨於困難）。活體中的軟骨質地更像是一顆煮熟的蛋白。在健康的身體中飽含水分，並且緊密地組織在關節中，成為關節的一部分。基本上軟骨不像牆壁磚頭之間的水泥一樣需要承受直接的壓力。

不像許多書中的骨骼素描看起來重疊，在健康的配置中，骨骼是在人體具張力的身體組織網路中發揮隔板的作用。骨骼的動作不能簡單用槓桿來解釋，或類比為機械關節重疊甚至絞鏈，因為它們可以呈現出許多模樣。仔細想想就會發現，我們很少真的像槓桿一樣在平面上移動四肢或關節。更精確地說，我們在墊上所做的動作可能會永久扭曲或打破由線性邏輯設計的姿勢——也就是熟悉的機械理論可能會建議的形態。

人體的動力安排是一種有張力的配置，其中的關節更貼切的描述應該是「浮動支點」（floating fulcrums）[3]。整個形狀的複雜幾何如此配置，因此張力與壓力始終同時互相施壓與拉扯，這種密切關係意味著壓力部位有助於且鋪陳了張力面向，而張力面向也相應地壓縮了壓力部位，它們是以互補（也許看起來是相反的）力量的方式運作，其組合就是理解生物張力整合結構的關鍵。

在其完整性與連貫性中，這樣的結構設計是有回彈性的，而且可以把力量快速傳送與分配到結構的所有部位。這也是個相對有效益而輕巧的空間體積結構設計，可以獨立移動，也可以在平衡多重力量時承受動態應力。雖然細節複雜許多，但這是個優雅的模型，也非常合理。

延伸筆記

生物張力整合結構呈現三角形（見後文），它以特殊的方式占據與封閉空間。在整個結構上，有三個固有的力量是以三個維度傳送。這不只是三角幾何，它占據了三個維度，並同時整合多種力量管理手段。舉例來說，在「肌肉骨骼系統」的尺度上，骨骼可以被張力拉到某個程度，並也可以承受壓力到很大限度。其中筋膜就是主要的張力，以及被張力拉緊的面向，但它對壓力的反應並不是很好，張力往往在壓力下摺疊。不同的筋膜有不同性質，但協調在一起時可以協力做出多種方向的動作，並在這個模型原理下適當回應各種不同的動態應力。它們可以將連續的力量訊號傳送到整個結構，因此人體的柔軟部分可以摺疊、展開，並適當恢復形狀；骨骼比較硬，作用就像隔板，承受著周圍張力層的壓力，同時推或拉這些連身衣般的各層形成張力。此時整片肌筋膜把骨骼拉在一起形成壓力，但（很難掌握的是）它們與動態韌帶[4]一致，已在身體的各部位配置好。如果不考慮個別肌肉單元獨立移動局部關節的概念（第九章），生物張力整合結構背後的邏輯其實非常吸引人。

活體結構

一旦理解整體原則，就可以把生物張力整合結構看成許多生物體順利運用結構能力，以抵抗重力的手段。也就是說無時無刻都能在空間中透過多重角度，由內而外，由外而內，隨時做出反重力的各種動作。

從花朵到脊椎動物，所有的活體都有抵抗重力拉向地心的基本能力。這需透過空間中的體積完成，它並不是一條線在「推與拉」或「壓與推」的相反兩端而已，而是整個結構，也就是在瑜伽墊上作動時探索的「人體所有部分」。在這些姿勢

中，我們如何掌握技巧，在所有的角度中維持姿勢，還能恢復原狀？要如何在整個練習中如此迅速？

當回答這些問題時，我們會看見生物張力整合結構提供了非常吸引人的解釋。它應用在我們細胞與器官的完整性上，也包括使用全身四處移動時如何控制身體配置，挑戰了許多典型生物力學理論所根據的前提。

「槓桿與支點描述了理想的柏拉圖多面體，這存在於固定的結構中。」[5] 但人體並非固定結構，而是非線性的生物結構，我們持續不斷而且相對輕鬆地就能應付重力而四處移動，而且我們的身體是自己發動的，根本不必去思考。

延伸筆記

雖然和許多傳統長期堅持的槓桿與支點概念相比，生物張力整合結構既吸引人又優雅，但仍屬於新興理論。提及我們如何做瑜伽時，生物張力整合結構是相當具啟發性的觀點。隨著對生物張力整合結構的興趣與理解愈來愈多，它也被應用在軟性機器人等相對較新的領域[6]，有關義肢的研究也日益發展中。然而，除非在嚴格的科學條件中有更進一步的研究，否則生物張力整合結構只是在這種背景下的一種延伸比喻。

簡單的槓桿理論顯然不足以說明，我們能在某種瑜伽風格中學會的所有動作，也無法擴大到超越教室的象徵層面。在教室中，張力─壓力（tension-compression）概括了意識層面會遇到的正向─負向、相吸─相斥的力量。

藉由這種做法的更多象徵層面，相對性象徵在瑜伽中無所不在（見第三部）。在哲學上，槓桿代表線性與智力思考，但瑜伽包含並超越了這類思考導致的限制（我們可以像擁有槓桿關節般移動，但很少這樣做，因為一點也不自然）。令人欣慰的是，發展中的生物張力整合結構觀點說明了身、心與存在是彼此結合而互相一致的整體，而且超越了各部分的總和。如果筋膜基質是編織人體纖維的材質，生物張力整合結構也許可以把形狀描述為整合讓它可以四處活動的體積，而且配置非常完善。肯尼斯・史內森（Kenneth Snelson）認為編織是「生物張力整合結構之母」，考慮到隔板，也就是浮動的壓力構件，生物張力整合結構讓一個（被編織的）結構（區塊），有機會控制與占據空間（成為體積）。在脊椎動物的身體中，這表現在骨架中的骨骼，以及維持軟組織彼此分開但又在一起的特殊方式。

筋膜基質研究的精髓在於將探討本質改變為如何運動，這讓許多歷史上習以為常的理論開始有了新的看法。讓我們一同檢視生物張力整合結構，看看它如何成為瑜伽範疇中如此強大的比喻。

 延伸筆記

湯姆‧弗雷蒙所說的「完整理論」並未精確詳細說明，生物張力整合結構究竟如何透過關節把力量轉出去。儘管如此這還是很吸引人，我們將會看到微觀尺度上的清楚證據。弗雷蒙為這樣的理論提出了一個優雅的解釋[7]，並補充：「活體結構如何在所有微觀尺度上運作，顯然有個更完整的說明。但要在生物張力整合結構的角度中說明宏觀的結構構造，就要在分析上做出一種大跳躍，目前還沒有完成這種分析。……人體中的關節，可以說是能把力量傳過去的浮動支點。如果肌肉與肌腱像槓桿一樣作用，它們一定不是簡單的槓桿（見第七章），因為包覆一切的筋膜網也透過關節傳送力量。」[8]

生物張力整合結構是什麼

人們經常在提及牛頓時說得很像他發明了重力，就像史內森創造所謂的「浮動壓力」（floating compression）的藝術形式（見下邊欄說明），也就是張力整合結構概念的起源。然而卡洛琳‧邁斯（Caroline Myss）指出[9]，重力在任何理論出現之前就已存在多時，牛頓的天才所在是他生動地應用這個觀念，理解這是一種自然法則，就像許多世紀以來蘋果一直都會從樹梢掉下來，張力整合結構作為一種活體結構的原理，也是從遠在恐龍之前就已存在。我們只是對所有事物在地球的重力場中成長與活動的基礎，尚不甚理解而已。

瑜伽希望對存有具有智力上的理解，了解它是一種身體智慧，並轉化為身體經驗。舉例來說，流動瑜伽的美麗序列不會因為簡化論得到好處，然而生物張力整合結構提供了一種對形狀的動覺理解，讓每一套流動的序列中，或維持姿勢的一連串簡短動作，以及結合平衡動作中的每一次扭曲、轉動與呼吸都非常合理，讓課堂中實際發生的事都說得通。生物張力整合結構似乎不只是

 延伸筆記

列文從脊椎力學與肩膀運動某些特殊細節的角度，討論了生物張力整合結構的原理（見本章節末參考文獻）。

一個模型而已，它提供了一個脈絡，讓我們更能了解在每一種尺度中、在整個自然界中的形狀與功能性動作。

牛頓所做的是把重力區別出來，成為統領一切的物理法則。他把重力的**邏輯應用**到宇宙，因此能將這些已經存在的力學原理發現，在許多領域中賦予意義，並讓其成為適用每個尺度範圍的自然法則。在他的時代，牛頓必須在數學以及哲學邏輯上小心證明，以支持自己的發現有其權威；及至我們的時代，已把重力視為理所當然。重力當然超越了蘋果，也包括了蘋果樹的其他部分如何向上生長，而且很重要的是如何維持體積，因為重力作用也發生在所有樹枝及空中的所有末梢上頭。生物張力整合結構就是這棵樹用來解決這個問題的原理。我們現在正處於一個令人興奮的時代，因為可以學習揭露此結構明顯的普遍應用性。

一種藝術形式

史內森（見下頁）賦予了這個結構原理生命，它不受重力向下的影響，而且不斷以非常密切的關係因應。透過他的理解，以及發展出壓力構件「浮」在連續不斷的張力之海上的想法，他發現了一個伴隨著的自然法則。張力整合結構將應用在生物上的重力作用，進入了三維的生命（圖 4.1 與 4.2）。對史內森來說這是一種藝術形式，而一九八〇年

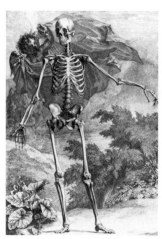 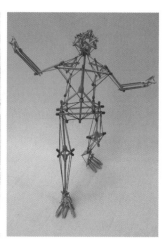

圖 4.1 這張美麗的圖來自阿比努斯，汪德勒顯示人體骨架的素描，是張典型的模型。但是沒有這張素描所欠缺的結締組織，骨架是不可能像這樣站起來的。

圖 4.2 這個模型是弗雷蒙（經許可後重製）的人體形態，是一種生物張力整合結構，可以自己站立。

代的人體生物力學領域中一般人並不會思考張力整合結構的問題。

延伸筆記

　　史內森（一九二七年出生）是一名藝術家、雕塑家與幾何學家。他對自然如何在空間中塑造形狀有深刻的理解，並將其應用在科學與藝術的許多層面。他寫道：「我的藝術與自然的主要面向有關，也就是物理力量在三維空間中的模式。」[10] 史內森是巴克敏斯特·富勒（Buckminster Fuller）的學生，因為史內森的浮動壓力雕塑，富勒才從「有張力的」（tensional）與「完整性」（integrity）中發明了張力整合結構這個詞彙。史內森的作品與文章，可以在他的網站看到[11]。其撰文〈編織，張力整合結構之母〉讓我們更接近一個觀念：筋膜基質把人體形態中局部的微觀與宏觀尺度，與它的全體結構完整性連結起來。

　　圖 4.3 是史內森知名的針塔（Needle Tower），這些桿子（壓力構件）是由連續不斷的網（張力構件）所支撐，材料則不具彈性。然而，這個結構形狀產生的網，是用最少材料、以最高彈性儲存容量來包含空間（見第八章）。它相當輕巧，而且完全可以自由回應所有作用在其上的力量，具有驚人的回彈性與恢復形狀的能力（形狀的完整性）。如果風從某方位吹向這座針塔，它會以整個結構因應，然後回到中心位置，能自然因應任何力量的改變。然而重要的是，雖然針塔的規模很大，卻不易變形且能輕易整體行動（考慮到整體尺寸，如此龐大的構築卻可以相對容易

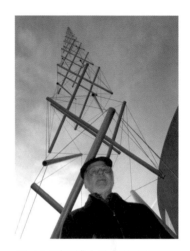

圖 4.3 列文博士站在華盛頓特區史內森的針塔作品下。

抬起與移動，也是它在自然界中具有如此吸引人的材料與規模經濟性的原因），而針塔結構本身也可以傳送力量。

　　這種幾何形狀的數學意義在自然界中隨處可見，人體形態似乎也不例外，它一定也希望我們深入思考，特別是考慮到瑜伽課中的動作。針塔是第三中立力量（見第一章）如何扮演關鍵作用的實例，結合兩個相反或拮抗組的結構。這兩種力量（張力與壓力）結合在一個完整的結構中，然後形成了第三力量，或結合形成形狀。它們彼此相輔相成，即是我們活在其中的形狀，或作為空間中的體積包含在內的形狀。這不只是上與下的力量，而是多方位的：從這一端到另一端、從一個角落到另一角落、由內而外又由外而內。

現在讓我們想像一棵樹，它要解決成長的工作（向上與向外），要占用空間、隨風飄動，且不能折斷。這棵樹就使用張力整合結構作為結構基礎，這種結構與構造本身（張力與壓力構件）就成為力量的傳送網絡，且非常具經濟效益。

史內森的張力網藝術創作中，把壓力「支柱」結合在一起，同時又讓彼此分開，這些支柱撐著作品，其構造原則是三角原理，從某個特殊方向來看會形成一個星四面體的橫切面。在平面圖中若從結構的下方看，可以很明顯看到這個幾何形狀（圖4.4）。

「對掌性」（Chirality）這個專有名詞，就是用來描述體積結構的螺旋特性。在樹木中，對掌性指的是每一個成長環的扭曲方向，對掌性是它的螺旋方向，在所有尺度上都會出現，每一層都有非對掌特質，因此樹木可以向上生長。研究顯示，它們會回應它們的環境（見第七章）。圖4.5與4.6，長大約一公尺，顯示

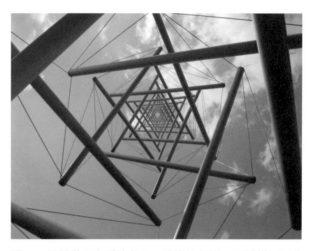

圖 4.4 從針塔下方看的角度，注意這個星四面體橫切面的幾何圖案。

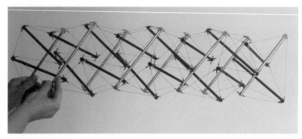

圖 4.5 一個生物張力整合結構設計，一條不具彈性但連續不斷的線連在一起，也沒有緊繃，然後在某一個特定的點進入金屬管。當整個設計拉緊時，隔板就發揮作用。設計者認為放手讓這個結構落在地上時，它會在地上彈起數公分，但仍可以維持張力整合結構與固有的彈性。經本作品設計者漢米爾頓（Bruce Hamilton）同意重新製作。

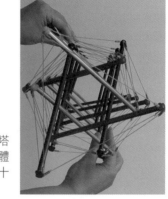

圖 4.6 類似史內森的針塔設計，看起來像星四面體的橫切面（第二章與二十一章）。

出與史內森的針塔一樣的結構特
質[12]。

　　建築師富勒理解了史內森作
品中的內在結構原理，並把它應
用到建築結構上。大約五年後，
富勒從「tension integrity」發明
了「tensegrity」（張力整合）
這個字，並根據它的結構經濟性
與復原性形狀設計了網格球頂，
基本上就是根據這項建築原則，
以及我們在達文西作品中檢視的
文藝復興時期的神聖幾何（見第
二章與圖 4.7）。這就像在解釋
人體內在每個尺度配置的可能，
例如血管內的各層或許具有非對
掌性編織性質，這讓它們具有彈
性、回彈性，以及結構完整性

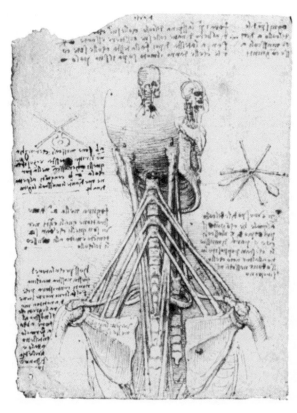

圖 4.7 達文西在研究人體形態時看到了結構。筋肌膜基質
的編織到處可見，擴大了我們如何定義體型的可能性。

[13]。我們將在此探討人體運動的背景，但其引人入勝之處在於，生物張力整合結構可
以應用於人體形態的每一個尺度。

　　一九八○年代早期，另一個藝術家兼發明家弗雷蒙，在加拿大以不同的方式揭
示了相同的基礎原理。弗雷蒙也自稱幾何學家，對張力整合結構的應用則集中在與
人體形態及代表性功能構造的相關性；另一個骨科醫師列文就相同的主題也曾進行
一連串的研究。列文的疑問來自手術實務，他在當地的自然歷史博物館（Natural
History Museum）尋找答案，地點距離史內森的針塔不遠。

　　列文從一九八○年代早期以來就撰寫大量相關主題，到了一九九○年代晚期，
他開始與弗雷蒙合作。他們各自的研究方法逐漸揭露張力整合結構在最寬鬆意義上
的深度與應用性，並可應用到人體結構與動作上。這些研究轉變了我們對生物力學

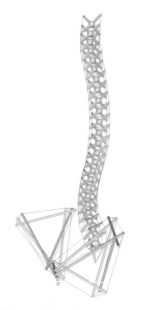

圖 4.8 由弗雷蒙提供的新的骨盆與脊椎模型，經他同意重新製作。

與平衡的理解，而且一定也引發了傳統觀點的新疑問。圖 4.8 與 4.9，顯示了弗雷蒙的作品例子。

從微觀到宏觀的尺度

　　要強調的一個特點是，我們發現張力整合結構是在許多不同尺度上的活體結構基礎。細胞過去曾被視為一袋水，為液壓所支撐。現在我們了解細胞包含張力與壓力元素，它的完整形狀與運動也的確符合生物張力整合結構（新研究顯示，這也是一種特殊的水結構。）[14] 英格博教授 [15] 是一位細胞生物學家與生物工程師，在列文醫師想盡辦法顯示生物張力整合結構如何應用到整個人體，也就是宏觀的運動時，他已經在分子的層次上學習與研究了張力整合結構原則。

圖 4.9 「張力整合結構脊椎」（Ａ）與「張力整合結構脊椎骨盆」（Ｂ）的立體模型。由弗雷蒙創作，經他同意重新製作。

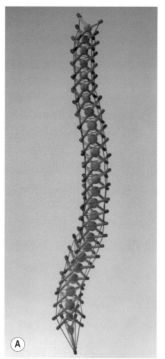

(A)

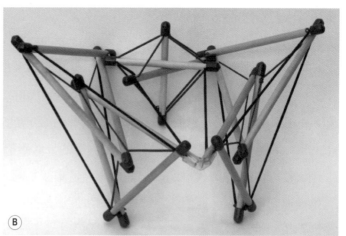

(B)

「雖然研究了幾個世紀，對於引導原子自我組裝成為粒子的力量等相關知識，研究人員仍然所知甚少；至於分子群如何結合並創造活細胞與組織，又知道得更少了。然而過去這二十年來，我已經發現並探討了自我組裝相當有趣的基本特點。有非常驚人、廣泛多元的自然系統，包括碳原子、水分子、蛋白質、病毒、細胞、組織，甚至人類與其他活體生物，都是用一種稱為張力整合結構的共同結構形狀所構成。這個詞彙意指，由於張力與壓力的力量在結構內部分散與平衡的方式，一個系統可以不經思考地穩定自己。」[16]

這個稱為「張力整合結構」的原理現在更發達了，列文將其稱為「生物張力整合結構」，透過不同領域的多元化研究，例如藝術、工程、外科手術與分子生物學，而變得充滿活力。把它們全部結合起來，就是活結構的特性，生物張力整合結構可以被應用於多種活結構，過去數十年的研究也隨著筋膜基質的研究而演變。這開始在我們人體的不同層面互相解釋，對於我們所謂的「功能性的動作」到底發生了什麼事，也提供了新的詮釋。如果筋膜是構造、編織，而且生物張力整合結構是筋膜在人體結構中運作的基礎，那我們到底是如何運動的？

英格博的研究工作顯示了在分子層次上的這些原理。金博多與其他人（見第三章）則在人體運動的宏觀層次上，引用列文（和其他人，見注釋）的研究。這個明確解釋還沒有被廣泛同意，這是因為若要因應我們可以從事的複雜的運動範圍，很可能同時牽涉了多種幾何形狀。例如，我們可以在一套拜日式（Sun Salutation / Suraya Namaskar）優雅作動，但是我們不能只「做犬式」，然後「做棒式」，諸如此類。我們在不同的幅度與進度中，透過微妙的轉換體驗這些動作，同時在輕微與強烈、穩定與舒適的韻律中呼吸，並透過腳與手指感覺到地面。筋膜基質在遍及全身的管線與不同層次的配置中運作。就像不是只有一種做出姿勢的方式，我們可能有多種在關節內部以及透過關節傳送力量的方式，甚至整個結構內部以及透過整個結構傳送力量的方式，這些也都相當合理。接下來的章節我們將繼續探討這一點，在這階段值得先稍微了解生物張力整合結構，即使只是比喻，也能協助我們了解在瑜伽墊上做這些事的意義。

延伸筆記

　　「弗雷蒙是一位藝術家與發明家，他成立了意向設計公司（Intension Designs Ltd），位於加拿大西海岸。他已經應用了張力整合結構三十年，設計了可攜式結構、獨立圍欄、由短桿與線條做成的彈性兒童玩具、家具、手機與雕塑等。一九八五年，弗雷蒙第一次注意到張力整合結構桅桿與脊「柱」的相似之處，並做了好幾個具有張力整合結構的脊椎模型，賣給醫生與脊椎矯治醫師。一項關於生物力學的醫學文獻研究顯示，沒有人探討過脊椎與張力整合結構桅桿的相似性。但是整形外科醫生列文正在撰寫其中關聯，最後列文與弗雷蒙在一九九〇年代碰面，並開始合作。與列文合作超過十年之後，弗雷蒙做了許多脊椎構造的生物張力整合結構類似物，並證明很可能是張力整合結構打造了人體形態。每一次的重覆更接近構造的正確性與解析度，而且反過來引出了對於不需要槓桿與支點的生物力學解釋的洞見。這些模型提供了研究人員、治療師與健康照護專業人員，一種人體張力的『親身』體驗。」——摘自弗雷蒙的網站。

生物張力整合結構與瑜伽

　　了解此脈絡下的張力意義對瑜伽教學特別有價值，因為只要知道自己在觀看什麼，就很容易看見全身的張力—壓力平衡，也可以看到剛性與彈性（第八章）之間的平衡。這可以讓你直接了解在一堂動作課中，如何安排各種動作會更有效。最後我們可以培養出自己的（內在）張力平衡感。在好奇心的的背景下，找到我們動作的方式，這似乎是一條走向有意識動作與結構完整性的有效途徑（第二部）。

　　我們支持這個不一樣的運動理論，可以說明我們的所有範圍，而且讓我們在瑜伽課堂中的動作，不管是角度、位置或速度一切都非常合理。樹木、花朵、哺乳動物、鳥、昆蟲、魚，所有的動植物也都這樣做。牠們摺疊然後展開；牠們會移動體積，包含一切又不斷改變形態，並與周圍的重力場維持完美的平衡（我們將在第五章的胚胎形成原則提到這點）。這是一連串互相協調的抵抗與臣服、穩定性與活動性，這對瑜伽練習來說非常基本，它邀請我們在一個新的脈絡中，重新評估某些描述瑜伽的梵語術語。它們看起來可能與字面上意義相差甚遠，反而更像完整而充滿活力的結構的自然象徵（見第三部）。

　　只要非常了解生物張力整合結構的定義與表現，就能幫助你簡化專注在哪些事物上，放大一個細微調整會造成的差異（第十四章）。我們可以培養的能力是，理解人體中的各部位如何根據這些原則整合與結合，然後有效運用在運動管理與精準度上。我們將試著清楚說明這個邏輯，並將在第二部應用至一系列的姿勢中，以顯示它在練習中其實相對簡單。這不表示生物張力整合結構是一切的答案，但來自運動的研究是非常有趣的，這說明了我們就是一種可以自己發動、自我穩定的生物，和拿著理論分析並讓人體運動符合理論完全不同。在某個程度上，所有的研究都與提出問題的方式有關，作為體積透過人體形態的筋膜基質編織在一起的解釋，生物張力整合結構也為新的研究拋出問題。我們將在第三部發現，這將如何重新闡釋瑜伽背後的某些古老智慧。

重力線

　　在探討具體的瑜伽技巧與姿勢時，瑜伽老師經常談到身體會因應重力。我們「發現重力線的存在」，特別是位於站姿中心點的一種感覺，這句話提到的觀念是，想像有一條確實通過人體中心點的鉛垂線，穿過從頭頂到腳底之間的空間（如果坐著，就是到頭頂到坐骨之間）。這個暗示讓身體感覺到自己坐或站得「又高又直」，而且與重力對齊。

　　但是這種視覺觀念有一個根本上的問題，也就是重力和人一樣都不是以線性運作的。重力並不是單純的線性力量，因此這種觀念讓某些難以處理的生物張力整合結構論點非常活躍，這些論點的基礎就是知識上的線性與平面（兩個維度）的原則。重力是一種輻射力，我們可以想像從地心向外射出的一種相反方向的輻射光；重力會把所有的事物吸引到地球的中心，但被地面打斷。地面給了我們阻抗，我們因此能站立或調整姿勢（我們完全依賴地面，以至將其視為理所當然）。里昂尼德·布盧（Leonid Blyum）指出，在外太空無法調整瑜伽姿勢，因為沒有事物可以幫助你阻抗[17]。

　　因此，我們所有人都可以在地球上生活，不會跌倒，也不會漂浮在空中。在最

簡單的理解層次上，我們的身體是如何設計，以至於我們可以透過形體以如此平衡的方式不斷抵抗這股力量，而且不會被它的拉力把我們變得扁平或壓縮；或因相對無重力狀態而完全發散掉？

針對上述問題，最簡單的答案就是「這種方式」，不管「這種」是哪一種。我們如何以自己能夠的方式運動，其實是透過不斷平衡多種力量的方式，這就是我們在做的事。由於有這樣的輻射力作用在包含一切的結構當中，人體從一開始的理想設計就是透過網路在形態上因應張力與壓力。我們活在不斷的平衡中：地面的反作用力（見第七章）以多方向的表現因應重力。

張力與壓力是人體力量傳送系統中的一對元素，這個傳送系統即是網路，力量透過這片網路傳送出去，轉化成符合意圖的動作。瑜伽就是在結合力量，把各種力量累積起來成為整體，而非分散到各部分。張力與壓力聯手促成了「第三力量」，也就是平衡。在任何時間點上都有張力—壓力組合而成的平衡力量，這就是我們已經在做的事。

「張力整合結構系統（例如機器人平台設計），有許多種失敗的方式。張力整合結構網格可以讓力量改道，因此形成多餘不用的力量，例如手腳受傷的時候，可以讓力量沿著稍微不同的路徑改道，而不會直接用到受傷的部位。」[18]

描述這件事的難度在於理論與經驗的限制。首先是受到書頁上文字的限制，但經驗發生在三維當中；經驗上非常直接而明顯的事，在紙上的二維格式中是看不見的。例如在建築結構上，你要從檢視平面圖或側面圖之中做一次大跳躍，才能體驗實際的建築物。當你實際體驗這張設計圖呈現所占據的空間時，那幾乎超出想像，甚至虛擬的三維影像，也不能概括你在建築物各部分之間相對關係的空間感。我們必須從槓桿的線性理論做出跳躍，並感覺到張力整合結構原則如何可能是我們結構中的內在原則。從一張圖（二維）到全息圖（整體），需要覺察與注意力的感官跳躍。只要保持著張力整合結構，一切馬上就合理了：透過保持張力整合結構的體驗，它的體積與回彈性會與自己產生共鳴。

脊椎的結構

例如，我們來檢視一下脊椎。我們經常把脊椎想成是柱狀，並描述為「脊柱」，認為它有著獨立的椎骨與節段，站立在骨盆上，一塊椎骨接著一塊堆疊起來，且和重力線以非常對齊的方式平衡（圖 4.10）。

事實上，活體中的骨骼沒有一個是堆疊出來的；在健康的身體中，骨骼不會彼此接觸。[19] 另外根據最基本的建築原則，脊椎並不是柱狀物，否則我們就無法做出大部分的瑜伽體式：嬰兒式（Child Pose）會把我們撕裂成碎塊，也無法從攤屍式（Corpse / Shivasana，又稱大休息式）站起，或做出任何倒立的姿勢；也根本不可能做到半月式（Half Moon / Ardha Chandrasana），否則腕骨會掉下來。脊椎顯然不是一種柱狀物（見圖 4.10）。所以，我們要到哪裡繼續找下一種解釋？

柱狀物是像房子一樣的壓力結構，它依靠著地面，以及讓它維持在正確角度的力量與設計（圖 4.11）。但人體結構不像房子，如果地面坍塌，蓋在其上的房子也無法矗立；人體在瑜伽墊上（或滑雪坡）卻可以做出非常驚人的舉動，而且不會永久破裂或變形。我們可以愉快地傾斜或調整姿勢以因應地形改變，因此可推斷，一定有某種不同的結構原則在人體中運作。

樹幹表面上看起來更像柱狀物，但它也不符合這種描述。為了因應自然力量的合理極端現象，它可以彎曲得相當厲害。不管樹冠或上部樹枝的跨度大小，

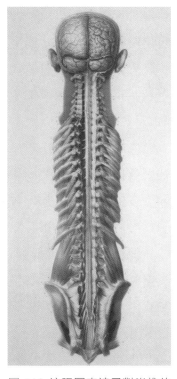

圖 4.10 這張圖表達了對脊椎的典型想法，就是一連串的椎骨串起來的柱狀物。

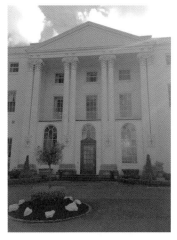

圖 4.11 柱狀物是一種壓力結構，就像此圖所示。這是英國溫莎博蒙特莊園的白色宅邸。

樹幹不會翻倒，也不會倒下，通常更可以傾斜地成長。一棵樹當然是一個相對穩定的張力整合結構，但絕不屬於柱狀物（除非失去生命才會變成柱狀物）。

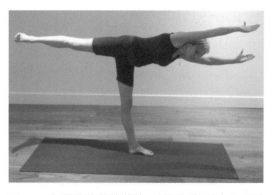

圖 4.12 如果脊椎是柱狀物，就不可能做出這個動作。經凱蒂・寇茲同意轉載。

人體脊椎的完整形狀呈「S」型，為了負擔人類的姿勢、負載與動作範圍，脊椎必須是 S 形。脊椎是設計來應付所有內在與外在的變化，同時還要在整體上維持著充滿彈力的性質。如果脊椎不是 S 形，人的動作範圍與品質也會受損（見第七章）（例如，猴子有相當直的腰椎，牠們在地面上與樹上的移動方式和我們大不相同，以和人類不同的模式用手臂盪來盪去）；在瑜伽教室中，人們可以做出許多新奇的動作，因此並不支持脊椎是柱狀物的看法（圖 4.12）。

我們並沒有在重力線周圍移動。我們占據了封閉的空間，不斷對抗空間在身上每一個面向的輻射力。在圖 4.12 中，凱蒂很輕易地就把她的大部分體重，以站立腳為中心配置，並與地面平行伸展開來。她的脊椎、骨骼、上腿與手臂，包括所有的小腕骨與指頭骨骼都不是堆疊起來的。如果是堆疊方式，在這個姿勢中這些骨骼都會掉下來。它們全都被張力網緊緊地維持在位置上，這個張力網把它們拉在一起，且凱蒂左腳的肌肉也不夠強壯到足以獨自支撐這個姿勢。就像進行其他姿勢一樣，這需要用到全身的姿勢。

相同的骨骼實際上維持著張力網，占據凱蒂用到並以身體體腔圍繞的空間。這個張力網把骨骼壓在一起，但同時也把骨骼分開，這就是它在骨骼周圍配置的方式。三種力量一起作用，不斷因應凱蒂的因應動作（張力、壓力，以及這兩種力量的組合：張力─壓力）。如果沒有由結締組織提供的張力，骨骼會掉得七零八落；如果沒有壓力也不會有張力，兩者組合在一起，就形成了各種模式與配置。結合的相對性或成對的配置，讓我們可以在瑜伽墊上以完整的身體做出各種了不起且驚人的姿勢。

生物張力整合結構的三個法則[20]

第一法則

張力整合結構是個不斷連接、拉緊的網，它支持著不連續的壓力支柱。

生物張力整合結構的連貫性，解釋了如何透過整個系統傳送力量。在圖 4.12 中，凱蒂身體的每一個部位都參與了這個姿勢。她能找到明顯的平衡，不只是因為沒有從站立的腳跌落；她其實是處於多種力量的平衡之中，以結合的整體同時應付來自所有方向的力量。當凱蒂呼吸時姿勢會稍微改變，即使如此身體的張力網也會重新找回平衡，以中心點組織或重組、不斷連接。她的肌肉、骨骼與結締組織在張力網中維持著多樣而持續的管理，這是槓桿原理無法正確描述房子壓力元素的方式。她的全身肌肉緊繃，但沒有一塊肌肉負責統一的平衡與整體的配置。

第二法則

生物張力整合結構是本質上自我支持的結構，具有張力下的預應力（pre-stressed under tension），這意味著它可以不受重力影響，且維持自己的形狀。

凱蒂的身體包含與順利完成呼吸的內部變化，與此同時也組織了重力（把她拉向地心）與地面反作用力（她的身體本能抵抗而遠離它）的外部平衡。因此她「拉進」她的中心感，但同時又延伸擴大「對抗重力」的能力，讓姿勢看起來作得相當輕鬆。基本上屬於自我支持，且顯然遵守生物張力整合結構的第二法則。

第三法則

生物張力整合結構系統是獨立、沒有多餘的完整系統，所有的組成都充滿活力地相連，因此施加在系統任何部位的力量（例如某個改變）都會反應到整個結構：「力量會立刻傳送到全身的每一個地方。」[21]

在圖 4.13 中，凱蒂的手臂位置已經過調整，力量也立刻分散到她的整個系統，重新建立平衡與張力整合結構。張力整合結構能夠讓她維持在選擇的位置靜定不

動，呈現出圖中的姿勢（體位法）。在真
實生活中，凱蒂可以優雅改變手臂位置而
身體的其他部位幾乎沒有什麼變化，這個
新的姿勢是跟著呼吸而來的，顯然毫不費
力。這就是我們在動物身上看到的動作經
濟性與優雅性，它完美表達了我們的活體
結構中毫無多餘之處的特點。

身體安排脊椎組織的方式（從生物張
力整合結構的角度來看），在弗雷蒙的文
章〈骨骼的張力整合結構〉中有詳細的描
述[22]。這是一個新命題，也引起各方研究
人員的不同問題。弗雷蒙提出的問題是：

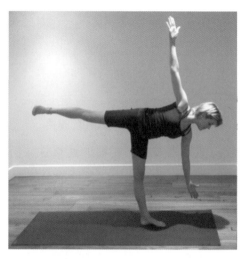

圖 4.13 我們可以輕易看出，凱蒂的動作變化
表現了「所有的組成部位都是充滿活力地相
連」這個事實。經凱蒂・寇茲同意轉載。

「筋膜如何幫助分散負載？胸腰筋膜以對角線與側線包覆椎體，就像編織而成
的封套，還有許多椎骨的附著點。預應力維持著脊椎的完整性與側向的輕微收縮，
或甚至以對角線擴大，以改善壓力負載，分開椎骨並保護椎間盤。」[23]

不管有關生物張力整合結構法則的問題與討論如何，除非你自己應付了一個生
物張力整合結構，否則無法完全「得到」這麼吸引人的解釋所帶來的實際感覺。實
際上的結構是如此的平衡與協調，它天生就會抵抗阻力，並且會把力量傳到全身。
這意味著當我們做出一次旋轉，「身體」會碰到一個抵抗點，然後停下來；它會收
緊或抵抗變形（見第八章的彈性）。這是我們感官回饋系統的一個重要特點，可以
防止我們撕裂或傷害自己的身體。

 延伸筆記

列文談到「沒有多餘」（non-redundancy）時，指的是「不需要外來的部件」；我們系統
中的每一個事物都在應付多種力量，因此沒有任何多餘的部位。但弗雷蒙用相同的詞彙是指，
如果任何部位受傷了，系統能夠以整體方式讓力量改道並且「形成多餘」；此處的兩種說法都
是對的。

生物張力整合結構系統也極有效率，因為相同的力量傳送結構隨時都在同時處理壓力與張力。另外，如果某個部位運作得不是很理想，它能夠找到另外的通道，這也能說明我們在教室中發生的事。我們都知道，根據個人的體型以及活動性與健康狀態，不同的人會用不同的方式做練習。

「畢竟，有機與無機物質都是由相同的基本構件所構成的；碳、氫、氧、氮與磷的原子。唯一的區別在於，如何在三維空間中配置原子。」[24]

生物張力整合結構無所不在

在第三章橘瓣的例子中，我們看到了把果汁滴維持在一起又各自分開的組織結構，就是張力完整結構。它在整個生物體中打造了一張具有張力的薄膜網，包含了結構的成長與擴張，也包含了內部的液體；它亦同時推與擠，讓結構彼此分開不致崩潰、過度壓縮或外洩。在張力與壓力之間，張力完整結構能夠微調到平衡狀態。

「組成單元結合形成更大的穩定結構，並擁有新的特質，且無法從個別組成單元特徵中預測，這種現象稱為「自組裝性」。在自然界中的許多尺度裡都可以觀察到這種現象，例如人體中的大分子自我組裝成細胞成分，稱為胞器；胞器自我組裝成細胞；細胞自我組裝成組織；組織自我組裝成器官。最後的結果就是人體，由一個階層一個階層系統內的系統配置而成。因此如果我們要完全了解生物形成與運作的方式，就必須揭開這些指導生物體的基本原則。」[25]

基於同一原則，因為每一層次運作的結構系統而保持開放的內部空間，對於我們透過實務探討的問題其實是非常有說服力的論點。這個結構原則包含了部分所在的空間，屬於一種宇宙結構的整體系統，可以在微觀的細胞與病毒中發現，也能在可活動的宏觀生物體的整個人體中發現。從某一方面來說它非常簡單，同時卻也非常複雜，這就是與筋膜合作的悖論。

延伸筆記

　　在這個情況下，「階層」（hierarchy）一詞可能會引起誤解。因為它並不是指更高的品質，而是在每個尺度秩序上不同的層。肯‧威博（Ken Wilbur）發明了一個更中性的詞彙，他用「合弄結構」（holarchy）形容某一事物本身是完整又完全的單元，並位在完整又完全的單元裡面（有個非常知名的例子，就是俄羅斯娃娃的結構）。從細胞到存有，張力整合結構引出普遍原則的可能性（屬於三維結構）。它的創始幾何超越了字面上的形狀，成為瑜伽的象徵面向，成為形上學（第三部）。合弄結構的每一層都是以相同的基本原則運作，結合起來形成非常獨特的事物，就其本身價值來說，就是比部分總和更大的事物。

動作中的生物張力整合結構

　　我們整個瑜伽經驗包含了生物張力整合結構的可能性，內部結構是封閉的，而且隨著每一次呼吸在每一尺度上移動與改變。

　　人體就是這種合弄結構在動作中，從一刻到一刻的改變中，組合或結合起來的表現。外在動作空間（kinesphere，指不動時肢體觸及的最大空間）與內在動作空間（為了分辨，我個人偏好稱為動作空間〔kinesphere〕與內在空間〔innersphere〕），形成了內部與外部力量之間的界面，這個網路會傳送這些力量，並且不斷尋找平衡。這種結構讓力量可以透過整個結構傳送，並經由我們的本體感覺妥善處理。

延伸筆記

　　列文博士發明了「中間運動器官」（mesokinetic organ）這個詞彙，用來描述移動中的整個活體結構。它包含了肌肉骨骼系統，以及所有的組織、血管與它活動的支持空間：在我們包含的「濃湯」中的膠狀物與乳狀物（胞外基質與其中包含的所有形狀）。這個詞指的是這個結構與它的功能動作，以及它的結構組成的化學成分[26]。他清楚說明了一件事，讓我們的瑜伽體驗變得非常合理：這結合許多面向，就像人體本身。

　　「張力整合結構二十面體常被用來模擬生物有機體，從病毒到脊椎動物，牠們的細胞、系統與次系統。在張力整合結構系統中，只有張力與壓力元素。在自我配

置、分層、負載分散的低耗能結構中，沒有剪力、彎曲或槓桿，就是簡單的張力與壓力。」[27]

整體性

當我們習慣於看見局部的關節，只談到圍繞在關節旁邊的特定肌肉時，便很難用整體角度思考。在瑜伽上，即使只是在強調身體某部位的一種姿勢，我們也必須用到其他部位平衡這個動作。生物張力整合結構邀我們從整體思考，即使動作可以只展現在局部動作上。

當你按壓浮動壓力（張力整合）結構時，它會往你彈回來；扭轉張力整合結構槓杆時，它也會在手上扭轉回來。即使一個結構屬惰性結構，但其本身就會對作用力做出反應藉以平衡，這就是我們的感官身體在瑜伽墊上基於本能所做的事。不管是研究瑜伽技巧、或坐著冥想、吸氣（擴大整體結構）或吐氣（擠壓整體結構），這個原則在字面上、象徵上與普遍上都適用。我們往下又往上，旋轉又反轉；我們向外又向內，反之亦然。

各種姿勢風格不只依賴肌力，在練習的不同時間點當中，我們時而彈跳、時而放軟放鬆。我們的身體在空間中移動，但仍然維持著完整性，運用充滿張力的網路，因此移動可以非常省力。我們可以用一種細微而放鬆的態度，按照意志做出各式各樣的動作，從流暢到機械式的動作都沒問題。相對於己身的能力，我們發展出範圍與選擇。我們可以選擇如何訓練這種敏感、反應迅速的材料，那就是柔軟的身體結構形狀，這引出了可以說明不同瑜伽形態（或是從武術到默劇，任何其他的動作規則）的解釋。

生物張力整合結構可以說明肌筋膜從頭到腳遍布的彈性網絡（我們將在第二部討論「解剖列車」[28]），而難以說明局部的肌肉單元。當我們發現肌肉並不是以單元在運作（第九章），便可看見筋膜結構如何引起新的問題，探討人體如何局部與整體地運動。這暗示著即使只是微觀的動作，筋膜也會適當地在全身反應細微的力量。生物張力整合結構可以解釋人體如何普遍傳送與因應各種不同幅度的力量。

從特定的肌肉拮抗組、槓桿與支點的觀點分析教室中的各種姿勢是一回事，但要在行動中說得通又是另一回事。考慮到每個姿勢都是設計來影響身體的全部範圍，局部分析可能在全身的適用上說不通。人體基本上是非線性的生物系統，不只是從四肢與軀幹的關係來看，生理上也是如此。例如在姿勢的整體改變過程中，呼吸實際上如何影響人體，以及人體如何影響呼吸。轉到這個姿勢，再從這個姿勢轉出來，它包括了呼吸器官以及我們整個組織基質的滑動層；身體與四肢、呼吸與思緒、感覺與抑制全都立刻發生。在那一刻，在每一個完整的體位法之前、期間、之後，我們都體驗到了脊椎與感覺。

當我們在探索瑜伽體式時，不管是緩慢的療癒式的，或快速的運動式的，都是以本能風格與身形進行。這些都是全身的表現，而且這些姿勢愈細緻（並正確拉伸），就愈能掌握優雅與平衡。我們開始找出自己獨特身形的結構、功能與自我表達之間的一致性。

在生物力學領域，作為整體器官配置的解釋，現在有愈來愈多人接受生物張力整合結構。但這仍屬新興領域，從關節與連接的配置角度來看，也尚未能完全受到理解。這個領域的先驅，例如列文、弗雷蒙、史內森、馬丁（Daniele-Claude Martin）、葛萊姆‧史卡（Graham Scarr）與 Vtyas[29]（電腦科學與機器人），都提出了具有啟發性的新問題，並與瑜伽練習和許多古老與當代的運動形狀產生共鳴。

他們提出了非常令人信服的方式，說明我們實際上似乎能夠做到的所有動作。

當我們達到姿勢中的沉靜與優雅之美，內在與外在變得如此「充滿」平衡感，我們把這種平衡感帶進生活，就像是一種標誌，存在我們所做的每個動作上。這變成我們移動以及存在的一

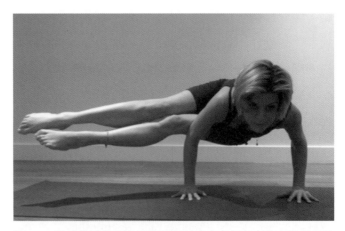

圖 4.14 凱蒂的脊椎正在平衡與應付來自多個角度的力量與反作用力（第六章），這挑戰了它是堆疊壓力柱狀物的觀點。經凱蒂‧寇茲同意轉載。

種本能方式，在下一章中我們將要探討解剖構造，也就是獨立的分開部位，是否確實發生在人體當中。

 延伸筆記

當我們站在瑜伽墊上時，會對重力以及在單腿、雙腿、手、手肘、肩膀、頭部以多方向與角度找到平衡，這其實相當有趣。如果身體中的脊椎各塊堆疊系統以做出這些動作，那麼某些姿勢就不太有意義。我們可以在圖 4.14 看到，凱蒂身體的每一部位都參與了這個姿勢，而且都受到這個姿勢的影響。

參考文獻

1. Donald Ingber, "The Architecture of Life", Scientific American, Feature Article, January 1998.
2. Tom Flemons, www.intensiondesigns.com.
3. Tom Flemons, private correspondence, 2013.
4. Jaap van der Wal – see Ch. 3.
5. Tom Flemons, private correspondence.
6. Vytas SunSpiral's website is at http://www.magicalrobot.org/BeingHuman/.
7. Tom Flemons "The Bones of Tensegrity", ©T. Flemons 2012, www.intensiondesigns.com/bones_of_tensegrity.html.
8. Tom Flemons, private correspondence.
9. Caroline Myss, *Defy Gravity: Healing Beyond the Bounds of Reason*, Hay House, Carlsbad, California, 2009.
10. Bruce Hamilton's designs can be seen at www.tensiondesigns.com.
11. Graham Scarr, www.tensegrityinbiology.co.uk/, article: "Geodesic". See also: "Biotensegrity: The Structural Basis of Life", Handspring Publishing Ltd., Pencaitland, 2014.
12. Kenneth Snelson, http://kennethsnelson.net/.
13. Ibid.
14. Gerald H. Pollack, *The Fourth Phase of Water: Beyond Solid*, Liquid, and Vapor, Ebner and Sons, Seattle, WA, 2013.
15. http://www.seas.harvard.edu/directory/ingber
16. Donald Ingber, "The Architecture of Life", Scientific American, Feature Article, January 1998.
17. Leonid Blyum (http://blyum.com/).
18. Tom Flemons, private correspondence, 2013.
19. Stephen Levin, private correspondence, 2013.
20. Stephen Levin, www.biotensegrity.com.
21. Leonard Dubovoy; see www.biotensegrity.com.
22. Tom Flemons "The Bones of Tensegrity", ©T. Flemons 2012, www.intensiondesigns.com/bones_of_tensegrity.html.
23. Ibid.
24. Donald Ingber, "The Architecture of Life", Scientific American, Feature Article, January 1998.
25. Ibid.
26. Stephen Levin, www.biotensegrity.com: "The Tensegrity-Truss as a Model for Spine Mechanics: Biotensegrity".
27. Stephen Levin, www.biotensegrity.com: "Tensegrity: The New Biomechanics".
28. Thomas W. Myers, *Anatomy Trains: Myofascial Meridians for Manual and Movement Therapists*, 2nd edition, Churchill Livingstone, Edinburgh, 2009.
29. Vytas SunSpiral website is at http://www.magicalrobot.org/BeingHuman/.

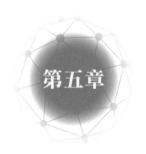

第五章

驚人的人類藍圖

「身體有自己對抗疾病、重新調回平衡狀態的方法。我們當然想好好活著，同時也好好生活，並找出無數方法滿足需求。活著的巨大動力沒有任何阻礙，身體一定會努力克服造成存在的困難，而活下去是最偉大的奇蹟。」[1]

芳達・史卡拉維利（Vanda Scaravelli）

　　瑜伽是結合形態以及人體各層面組合的過程，包括了心智、存在以及用來表現自己的身體。胚胎學探討的是人體從最初整體（unity）形成的過程，也幾乎是形成人體所有層面的過程，兩者密切相關。也許這和瑜伽有關，我們所有人需要知道又害怕的問題就在此處：就在胚胎裡面。

　　仔細思考所有人都是從胚胎開始的，是一件很有意思的事。就像橡樹種子不知道為什麼就是「知道」要長成一棵橡樹，我們人類也知道生命中總是需要什麼，才能變成驚人的人類藍圖所保證的模樣。胚胎基本上遵循自組裝性的法則，受到神奇的能力所激發，讓其天生的內在密碼與模式活絡起來。胚胎學就是在研究我們如何辦到這件事的學問，在醫學的脈絡下，這個過程稱為成長發育的進展階段。在進階的瑜伽練習中，這也用來比喻我們「長出意識」的象徵性成長。

　　不管用哪一種視角探討生命的起源，胚胎學是在過程中演變的故事。它非常複雜，描述了人類生長中的一段特定時間範圍，但生長其實是在整段人生中不斷改變

的過程。我們每一個人實際上都是從孕體變成胚胎，從胎兒到新生兒，然後從新生兒到嬰兒，再從幼兒長成兒童。不管走到了哪個時間點，我們所有人都在進行一趟旅程，經過青春期走向成年期，最後到達老年期。我們不斷在身體中表現這一切，以一種獨特的方式，表現出身體已經成長到的「時間」階段。

瑜伽深入討論如何在這個過程中發展意識，而且更能覺察意識。瑜伽幻輪（Yantra）談的就是「神聖的旅程」，描述的是胚胎成形的幾星期間，或整段人生成長的那幾年。它們是以宏觀世界中的微觀世界角度來觀看，之間的區別在於尺度。在胚胎發育（Embryogenesis）的初期，瑜伽就把充滿活力的身體視為成形過程的一部分；相反地，醫學教科書卻只以物理發展與基因確立該過程。

結締組織作用的研究帶來了有趣的激勵，至少似乎把這些觀念稍加整合在一起了。考慮到它的統一性質，筋膜引起了一股對於人體最初形成過程的好奇心，這件事也許不太令人意外。

胚胎發育（Embryogenesis）
「Embryo」這個字是來自希臘文「年輕的」，意思是「子宮的果實」（fruit of the womb）（字面上為成長之意，從「裡面」膨脹、充滿）。「Genesis」意味著開始。在最初的階段，受精的卵有一個名稱是「孕體」（conceptus），這個字是來自拉丁文「蒐集、聚合、構思」的意思，因此這個詞彙也在形而上的層次用來描述新的概念。

感覺進入姿勢

練習瑜伽體式時，我們透過探索新形式的姿勢開拓實際的身體、心智與存在。使用外在感覺在做這些姿勢時，要注意聆聽自己在空間中的位置，並在所有的姿勢、方向中，尋求其中的一致性，以及平衡並回應地面的方法。我們練習變得更清晰，並從中開發內在感覺，並在重力場中移動。雖已不再被包覆在最初形態發生（morphogenesis）的液體腔室中，但人體可說是被包覆在重力，或至少是「地面的反作用力」（ground reaction force）中（見第八章）。

就像胚胎形成一樣，我們與生物動力、變化速率與形態之間的關係互動，與各

種力量一起實驗，並在其中隨時以全身成長與移動，由外而內、由內而外、從這一端到那一端、從旋轉到反旋轉諸如此類。我們在瑜伽墊上經由動作而改變時，就有意識地探索這些形態與力量影響身體的方式。這也許和胚胎的功能非常類似，最早的細胞藉由移動與改變生物動力與基因模式成長、組織這些形狀，也因此改變了彼此。瑜伽也可以說是在做一樣的事，因為我們所有人都是以獨一無二的方式表現形狀與練習。

「如果你認為一個成年人體內的適應力、可能性的範圍以及複雜的互動，是一種了不起的成就，那麼在胚胎內可以把那乘以一百萬。它看起來像是一片混沌，可說是某項物體包含又出現在如此精緻又各式各樣的序列。」[2]

化學還是幾何學？

胚胎學相關的科學與醫學書籍通常採取遺傳學的觀點，但這種觀點也正在改變當中。技術先進的儀器與結締組織生物學研究引發的新問題，正在影響每一個知識領域。胚胎發育過程的研究似乎包含了「所有」，從數學、物理學、化學到生物學和音樂，我們可以發現胚胎形成過程中的節奏模式與關聯。理查‧格羅辛格（Richard Grossinger）在其充滿比喻的著作中[3]採取現象學的方法比較了胚胎與銀河，其中的差異就是「規模」。解剖學家范德沃（第三章）以知覺存在呈現胚胎，並強調筋膜基質以及在其發展時進行微妙交換的重要作用。本體感覺是我們原始的形態感覺，范德沃把人類描述為從一開始就具有多種感官與覺察，而且是統一的存在。其中的暗示是，我們從胚胎學習和分構造解釋身體部位功能，這兩種思考方式完全不同。生物張力整合結構進一步延伸了這個觀點，結合幾何學中的科學與象徵意義，這兩者都很重要。

延伸筆記

最古老的瑜伽歷史充滿了象徵幾何學（見二十一章）。最早的前胚胎形狀可以用幾何顯示，代表神聖幾何的許多面向（第二章與二十一章）以及神聖比例原則。這並不是巧合，更多當代的幾何大地測量學（geodesic geometry[4]）研究也提供了檢視胚胎成形的新視角。象徵符號在每一個層次上都非常豐富而有意義，而且根據觀看的焦點相異，胚胎學能以不同的方式和許多事物產生共鳴。

科學的問題？

人體筋膜的潛在作用正在許多領域取得重要性。伊凡斯（Evans，發展組織生物學家與解剖學家）與其同事在二〇〇六年進行的胚胎學研究提到：「筋膜是被遺忘的參與者」[5]。研究指出，結締組織也許比肌肉組織更重要，在形成「肌肉骨骼單元」時也更關鍵。隨著我們學到理解肌肉骨骼系統或任何運動時，邏輯上無法把筋膜基質排除在外，現在更出現了檢視胚胎發育的新方法。

「結締組織：被遺忘的參與者？……骨骼肌包覆、固定在一連串專門的結締組織層，並以肌內、肌束、肌外膜配置（見第三章）。這些筋膜層的作用不只被當成血管與神經的導管，由於筋膜層和肌腱與其他肌肉附著點的結締組織是連續不斷的，在傳送肌肉動力到適當的附加結構（例如骨骼）時，它們也是至關重要的。」[6]

延伸筆記

這種觀點指出金博多的成人活體基質影片中可見的連貫性（見第三章）。金博多非常強調結締組織基質被安排以及無所不在的方式，它有多種功能，如上所述。從肌肉與骨骼單元的角度，到遍及組織的形狀連貫性角度思考，這些研究問題的產生也強調了典範轉移。

胚胎時期

胚胎在成長的最初階段就是完整而完全的，所以讓我們從頭開始吧。胚胎的形成，基本上是一系列複雜而精密的事件，而且發生在短短五個星期之間（從受精之

後大約第三週到第八週）。在這段時間內，一個只是肉眼可見的小水滴，變成了正在生長的人類嬰兒，大約是一個橡樹種子的大小。從胚胎到新生兒還有一段很長的路要走，但是完整的計畫（整個原基〔anlage〕或特定器官或部位的原始基礎）已經到位了。這裡有一顆心臟，以及原始但不同的功能性器官，包括頭、脊椎、體壁與四肢；肺動脈、手指、腳趾、眼睛、耳朵與鼻子；它們都準備好要生長發育，成為我們在瑜伽墊上具體呈現與享受探索的精確功能。

旅程

大部分的著書都將胚胎旅程描述為一連串的事件，按照序列一件接著一件發生。但事實上，許多事件是同時發生的，這是一種共同創造的發展過程，每一件事緊扣著另一件。這與製造機器人或絨毛玩具毫不類似，胚胎中沒有一項物體是後來才栓上或附加上去的。

胚胎像是創作精美的紙雕，內在的幾何形狀有所序列，但整座紙雕是從原來摺疊與相互作用的紙張各層一起呈現出來。它們在最後一起出現，而且全都彼此依賴，如果有其中一次的摺法不正確，就會影響最終成品的形狀。

每一次摺疊、每一次封閉，胚胎發展的每一個模式與脈動的節奏都發生在腔室內的腔室裡，就在這個液態的三維生物動力紙雕上。摺疊形成了管袋，這些是立體的體積，不只是平面的紙摺，於是形成了各層與各個空間。摺疊的結果帶給我們與所有器官成為人類的形體，每一層在摺疊時就會帶著這些囊袋，然後在受孕後不到兩個月之內，這個自然發生的生物就包含了一切。然後它成長、擴張成它自己形成的液體囊袋。我們發現所有的層與空間全都來自原來相同的「紙張」，也就是這個封閉在薄膜中的小球，這就是受精卵（以及鄰近與周圍的腔室）。

 延伸筆記

心臟根據瑜伽脈輪的反向順序，從第七到第四脈輪下來。在形成過程中，第三來自第四，而脊椎是向尾端生長，第二與第一在順序上是後來出現的。從這個觀點來看，我們的精微體（subtle body）其實從一開始就在具體形狀中形成。

胚胎就是整體

在胚胎中，每一個微小的層與空間都被命名（在書寫上比成形的胚胎長度更長），以便遵循形態變化的順序。在教科書中，通常是用一系列的視覺圖案來呈現胚胎順序，並切掉胚胎包覆自己的周圍囊袋。

 延伸筆記

「瑜伽」（yoga）這個字是合一的意思。我們最初的腔室以整體的形態擁有驚人的完整人類藍圖潛力，它分裂成腔室中的腔室，原始細胞的一部分就住在其他每一細胞的細胞核中。我們的每個部分都來自另外的部分，然後生命從中誕生。這有點像艾雪（Escher）的錯視畫，或是一首魯米的詩。胚胎是形成胚胎結構的設計師，理性則到很晚以後才出現。

根據使用的教科書而定，胚胎發育可以只是平淡乏味的階段描述，或是富有詩意的轉型故事。不管哪一種，許多人從中學到了客觀事實，但未必理解在三維空間中，胚胎實際上是從兩個微小水袋的交會成形，而且這兩個水袋本身也包圍在周遭的水袋裡（圖 5.1）。

腔室中的腔室

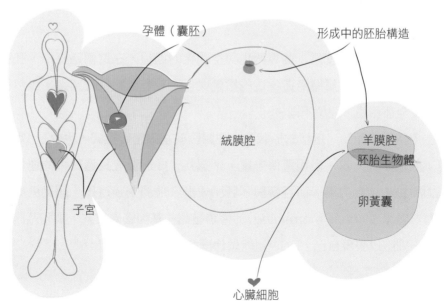

圖 5.1 胚胎在上（未來的羊膜）囊袋與下（卵黃）囊袋交會的地方出現。心臟就在它們結合的地方外面開始，在未來會成為頭頂的位置上面。它並不是囊袋之間的一顆種子或胚芽。它就是囊袋。

在成形旅程的每一次摺疊期間，胚胎都會帶著這些囊袋，只在出生時從周圍的羊膜囊內部脫離，並把最外層（皮膚）結構化。這種三維形狀幾乎不可能在二維媒介中呈現，而這樣的連貫性（以及其感知力）本質，正說明了筋膜為什麼引起這麼多的疑問，並在我們的所有成長階段引發解剖學、生理學、生物動力等不同角度的討論。筋膜似乎在每一個成形的層面都發揮重要的作用，也許這就是它贏得「組織器官」稱號的理由，因為它顯然進行了「組織」，而且似乎結合了胚胎成形過程。

心臟感受的開始

在圖 5.1 中，我們看到裡面的腔室彼此接觸，形成上方與下方的感知層，之後會變成胚胎；未來的心臟從「頂部上方」開始形成，而且早於大腦在上方形成之前。我們也將學到這些腔室中的液體（胚胎組織液）是所有建築材料 [7] 與結締組織的基礎，人體就是由這些物質所形成。在這個過程中，心臟的跳動節奏非常早就開始了，也是由心臟將血液打進快速成長的大腦。我們稍後將會看到更多細節。

專門化

整個胚胎發育過程就是一個專門化與空間化的過程，在這個過程中，胚胎必須形成各種腔室、管腺與層層構造，這些摺疊與包圍著有機的紙雕圖案。雖然彼此截然不同卻又全都相連，連續不斷。

有些遺傳學家認為，這樣的形狀分化要歸因於基因密碼程式，也就是 DNA 的化學作用；其他研究人員（表觀遺傳學家）則認為，成形與成長過程中的運作力量形成了張力與壓力或動力場，而且參與了胚胎成形。他們主張這是「運動場域」，也就是動力形態學（kinetic morphology）會誘發此些基因密碼模式。換句話說，如果沒有適當的細胞以表現自己，DNA 還能做什麼？其中又是誰先出現？

延伸筆記

　　塔夫茲（Tufts University）大學於二〇一一年進行了一項有趣的研究[8]，拍攝了一個青蛙胚胎的成長過程，使用的方法必須掌握光線。影片顯示，所謂的「生物電訊號」（bioelectric signalling）在胚胎組織中形成了一次全息圖像光印。在照明的那一刻，影片顯示了頭部的一條中線與感官功能。研究人員發現，如果這個光印過程被打擾，蝌蚪的發育就會異常（例如長出兩顆頭或兩條尾巴）。這表示這項訊號與薄膜電壓與酸鹼值互相作用，並影響了胚胎的成形過程。他們的研究暗示著，這種照明原理可能存在於遺傳之前，且顯然還有許多問題沒有得到解答。

　　也許我們可以將基因密碼視為某種「具模式的潛力」。 因為運動是生命的標誌，每種重要運動都可以產生其模式。就像萬花筒中的炫目景觀由一定數量的有色碎片個體組成，但隨著萬花筒的結構和運動反射及移動，從孔中就能窺見無數變化發生。我們是否可以將顏色想像為基因，而以獨特的運動方式，在藍圖中呈現基因的不同樣貌？這也許就是從胚胎形成外觀混亂的許多不同層面中，觀察秩序的一種方法。我們都是物種的獨特表現，然而這很矛盾的是，這些表現卻使我們都變得相同。

事件的順序

　　下頁中的表 5.1 強調在胚胎成形順序中的關鍵事件，並對改變發生的速度提供了基本順序參考。比較難理解的是，這個成形過程發生在三百六十度的方向內，而且許多過程其實是同時發生的，而非等待一個事件接著一個事件發生。在許多成形的素描圖與原理圖中，焦點主要放在實際的胚胎生物體，在它們形成的腔室內改變形狀（必須這樣）。我們必須記住，這和把肌肉從原來的棲地切割，然後單獨放在繪圖板上的情形很類似。肌肉並不是獨立於它們包含且身處其中的結締組織與液體而自己發揮作用，胚胎也不是。

表 5.1 胚胎發育過程表，顯示胚胎發育主要功能的時間表。

前胚胎期						
第一週	第 1 天	第 2 天	第 3 天	第 4 天	第 5 天	第 6～7 天
受精	受精卵；在輸卵管的單細胞孕體，被薄膜（透明帶）包圍。	第一次分裂成兩個一樣的細胞（30 小時後）。之後更多次分裂成更小的細胞。	沿著輸卵管在透明帶中，有一顆超過 100 個細胞的球。	由細胞組成的球有了外層和內細胞團（胚囊）。	開始著床。胚囊必須緊靠在子宮內膜上。	受精卵的前期旅程，從輸卵管下來大約要花一星期。細胞分裂成精緻的透明帶薄膜，直到形成胚囊（由細胞組成的一顆球），然後薄膜脫去，開始在子宮內膜著床。
第二週	第 8 天	第 9 天	第 10 天	第 11～12 天		第 13 天	第 14 天
著床（第二週）	嵌入子宮內膜。這很重要，如果沒有就不算懷孕。胚囊外部必須打造這個直接的營養才能成長。	形成外部腔體，而且這些腔室將會形成其他內部腔室。	形成各層與內部腔室的襯裡，這會變成羊水與初步的卵黃囊。	經由著床與母親建立關係，胚囊必須送出一條微細的根進入子宮內膜，這在最後會變成胎盤。這將從最外面的腔室繼續成長。		腔室內的腔室形成與卵黃囊交會的羊膜囊成長空間，並從內部形成最外面的腔室。	一個兩層的盤狀物形成了上（羊水）囊袋並與下（卵黃）囊袋交會。這個接觸的界面形成了前胚胎盤狀物。
第三週	第 15 天	第 16 天	第 17 天	第 18 天	第 19 天	第 20 天	第 21 天
定向、神經形成、原腸胚形成（第三週）	出現相對性與方向性：頭端、尾端與側面。原條與原結可以預測脊索軸。	早期的脊索，預期是未來的脊椎，軸將形成與支持整個胚胎形成過程。	成長率把前胚胎盤的上下層拉開。細胞從上層灌入間隙。	上（外胚層）、中（中胚層）、下（內胚層）層形成三層胚盤與脊索。	在脊髓將會生長的地方，產生了中樞神經系統。	神經管形成、體節開始形成。它們是體壁的器官：以三百六十度形成脊椎組織與軸體。	頭部在胚盤頂端上面開始形成：在這一點，所謂的三胚層形成。

胚胎期						
第四週	第 22 天	第 23 天	第 17～28 天	第 26 天	第 27 天	第 28 天
	神經管開始閉合。從頭到尾，體節數量愈來愈多。	心臟抽送血液給快速成長的大腦，這與循環和神經成長功能密切相關。	開始摺疊；頭部摺疊、尾部摺疊、側面摺疊，形成了頭部與軀幹的形狀與內部腔室。同時，外部（絨毛膜）囊袋成長，胎盤形成。	咽弓出現，在胸廓原基裡面開始出現肺芽。	體節在胚胎中形成，這是重要的短暫分段特徵。（對數表示年齡）	神經管完成。眼睛與眼睛結構的初步原基出現。
第五週	第 29 天	第 30 天	第 31 天	第 32 天	第 33 天	第 34 天	第 35 天
第二個月 0.5～0.8 公分	身體長出手芽與（大約兩天後）腿芽。肺芽在裡面形成。	從薄膜到薄膜發展出腸道，這會在兩端形成嘴巴與肛門。	胚胎在活動，因為它擴大到進入成長中的腔室。	臍環形成。體蒂成長。	心臟生長，身體開始形成更多可以辨識的比例。	眼睛出現在顳部，一開始的位置比較偏向側面。	肺進一步發育，成為胸膜腔與支氣管的原基。胸腔形成初步的呼吸模式。
第六週	第 36 天	第 37 天	第 38 天	第 39 天	第 40 天	第 41 天	第 42 天
1～1.4 公分	臍形成	臉部發育出更多細節與組織。	肌筋膜（根據體節部位）發展與分化。	內臟發育與分化，例如肝臟過濾血液到心臟。	耳朵結構發展出平衡與聽力。	心臟分化，形成心房。	手指分化，然後是腳。它們一開始像槳，然後透過四個間距轉變。
第七週	第 43 天	第 44 天	第 45 天	第 46 天	第 47 天	第 48 天	第 49 天
1.7～2.2 公分	肢體分化，手腳趾頭更細節。	臉部發育，顱骨成形。	心臟的細節更發育完成。	隨著絨毛膜腔成長，胎盤變大。	出現外生殖器。	臉部突出部分合併。	手、手指、腳、腳趾出現，眼瞼、上唇形成。
第八週	第 50～56 天						
2.3～3 公分	四肢依照比例拉長，並在膝蓋與手肘摺疊。手指與腳趾自由了，臉部變得更清楚，比例上也更像可以辨識的人類。尾巴消失，肚臍形成。						
胎兒期（第九週以後）							

「生命塑造形態。這些形態是一個組織過程的部分，並體現了一種結構的情緒、思想與經驗。這種結構反過來指示了存在的事件，形狀呈現尋找個人形態的原生質過程史，包括受孕、胚胎發育，以及兒童、青少年期、成年期的結構。分子、細胞、生物體、群聚與聚落，是生命活動開始的形態。之後，一個人的形態會經由出生、成長、個性化、關係、交配、生產、工作、解決問題與死亡等內在與外在經驗而塑造出來。在這整個過程中，形態是由存在的挑戰與壓力打印出來的，人類的形態是愛與失望的標記。」[9]

基本過程

胚胎期的三個基本原則是

· 細胞在對的位置（前三週）

· 基本的人形到位（四到八週）

· 一旦形狀確立，便可放置驚人的人類藍圖其他模式

請記住，每一個階段的成長都呈整體性，而非部分完成後才出現整體。以下讓我們仔細檢視從受孕到出生前，包括前胚胎期八週中的每一週發展。

第一週

受精卵（最初的細胞）在輸卵管發生。受精卵游到子宮，然後分裂成子細胞（圖 5.2）。

分裂（從一個細胞到多個細胞）。在前往子宮的路上（圖 5.2），這個單一細胞的腔室（受精卵）必須分裂成兩個完全一樣的子細胞。然後重複分裂過程，形成八個子細胞。每一個細胞本身都是完整而完全的，有細胞核與細胞質，但比原來的細胞更小（見二十一章）。

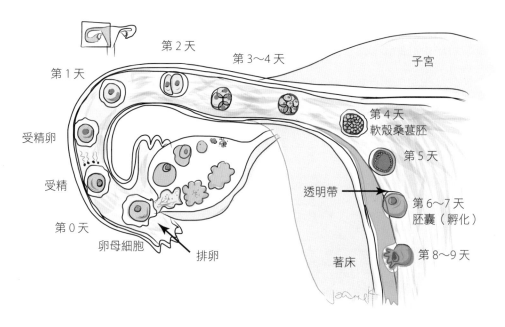

圖 5.2

第四次分裂時，變成十六個細胞，受精卵形成一個細胞球，稱為胚囊。周圍的薄膜（透明帶）尺寸還沒變大，但封住了愈來愈多、愈來愈小的子細胞（卵裂球）。到了第七或第八次分裂時，數量已經超過一百個。在這階段，胚囊被稱為桑葚胚，意思是它有「桑葚」的形狀，但它實際上仍然被透明帶封住（圖5.3）。

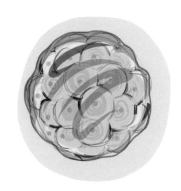

圖 5.3 胚囊，一個細胞球，仍然被包覆在它的薄膜（透明袋）中，這是細胞之間液體初步循環過程的重要面向。

第二週

著床。細胞球改變自己變成一個由細胞形成的球體，有一個不同的外層，還有一個在腔室周圍的內細胞團。它必須到達子宮內膜並在上頭著床（圖5.4）。

後著床。著床確認了懷孕成功，這時候稱為「第二週」。在第二週，生物動力性的摺疊程序開始了，在這顆細胞球裡，各層與空間形成了腔室中的腔室。在周圍

的腔室內部，一個上層腔室將會成為羊膜囊，下腔室將會變成卵黃囊。這是簡化了一個複雜的順序：胚胎形成了自己的「生活空間」，也就是它生長的地方。

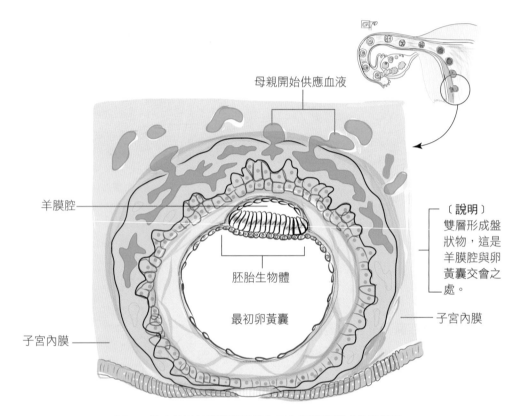

圖 5.4 微小的最外部腔室著床在最內部腔室形成的囊袋裡。

　　前文曾提及，最迷人的一個特點是，我們很難從二維架構理解，胚胎生物體本身是從這兩個主要內部囊袋交會的地方形成。最初萌動的前胚胎就是這種中間的物質，在此處交會，也就是兩個「柔軟氣泡」的接觸點，胚盤實際上是從外部薄膜（羊膜囊與卵黃囊）接觸的地方衍生出自己的上層與下層（圖 5.5）。

　　各薄膜將在這個交會處形成，當它形成時，最後會變成腸道兩端的嘴巴與肛門。一旦胚胎開始發育並在橫向與縱向摺疊，變成管狀結構中的管狀結構形成身體，就會開始像一個發育中的胎兒。在這階段的摺疊開始之前，它是一個兩層的盤狀物。當胚胎摺疊（第四週）時，它會帶著這些腔室並也持續作為腔室的一部分。

當它被上層的腔室包圍時，它也包圍著下層的腔室。因此它是在本身結構的連貫性中形成的。

在胚胎摺疊順序發生前，前胚胎盤必須從二層變成三層，以形成一個中間層。（我們可以說它「空間化」成三層。）但是首先，它必須為了組織先蒐集從中定向的座標。

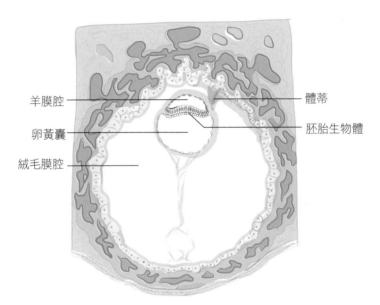

羊膜腔　　　　　　　　　　　　　　　　　體蒂

卵黃囊

絨毛膜腔　　　　　　　　　　　　　　　　胚胎生物體

圖 5.5　腔室中的腔室。胚胎本身是在兩個主要內部囊袋交會的地方形成。它並不是在各層之間一個獨立的種子或胚芽。它就是它們各層。（T.W. Sadler,《朗曼的醫學胚胎學》〔 Langman's Medical Embryology 〕美化後的圖，見本章節末參考文獻 15 ）

延伸筆記

　　范德沃把這個旋轉的過程描述為「一個非常微妙的彼此相遇與交換信號與物質的過程，會持續好幾個小時。」[10] 他把這種過程從基因密碼反應提升到一種奇妙的再創造過程，而且是在女性與男性的互相同意之下。當卵子受精，卵子外面的薄膜（透明帶；「透明膜」）會保護這個孕體，不受外在環境與其他精子的打擾，第三個存在（小孩）就出現了。

第三週

　　（一）定向、（二）原腸胚形成（gastrulation），以及（三）神經形成。這三個重要過程發生在第三週。這個盤狀物發展出方向，有了頭端、尾端，還有側面。這可以預期一個軸，在這個軸的周圍將會發生後續的發展過程。這個二層的胚盤變成一個三層的胚盤，這就是真正的胚胎。這個過程稱為原腸胚形成。在第三週的第三個過程是神經形成，指的是形成了大腦與脊髓。

延伸筆記

　　從生物動力的觀點來看，包覆性薄膜中的「封閉空間」（enclosure）是個很重要的特點，因為它會影響內部液體的活動，並在有張力的微觀網路上影響細胞之間的變化。它可能與一種非常原始的微血管形狀有關，這部分可在金博多的《內在構造》中參閱。[12]

　　受精卵必須附著在子宮內膜上，並確實地把自己植入。母親與未來的胚胎會對彼此有化學反應，動覺與本體感覺也在微妙地交流。它們之間會形成專門的循環以提供營養（包括養分與氧氣），循環的速度是讓胚胎可以吸收，也可以排出自己代謝的循環副產品（廢物與二氧化碳）。

　　讓我們一一來仔細思考這些過程：

（一）定向

　　我們在瑜伽中被脊椎吸引，也許因為它負責我們主要的定向功能，甚至在前胚胎發展階段完成之前就出現了。中線（稱為原條）在二層胚盤的上層形成，這就能看出軸線：一個左邊、一個右邊；一個頭端，一個尾端。（這時候的胚胎大約長零點二三公釐。）我們也許可以把這個最初的組織，當成我們的「零點」（null point）（圖 5.6）[12]。在我們的一生中，它保留了我們的動作參考。它是我們在瑜伽練習中有意識探索的事物，也是我們沿著脊椎在脈輪位置找到的物體（見第二十一章）。

（二）原腸胚形成

這個微小生物體的上層長得最快速，因為它最靠近營養來源；下層長得比較慢，因為它離得最遠。因此上層與下層各自成長，在它們之間就形成了一個中間的空間：

「由於成長速度差異的結果，上胚層〔上方〕從下胚層〔下方〕滑開，然後在它們之間形成了一個鬆散組織的中間層。因此從生物力學的觀點來看，當孕體變大時，這一層的組織會受到圓形與輻射方向的壓力。就中間層的細胞來看，它們會變得更扁平，並導致失去它們細胞內的液體。而這些液體在間隙中集合起來，就形成了細胞間質。組織在這個方式下變成網狀或蜂窩狀。這個網路就是中間的胚囊層。」[13]

延伸筆記

這樣微妙的結構最終會形成胎盤，在懷孕期間以臍帶供應食物與氧氣，胎兒完全仰賴母體供應營養與氧氣。從結構性觀點來看，也需要以分層體腔和限制組織的生物動力加以遏止。子宮，腹壁軟組織以及骨盆骨架也對生長中的胎兒有所抑制（儘管大小不同），就像透明帶在囊胚（blastocyst）中的作用。

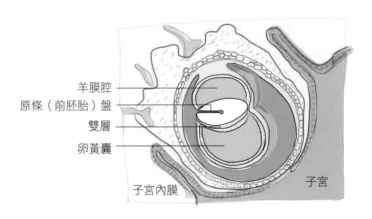

　　　　　　　　　　　羊膜腔
　原條（前胚胎）盤
　　　　　　　　　　　雙層
　　　　　　　　　　　卵黃囊

　　　　子宮內膜　　　　　　　　　　子宮

圖 5.6 在成長腔室內的扁平胚胎二層胚盤。布雷許密特（Blechschmidt）在《人體構造的個體發育基礎》（*The Ontogenetic Basis of Human Anatomy*）（見章末參考文獻 25）中描述：「軸向過程的頂點可以視為整個〔二層〕胚盤發育動作的中心，或更好的空點。軸向過程的頂點提供了一個自然的參考點，以解釋所有後續生物力學動作與生物動力的作用。」美化過以下網站的圖，此網站也可以找到按照時間順序的精美視覺呈現：http://www.bionalogy.com/human_embryology.htm

延伸筆記

想像一個藍色水球放在一個黃色水球上面。在藍色球碰到黃色球的地方，將會有形成綠色的盤狀物，像一個柔軟的卵形，這就是兩層結合在一起的地方。它們交會的地方將會形成前胚胎盤的上層與下層。它的上層是藍色球的最下方部位，它的下層是黃色球的最上方部位。

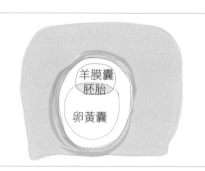

上層細胞隨後會失去某些封閉的組織或結構（去上皮），並透過原條（primitive streak）灌進兩層之間的空間（圖 5.7 與 5.8）。第一個到達的細胞，藉由重新建構它們的緊密組織而形成真正的內胚層。然後，它們填滿了下層（內胚層）與上層之間的空間，因此形成了中間層。而上層就變成明確的外胚層，中間層就稱為中胚層。

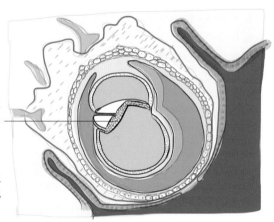

為了形成中胚層（中間），來自上胚層的細胞進入上層（外胚層）與下層（內胚層）之間的那一層。

細胞藉由原條灌入，由於上層與下層的成長率不同，把它們分開並形成一個空間。

進入外胚層細胞

圖 5.7 與 5.8 來自上層（外胚層）的細胞透過原條灌進上下兩層之間的空間。美化過以下網站的圖，此網站也可以找到按照時間順序的精美視覺呈現：http://www.bionalogy.com/human_embryology.htm

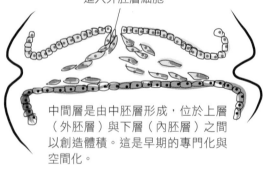

中間層是由中胚層形成，位於上層（外胚層）與下層（內胚層）之間以創造體積。這是早期的專門化與空間化。

延伸筆記

　　在這個形成過程中，胚胎可以形成結構，也可以鬆開結構。這表示它可以把細胞堆在一起形成一層或內襯（上皮膜〔epithelialise〕），或把它們鬆開成為一個較鬆散的細胞集合體（去上皮〔de-epithelialise〕）。組織就可以用這種方式因應遺傳化學、信號、成長模式的改變，並藉由適當結構化與去結構化定位。布雷許密特[14]指出「代謝成長領域」，大幅影響我們的形態變化活動（動力形態學）。液體與薄膜將形成網路、系統與結構的主要先驅物質，有些組織會被拉開，其他組織會被推在一起，摺疊又伸展，有不同的速率張力與壓力，但永遠彼此相連。

　　間質（Mesenchyme）的定義是「任何鬆散組合的組織，由像纖維母細胞的細胞以及胞外基質組成，不管細胞的來源為何。」[15]它被視為成年形狀的原始胞外基質（它包含了胚胎中的細胞）。包含間質的中胚層形成了「連通性」，它把其他兩層連在一起，同時又把它們維持分開狀態，但不像中間面向周圍的結構化物質（層）那麼分開，在我們所有形狀的結構中，這些中間面向都有作用。

　　這個過程稱為原腸胚形成，確認這三個胚層的形成。從生物動力學角度來看，胚胎的中間部分代表進入三維的許多特點。從二層變成三層胚盤，是從前胚胎期轉型為真正的胚胎期。這三層的三種主要分類將會變成：

- 上層（外胚層）會變成大腦、脊髓、神經系統與皮膚。
- 中間層（中胚層）會變成體壁、腔室、肌肉、骨骼、結締組織和血液。
- 下層（內胚層）會變成腸道。

中胚層

　　中間層（中胚層）不像上下兩層，它不會形成一個「皮層」（層）。中間層形成的網路是一個鬆散的集合體（沒有結構的〔去上皮細胞〕），稱為間質。我們可以把它想像為一種建築材料的「間質環境」。這些包括血液細胞與其他結締組織，例如製造筋膜、肌肉、軟骨與骨骼的結締組織。這些是在體壁與腔室裡面與周圍的結構成分。間質細胞可以移位與四處移動，以供應或調和成形過程所需。所謂的中胚層包含這些未分化的「胚胎形成潛能（forming potentials，亦作發展潛力）」，在動力與遺傳上因應各種信號、成長力量與代

謝活動。這是我們物種的模式，我們每一個人都以自己獨一無二的方式呈現這個模式。

「身體的主要結締組織就是胚胎的中胚層。中胚層代表基質與環境，人體器官與結構在其中分化，而且事實上，以『連接』（結合）與『分開』（形成空間以便活動）的意義來看，它和諧地『內嵌』……於中胚層作為『內部組織』的主要功能就是『調和』的看法。[16]」

在中胚層內

中胚層在空間上自己又進一步分裂成三個面，就在中間軸的兩邊，向外延伸到側面的邊緣（圖 5.9）。當它成形時，專門細胞移向頭部並形成脊索前板，這對前腦發育與脊索很重要。這可以預期脊椎作為早期胚胎的縱向支撐，以及某些分子的信號中心。根據遺傳藍圖，這也部分啟動與指導細胞要做什麼，並形成哪一種特定的組織。

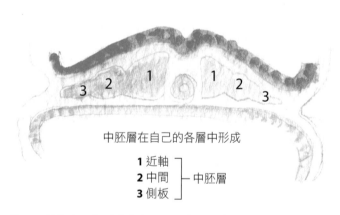

中胚層在自己的各層中形成

1 近軸
2 中間 ├ 中胚層
3 側板

圖 5.9 其他由原條形成的中胚層細胞，從中間軸移開並形成內部（近軸）、中間（中間）以及更外側的中胚層（側板中胚層）。

延伸筆記

在空間上，中胚層在中間軸的任何一邊又細分為：

（1）**近軸中胚層**（最靠近中間軸）

　　會分割成體節，預期將成為椎骨（後續會再提到）。

（2）**中間中胚層**

　　將會產生部分的泌尿系統。

（3）**側板中胚層**（最外層）

　　分成兩部分，主要是因為胚胎過度成長。有一層會與上層或外胚層（軀體中胚層）有關，另一層會從軀體中胚層被拉開，並形成與內胚層（內臟中胚層）有關的物質。有些側板中胚層也會進入發育中的肢芽。一旦摺疊到位，這些層專門形成形狀、空間，以及我們的頭、身體、內臟與四肢的特徵。

神經形成（圖 5.10）

這是神經板轉變成神經管的過程，和中間層中間部分（近軸）一致，上層（外胚層）必須沿著中線自己折回，以形成神經管。它的作法是沿著自己的長度套進摺疊邊緣（像拉鍊）裡面，並與之結合，最後會閉合並形成將來會成為縱向脊髓的物體。由近軸中胚層形成的體節在中間管的兩側排列，並會從顱骨位置的底部開始成形，並向尾端成對成長，而且把脊椎分成各段。體節對的數量形成胚胎的年紀，可以預測與結合軸體的長度與結構。

下一個階段與基本人形的出現有關，可以預測人類構造與生理學的位置。

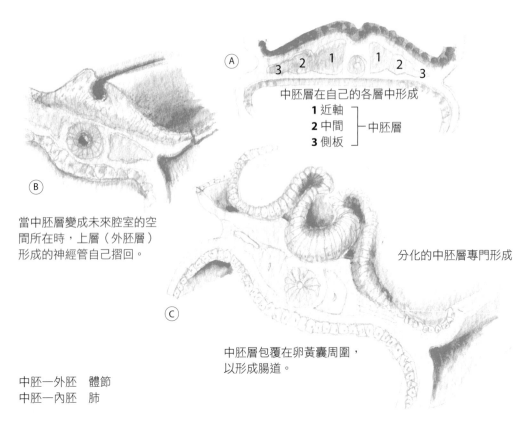

Ⓐ

3 2 1 1 2 3

中胚層在自己的各層中形成
1 近軸
2 中間 ┐中胚層
3 側板 ┘

Ⓑ

當中胚層變成未來腔室的空間所在時，上層（外胚層）形成的神經管自己摺回。

分化的中胚層專門形成

Ⓒ

中胚層包覆在卵黃囊周圍，以形成腸道。

中胚—外胚　體節
中胚—內胚　肺

圖 5.10 從外胚層形成的神經管沿著它的長度自己摺回（C 以橫切面顯示一切如何開始）。圖 5.15 可以看到縱向角度。

第四週

　　這階段包括形成體節，以及胚胎在脊椎結構上發揮重大作用的短暫功能。摺疊並發育出胎盤也是在這一週。

　　小小的心臟與體節一起甦醒過來（圖 5.11），協調著脊椎結構與體壁的成長，並以三百六十度摺疊與成形。這也導致整個胚盤以橫向與縱向摺疊，從中心軸朝所有方向成長，把身體形狀包覆在心臟周圍。

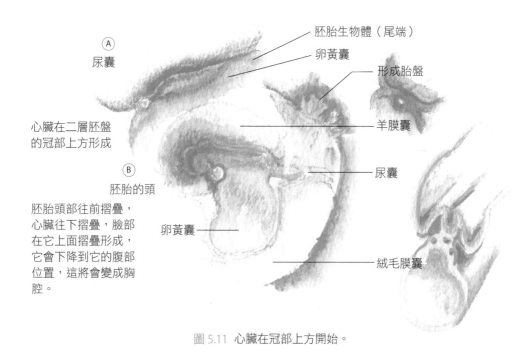

圖 5.11　心臟在冠部上方開始。

　　藉由三層（以及在中間層中心每一邊的三個面向）到位的胚胎形成潛能，胚胎創造自己的長度（從頭到尾端）、深度（從後到前），以及藉由彎曲（摺疊）形成圓形的形狀，並在包裹卵黃囊時自己帶著羊膜囊。

　　發育中的脊索中線、神經管與體節，把背部方向（背軸）變硬，以支撐胚胎。頭端、尾端與側面邊緣全部在周圍成長與摺疊，以變成胚胎身體的正面與側面（它們帶著整個羊膜囊，被羊膜囊包覆在裡面，因此胚胎就能在羊膜囊裡面成長，被它包圍，也會向它擴大）。

　　這裡有三個摺疊：頭、尾和側面。這試圖解釋生物動力摺紙活動，因此可以了解它在三維（三百六十度）中的形狀改變模式。

延伸筆記

　　外胚層將形成回應外界的組織，也就是外部皮膚和最裡面的脊髓，以及神經系統。很明顯的是，它並不是和中胚層獨立來做這件事的。事實上，由於所有形成中胚層的細胞以及中胚層的各層，都是來自外胚層，胚胎讓我們思考，它們天生就有感知力，並提供我們對外界的內在感覺。（也許也是我們內在世界的外在表現？）它們也可能形成特定的結構，但這個形成物質與過程全都來自相同的原始層，事實上就是一個細胞（見第九章）。

胚胎摺疊

由頭部摺疊最先開始（圖 5.12）。胚胎會向前成長並慢慢在下方彎曲，把心臟從頭頂帶到身體前側（腹側）；然後會在周圍形成體壁。卵黃囊的一小部分會被這個摺疊包覆，並且併入未來的前腸部位（咽頭）。

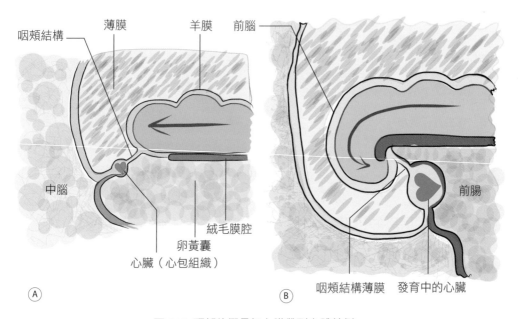

圖 5.12 頭部的摺疊把心臟帶到身體前側。

側面摺疊。胚胎側面的摺疊（沿著它的長度，做成一個橫向摺疊）從前面到中線，形成一個更像圓柱形的胚胎（圖 5.13）。隨著腹壁形成，部分的卵黃囊會閉合起來，並且併入胚胎成為中腸（小腸的原基），以及腹部（腹膜）腔室的開始。間質與體節則形成發育中的各節軀幹。

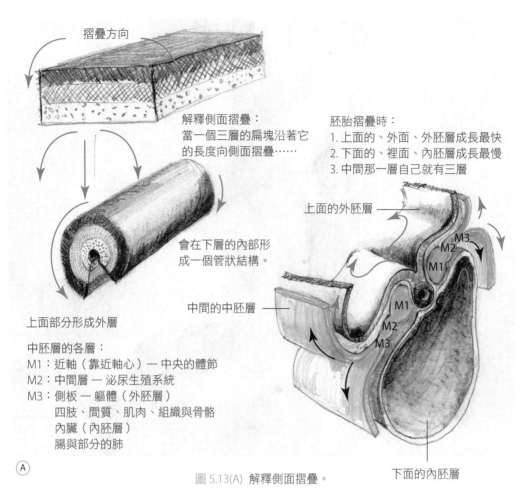

摺疊方向

解釋側面摺疊：
當一個三層的扁塊沿著它
的長度向側面摺疊……

胚胎摺疊時：
1. 上面的、外面、外胚層成長最快
2. 下面的、裡面、內胚層成長最慢
3. 中間那一層自己就有三層

上面的外胚層

會在下層的內部形
成一個管狀結構。

中間的中胚層

上面部分形成外層

中胚層的各層：
M1：近軸（靠近軸心）— 中央的體節
M2：中間層 — 泌尿生殖系統
M3：側板 — 軀體（外胚層）
　　四肢、間質、肌肉、組織與骨骼
　　內臟（內胚層）
　　腸與部分的肺

(A)

下面的內胚層

圖 5.13(A) 解釋側面摺疊。

 延伸筆記

　　在這個摺疊順序期間有一個裂口，在中間層最外面的部分（側板中胚層）形成，在那裡又細分成另外兩層。這個裂口變成一個內部的腔室。這個內部腔室又再次分裂，變成原始心臟（心包）腔室與腹部（腹膜）腔室。它們變得截然不同卻以兩個通道彼此相連，並在這個通道長出原始的肺芽形狀（胸腔）。各種摺疊就在這個生物動力摺疊活動中形成。它們包覆著心臟，並在肺芽與發育中的中腸之間成形。與此同時，這些和橫膈膜的中胚層厚板結合。橫膈膜將會透過後續的複雜成長模式而變成呼吸隔膜，因此逐一開始變得像連續管狀結構，分化成三個不同的腔室。胸腔與心包腔會分化，並從未來的腹腔中分開。換句話説，它們形成上下體腔的主要體腔。不斷變化與成長中的動力與遺傳信號，導致骨骼肌肉細胞滲入這些組織，而這個「交叉分隔器」（橫膈膜）也將變成未來的橫膈膜，形成腹腔的頂部，並且永遠與在它上方的心臟與肺融為一體。然後透過體節的成長方向，這部分會在後面被拉下去，因為它們預期將形成脊椎。隨著它在身體下方變長然後摺疊，它會向尾端方向生長。在橫膈膜附著於脊椎前面的地方，將會變成橫膈膜的腿部（下肢）。在瑜伽練習中，我們想要結合呼吸與動作：呼吸的反覆與脊椎的動作。胚胎帶著我們了解，它們的結構是在它們最初的整體中出現的。

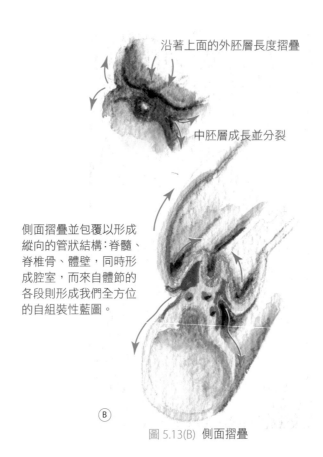

沿著上面的外胚層長度摺疊

中胚層成長並分裂

側面摺疊並包覆以形成
縱向的管狀結構：脊髓、
脊椎骨、體壁，同時形
成腔室，而來自體節的
各段則形成我們全方位
的自組裝性藍圖。

Ⓑ

圖 5.13(B) 側面摺疊

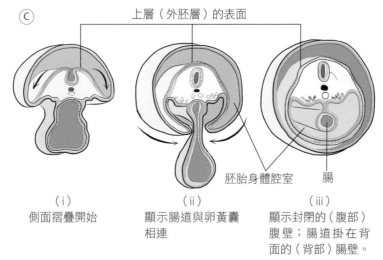

Ⓒ

上層（外胚層）的表面

胚胎身體腔室　　腸

（ i ）
側面摺疊開始

（ ii ）
顯示腸道與卵黃囊
相連

（ iii ）
顯示封閉的（腹部）
腹壁；腸道掛在背
面的（背部）腸壁。

圖 5.13(C)　賽德勒（T.W. Sadler）修改後的圖。《朗曼的醫學胚胎學》（見章末參考文獻 15）

尾部摺疊。胚胎的尾巴是最後摺疊的部位（圖 5.14）它往後生長，並在體節朝著尾部生長時，拉長軸體並實際上把橫隔膜的後面往下拉。它也在胚胎其他部位下方彎曲，把體蒂拉到胚胎的腹部表面，然後與後腸結合。

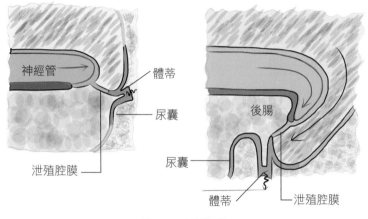

圖 5.14 尾部摺疊

摺疊結果

這個摺疊過程的結果就是外胚層，也就是胚胎的外面或上層，現在包覆了體蒂之外的整個胚胎（圖 5.15）。因為頭部與尾部摺疊，心臟與體蒂現在位在胚胎體的前面。體蒂將會形成臍部。在這摺疊過程的最後，部分的卵黃囊會併入胚胎。這些將會與中間層（中胚層）一致，逐漸形成腸道部位。

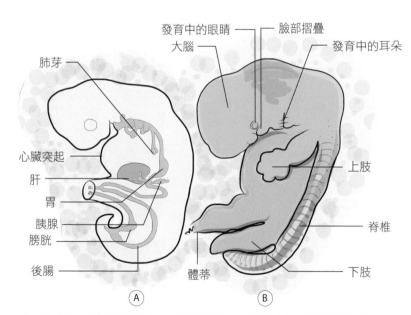

圖 5.15 摺疊後的胚胎顯示：一、有些腸道在大約第三十一天時發育。二、臉部摺疊的形成；耳朵與眼睛的發育（大約在第三十六天）。手與上肢比腳與下肢更早成形。

體節：脊椎「空間」

　　大腦、脊髓與中樞神經系統的生長，對體節的發育、分化與專門化非常重要（圖 5.16）。體節與形成體壁的時機與空間間隔（遺傳學與動力學）有關，也與內部的空間閉合與分段有關。它們也對肢體形成有影響。

　　體節從顱部底部向尾端生長。每一對體節會成為上下方椎骨的下半部與上半部；並決定它們在脊椎之間的空間。它們也長出並形成體壁；管狀結構中的管狀結構，以及腔室中的腔室。它們在形成我們可能認為是人類「年輪」的物體，以及它們的分段安排，發揮很重要的作用。而且，這是四面八方的成長。

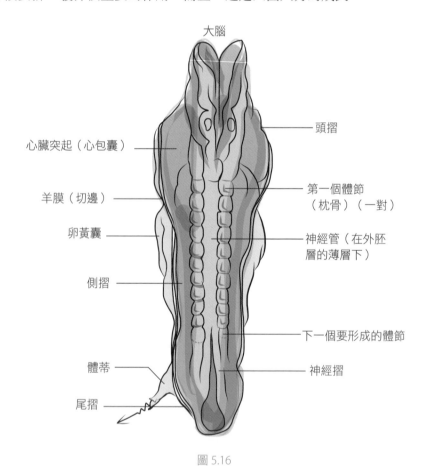

大腦

頭摺

心臟突起（心包囊）

第一個體節
（枕骨）（一對）

羊膜（切邊）

卵黃囊

神經管（在外胚層的薄層下）

側摺

下一個要形成的體節

體蒂

神經摺

尾摺

圖 5.16

延伸筆記

體節是胚胎很短暫的特徵（它們在胚胎期間來來去去）。它們在那段期間發起巨大的變化與轉變。它們從顱骨底部朝著尾端形成，與中胚層間質一起進入各部位。這些部位將會變成最外層皮膚（皮節）、脊椎的內部骨骼（骨節）的一部分，以及它們之間的肌肉與結締組織（肌節）。有些體節細胞也會移動進入發育中的肢體。在理解脊椎時體節特別重要，有個常見的誤解是，每一對體節產生一塊單一椎骨的兩邊。這肯定有助於脊椎在順序間隔上的長度與深度，但它們不只預期要成為骨塊，甚至規定椎骨之間的空間，神經就存在這個地方，並形成連結面的形狀。每一對體節將會變成一個椎骨的下半部，以及下方椎骨的上半部。[17] 它們形成了椎骨分節的特徵，也可以預期肋骨、椎間盤與配置體壁組織的位置。

第五週

這一週的發展重點是外面的肢芽出現，以及裡面的肺芽生長。

肺芽一開始出現時，像是從前腸前壁向外長出來的贅生物，在這個階段，呼吸器官的原基、肝芽和胃緊密地位在心臟的周圍。軟骨、筋肌膜以及肺的結締組織成分從中胚層衍生出來（見側面摺疊的注）。

生物動力生長力量被認為也有助於肺的形成，向外吸進心臟周圍的成長空間，這個空間是我們之前描述的摺疊過程所形成的。來自內胚層組織的中胚層，形成了胸膜腔（來自間質）的囊袋，而肺芽就在自己的隔間內隨著氣管內襯一起生長。部分由成長中的心臟組織，也由心臟滋養，並由心包囊互相包覆，它們將會一起生長並填滿胸腔。

「呼吸道非常發達，因此肺可說是一次了不起的分化，開始了後續我們稱為呼吸的活動。嚴格來說，出生後『第一次』呼吸的說法並不正確。呼吸運動，也就是空氣被吸進與排出肺部，是最複雜過程的後期結果，早在出生之前就確立並受到規範了。」[18]

肢體。當胚胎發育成圓形時，外面有一層外胚層環繞著，很像一種胚胎體的「側面接縫」（side seam）。在內部形成腔室時，軀體的上部與下部出現了肢芽。它們一開始長得像未分化的間質芽，最後則形成扁平、像槳一樣的結構。

在第五週，眼睛進一步分化，嘴巴與下顎的細節也開始形成。

延伸筆記

「肌肉、肌腱、韌帶與骨骼的特徵，與動脈、靜脈、神經與器官，以及它們提供的生命計畫一致。一頭熊或海象的整體肌肉骨骼特徵，和鼴鼠與貓頭鷹完全不同，這個差異是由微小的胚胎動作累積起來所形成的，而這是在從神經管到體節的變化節奏中進行。」[19]

第六週

到了這時候，耳朵有了更細部的發育，也發展出了軀體的肌筋膜結構。

初生的肢芽出現時由心臟餵養的，透過組織中的循環血管自行血管化。骨骼（軟骨）的原基以像活塞方式向外生長，而軟組織則受到內側血管（來自心臟）生長的限制與束縛。布雷許密特[20]指出，這有助於向內側旋轉的下肢成長模式。

在胚胎發育順序的這段時間，心臟也更加分化亦長出四肢，手與腳槳的凹槽出現。在接下來的一週內，這將變成指頭之間的空間（可以稱為空間化過程的進一步分化）。

第七週

小手指與腳趾變得明顯（圖 5.17），開始形成眼瞼。眼睛原基完全嵌入間質，視網膜神經纖維朝向視神經聚集。臉部也開始變化，臉部突起物融合（側面摺疊會合），下顎與鼻部腫塊形成上唇。

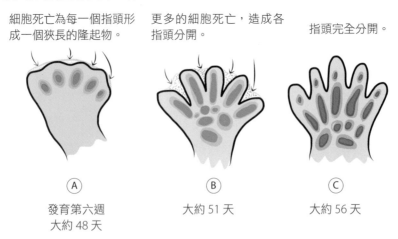

細胞死亡為每一個指頭形成一個狹長的隆起物。　更多的細胞死亡，造成各指頭分開。　指頭完全分開。

Ⓐ　　　　　　　　Ⓑ　　　　　　　　Ⓒ
發育第六週　　　　大約 51 天　　　　大約 56 天
大約 48 天

圖 5.17 當指頭之間形成空間時，手從槳形開始發育。

第八週

　　四肢變得更長，並在手肘與膝蓋處彎曲，手指與腳趾也能各自自由活動（圖5.18）。從范德沃的角度來看，為了能夠活動，它們是在軟組織肢體成長中形成「斷開點」。這張圖顯示骨骼原基如何先在軟骨中形成，這種呈現方式把焦點放在骨骼的成長，但事實上包括筋膜等軟組織在內，這些在生物動力學（以及化學遺傳學）中全都有作用，結構就是在這過程中自己形成的。一切都是從羊膜囊與卵黃囊最初交會的地方開始。從它所在的間質周圍環境中從來沒有停止過呈現新的特質，因此圖5.19有稍微不一樣的呈現，以包含周圍的組織以及整個形狀的成長方向。

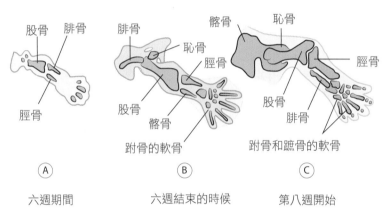

圖 5.18 肢芽在代謝場中成長的細節，周圍是羊膜囊，一部分的胚胎最初在這裡形成。胚胎組織的整個發育看起來是一個連續體，受到二維示意圖的限制無法在此看到。

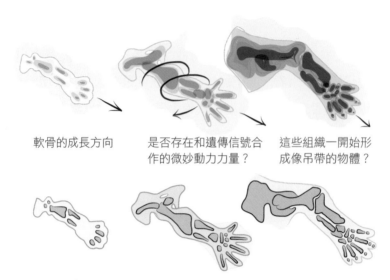

軟骨的成長方向　　是否存在和遺傳信號合　　這些組織一開始形
　　　　　　　　作的微妙動力力量？　　成像吊帶的物體？

圖 5.19 在本章前面部分，我們提到結締組織是「被遺忘的參與者」（見作者注 6）的問題，以及它為肌肉與骨骼形成提供動力的重要作用。如果結締組織在結構性的自組裝中找到自己形成方法的故事裡，真的扮演這樣的要角，為什麼周圍組織呈現的方式在計畫中看起來並不是次要角色？

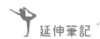 **延伸筆記**

　　布雷許密特提出，所有的肌肉都是肌筋膜吊帶的某個部分：「從發展動力的觀點來看，肌肉和關節交叉，是因為肌肉在各種大型〔結締組織〕吊帶系統中發育，而關節空間出現在相同吊帶的範圍內……在這個空間周圍的組織就伸展開來並形成了關節囊，伸展特別好的關節囊就稱為韌帶。」[21] 這是我們在第三章提到范德沃認為保留組織的解剖的基礎，他揭示了筋膜吊帶的連貫性，這是肌肉細胞原來依靠的地方（見伊凡斯等人[22]）。當肌肉被移開，整個關節周圍的組織連貫性就清楚顯露出來了。這強調了在人體結構與原始活動中，筋膜連貫性的關鍵地位與重要性，也許可以將其視為形成過程中的一種柔軟的支架。這也支持了肌筋膜連貫性貫穿我們全身的觀點，就像泰特爾[23]與邁爾斯[24]與其他人的著作中提出的：「頭部、軀幹與四肢的運動器官，基本上並沒有差異。」（布雷許密特[25]）

制訂其他驚人的人類藍圖

　　這時期已經完成了胚胎期（圖 5.20），還有更多要成長與形成的部分，但是胚胎的主要目的是：一、讓細胞到對的位置；二、讓基本的人類形狀開始存在，並預計人類構造與生理學的位置，已經大功告成。從這個時間點開始，胚胎已經變成胎

兒，並且三、**繼續發育驚人人類藍圖的其他模式**，就像嬰兒出生之後持續成長一般，並一直進行下去。它不會結束，因為可以說，嬰兒會根據這個主題，從兒童到老年的所有階段，繼續發育下去。

瑜伽的起源

在瑜伽中，我們試圖以一顆安靜的心，並用身體自己的語言移動與探索活著的感覺。我們為靜定與冥想做身體上的準備，這是另一個富含胚胎象徵的舞台。冥想練習的設計是用來提高我們的覺察，內在轉化我們自我感覺的意識。但是它也讓我們可以吸收與沉思，像蛹一樣安心自在地，沉浸在存有相對沒有動作的沉思與意識中。經過一段時間的恢復，我們可以出現、得到滋養、更新、重生，這就是輪迴（Samsara，意指「連續的流動」）在瑜伽中所談的更新週期的一部分。不管我們如何描述，我們一直是一個連續體的一部分，一個持續發育階段之後的階段。也許，這本身就是生命的奇蹟。

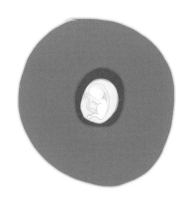

圖 5.20 完成第八週摺疊的胚胎，大約是第四十九天。它的大小大約一個橡樹種子（三公分）。正在形成眼瞼，四肢與指頭也出現了。它仍然沐浴在周圍羊膜囊的液體中，它自己形成羊膜囊而且最初也從那裡出現，它是自身結構的建築師。

參考文獻

1. "The miracle of life", in Part 1 of Vanda Scaravelli, *Awakening the Spine*, 2nd edition, Pinter and Martin, London, 2011.

2. Darrel J.R. Evans, Vice-Provost (Learning and Teaching), Monash University, Melbourne, Australia.

3. Richard Grossinger, Embryos, *Galaxies and Sentient Beings*: How the Universe Makes Life, North Atlantic Books, Berkeley, CA, 2003.

4. Graham Scarr, www.tensegrityinbiology.co.uk/, article: "Geodesic". See also: "Biotensegrity: The Structural Basis of Life", Handspring Publishing Ltd., Pencaitland, 2014.

5. D.J. Evans, P. Valasek, C. Schmidt and K. Patel, "Skeletal Muscle Translocation in Vertebrates", Anatomy and Embryology (Berlin) 211 (Suppl 1): 43–50; 2006.

6. Ibid.

7. Deane Juhan, *Job's Body: A Handbook for Bodywork*, Station Hill Press, Barrytown, NY, 1987.

8. Jonathan, 2011 [YouTube: Morphogenetic fields in the developing frog embryo]. Video can be seen at:<http://phys.org/news/2011-07-frog-time-lapse-video-reveals-never-before-seen.html>

9. Stanley Keleman, Emotional Anatomy; originally published in 1985 by Center Press. Keleman has been the director of Berkeley's Center for Energetic Studies since 1971. He has sought to show "the geometry of somatic consciousness" based on the idea that emotional and psychological reality is expressed in physical human shape. Vincent Perez (anatomist and illustrator) depicts Keleman's concepts of somatic function in strong black-white-red artwork.

10. Jaap van der Wal: see www.embryo.nl for papers and courses in which these views are extended and further explained.

11. See Dr Guimberteau's work. Jean-Claude Guimberteau, MD (www.guimberteau-jc-md.com/en/). Both English and French versions are available at this address. His DVD: *Interior Architectures*, is available on the same site. See also *The Architecture of Living Fascia*: The Extracellular Matrix and Cells Revealed Through Endoscopy, Handspring Publishing Ltd., Pencaitland, 2014.

12. Erich Blechschmidt, *The Ontogenetic Basis of Human Anatomy: The Biodynamic Approach to Development from Conception to Adulthood*, edited and translated by Brian Freeman, North Atlantic Books, Berkeley, CA, 2004.

13. Ibid.

14. Ibid.

15. Thomas W. Sadler, Langmans Medical Embryology, 11th edition, Lipincott Williams and Wilkins, Baltimore, 2010.

16. Jaap van der Wal, "Proprioception", Ch. 2.2 in Robert Schleip, Thomas W. Findley, Leon Chaitow and Peter A. Huijing, *Fascia: The Tensional Network of the Human Body*, Churchill Livingstone/Elsevier, Edinburgh, 2012.

17. Darrel J.R. Evans, "Contribution of Somatic Cells to the Avian Ribs", Developmental Biology 256: 114-126; 2003.

18. Erich Blechschmidt, *The Ontogenetic Basis of Human Anatomy: The Biodynamic Approach to Development from Conception to Adulthood*, edited and translated by Brian Freeman, North Atlantic Books, Berkeley, CA, 2004.

19. Richard Grossinger, Embryos, *Galaxies and Sentient Beings*: How the Universe Makes Life, North Atlantic Books, Berkeley, CA, 2003.

20. Erich Blechschmidt, *The Ontogenetic Basis of Human Anatomy: The Biodynamic Approach to Development from Conception to Adulthood*, edited and translated by Brian Freeman, North Atlantic Books, Berkeley, CA, 2004.

21. Ibid.

22. D.J. Evans, P. Valasek, C. Schmidt and K. Patel, "Skeletal Muscle Translocation in Vertebrates", Anatomy and Embryology (Berlin) 211 (Suppl 1): 43–50; 2006.

23. Kurt Tittel, *Beschreibende und Funktionelle Anatomie des Menschen*, Urban and Fischer, Munich, 1956.

24. Thomas W. Myers, *Anatomy Trains: Myofascial Meridians for Manual and Movement Therapists*, 2nd edition, Churchill Livingstone, Edinburgh, 2009.

25. Erich Blechschmidt, *The Ontogenetic Basis of Human Anatomy: The Biodynamic Approach to Development from Conception to Adulthood*, edited and translated by Brian Freeman, North Atlantic Books, Berkeley, CA, 2004

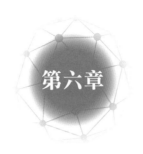

第六章

呼吸、骨骼與皮節

「把腰肌視為呼吸肌肉，把橫膈膜視為姿勢肌肉。那麼瑜伽體式中或走或坐的姿勢，會變成怎樣呢？」

約翰・史特克（John Stirk）

我們已經開始重新思考解剖系統的某些傳統觀點，並納入筋膜基質作為此系統的「跨結構構造」。這種連結性是否影響了我們對個別肌肉的典型定義，以及我們所以為的個別肌肉活動方式？它是否改變了我們如何教授瑜伽與說明呼吸、骨骼與皮膚，以及我們感覺身體各部位如何移動與設法運動的方式？

新的筋膜特性改變了我們看待整個生物運動的身體構造方式，但也引起了動作如何分配至個別肌肉的新問題。全球國際筋膜研究大會上的發表研究顯示，公認的肌肉目錄以及傳統上透過神經系統指派給它們的特定運動，根本無法反映有生命的人類實際移動與組織自己身體的方式。施萊普指出：

「在討論任何運動組織的改變時，重點是要理解中樞神經系統並不是在『肌肉中』運作。也就是說，肌肉並不是以整體的方式啟動。」

「舉例來說，真實人體中的肌肉並非藉由肌腱傳送全部的力量至骨骼，與教科書上常見的素描呈現相去甚遠。它們將大部分的收縮力或張力分布在筋膜薄片上，這些薄片把力量傳遞到協同作用和拮抗性肌肉上。這不僅使關節僵硬，可能還會影

響到幾個遠離關節的區域。」[2]

　　我們以具體解剖過的肌肉思考一下這句話的意思。如果典型解剖學歸屬給個別肌肉的某些傳統活動，並不是我們實際活動的方式，那麼諸如「髖屈肌群」等肌肉群到底是怎麼回事？它是否改變了我們描述特定「呼吸」肌肉的方式？在瑜伽教室裡的動作又是怎麼回事？

　　當我們在做鷹式（Eagle Pose / Garudasana）時，我們並不是一個槓桿一個槓桿，或一塊肌肉一塊肌肉地活動手臂。不管技術上如何描述，我們是以一種流暢、整合的姿勢，把手臂交纏在軀體的周圍。然後把腿纏起來，直立站著，並在一隻腳上以全身的組織達到平衡與反平衡（圖 6.1）。反覆換邊練習這個姿勢時，我們使用動覺的語言向身體（以整體的方式）提出動覺上的問題。我們保持呼吸平穩並專注於自身的同時，實際上是在探討如何輕鬆調和呼吸、平衡與維持生物體全身的均衡。我們提出問題諸如「我要如何表現這個姿勢，並在其中尋求靜定」或「我可以優雅地轉換至下一個姿勢嗎」？

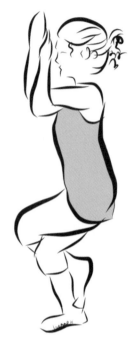

圖 6.1 鷹式是一種全身性的姿勢，其他瑜伽姿勢也都一樣。

　　以槓桿與肌肉—骨骼—關節構造的規則，來解釋我們在生物動力上如何做這些動作，過程看起來會非常複雜。在生物張力整合結構上，我們是在嘗試藉由張力—壓力的規則，透過全身以平衡與反平衡力量對地面做出回應。包括各種軟組織的整體動力結構由外向內、從前到後、從螺旋到反螺旋保持平衡，而且全部都在一個重力場中同時進行。

　　透過親身體驗瑜伽姿勢，我們實際上是在問身體：「現在怎麼樣了？」並且一次又一次，時時刻刻透過練習不斷詢問。藉由模仿、重複與模擬（老師或先前所做）身體記憶了姿勢。身體也可以在不同的位置與變化中，以平衡與變化的語言探索、累積自己的平衡與變化感。這相當於對姿勢感覺有所意識。從身體價值的角度來看，這種感受知覺可能是結構完整性的一項重要因素（第九章）。

組織滑動

　　從生理學來看，無論在全部與局部的層次上，我們都以不同角度藉由壓縮與放鬆、摺疊與伸展、拉緊與摺疊四肢的不同部位，造成組織滑動、靈活性以及各種內部液體交換。練習不同的體位法，相當於訓練聚焦與組織覺察能力與注意力。就像我們可能在不同情況下練習某種語言，以提升字彙與口才，我們也藉著做出不同動作，在身體語言上擴大身體素養（physical literacy）。我們藉由改變形態，並聆聽負載或提供錨點作用的身體不同部位狀況，以探索平衡與牽制。但是在整體或宏觀層次的運動角度上，我們並不是單獨做出動作再等它們整合行動。人體是以整體運作，身體內部有連結性，並啟動全身的信號系統在整個內在基質中以不同的波幅互相溝通，以探索外在的形狀。這樣的感官聆聽可能是理解這些組織的關鍵（第九章）。

　　練習不同的體位法是透過關節改變角度與力量。我們可以有意識地促進動員與提供關節液體與組織水分的好處，因此它們就會以一致而健康的方式執行這些體位法。有許多微妙的事都在發生，如果我們以整體基質的角度來說明會非常合理。但如果簡化為僅只描述構造或典型的生物動力學，就會變得難以處理。

　　你可以試著以解剖學或生物動力學來描述鷹式，並理解你在練習時的經驗。當凸顯出這個姿勢的知識描述與身體實作經驗之間的落差時，你會感到相當有趣。這項姿勢力學的細節，某種程度上忽略了你用自己的方式或參考兩者探索姿勢時，所會體驗到的成就與平衡感。

　　瑜伽老師不需要是外科醫師或科學家，也不必處理機械零件，以肌肉為單位描述動作，可能比直接做出動作要花上更多時間。我們是參與性的媒介，渴望在速度與靜定中運動，而不只是描述它而已。**如果把肌肉描述為零件，但肌肉實際的運作並不是如此，我們要如何應用生物動力學的說法呢？**

延伸筆記

鷹式的好處完全不是要體驗「展翅」，而是要從旋前做到旋後時能夠穩穩站立，並理解屈曲、伸展、外展與內收以及內旋與外旋等動作、處於哪一個活動面（矢狀、冠狀、橫切面），以及是否嚴格執行某部位的前傾或另一部位的後傾。在暫停動作時，脊椎前凸、脊椎後凸、脊椎側彎都是非常主觀的。

在流動瑜伽的課堂中，停下來清楚說明離心與同心負載模式完全搞錯重點，就跟觀賞一幅印象派畫作時討論油畫顏料一樣莫名其妙。身體透過動作感覺自己的方式，比我們逐一詳談更快，它以嘗試錯誤的方式體驗到相輔相成的感覺，並且隨著時間愈來愈清楚這種感覺。就像幼年時期學走路一樣，我們也會透過移動來微調動作，輕盈與優雅是動作中的動力表現，可以在實作中感受到三百六十度的體驗。在教室中，若仍以分析性的二維框架處理就會變得非常棘手，會讓運動核心缺乏參與。這是想要被聽見的身體語言，在某個意義上為自己發聲。這種語言絕非使用語言或生物動力學，要轉化成語言或生物動力學也不容易，這就像聆聽交響樂和事後描述它之間的差異，屬於不同的經驗領域。

延續舊知識、開展新思維

汰舊換新的想法很誘人，但筋膜也不一定是所有問題的答案，可不可能結合經典智慧與當代研究，並產生某種讓雙方更合理的解釋？

我們要如何根據實際發生的事，從生物動力學的角度，在全身運動組織的三巨頭中做出更有意義的區別？骨骼、肌肉與結締組織是合作運行的。筋膜的組織網絡引起了新的問題，但從定義上，筋膜本身並沒有回答這些問題。這些組織如何在結合的形狀中整合運作？有幾個答案可以回答這些問題，但有些答案等著在自己的經驗中展開，有些答案甚至只對某些人獨具意義——因為在某些特定姿勢中，帶給每個人的答案並不完全一樣。雖然重力的物理法則依然相同，但在此時，我們可以用不同而獨特的方式來詮釋它。

新出現的問題

如果某項運動或瑜伽體式目的只被視為屬於生物動力功能與位置參考類別，可能會失去身心學（somatics）上的特色。把身體簡化為構造的片段，充其量只會造成

在速度上以及在教室中實際動作的不和諧。這往往造成解剖書上的表格與在瑜伽墊上接受指導的學員之間的隔閡。顯而易見的是，特定肌肉與肌肉群的命名不一定能夠說明動作、覺察，或我們（以及我們所有的學生）能夠探索的動作細微之處。這不只是指我們尋求靜定或平衡所保持的姿勢，也是指在快速或流動瑜伽實作序列中連貫的動覺書寫。我們不會在轉換動作時「降低」體位法的品質，或氧氣用完之前才快速吸足氧氣，我們會找到流暢組織這些動作的方法，讓呼吸調和一致，並從沉思動作中的可能性時時刻刻感覺到我們身處何處。我們透過皮膚、從地面的回饋，以及我們所作姿勢的感覺，還有空間中的相對位置感覺一切。我們引導（或被引導）出最好的輕鬆與優雅狀態，而且可以順暢做出、彈出或維持姿勢。我們如何做出這些「中間」的動作，完成體位法再解開？哪些生物動力法則可以即時說明所有的動作？

這些整體的經驗，有沒有一個生物動力學的解釋？具代表性的姿勢範圍有沒有表現出哪些運動的物理法則？有沒有理論可以說明單腳站立或以雙手、雙肩平衡等動作？有沒有包含靜定的原理？

如果我們想在典型的生物動力學說法中找出線性解釋，在這種複雜性當中，語意學就會凌駕身心學。對快樂活在（或教導）自己動覺中心的人來說，這就本末倒置了。

延伸筆記

　一旦我們經由瑜伽墊上的練習，使身體熟悉動作序列後，就不會停下來或等著思考才動作。這可說是瑜伽的重點：創造一種動態冥想，讓毫不中斷的心理評價確實安靜下來。然後我們可以開始統領自己的身體，以見證者、細心觀察者的角度，把身體當成被觀察者仔細檢視。

腰肌的例子

在思考語意學和身心學試著即時（也就是進行運動課程當中）互相表達時，腰肌就是一個強而有力的實例。這很重要，因為我們基本上是在這個新典範中找出新

的語言。不妨看看髖屈肌，這塊有趣的肌肉在寫進解剖書之前是什麼模樣？

我和邁爾斯與塔德‧戈西亞（Todd Garcia，2003）花了漫長的一週，待在科羅拉多州博多市的解剖啟蒙實驗室（Laboratory for Anatomical Enlightenment）[3]，接受人體解剖訓練後參與了一堂授課。這是第一堂只專注於邁爾斯寫的同名書籍《解剖列車》中所描述的個別解剖構造課[4]。我們每個人都要選擇一塊最喜歡的肌肉，然後在每一具大體上觀看這塊肌肉[5]。我選了腰肌，因為我對它為什麼經常被稱為「髂腰肌」感興趣（圖 6.2）（表 6.1 顯示在典型的呈現方式中的後腹壁肌肉，包括腰大肌。這個表格把腰肌的解剖構造與生理學完全分開，並因為它的動作而稱它為髂肌，把它們當作是一塊肌肉的共同作用）。

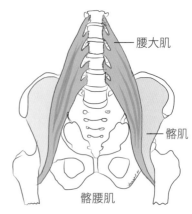

圖 6.2 這些肌肉通常以「髂腰肌複合體」之名出現在課堂上。我好奇的是，為什麼它們合稱為「髖屈肌」（物體的稱呼會讓我們以為這就「是」它們的名稱，因此也會這樣作用）。

（圖中標示：腰大肌、髂肌、髂腰肌）

即使作足了準備，我怎樣也沒預料到會在解剖課程中看到的這些細節，也就是典型定義與這種組織中的肌肉結構之間的差異。即使缺乏生命，它也深深地內嵌在最初的背景環境中。仔細觀察後，出現了幾項明顯的事實：

· 腰肌在筋肌膜上和橫隔膜的橫膈腳（diaphragm crura）密切相連（在筋膜上，可以視為相連的。）

· 腰肌編進脊椎軟組織的結構中，並深入至腰椎與脊椎筋膜之間的空間（這些都是強壯而堅硬的纖維；脊椎其實沒有乾淨的骨頭表面，與解剖書中的展示並不相同）。

· 腰肌與脊椎的連接比和髂肌的連接更複雜。它似乎是內部一種對腰椎曲線的保護，在骨盆上方把腰椎與腿部相連。因此它似乎有助於骨盆傾斜，特別是包含了筋膜。雖然有緊密的關係，但髂肌看起來有不同的作用，它連結了髂骨，而不是直接與脊椎相連。它們也有非常不同的幾何形狀。

· 如果髂肌是腰肌「最好的朋友」，那麼腰方肌筋膜顯然就是它的「近親」了（就

表 6.1

後腹壁的肌肉					
肌肉	起點	終點	神經供應	動作	血液供應
橫膈膜	劍突，第六肋軟骨下部，外側和內側弓狀韌帶，下緣（第一、二節腰椎），正中弓狀韌帶	中央肌腱	隔神經（第三到五節頸椎）	主要的呼吸肌肉	心包隔動脈、肌隔動脈、上下隔動脈
腰方肌	髂腰韌帶、髂 、下腰椎橫突	第十二節肋骨與上腰椎橫突	第十二節胸椎到第三節腰椎	穩定第十二節肋骨、屈曲脊椎、橫向彎曲脊椎	髂腰動脈
腰大肌	腰椎	小轉子	第二到四節腰椎	見髂肌	腰動脈
髂 *	髂窩的底部	腰大肌與小轉子的肌腱	股神經	屈曲和旋轉大腿內側，然後橫向旋轉大腿，屈曲脊椎	髂腰動脈
腰小肌 **	第十二節胸椎到第一節腰椎和椎間盤	恥骨韌帶和髂筋膜	第一節腰椎	協助屈曲脊椎	腰動脈
* 結合腰大肌形成髂腰肌 ** 經常不在該位					

（After Table 32.1 in K.P. Moses, J.C. Banks, P.B. Nava, D. Petersen, *Atlas of Clinical Gross Anatomy*, Elsevier Mosby: 2005.）

位於它的前方）。這位近親顯然是一種呼吸肌肉，它固定了一根浮動的肋骨到骨盆（髂嵴）與脊椎組織的後面。但是腰肌的作用可能是回應和橫隔膜有關的運動，而它的表親可能在背後和肋廓維持確立相互的平衡（以強韌的結構作用來說，腰方肌在某些大體中似乎顯得非常小）。

· 薦骨前方的腰肌與後方的梨狀肌絕對是最好的朋友，如果沒有彼此的合作[6]或動覺評判（kinaesthetic comment），就什麼也做不了，這在身體結構中可以看得很清楚。

· 腰肌與髂肌，以及所有其他附近連接的物體之間，比任何解剖書籍顯示說明的分開部位連結得更緊密（見第八章）。

· 然而矛盾的是，把腰肌與髂肌放在一起顯然又有點武斷了，因為有些其他的肌肉

可能也是這個作用的競爭者，所以放在一起成為「複合體」或「組合體」。如果把它們個別從筋膜中切割出來，可能也像腰肌與橫隔膜有著共同的附著點。

- 所有這些「和脊椎關係密切」（脊椎旁的）的肌肉都是共同存活的組合，密切形成肌筋膜組織的組合體，並深深編入脊椎周圍的軟組織。在檢視連結性而非組成零件時，解剖學訴說的似乎是一個截然不同的故事。筋膜整合管理一個腔室，如果是為一種溝通系統，那麼我們在瑜伽教室的整合動作與呼吸的範圍等細節就說得通了。不過，它還需要一種新的區別特色，以理解結合的各部分的意義。

 延伸筆記

《解剖列車》中提到肌肉具有「肌筋膜連貫性」（myofascial continuities）。我們在第三章中學到，纖絲、纖維、纖維束形成了肌肉與肌肉群，而且全都包覆在「綿毛狀」的筋膜網絡編織中。這出現在肌肉組織裡與周圍的每一處。在一塊所謂的「肌肉」裡面，愈深層的肌肉會愈細緻，最內部的層次（肌內膜）甚至無法肉眼所視。因此我們將以肌筋膜稱呼通常稱為「肌肉」的地方，這是因為肌肉組織也完全注入了筋膜組織。

相同，但不一樣

我們都期望在外表上看起來獨一無二，不過發現連身體裡頭也截然不同確實令人意外（從基質彼此相連的觀點來看，解剖構造上的變化就是如此。我們也許可以大膽地說，這些部位之間的精細編織比表格呈現更讓人容易聯想到因陀羅網〔Indra's Net，又稱帝釋天的寶網，比喻一切事物互相交錯而導致千變萬化的現象〕[7]）。

經由這種令人著迷的相遇方式以及之後的許多相遇，許多（可能是全部）人體解剖形狀的「肌肉」都可以寫出類似的「故事」。沒有一塊肌肉看起來是分離的，或是可以單獨存在發揮作用。就像我們在第三章看到的，它們全部都從頭到尾彼此相連。

任何看過腰肌與脊椎是如此密切組織在一起的人，就會明白把腰肌分為「髖屈肌」，或稱為「髂腰肌複合體」，是說不通的。

延伸筆記

　　在本章開頭的引言中，史特克對腰肌與呼吸、走路的關聯種下了一顆好奇的種子。我們可能以為能從語意學的標籤中得知這塊肌肉的身心作用，然而如果以（即使是死人的）筋膜基質的部分來看，它的錯綜複雜與細節仍然令人招架不住。如果有機會親眼見證就會明白，筋膜顯然包含與連結了空間，並且包圍住這些空間，存在於三維形狀中的每一個地方。有了這樣的經驗，要再回到以部分為基礎的平面圖，並標示其機械動作等相同的枯燥結論，可說是異常困難的事。

腰肌基質？

　　腰肌的肌筋膜作用就在橫隔膜的腿部位置（橫膈腳）。它的作用可能就是調和呼吸、脊椎，以及我們利用瑜伽以非常多方式探索的腿部之間的動態關係。考慮到它最上方的位置（圖 6.3），位於脊椎曲線的形狀，以及它和腿部與呼吸關係的位置，似乎發揮了很密切的作用。當我們在腹股溝（髖屈肌）交疊我們的腿，這個動作是否說明了這塊肌肉的髖屈肌分類，好像它可以和髂肌視為相同？或者換個角度來看，稱它為髖屈肌是否可以解釋它的動作，或者會有簡化它的範圍與優點的風險？

　　我納悶著如果把腰肌稱為「腰肌基質」，是否有助於理解所見的解剖構造，以及編入身體其他部位背景的筋膜組織，尤其是脊椎組織？顯然把腿交疊在髖

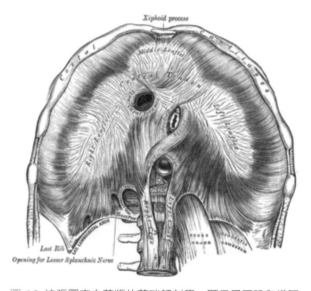

圖 6.3 這張圖來自舊版的葛瑞解剖學，顯示了腰肌和橫膈腳有多靠近。為了顯示這些深層的結構，內臟器官與血管已經全部移除，並精心切除了內臟與神經血管筋膜以及覆蓋脊椎的韌帶纖維。外層的結締組織也必須去除，才能畫出像這樣非常「乾淨」的橫隔膜、腰肌與腰方肌的圖，因此它們看起來像完全獨立的單元。事實上它們原本是被包覆住的，強韌的筋膜覆蓋物形成了一層一層密度不同的連貫性與關係，但在此圖中是觀察不到的。

部就是一個牽涉到腰肌的動作。但在當腿部伸展、旋轉或處於其他位置時，就容易看到它的部分作用。在實驗室中觀測後，且在被排除於自然的前提下，引起了我心中的疑問與可能性。似乎有某種比髖屈肌更細緻的事物，更能說明我在教室與診所中看到的事情。

以鷹式、半月式與三角式為例子，所謂的髖屈肌如何允許或協助整合這些姿勢裡的腿部動作（更不要說啟動呼吸、平衡與優雅）？它要如何表達從一側到另一側發生的不同狀況？優雅地轉換動作是生命（不管是否涉及瑜伽）的要求。很顯然，髖屈肌在原始位置的詳細組織形狀、它們的特定動作，以及「作為髖屈肌的髂腰肌」的分類之間，似乎存在某種差異。它似乎簡化了在瑜伽墊上發生的事，因此未能充分說明這個結構可能的意義。

延伸筆記

邁爾斯所著的《解剖列車》中認定其為是深前線（Deep Front Line），已經解決了這些問題的許多部分。不管在解剖學上這種連貫性是否正確或普遍，此處的重點是，把這些所謂的肌筋膜經線（myofascial meridians）視為動作的整體貢獻者，也引起了新的問題。我在解剖課程上的經驗，對徒手與運動治療與訓練工作產生了不小的衝擊；它改變了我的思維，並引導我走上另一條探索之路。

新的區分法

後來在一次解剖機會中，有鑑於我對肌筋膜複合體有著問不完的問題，施萊普對我說：「與其把它看成是一種髖屈肌，不如想成脊椎的穩定器，這樣會更好理解。」把髂肌視為一種髖屈肌（與骨直肌），或把腰肌視為脊椎穩定器，對於它們在瑜伽上的作用也更說得通，尤其是針對更複雜的姿勢。我喜歡這個大幅增加到一系列功能的想法，這接近我們細微修正與平衡的經驗。當體位法要求呼吸與平衡整合，而且兩邊的摺疊方式截然不同時，找出應付這個位置的能力並穩定呼吸，這種解釋更好一些（圖 6.4）。在活體上，腰肌與脊椎（包括橫隔膜）之間有很密切的關係，這在結構與經驗上都很明顯。在許多姿勢中，腰肌左右兩側顯然必須以不同的

方式交涉，以期與周圍結構與呼吸的許多特點一致。這就是包含我在內的瑜伽探索者理解的意義，開始理解史特克在本章開頭所提出的問題價值。

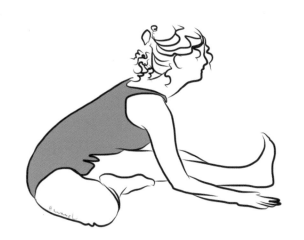 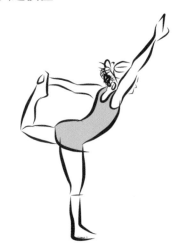

圖 6.4 頭碰膝蓋式（Head to Knee Pose / Janu Sirsasana）的過程。　　圖 6.5 舞王式（Lord of the Dance Pose / Natarajasana）。

在左右腰肌必須做出不同動作的姿勢中（圖 6.5），其中的共同點在脊椎，而不是髖屈肌。這個姿勢是一種對本能平衡的探索，負載模式的變化與可能性，同時保持呼吸與優雅的完整性，這就是我們探究的目的。我們是否藉由練習這種古老的藝術帶入了變化性與範圍。不管如何稱呼，這些深層結構的肌筋膜是否都能繼續進行已知的整合任務？

我漸漸理解腰肌具有呼吸、走路與脊椎穩定的重要整合作用，也就是旋轉、反向旋轉、側向彎曲以及向前與向後彎曲（彎曲與伸展）的姿勢，並尊重這樣的事實。腰肌比鄰近的髂肌有著更密切的夥伴關係。不過在進一步討論任何全身肌筋膜家族的特定成員之前，我們要先記住許多個別肌肉在清除以呈現各自獨立的模樣之前，背後都有著類似的故事。腰肌在此象徵著新的挑戰，我們要如何有意義地擴展與改變既有思維，進入更完整的脈絡，以說明膠原蛋白裡包含的整條脊椎？我們如何以適當的方式，為「人類的動作」（human being doing）或「動作中的你」（you in action）的張力結構中運作的數百個肌筋膜單元命名，而非將簡化成「行動（action）」？

地圖與地形

倫敦地下鐵地圖僅用相對位置標示出各個車站的大概位置，如果不期望它顯示出車站之間的正確距離，或希望這些車站看起來會跟現實沒兩樣，這張地鐵圖其實相當實用。

在我第一次參與解剖之前，我顯然是活在人體構造等同於土地的類似地形概念上。我已經顛覆了解剖與自然或所謂的「功能性運動」的區別。這顯然不是什麼衍生的概念，除非你把定義限制於教室中某個實際狀況的有限版本當中。

即使在研究上花費不少時間，以及與邁爾斯在結構整合與解剖列車的教學經驗，我仍沒作好心理準備看見肌肉在各部位與形狀中，以縱向、側向與一層一層的關係如此緊密交織且接連不斷。即使觀測對象為沒有生命的大體，肌肉也絕對不是彼此分離的單元。它們完全彼此相連且互相包圍，沒有任何一連串的肌肉可以不影響其他基質而發揮作用。只要經過解剖，一切都將一目瞭然。我要再提一次，因陀羅網似乎是比表 6.1 更適合的模型。

這個「地圖」（以及指派給獨立肌肉的動作）說明功能性動作與土地形狀的假設其實存在著一些問題。地圖是二維的指示，因此和土地的經驗不同。這與理解生命體所進行的瑜伽完全不同，加之我們每個人都有著獨一無二的身體。最新的研究更能說明這種體驗，而不是將其簡化為我們以為各自分開的特色。這是一種轉變成全身整體動作的一種更大的解釋，區分了整體形態中一起作用的組織溝通網路。這未必是說局部部位的解釋與分類是錯的，而是把它們納入一個更大的脈絡。腰肌的確發揮了部分髖屈肌的作用，但那可能只是偶爾的工作——它顯然有其他更重要的任務。

延伸筆記

解剖學也許提供了某種語法，但它說的未必是不一樣的故事，這些結構組成單元可以呈現的故事，取決於我們每個人如何使用。所有的瑜伽練習、舞蹈形態或身體表演都像在說故事，述說的人就是動覺作者，也就是動作中的那個人。重點是，就像有著許多不同的身體表達方式，我們用不同的方言流利地講述了這項身心學語言。瑜伽可以用來支持我們已經理解的範圍與尚未明白的微妙之處。

邁向體位法的途中

我們將在第二部繼續思考邁爾斯的《解剖列車》圖，在它適合應用於動作的前提下，將有助於提供你在人體所見至少是縱向的連貫性意義。它是幫助我們理解的踏腳石，我們每個人都在某種程度上，經由人生中使用它的方式塑造自己的基質。《解剖列車》也在瑜伽中提供了有用的評估參考，引導你以最理想的方式幫助學員（第十二章）。經由某些既有的常見（組織）共同點，我們以獨特的方式在組織頁面上，以本身的語言寫下屬於自己的故事（有些書寫比其他人的清晰易見）。

我們想找出知識基礎，以理解動作的力量如何經由我們移動，以及在移動時如何與這些力量交涉。比起分配給肌肉動作的名稱可能擁有的意涵，優雅轉換與流暢詮釋需要更微妙、更不機械性的解釋。我們應用知識典型版本的方式，也是對其好奇之處，希望為所有相關內容尋找出新的脈絡，而你亦不能完全從構造分類中推論出自然的功能。

四個關鍵重點

近距離觀察「腰肌基質」引起了我的好奇心，並凸顯出四個關鍵重點：（1）統合的全身腔室；（2）橫向的隔膜；（3）在每一個尺度上的部分與整體；（4）脊椎在人體中的比例與主要作用。

（1）統合的「全身」腔室

體驗軀體中各層與腔室如何完全結合，是運動書籍與動作體驗之間落差的橋梁。器官移除後，腹腔看起來是一個完整的體腔。層層的腹橫肌、內外斜肌、腹直肌、骨盆底部與橫隔膜互相重疊與包裹，而形成了這整個體腔的上、下、前、兩邊與圓形，並由腰椎曲線在後方支持。它們包圍了腹部（腹膜）腔室的所有體積。與其分開思考，一起檢視後會發現，將其相加後會成為完整但相對薄而層層包覆的腔室。它們的上方與下方被連續的腸子、神經與循環血管以及泌尿生殖器開口所穿

透，除此之外，則都是由各式各樣的軟壁結締組織完全結合在一起。我們或許以為仰臥起坐等特定運動是一次一種強加在身上，然而它們並不是以孤立狀態的獨立組織單元在體驗自己。我們在上一章得知，胚胎發育最初的「生物─有機摺疊」過程中，胚胎如何藉由摺疊來形成這些腔室。我們是自我組裝的形狀，是自身發展設計而成的動覺結構，而整個作品無時無刻都在進展中。

（2）橫向的隔膜

第二個特點是，我們可以體驗到橫膈膜是伸展至整個軀體的拱形肌筋膜夾層。下方是腹部（腹膜）腔室，上方是胸腔（圖 6.6）。它與心臟深深整合，並形成心臟（心包）與肺（胸膜）腔，並全都附著在胸椎的軟組織上，被軟組織的曲線支撐（學過基本的胚胎發育學之後，我們對此並不感到意外，但這比我們一般從單獨圖像中的想像要更密切相關）。

心與肺完全被肋骨封裝，像緊身束衣的角骨緊緊束縛著從椎骨之間流出的硬化物（stiffeners）。它們包含了上部的軀體，但仍然與體壁深深結合，並保有各自的不同腔室，在張力下全部維持開放。在一個活生生、會呼吸的柔軟人體中，它們在呼吸中的作用就像是推著體壁的硬化物。

之後的一次解剖課程[8]中顯示，包圍與形成心臟腔室的心包組織肌筋膜，與喉嚨和舌頭相連。因為它們形成的順序，從胚胎學的角度來看完全合理（第五章），這是我們最初發展模式的一部分。如果將筋膜網彼此相連的連貫性納入思考，從實際上與比喻上來說，我們是從心說話的。

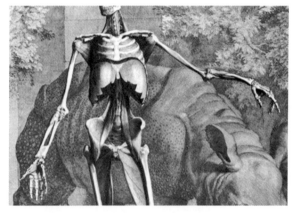

圖 6.6 橫膈膜在整個腔室上形成了雙重圓頂，而且三百六十度附著在內部的體壁上。我們「知道」這一點。然而，在解剖構造中可以看出心包與胸膜囊有所不同，但仍被彼此周圍的形式（包括橫隔膜的最上層）精緻地塑造出形狀，這凸顯了它們的密切與最初的形成關係（見第五章）。看到它們各自的腔室如何被周圍的層層組織塑形，先前的觀點便已不可逆轉地改變了。

　　呼吸與骨骼和軀體體壁，沒有一處是分開的。經由軟組織與膠原隔膜的調和，它們的關係以及滑動、伸展、擴張、擠壓與鬆開的能力，是我們功能性動作的基礎，也就是我們做瑜伽體式所做的動作，以及自然跟隨而來的內部配置。事實上，功能與形狀顯然是我們活體中關係緊密的共同創造元素。因此，我不再理解為特定肌肉命名為「呼吸肌肉」或「輔助性呼吸肌肉」的邏輯了。我們呼吸的部分能力是為了因應重力，我們就能聰明地把呼吸與走路的肌肉分開討論嗎？

　　人體有一種模式：器官被腔室包覆，腔室被體壁包覆——這就是胚胎中腔室裡的腔室的成人版本。從外部看起來，我們是以整體的方式移動這些器官，經由我們的配置而預硬（pre-stiffened）或緊繃。生物張力整合結構很合理的一點是，它是結合相反力量把它們帶到中立的平衡點而不斷改變的舞蹈（見第七與第八章）。我們經由這些動作感覺與理解這些體腔，它們可以同時產生、允許這些動作，並隨著我們具有適應力的回應方式改變。

　　描述橫向肌筋膜帶與橫隔膜的書[9]，逐漸能夠說明瑜伽描述人體的「鎖」（bandhas）所劃分的意思了。史丹利・凱勒曼（Stanley Keleman）與其他人已經指出，人體有整個汽缸內的汽缸、管狀結構裡的管狀結構[10]。大腦位於整體的最高位置，被封閉在顱頂與它自己連續不斷的結締組織體腔中（圖 6.7）[11]。不只是從脊椎開始，這些腔室之間也是彼此相連。組織的這種包覆與交織特性直接把它們全部連在一起，但在同時也區別開來。這是一個矛盾點。

　　我們怎麼會認為人體的各部位不是全體相連的呢？人體是由軸向的結構與形狀（除了腰部環狀組織與四肢），以及附肢（腰部環狀組織與四肢）骨架而結合起來，把它們包覆在連續不斷的組織基質中，而且也不斷以骨膜包覆，也就是所

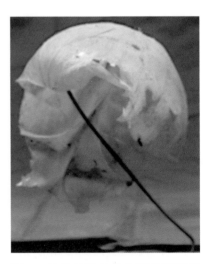

圖 6.7 某些筋膜結構在頭骨裡面與大腦周圍的完整構造。解剖者是塔德・戈西亞（見本章節末參考文獻10），拍攝者是旋恩・馬德莫（Shane McDermott，經他同意轉載）。這個封閉組織並不是在切除的地方結束，而在整個形狀中從頭到尾是連續不斷的。

有骨骼周圍的筋膜。在胚胎中，一切都是從最初的孕體生長出來的；成人的身體中也仍保有整個形狀的連結性，沒有一項是分開的，每個物質都可以經由這些組織追溯到其他的每一項物質。它們橫跨了空間、器官和骨骼，形成了胞外基質，並且無處不在。

（3）個體與整體

把任何一個部位從整體中分開，是一件困難的事。瑜伽就是有關全身、支持它的所有細節的藝術。瑜伽老師的身分引導我注意到，一般學術解剖與生物力學，和各種體型與大小在做各種姿勢的活生生、會動、會呼吸的人之間的顯著差異。我們是否因為指定某塊肌肉負責單一動作，而限制了一個人的能力？甚至，即使腰肌是一種脊椎穩定器或一種髖屈肌，我們需要為了練好瑜伽去了解這個事實嗎？好幾世紀以來，即使不通盤理解腰肌，或至少理解其作為髖屈肌的可能性，人類依然可以優雅地練習瑜伽。然而，經由每個練習者的感官微調（以及老師的指導），在得宜的情況下，瑜伽練習能夠也確實鬆開了許多骨盆卡住的症狀或腰椎問題。瑜伽可以幫助身體自己解決問題，並紓解疼痛。如果我們把牽涉到的部位各自命名，動作會變得更聰明而有動覺意識嗎？我們可以理解這些部位之間的關係，了解這不只是一種從屬作用，而對此大大改觀嗎？即使知道地形圖的顯著用處，但我們要如何有效確保賦予它的意義？

（4）脊椎與中軸骨架在人體中的比例與主要作用

第四點是有關脊椎、脊椎關節與將它們相連的組織比例與強度。這讓我們知道，把身體連在一起的膠原蛋白，具有和鋼絲一樣的張力強度（tensile strength）（第十章）[12]。

脊椎節段是軸體的主要特點。軀體深度（前到後）的大部分空間就是脊椎，從椎體的前端到棘突與橫突的末端。它們的排列與它們之間的空間（盤狀物、開口等），形成了體壁的形狀，並與肌肉、內臟與血管深深相連。這讓我們想起第五章中提到的體節（以及它們在皮節上相似的事物）（圖6.8）。

體壁反映了這些最初由胚胎體節預定的節環（在我們最早的形成階段，它們是體壁的器官）。在形成這些側環時——呈現為皮膚上的皮節，它們是最初的部位（有關體節的圖示，見第五章，圖 5.16）。它們在脊椎的「空間化」作用，確定了每一個椎骨之間的空間，這是神經從脊髓出現，椎間盤組織以及肋骨與腰肌結合的地方。我們對這些節段組成的脊椎各部位（薦骨、腰椎、胸椎、頸椎）比較熟悉。

如果只在各部位描述到脊椎，好像這些部位是分開的，或好像它是自己發揮作用的，就像它在典型的教室骨架上看起來的樣子，這樣是說不通的。它形成了一個連貫性的結構。一旦它在解剖中被視為如此完全相連的構造時，我們在瑜伽、在姿勢、在冥想中，對它的整體性的感覺似乎極為寶貴。

在動作課上，我們如何能分開看待呼

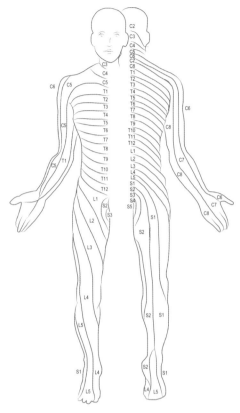

圖 6.8 人體上的皮節和相關脊椎層畫成環形排列的形狀，大致顯示出認為受神經支配的各節皮膚位置。

吸，以及感覺和移動我們最裡面的骨骼與最外面的皮膚和地面溝通？也許瑜伽大師史卡拉維利是對的，她認為我們專注在喚醒脊椎時強烈而優美的波動上這點非常重要。實務上，它影響了呼吸，也受到呼吸的影響。

延伸筆記

「每一個瑜伽體式都伴隨著呼吸，在呼氣期間，脊椎可以不費力地伸展與拉長。我們學到拉長與擴張，而不是拉與推。拉長與擴張只有在拉與推結束時才會發生。」[13]

思考與解答

　　為一塊肌肉命名與分類是一回事，發現它並非以功能性單元運作則是另一回事。但是理解一套組織的肌筋膜組在全身網絡中扮演的角色，是另外一件值得思考的事（每一個參與的學員都是獨一無二的）。當我們以特定的命名與偏誤的標籤式觀點來看待特定動作時，我們如何能全面瞭解那些更根本，且彼此相連的事物？這讓我不禁思考，究竟需要什麼才能真正改變我的課程，並讓與我合作的老師與學生可以得到合理的解釋。

　　過去解剖學可能會指出特定的動作，包含某些特定部位和肌肉的參與（標籤化），如何帶著過去的理解，去標籤化的看待這些物體其實是彼此相連而完整的？

筋膜邏輯的脈絡

　　有了筋膜組織，許多不同問題也隨之浮出水面。當我們對筋膜組織學習得更多，顯然就需要改變我們看待活體動作的方式。

　　解剖學家描繪了他們看到的物體，但他們經由傳統觀點，為了看到「乾淨的」部分而移除了一旦切割後就很難還原的筋膜。傳統呈現的解剖構造，是在精心移除筋膜並丟入大體箱後的精緻化觀點，但卻宣稱不僅止於此。這種被視為完美、乾淨的解剖呈現，告訴我們這是學習身體部位如何運作最好的方法。但是不管怎麼看，移除了無所不在的筋膜基質（以呈現部分時，好像它們沒有筋膜也可以運作）就扭曲了整體性。雖然我們普遍接受它在方法上的合理性，但在面對整體功能時卻無法呈現全部。

　　不管多具啟發性，典範轉移仍可能造成一些不愉快。但如果我們密切聚焦在瑜伽經驗上，同時在本書剩下的部分跨越這片景致，便可延伸至新的可能性，而足以說明在課堂上實際發生的事。我們移動身體，藉此體驗到身體的整合與完整性，這聽起來可能很簡單或甚至顯而易見，但在某些層面來看，把部分結合成一致的整體釐清了一切。這讓我們從書上呈現的許多不同部位，變成走進瑜伽教室的統合而完

整的存在。我們呼吸、移動著自己內嵌在軟組織中的骨架，一個腔室又一個腔室，一個波動又一個波動，在動作同時感覺到哪些地方是分段的，哪些又是具統合性的，全都和呼吸、骨骼與完整的皮節有關。

參考文獻

1. John Stirk, Osteopath and Yoga Teacher, comment during a training session, 2000.
2. Robert Schleip, "Foreword", in Luigi Stecco and Carla Stecco, Fascial Manipulation: Practical Part, English edition by Julie Ann Day, foreword by Robert Schleip, Piccin, Padua, 2009.
3. Laboratory for Anatomical Enlightenment, Inc. (http://lofae.com/about-us/index.html).
4. Thomas W. Myers, Anatomy Trains: Myofascial Meridians for Manual and Movement Therapists, 2nd edition, Churchill Livingstone, Edinburgh, 2009. Also note the DVD with this second edition as a resource.
5. The author would like to express her reverent gratitude to all donors and their families for the value of their donation.
6. Thomas Myers, "Poise: psoas-piriformis balance", Massage Magazine Mar/Apr 1998.
7. Indra's Net Wikipedia (http://en.wikipedia.org/wiki/indra's net). Indra's net is a metaphor for the non-dual nature of all.
8. See www.anatomytrains.com for DVD of this dissection programme.
9. For example, R. Louis Shultz and Rosemary Feitis, The Endless Web: Fascial Anatomy and Physical Reality, North Atlantic Books, Berkeley, CA, 1996.
10. Stanley Keleman, Emotional Anatomy Emotional Anatomy; published in 1985 by Center Press. Stanley Keleman, director of Berkeley's Center for Energetic Studies.
11. Todd Garcia, Laboratory of Anatomical Enlightenment, Inc. (http://lofae.com/about-us/index.html).
12. Dean Juhan, Job's Body: Handbook for Bodywork, 3rd edition, Station Hill Press, Barrytown, NY, 2003.
13. Vanda Scaravelli, Awakening the Spine, 2nd edition, Pinter and Martin, London, 2012.

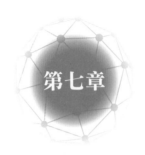

第七章

脊椎、線條與自動性

「在脊椎動物脊椎力學中普遍接受的『積木塔』（tower of blocks）模型，只有在建造一個完全平衡、直立、不動的脊椎模型時是成立的。在任何其他不完全直立的位置使用此模型，產生的力量將會撕裂肌肉、粉碎骨頭，並且耗盡體力。有一種新的脊椎模型利用張力整合結構—桁架（tensegrity-truss）系統，可以把脊椎模型做成右邊向上、上下顛倒，或放在任何位置，無論靜態或動態。在張力整合結構—桁架模型中，只會在張力與壓力中經由系統分配負載。就像所有的桁架系統，既沒有槓桿，也沒有片刻位於接頭上。這個模型是非線性的，而且非常節省力氣。不像積木塔，它不受重力影響，而且在土地上、海上、空中或太空中，一樣運作良好，並且模仿魚類、禽類、鳥類與野獸的脊椎。」[1]

史蒂芬‧列文（Stephen Levin）

　　身為運動講師，我們必須讓學生一舉成功。報名瑜伽課的人要你以他們的移動速度連起這些點，並學習自己可以做到的方法。他們想要最理想的方法，那麼為了加強或保證這些最理想的作法，我們必須學習生物力學的哪些特點？在上一章，我們思考了肌肉事實上並不是以單元方式發揮功能，這一點改變了解釋動作的可能方法，但部位動作的典型生物力學解釋及瑜伽課堂中學員如何以整體方式得到的自然體驗，兩者之間還是有著困難的落差。思考筋膜基質是在生物張力整合結構變化

法則下的張力網絡時，這一點特別受到挑戰。這個筋膜脈絡如何以幫助我們填補落差，並改變或擴展這些觀念？

移動的結構

在標準的生物力學中，要求新生的第一件事就是從想像一條軸線開始。一條在身體中心的中間垂直線，作為矢狀面、冠狀面、橫切面的參考點，把身體分成左／右、前／後與上／下等活動面向，藉著參考這些角度與空間，來描述人體的動作（圖 7.1）。

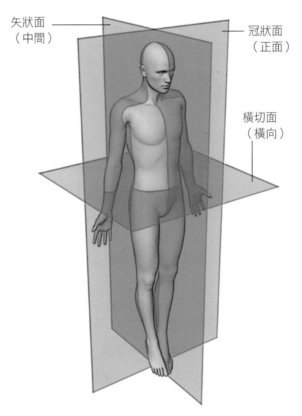

圖 7.1 人體的活動剖面。經馬丁 · 高登同意後轉載。
（www.mothcreative.co.uk）

159

然而，我們的身體中間其實沒有一條貫穿的直線，而且也不會以直線或平面在移動。身體裡頭沒有這項物體，也不能這樣表現。我們的身體並非依據解剖生長，脊椎也不是必須直立的垂直柱狀物。這些說法很難用來說明瑜伽動作，難以在紙上說明，更不要說使用教室中獨立而完整的身體動作速度來說明。那麼，這是要我們去找一個比想像中的直線更有用的前提嗎？也許演化給了我們一些線索。根據瑟吉・葛瑞威斯基（Serge Gracovetsky）、列文與其他人的說法（進一步的閱讀，請見本章結束的注釋與建議），它深深影響了我們根本的運動模式。

典型假設的當代疑問

想了解典型理論與當代詮釋之間的新奇落差，就讓我們跟著葛瑞威斯基博士親臨二〇〇七年在麻州波士頓哈佛醫學院所舉辦的第一屆筋膜研究大會吧。[2,3]

脊椎是動力引擎

葛瑞威斯基強調，人體的形態完全是為了移動所生，而非為了穩定設計。他的脊椎動力理論（見注釋與進一步閱讀）就像甘霖降在生物力學這座乾燥過熱沙漠當中。這個理論很複雜，但在邏輯上顯示整條脊椎在所有不同節段中移動，根據的是肌肉與膠原蛋白基質的密切關係，以傳送力量（在頭與地之間，經由肩帶的旋轉與骨盆帶的反向旋轉）到地面，或傳送從地面來的力量，也就是經由彎曲脊椎的齒輪（鎖緊的脊椎小面〔locking facets〕）傳送。例如當我們前傾或提起某項物品時，在膠原蛋白的伸展強度與肌肉力量的啟動之間，脊椎會自然地在幾分之一秒內來回切換。根據脊椎的曲線結構與肌筋膜─骨骼組織，旋轉與反向旋轉驅動了脊椎引擎。他暗示著先是脊椎，之後才到四肢，這是一種體力管理與儲存的優點，以改善而不是支配我們的動作記號。

「人體實際活動的廣泛範圍，掩蓋了動作背後相對簡單的物理學。從傳說中魚離開水中登陸地面那一刻起，解剖學的發展就受到儲存體力的需求所影響。在這個

脈絡下，地球的重力場變成我們物種學會利用的另一種資源。」[4]

在地球的重力場上，生物是以一種不斷管理地面反作用力的系統（或物理解釋）在四處走動。

「地面反作用力單純意味著不管多少力量推向地面，地面都會反推回來（牛頓第三定律，每一個作用力，就會有一個相等的反作用力；如果你推了一面牆，這面牆也會推回來，諸如此類。）如果有一個人走路或跑步，F=ma（質量乘以加速度，牛頓第二定律），因此地面反作用力會比較大。」[5]

葛瑞威斯基以另一個有效的方式解釋，以進一步強調我們在與地球的所有互動中如何完全依賴這種力量：用「腿」傳送我們暫時用儲存在每一步裡的力量。

「要理解這個概念前，首先要注意即使身體受到地球重力場影響，但你並不是自由落體。腳下的地面產生了一個相當於體重的反抗力量，因此你的腳是處於平衡狀態。如果地面發生了什麼事（比方說裂開一個的下沉的洞），你的身體就會掉向地心。因此地面反作用力不過就是你在日常生活中必須應用在身上，以保持身體平衡的力量。

「當你走路的時候，地面必須產生一個反抗力量到腳上，這就是所謂的『腳跟衝擊』。當你睡覺的時候，身體的形狀會印在床墊上，因為床墊是柔軟又有皺摺，這時地面反作用力就會往上推向你的身體。」[6]

延伸筆記

在科學研究大會上，起立鼓掌並不是常見的場面。然而葛瑞威斯基以運動定律與膠原蛋白基質的幾何形狀為基礎，充分說明了活體脊椎上確實發生的事件時，許多觀眾以歡呼聲讚揚這項直白又經充分研究的推論。他指出，由於運動是基於肌肉骨骼系統的假設，過去幾世紀以來開發了許多測量裝置，而這些計算幾乎都是專門用於檢查肌肉的動作，這又強化了解剖學與後續功能理論的肌肉骨骼基礎。因此任何活體內的測試都會延續這些假設，並讓科學繞過了膠原蛋白基質在運動中的關鍵作用。在傳統上，解剖學與生物力學都忽略了膠原蛋白機質無所不在的連結性。近年來則因設備與研究方法進步，特別是更敏銳的超音波與核磁共振儀（MRI）設備，已經可以在活體中的筋膜層中讀取資料，支持人體中無所不在的膠原蛋白關鍵作用，尤其是它如何影響脊椎。自從典範轉移以來，科學界也開始拋出不同的問題，達到好奇與調查的全新高度。在許多新興的模型中，都凸顯了生物張力整合結構。

延伸筆記

我們學到在某個大約的速度，蜂鳥就無法維持揮動翅膀的能力。根據肌肉的能量，一秒一百下所需能量的數學計算顯示，超過某個速度之後蜂鳥就會燒起來爆出火焰。能舉超過五十公斤的奧運舉重選手，如果真的靠腹內壓作為舉重的基礎，也經常會推翻這種假設。葛瑞威斯基揭穿了他所謂的肌肉骨骼構造的迷思與神話。膠原蛋白在脊椎形狀與動作上有根本的作用，不論它被理解或解釋與否。重要的是，他強調了它的彎曲率。

我們實際上用不同的方式不斷依賴著重力與其反作用力（地面反作用力，GRF）的相互關係。根據我們如何在每時每刻伸展我們的組織，或「輕盈」跳舞，或「用力」踩腳，對地面反作用力的經驗也會跟著改變。地面反作用力的本質沒有不同，但我們可以主動調整力量如何經由彼此相連的組織移動，也可以彈性拉緊它們之間的關係。

延伸筆記

地面反作用力是什麼？最簡單的解釋就是，當你踏上體重機，你的重量就是顯示你站在地上的力量，以及地上立刻回彈的相等的反向力量。這力量與你的質量相等。

我們在所有的情況下都用地面作為暫時的能量儲存工具，如果地面被雪或沙覆蓋，和走在平坦的道路上不一樣，人體組織回應地面的方式就會改變。我們必須以不同的方式拉緊組織，這種經驗可能就不是那麼像「彈回」，而必須適應並產生更多（肌筋膜能量與代謝）能量，以走過那段粒子不密實的地形。我們隨時都自然地這樣做，這是因為身體已經本能地知道怎麼活動，它活在兩股力量互相平衡的狀態，一是朝向地心的重力輻射拉力，一是（所有生物）占據空間以因應它的能力；也就是直接回應或反應來自地面的力量。

我們的骨骼是經由日復一日管理力量，或對地面的回應（或重力拉向地面），設計而出。在這個力量與反作用力的關係中人體以三維形式存在，我們沒有被壓碎，也能遠離地面站立起來並到處走動，可說是三位一體的力量結合。就像在張力－壓力系統中有三個元素：張力、壓力，以及張力－壓力的結合，所以我們也有重力與地面反作用力的三個元素：重力、反作用力，以及它們的組合（人體結構完整性，整合力量的結果，就是我們的實際表現）。你四處走動的能力，就是隨時透過身體結構詮釋重力與地面反作用力的表現。

延伸筆記

地面無時無刻不在干擾把我們拉向地心的力量。人類抵抗這個拉力的能力影響了我們的整個系統，以至於根本不必思考，這重力在時間與空間上的結果。請注意，出了大氣層的太空人需要應付的是一種非常不一樣的經驗，在外太空裡地面反作用力的振幅很低（相對於引力的改變），趨近不存在，因此他們的骨骼密度也會跟著改變。無論我們是否理解，結構完整性都依賴著這些相互的力量。

從演化觀點來看，我們已經有能力以更精密的方式應付地面反作用力（也許是史卡拉維利提到的「抗重力反射」〔anti-gravity reflex〕）。牛頓發現重力的特點有功，但列文認為生物軟結構移動方式不受引力影響，於其中有著不同的詮釋。這也許是我們說明牛頓定律的解答：一個相等而相反的力量，時時刻刻都在生物張力整合結構（張力與壓力）中運作，但又以全方向的方式自然抵抗變形。有關組織如何因應應力與應變的研究顯示，它們是以非牛頓與非胡克定律（Hookean）（也就是非線性）的方式運作。

「在應力與應變圖的測量上，張力整合結構表現迥異於大部份非生物材料與結構的胡克定律線性表現。在胡克定律結構中，每一次應力的增量，就會有一定比例的應變（指物質承受外力變形的程度），直到彈性變形點破壞之前。胡克定律結構在負載下也會減弱，張力整合結構會隨著最初的負載很快變形，但這結構之後會變硬，也變得更僵硬與強固。」[7]

列文繼續解釋張力整合結構如何說明我們對抗變形的全方向力量與能力。考慮到我們自然移動與因應的方式，這挑戰了略為牽強的「彈簧與緩衝器」模型，並提出了一種看結構更直接的方式。

演化的動作要求

葛瑞威斯基認為，我們的脊椎（在演化上）起源於從海裡出來的生物，牠們必須能夠在又濕又滑的泥地上移動，因此就必須有相應的適應構造。魚類的邊對邊（側向）運動，在陸地上是沒效率的。如果動物的身體是要在岩石地形上活動，最

後找到直立的動作，就必須發展出前後向（屈曲與伸展）的運動。為了做到這一點，這兩個活動面給了螺旋狀動作潛力，可以利用重力場，而不是被它打敗。這就是肩帶與骨盆帶的旋轉與反向旋轉（脊椎引擎的主要動力[8]）。脊椎的彎曲率和陸地上的四肢演化發展與此發生一致。不斷演化的步態模式，產生了大於部分總和的一種整合性全身運動能力。

脊椎第一

「如果目前基於生物力學的牛頓典範是正確的，那麼祖父舉起他的三歲孫子，計算出來所需要的力量會壓碎他的脊椎；釣竿末端釣到一條魚，將會撕裂垂釣客的手臂；而我們腳上小小的種子骨也會隨著跨出的每一步粉碎。」[9]

許多直立的兩腿（雙足）人類運動理論指出，腿允許或帶動步態與軀體或軸體「像行人一樣移動」。如同葛瑞威斯基指出，從演化觀點來說：「運動能力首先是經由脊椎的移動來達成的。接著是腿步的改善作用，而不是替代。」[10]（這概括了胚胎的形成順序，因為腿是脊椎結構已經到位之後，還花了一些胚胎時間才和其他後來的結構一起生長的。）

葛瑞威斯基指出，人類走路時，脊椎的腰椎曲線是最重要的，它經由腿傳送來自或送至地面的力量。脊椎並不是被腿拖著走，葛瑞威斯基認為是脊椎從上方帶動四肢，讓腿部得以傳送來自或送至地面的動作力量幅度與品質，並在步伐當中利用地面作為暫時的力量儲存工具（經由後跟衝擊）。身為瑜伽老師，理解這樣的結構

延伸筆記

葛瑞威斯基以如果沒有肢體會發生什麼事的問題，駁斥了下肢驅動步態的理論。那就表示脊椎無法發揮作用（或走路）嗎？他拍攝並觀測一個沒有肢體的男人（沿著脊椎有感應器），他仍然可以以一種自然走路的步態模式沿著地面移動。葛瑞威斯基分析此軀體運動，發現仍符合有腿可走、有手可以擺動的人的模式。任何假設啟動在腳的走路理論，都會受到這個研究的挑戰。（在脊椎特寫鏡頭中，我們根本不可能發現這個走路中的人其實沒有手或腳，而是直接用他的坐骨走路。）

對我們大有幫助，葛瑞威斯基也提供了非常具有說服力的理由，為什麼保持身體的柔軟與活動是一種優勢，目的是盡可能有效地自然傳送力量（他的著作在參考文獻中都有提到，本章結束有進一步的閱讀建議[11]）。

脊椎引擎理論實際上與列文的張力整合結構─桁架理論和弗雷蒙的生物張力整合結構模型一致。作為封閉運動鏈模型（closed kinematic chain models），這自然會令人想起耦合運動（coupled motion）法則（本章稍後會談到）。這說明了我們在瑜伽教室以手與頭、肩膀與手肘支撐，用各種優雅的角度在平面與解剖位置達到平衡的能力。脊椎變成了共同點：旋轉與反向旋轉可以雙向發揮作用。我們可以說用攤屍式躺著就像解剖的位置，但即使可以用這個姿勢體驗並感受到位於地上的自然彎曲率，並利用它得到直接的回饋（見十一章有明確的練習），但我們的身體從來不是扁平的。

這項練習說明了葛瑞威斯基的觀點，他認為脊椎雖然直立，但仍與海洋哺乳動物的脊椎發揮一樣的作用；四肢則是增加平衡、穩定與進一步的功能，而不一定是驅動或啟動運動模式。

「在控制腿與上肢之間的力量傳送時，脊椎前凸〔腰椎曲線〕是最重要的參數。」[12]

葛瑞威斯基指出，四肢由脊椎驅動以幫助傳送送到與來自地面的力量，並把這些力量微調到最適合的幅度或形式，讓脊椎可以接收。他的研究表明，這是一個複雜的機制，並依賴膠原蛋白基質平衡在地上移動或彈回的能力，而不會「打破我們的種子骨」（見前文）。身為一種完整的結構，在我們可以描述的所有姿勢上，要解釋運動的螺旋基礎，還有一段很長的路要走。（如果對這種旋轉完整性有適當的注意力，是可以改變走路步態的。）

以杖式（Staff Pose / Dandasana）坐著，可以摺疊手臂，稍微彎曲並拉緊腿部，然後以坐骨在瑜伽墊上「走上」與「走下」，接著沿著墊子滑動腿部（彎曲膝蓋並輕輕將腳跟放在墊子上）。這顯示，經由脊椎做出這些動作的自然旋轉反射。在以坐骨在瑜伽墊上「走」上與下之後，嘗試站立時，腿部額外「抬起」。這似乎立刻促進步伐的輕盈，以及伸縮彈性動能的品質。幅度是有點變化，但是做這個動作的根本能力並沒有改變。

原發與次發性曲線

　　脊椎的曲線（圖 7.2）可以從演化（系統發育）與發展（個體發育）的觀點來看。脊椎曲線稱為原發性（primary）與次發性（secondary）的理由是，原發性曲線在我們出生之前（在子宮內）就形成，而次發性曲線則是透過運動模式隨著時間隨後（在子宮外）發育的[13]。

單腳或雙腳？

　　列文進一步暗示，我們身體的設計是為了做出單腳而不是雙腳的姿勢。我們一學會雙腳站立，就經常一次只用一隻腳。事實上，在走路時，我們有高達八成的時間花在單腳上；短跑中，身體一直是以單腳交錯在空中飛躍移動。我們甚至常常喜歡站在一隻腳上，而不是平均站在雙腳（可以問學生，他們習慣把重心站在哪一邊。大部分的人在預設模式下都是偏好重心在單腳上）。考慮到大部分的基本體位法就是在培養這方面的平衡與身體素養，我們當然可以用些熱情來探討這樣的想法。

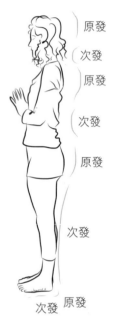

原發
次發
原發
次發
原發
次發
次發 原發

圖 7.2 我們實際上可以把身體背面當成從腳趾到頭頂一個原發與次發性曲線的連續系統。

延伸筆記

　　在運動研究中的一個常見誤解是跳躍的差異。動物是用兩條腿「跳」，人類則是用單腳起跳。根據套用在何種物種上頭，同樣的字指的是非常不一樣的事。在我們走路時，雖然轉換非常流暢，但平衡是單腳的。如果我們學會衝刺，實際上是啟動了一連串強力的跳躍，並以愈來愈快的速度加入動覺寫入。

在三維中啟動身體曲線

　　葛瑞威斯基顯示，各種運動法則都是經由彎曲脊椎的基本設計而啟動，其研究

因為確認整條脊椎的表現，可以說明我們的瑜伽作法。在走路、跑步、跳舞，甚至坐著呼吸時，我們實際上仍然用到了全身。葛瑞威斯基強調了彎曲而不是直的中軸的價值，例如我們的靈長類表親所受的限制。他美化了原發與次發性曲線的目的，人類有旋轉、反向旋轉、往側邊、前面、後面傾斜的天生能力（還可以做更多動作，在這些主要分類之間還有細微的動作，但不是那麼容易在典型生物力學術語中標示的動作。見十八章）。脊椎引擎理論顯然說明了我們與地面結構關係的自然設計，我們將透過第二部的練習來探討這一點。

出生後不久，一個健康新生兒會捲曲成球狀（原發性曲線）前折形狀，然後試著抬起相對大而重的頭（例如往下壓在媽媽的肩膀再向上推起），然後自然會開始啟動（透過本能的使用模式）頸部延伸曲線，這是「S」形脊椎兩種次發性曲線的第一種，對人類的彈跳能力很關鍵，對脊椎旋轉與反向旋轉的能力也很關鍵。

腰椎前凸，腰後側的次發性曲線是在頸部的次發性曲線之後形成的，這被用在當嬰兒學著從地上抬起頭來以及蜷曲的時候。由於天生的好奇心，嬰兒用旋轉動作、側彎、以及前彎與後彎和翻滾，把他的頭（以及最終到胸部）從靠著的地方抬起來。到最後，背部強壯到足以抬起頭與軀體，把脊椎後彎（次發性）以及前彎（原發性）。這要花好幾個月，有時候要好幾年才能完全發展到站立的時間點。要做到以雙腳而不是四肢（通常稱為直立雙足姿勢）平衡並走路需要一段時間，人類的骨盆在成長期最初的六年會逐漸發育，以因應這些努力以及累積的負載模式。

彎曲的杆子

如果我們想像一根彎曲的曲線穿過身體中間，而不是垂直的杆子，那會怎麼樣呢？影響曲線和直杆的運動法則截然不同。另外，生物張力整合結構模型挑戰了槓桿的看法，那也是應用在線性結構上的看法。一個標準的槓桿，例如描述手肘的動作，是以「兩桿開放鏈機制」（2-bar open chain mechanism）呈現（圖 7.3）。這只是提出兩種桿狀物（上臂與下臂），以及一個代表絞鏈接頭的栓（手肘）。在生物張力整合結構中，每一個部分都彼此結合，但我們是在尋找瑜伽教室裡動作的解

釋，這遠遠超過槓桿的極限與範圍。我們並不是以直線和槓桿接頭活動，在范德沃保留組織的手肘解剖中，關節在每一個角度中都是在張力之下。這擴大了這個脈絡到一種新的解釋，可以在「封閉運動鏈」中找到（見圖 7.4 的邊注）。

封閉運動鏈結構徹底產生了全方向與不可預測的運動模式，比許多典型的理論更能說明瑜伽的動作。思考其中的某些原理時，讀者可以從經驗與更多閱讀去探索（見本章結束的進一步閱讀建議）。在第二部，我們將會具體考慮把這些問題調整應用到瑜伽上，它們大幅改變了我們的觀點。

身為人類，我們可能是從「離心」的意義組織起來的，但在實際的經驗上身體並沒有直的垂直軸，而是彎曲的。我們的胚胎發育「零點」（見第五章）很理想地形成了一個不斷改變中的連續 S 形形狀，就像達文西最先描繪的那樣。我們把它用來當作直立參考，但這是本身的平衡動作。我們可以把它「拉直」，但是它的預設設計就是一連串美麗的曲線，讓我們擁有所有螺旋動作的特權。另外，人體最根本的設計是為了活動性而不是穩定性，我們時時刻刻都必須主動穩定、建立、鬆開，再重新穩定自己，這是運動技能的整合部分。在第八章，我們將會更深入檢視彈性，並說明這是我們身為一種具有預應力、非線性生物系統的經驗，這種系統時時刻刻只是藉著呼吸與繼續存活，就能以整體的方式改變自己。

人是以圓形腔室占據空間般的三維形狀組成，我們是管狀結構裡的管狀結構，包括各式各樣的結構

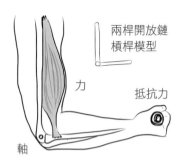

圖 7.3　一個槓桿就是一個兩桿開放鏈：這裡顯示的是一隻手臂的模型（注意已經排除其他關節與結構）。

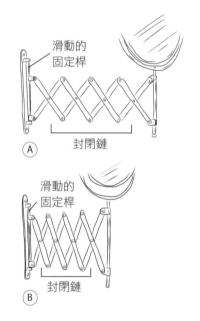

圖 7.4　這是一個四桿連動系統（four-bar linkage system）和一個固定桿（在附著處）。它可以擠壓和伸展（因為它在固定桿上的滑動絞鏈），所以仍是一個封閉運動鏈。在這個對稱的例子中，「槓桿」都聯合起來以形成一個有格子性質的封閉連動系統。在蒸汽引擎中，這個桿子和生物系統的桿子有不同的長度。

形狀，它們大部分都能在運動平衡與內部運動中改變與調整。我們無時無刻不以優雅的平衡不斷詮釋內在與外在的力量，生物張力整合結構的幾何形狀與筋膜可適應結構，是所有這些形狀的共同點。生物動力學的想法根據的是平面、直線與精確對稱（或脊椎堆積），至少有部分一開始是解剖學家移動大體所推導，而不是觀察會自己動的活體形狀。這兩者之間的差異有如雲泥，不管所建立的線性、直角的理論為何。

格狀槓桿

從線性理論來看，槓桿設計解釋了我們如何靠一個又一個關節活動。在沒有結締組織下，槓桿（一個兩條開放鏈連動系統）回答了在一個活動面上一塊肌肉在關節移動一塊骨頭的問題，就像絞鏈一樣，這樣會產生肌肉拮抗組以平衡與反向平衡槓桿的典型理論（它也滿足了牛頓第三定律，每一個作用力都有一個相等的反作用力）。但我們現在知道人體不是一次動到一兩條肌肉，我們也不是一次只使用一個關節。這是「局部」觀點，因此在自然的背景下很難說明整體的動作。雖然槓桿也許顯示了一種人體如何活動的版本，但是在筋膜基質出現的情形下明顯功能有限。因為筋膜基質基本上完全彼此相連，在每一個尺度上，不只透過我們的組織，也在組織周圍交織在一起，是全方向的牽制。它的形成背景就是連結性，一開始就是彼此相連。如果我們以范德沃的角度來思考，人體其實是從整體中形成，然後為了活動在這個整體中形成不相連的地方。例如，手肘就是手臂張力連續體中的一個「斷開點」。

延伸筆記

生物張力整合結構模型解釋了人體動作的多元性，包括我們享受的旋轉模式，這是人體生物運動結構的一部分。實際的生物張力整合結構模型經常包含個別的直支架，或壓力元素線條與張力元素線條，以說明一個張力－壓力結構運作的完整表現，但只是一種例子[14]。它不是線性組織字面上的重複，而是它們綜合特徵的有力模型。請想像一張蜘蛛網（這並不是一個張力整合結構，因為需要一個外部的架構；但它仍是一個張力結構）。蜘蛛網有明顯拉力（幅條）的「直線」，以及形成網、跨越連結的橫線，但是如果把它們從背景中取出來成為獨立的元素，好像代表的是線性組織，這就是誤解了蜘蛛網的生物功能以及整體的結構，也忽略了因應自身依附架構運動的整體能力。例如在一棵玫瑰枝條之間的網，雖然似乎是「扁平的」，但看起來可能不只是在一個平面上，它占據空間的方式比平面表現更具有適應力。關鍵在於，活體中結合的各種網子會在各種結構之間，根據身體的位置以及用途形成各式各樣的格子或編織，或螺旋封套或碎形多邊形，且都是全面性的。不管你怎麼描述它們，在人體中這些事物都「不會是直的」。我們把筋膜切下並拉直，變成扁平的碎片來檢查，或是找到直的連接部分來繪製圖表，但這不會讓它們具有線性的機械特性。

也許學習槓桿與人體活動會如此複雜的一個原因是，槓桿並不代表在活動的人體中所發生的事。畢竟，這些理論是在筋膜經常被解剖學家去除後所推論出來的，是在沒有這種連結關係下形成的推論。有沒有可能我們結合了更聰明的槓桿作用？就像我們已經提過的，在生物形式中並沒有槓桿[15]。

封閉鏈

如果這個鏈是「封閉的」，那麼這些桿子就不是槓桿。它們變成所謂的四桿（或多桿）連動系統，這恰好可以代表動作的最小值，顯示出肢體末端可以享受到的手指與腳趾靈巧度與多元性的可能性。這個結構變得獨立，控制機制也完全改變。在一個封閉系統中，某一端的控制會在整個系統中反覆重申。列文在〈肩胛骨是一種籽骨〉[16] 一文中指出，手臂和手的控制力是來自脊椎透過肩胛骨傳送的力量。因此根據四桿連動系統的模型，可以賦予我們所感激的整合動作與細微協調。我們進入了一個更複雜的幾何領域，但與我們的生物張力整合結構一致。它說明了這些姿勢與我們做這些姿勢的方式。

在一個四桿（或多桿）封閉連動系統中，結構的幾何形狀會發生很神奇的事，它們會變得穩定，並在不同的角度與位置下，以更高的頻率進入一種潛在的活動狀態。因為結構是相連的，最輕微的動作也會傳送並影響到整體，其中有形狀與動作的完整性：所有變化都被傳送與轉化到動覺上（例如經由啟動這個結構的幾何形狀）。即使這個結構受到擠壓時會「閉合」起來，但並沒有簡化為一個直桿或一個槓桿。這是彼此相加變成一個格狀物，至少是一種編織結構。如同史內森認為，如果編織是張力整合結構之母，那麼從編織而成的格狀物（筋膜基質）到四桿系統（結構設計上），似乎是值得細心研究的探討途徑。一個四桿系統可以「擠壓」與「伸展」，而不會失去它的結構完整性（圖 7.4）或關係。四桿系統有一個固定桿，這個封閉鏈的其他部分可以用協調、互相溝通的方式活動。不管發生不同幅度的活動，整個結構都是組織的一部分。

延伸筆記

封閉運動鏈是什麼？運動（Kinematic）指的是一個結構的幾何形狀，與作用在這個結構上的動力無關。一個封閉鏈表示，每個連結都附著在兩個尾端，一個格子就是一個封閉運動鏈的例子，每一個動作都會以整體的方式動到各個部位。在一個封閉運動鏈中，桿子的最少數量是四（三桿就會形成一個固定的三角形，是穩定的結構）。我們是主動穩定的非穩定結構，這也可以說明瑜伽的動作，重點不在於能夠用手倒立或單腳姿勢，而是維持。一個四或多桿封閉鏈結構有一個固定桿，可以從此處移動到其他部分（以圖 7.4 的刮鬍鏡為例）。把地面看成是我們的「固定桿」，每一次我們把自己放在地面上時，根據所放的部位及位置，固定桿也會有所改變。

蒸汽引擎上的輪子設計就像機械性的四桿封閉連動系統，可以讓一條長而分段的列車只靠一座發電機就能運作（而不需要每個輪子配一座發電機）。整輛火車被輪子的旋轉精準地連起來，就是透過這個連動系統的封閉運動鏈，是一種形態的經濟性整合機械系統。我們能做出比蒸汽引擎做更複雜的動作，但這顯示的是從槓桿相加起來的物體，而不是簡化到它們最有限的數量或功能。

如果一個封閉運動鏈的桿子長度不一，就可以調整現有的形狀、動作、範圍，以及這個結構可以形成的整體組織。但它們仍有密切的相互依賴關係，藉著球與各種無摩擦絞鏈上的球窩接頭（就像我們的關節），它們可以畫出的弧形與橢圓形，在組織中的發電機控制下會變成三維的形狀。如果脊椎是中心「發電機」，它對四

肢的控制便可以表現出的模式與形狀，這是活動時確實展現的模樣。當你思考著自己做出的不同姿勢，以及瑜伽墊上設法做到的平衡，脊椎能訴說的故事比起一根挺直或堆疊分段的柱子更有活動性也聰明多了。我們可以用一條垂直的中軸線當作比喻，但也該記得用一根柱子或直角磚造的房子模型來解釋三角式時，其實很難將其理解為人類生物動力的基礎。為了在這個姿勢中達到平衡，我們在腿與地面之間做出一個三角形，但其實是透過脊椎、手臂與頭的反向平衡，才能設法達成。我們的「中線」（midline）是一種透過彎管的「中波」（mid-wave），藉著所有的螺旋動作、深度扭曲與彎曲姿勢，讓我們可以做到瑜伽墊上的所有姿勢。

在四桿封閉鏈連動系統中，我們看到了運動模式的三個重要特徵：

- 在整個組織的範圍中，這個結構獨立、封閉，並具可變性。
- 一座「發動機」可以有效率驅動整個形狀。沒有多餘或從中分開的物體。
- 在自我調節的結構中，根據先天形狀、協調角度以及封閉鏈的桿長，每一項物體都會影響其他的每一項物體。

「生物連動系統通常是符合內在規則的。由韌帶形成一或更多個桿，而這連動是三維的。現在已知有耦合連動系統，還有五、六，甚至七桿連動，但是四桿連動仍是目前最常見的系統。」[17]

在生物學中，許多生物喜歡根據四桿連動的封閉運動鏈結構排列，例如魚類中常見的頷動力學。我們身體中一個（事實上還有很多）完美又明顯的例子就是膝關節。膝關節藉由十字韌帶連接上腿骨（股骨）與小腿骨（脛骨），這就稱為 X 桿排列（X-bar arrangement）[18]。

我們的身體基質設計成網路的連動系統也是封閉運動鏈的表現，前文中提到這種系統中，有一根桿子是固定的，這個封閉鏈可以由此像整體一樣活動。我們的固定桿就是地面，自己則不固定。這的確很符合內在規則，但是移動時以不同的方式結合地面，可以改變我們的整個排列（圖 7.5 與 7.6）。我們實際上是隨身帶著地面來到地球上的所有地方，在需要的時候位於身體部位以下，以及身體部位和地面之間，就是我們運用它的方式。就如葛瑞威斯基指出的：我們利用重力增加自己的能量優勢。

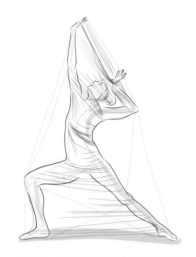

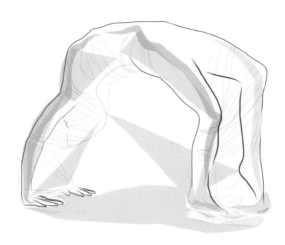

圖 7.5 透過地面固定桿整合動作，看起來完全符合多桿連動系統。這個系統符合內在規則，由自己發動就是封閉運動鏈。

圖 7.6 任何姿勢都有相同的原則。在生物張力整合結構中，系統也處於張力之下，請想像成外部的網狀物（它是內部活結構的一種視覺比喻）。在每一個姿勢中，地面就是我們的固定桿，我們都從地面開始移動。

「生命是運作中複雜系統的極致之例，小至細菌，大至狒狒，生物體都是經由一系列牽涉大量不同組成部位、不可思議的複雜互動而得以成長。這些組成部位或次系統，本身由更小的分子組成的單元形成，分子各自獨立表現自己的動力行為，就像促成化學反應的能力。但當它們組合成更大的功能單位，例如細胞或組織時，就會出現全新而不可預測的特性，包括移動、改變形狀與成長的能力。」

「雖然研究人員已經發現這項有趣的事實一段時間，但要解釋生命的基本原理時大部分的人還是將其忽略。過去幾十年來，生物學家試著透過清楚說明生命關鍵物質與分子的特性，例如 DNA 與基因，以增進我們對人體如何運作的理解。」[19]

動力與整體

不管我們位處哪裡、擺出什麼姿勢，人體都形成了一個封閉連動系統，並把地面當成其中一個桿：暫時固定的那一端。只要簡單理解人體彎曲結構，便能開始說明該如何看待整個動作（就如它呈現的樣子），並且意識到：

（一）人體是封閉鏈

（二）我們的非線性生物系統中並沒有槓桿

骨骼的動力排列、肌筋膜的連貫性與動態韌帶形成了遍及人體組織的網路、連動系統與交叉連結。就像人體一樣，顯然它們全部彼此相連。雖然我們能做包含類似槓桿的動作，但人體的生物力學遠比槓桿複雜。我們在符合內在規則的三維中結合許多選擇，在人體形態中自然整合筋膜。封閉運動鏈可能促成一般所知典型意義中的功能性運動導向重新定義。

延伸筆記

身為講師必須了解，尤其是協助學員調整的情況下，如果我們認為某個人的四肢在靜定或活動時像槓桿一樣移動，可能會忽略掉整個「連起來的」身體所受到的衝擊。改變一個部位，就一定會在這個鏈所連接的其他地方引起反向動作。如果你的觀點是把活體形狀簡化為二維圖形，或者當作某個部位只和鄰近的下一處關節有關，就會破壞而非促進平衡狀態。只要理解這個模型就會知道當碰觸一個部位時，實際上是機械性地影響了整個人體。當我們把筋膜網絡視為微妙且具感知能力的全身系統，它看起來就更複雜了。我們將在第二部整合這些特點，並在練習中思考（第十六章）。

本質上是雙相運動

移動一個部位一定會影響另一個部位。圖 7.5 與圖 7.6 是在某個時間與空間的表現。在一刻接一刻的連接動作表現順序中，他們結合了「雙相運動」（biphasic movement）。這是身體在一個封閉鏈中作為張力基質的一種特性。每個動作自然觸發一條相應的桿子。這裡可以提出兩個有用的示例加以參照，第一個是自行車輪，第二個則是兒童玩具**翻身板**。

自行車輪（最少有十二個輻條）是一種圓形的生物張力整合結構。輪軸與輪圈是壓力元素，而輻條提供的是張力元素。想像一下整個輪子被扭曲的狀態（它和莫比烏斯帶〔Möbius strip〕類似）。只要你想把它轉正，它會經過中點而扭曲到另一邊；這是自然的反向扭曲，也就是雙相運動。

在**翻身板**玩具中，如果你讓它維持在張力平衡狀態，每一個動作之後下一塊板

子便會出現反向動作。這些個別部位被絲帶固定綁起，就形成封閉運動鏈（圖 7.7）。它有一個特別的平衡點，在平衡點的另一邊，整個結構會自然透過一連串的動作與反向動作（也就是雙相運動），一路咔噠咔噠翻下去。這種結構性的組織會透過改變整個結構的動力自然作出回應，因為它們全部相連而形成一個封閉鏈。你只要維持這個（在張力下）動作的「引擎」就好。

這是連貫動作的技術描述，是我們在瑜伽序列以及日常生活中都已經自然專精的動作。我們經由走路、爬樓梯、坐下或起立啟動了這些功能性運動的原理。試著移動前臂時不要動到手腕、手或上臂的任何部分，或者移動你的小腿時不要影響腳踝、腳掌或大腿。基本上這是不可能的，因為它們都屬於封閉鏈的一部分。

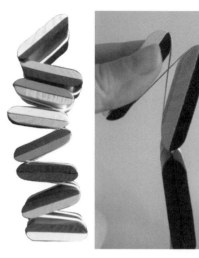

圖 7.7 翻身板玩具顯示，在雙相運動「咔噠」通過鏈的長度之前靜止的張力平衡。

做一次深蹲動作，然後站起來形成山式（Mountain Pose / Tadasana），再重複一次。從站姿移動腿的任何部位，都會導致下一段的相應動作。你無法在彎曲膝蓋時，不動到臀部或腳踝。這是我們身體設計的基本原理，在封閉運動鏈裡的雙相運動。這個運動鏈包含了腳下的地面，發揮固定桿的作用。

全面的多桿運動

全面的多桿運動看起來更複雜一點（圖 7.8）。例如談及經由軀體的呼吸動作時，另一個模型可以有效顯示相同的封閉運動鏈原理也可以完全應用在多桿系統上。

在這個球體上每一個接頭都互相連結，而且沒有一個地方的動作不會牽動其他處。在最基本的機械層次上，它屬於力量傳送系統，把動作力量傳送到整個結構幾何形狀（運動學）各處。由於肋骨和脊椎一樣是彎曲的，而且胸腔內也沒有筆直的結構，它帶我們再一次進入彎曲幾何的世界。[20]

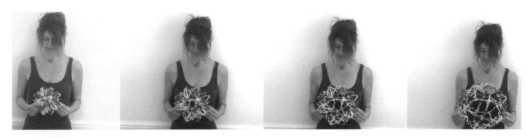

圖 7.8 這顆多桿連動系統的球,是以動力擴大與收縮的封閉鏈。它代表一個生物張力整合結構可能的呼吸運動連動系統。

延伸筆記

　　如果你非常用力握緊圖 7.8 的球,可以馬上感受到它的排列方式,準備好要跳動、呼吸動作的靜止狀態,以及占據空間的方式。它讓人明顯感受到呼吸的運動經驗。在描述時語言變得更困難而難以捉摸,但觸碰它時感受則比較一致。

　　圖 7.8 的簡易模型會隨著最輕微的力氣「跳動」以及「打開與閉合」,與下一章將探討的彈跳動作相當類似。我們可以用不同的方式呼吸,這是在瑜伽中刻意探索的部分。顯而易見的是,人體的生物順應性表示,我們可以憑主觀意願做出不同形狀,但即使如此,這些形狀還是彼此相連。例如,如果你主動「抓住」肋骨架的某部位不動,讓另一部位以特定的呼吸法移動,它仍是緊密相連的鏈狀反應中的一部分(見第十五章)。它說明我們主動穩定了一個部分,同時活動另一個部分的力量,並證實它們互相關聯的功能與適應性。

　　圖 7.8 的球代表了我們所見與所經驗的生物張力整合結構運動學,不需再想像人體中有一條垂直線。這發生在一個彎曲、獨立的三維結構中,它主動參與三維的活動,並在時間中移動,在封閉的轉換中做出一個又一個的靜止架構:而且始終都整體、完整。它比槓桿(開放鏈機制)所能描述的要複雜多了。部分的總和有非常截然不同的表現,因為它結合成為完整的封閉系統(一個封閉鏈)。人體中包含各式各樣的連結形態(連接模式),以允許系統中每一個桿的活動範圍,但是我們的動作(特別是在瑜伽教室中)顯然並不受限於只在水平與垂直面上平衡的槓桿。

滑動運動

在此必須要強調滑動運動，它是人體結構與其筋膜完整性的基本原理。在各層之間滑動的能力對全身各處的動作功能非常關鍵，包括在關節（因此沒有摩擦）、在皮膚的各層之間（就像我們在第三章觀察到的），以及在器官之間（可以四處走動而不會損傷它們）。相同的能力允許我們體內的各種體腔隨之移動。例如，肺部周圍漿液的基本設計，就是為了在每一次的呼吸中不會造成摩擦，並受到內臟筋膜層與體腔的牽制。那麼肺部的槓桿在哪裡呢？若認為肺部屬於運動的獨立功能系統，其實也很難說得通。

普遍的模式

格狀模式是另一種四桿系統。格狀組織是身體各處的普遍模式，也是筋膜管的基礎。它在血管、肌肉與肌肉纖維的周圍形成（圖 7.9）[21]。例如血管各層被膜是在彼此周圍互相螺旋纏繞，而這些重疊的螺旋管線在橫切面上就形成了一種格狀的排列形式（圖 7.10）[22]。

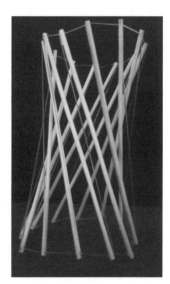

圖 7.10 這是葛萊姆・史卡利根據張力整合結構原理所做的模型，它的排列是一種螺旋結構。請注意，這個螺旋與反向螺旋模型在橫切面上是格子形，結構本身是開放的。

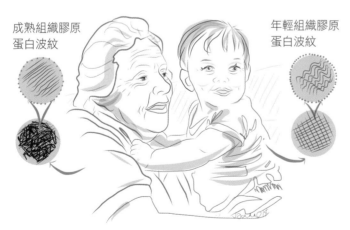

成熟組織膠原蛋白波紋　　　　　　年輕組織膠原蛋白波紋

圖 7.9 在年輕的活動組織上，筋膜層明顯以交替方向置放，並具有一種波紋的特性，老年或久坐的人體組織則顯示出一種亂糟糟的組態。在人體基質中，真的沒有直線。

生物形狀中的每一個尺度上，這些模式的幾何形狀都相同而常見。[23] 林木商人與林業相關展業中，認識樹木的對掌性就是一項本領。我們已知樹木年輪是以反對掌性模式生長的[24]，只是我們不知道根據某一棵特定樹木的生長期，年輪是由基因決定，還是基於環境的反應。但可知的是，如果有一間由一棵樹蓋成的小木屋，而這棵樹的年輪並非以反對掌性成長（長成直的），那麼小木屋一開始看起來會是直立的，但乾燥時會變得彎曲[25]。

多桿運動

這些資訊加起來就是一個設計來透過地面活動的複雜而獨立的生物體，就像我們利用地面的方式。這會影響特定肢體的兩端，是一種在持續張力之下的回饋系統（我們將在下一章探討這個張力部分）。哪一個動作是當作我們開始活動的固定桿，取決於我們用哪一個部位與地面接觸。

外觀上，我們像是四肢掛在軀幹上，所以看起來好像是開放鏈槓桿，就像在地上躺平的攤屍式，這是一種無感知的麻醉觀點。但是，只要我們啟動（自己），然後移動，便會立刻接觸地面，並從地上站起來。我們也能選擇不同的途徑形成四桿模式，也許是把手與腳放在地上，然後前彎、後彎與倒立，或是用側面彎曲或平衡，所有部位都會作出回應。

思考各式各樣的瑜伽體式，以及從頭頂到腳趾，我們接觸地面做出這些姿勢的部位，引發出一項非常有說服力的全身運動解釋。其中的共同點就是地面與脊椎的關係。透過環狀帶與四肢，不管我們選擇用什麼方式使用它們，看起來都是完整組織好的形狀（包括頭部，只是並非由它發起）。根據列昂尼德・布盧的看法：

「我應該把這個聲明說得更強烈一點，頭部控制不只是對走路等動作來說相當重要，而是單一最重要的因素。可視為人體與地面接觸的任何受控制的動作中絕對的必要與先決條件。」[26]

　　考慮到桿子的各種長度（例如四肢與軀體的骨骼），以及整條脊椎的彎曲度（圖 7.11），我們有「做動作」（motioning）的能力，以改變移入的角度，以及使用哪一處身體部位和固定桿（地面）形成「接點」。

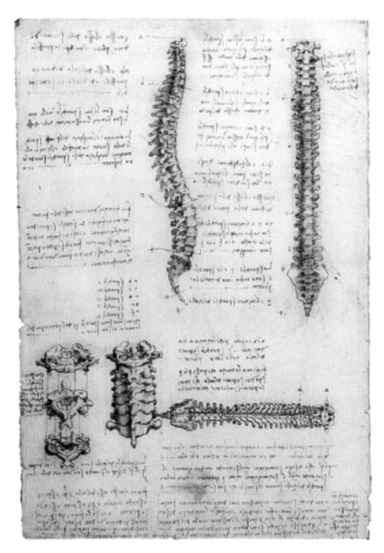

圖 7.11 這幅由達文西所畫的 S 形脊椎也時常出現在教室的模型中，這是位於體節最初預定的椎骨之間互相交錯的空間設計與形狀。

這暗示著我們與地面的關係，和許多瑜伽大師讓我們相信的一樣深刻與敏感。例如：瑜伽圈的大家長史卡拉維利女士[27]肯定會把整合動作歸因於這種關係，屬於呼吸與脊椎波動對土地的回應。不管我們做出什麼形狀，如果把地面包含進姿勢的完整性當中，我們就會開始理解自己是如何不斷而且甚至不知不覺地使用它。

> 下次做瑜伽或觀摩一堂課時，不妨觀察每個姿勢，把它當成一個多桿鏈的一部分。地面上不斷改變的無形「接點」包含進來之後，注意整個系統如何從地面移動這個「鏈」裡的每一桿。根據姿勢不同，這裡的桿可能是腳跟，也可能是腳趾、手掌跟、坐骨、手肘等。

找到靜定狀態

好幾個世紀以來，我們從靜態的人體中推論出構造與功能——解剖學家必須移動無生命的形狀，並應用非生物性的線性系統作基礎評估，而不是非線性的生物系統。特別有趣的是，在真實的（活動的）人生中，我們實際上很難讓主動活動性進入有意識的靜定狀態。在一個設計來活動的身體中，靜靜站著或坐著，保持同一個姿勢或冥想一段時間，實際上需要許多練習。

在我們體驗消沉或「硬挺」時，靜定很容易變成久坐或僵硬的狀態，我們不一定可以自然享受主動或有活力的靜定狀態。在這裡用靜定這個詞彙，和消沉不動截然不同。在我們的現代文化中，要看到一個人在安靜的靜定狀態中放鬆、清醒、覺察與專注，是一件相當罕見的事，實在不太常見。瑜伽探索與追求的正是這種能夠保持靜定的能力。我們可以運用脊椎，在各種位置中做出姿勢並且保持。所以該如何理解槓桿與垂直柱的典型理論呢？

「在許多姿勢中，成人的脊椎功能並不是像柱子或甚至一道簡單的樑。當脊椎水平時，薦骨並不是一根柱子的基礎，而是連接的元素，把這道樑綁在骨盆環上。」[28]

封閉運動鏈與脊椎引擎是否引領我們進入生物動力學領域，以用來說明瑜伽？如果生物張力整合結構說明完整的多維度結構，就像我們在每一間瑜伽教室中的所

見，它是否吸引我們邁向如何詮釋這種（與任何其他的）運動藝術的更完整解釋？

　　我們開始看見畫面浮現出來，而且值得進一步探討。表 7.1 比較了典型與當代模型之間的差異，但此處值得注意的重點是當代模型代表的悖論。它一方面兜了一大圈回到吠陀聖者的古老智慧（見二十一章），並且可發現於第二章提到的哲學家與建築師所研究的神聖幾何繪圖當中。也許我們正在探索一個統一的過程，超越了二元思維的限制，重新恢復瑜伽真正的代表意義，並回歸對古老智慧更深的理解。

表 7.1

典型模型	當代模型
部分（齒輪—生物—動力學〔 bio-mechanical 〕）	整體（承認生物運動學〔 bio-motional 〕）
壓縮	生物張力整合結構（張力—壓力）
2-D 圖（二元性）	3-D 全息圖（三位一體）
二桿槓桿與鐘擺	四桿與多桿連動系統
開放鏈機制	封閉運動鏈
向下分成各個活動面	向上相加成為體腔
線性生物動力系統	非線性生物系統

新視點

　　前文中提到我們並不以解剖學的原理站立，脊椎也不是垂直的柱子，不必直立才能發揮功能。我們也開始了解筋膜與本體感覺（我們在空間中的意識）的重要面向，就是感覺自己的能力。這不只是在內在表示我們如何感覺而已，它是我們對外在世界的本能內在反應，也是我們與外在世界的關係。我們是透過身體活動，而不只是由它活動，而我們的身體素養也包含了周遭的外在世界。我們將在第二部，以身體閱讀與調整的角度來探討這一點。

最後，讓我們思考在環境背景下的身體幾何形狀，或至少從地面就緊緊圍繞著我們的物體。這是我們在周圍所有事物的關係下，能夠得知身在何處的能力基礎（圖 7.12 與 7.13）。身體內部的專門化也應用在我們對空間覺察的外在感受，這種覺察超越了皮膚。經由超越形狀的觀看，包含隱藏的幾何形狀，這個形狀包括我們運動的弧線，在視覺上可以開始看出這一點。

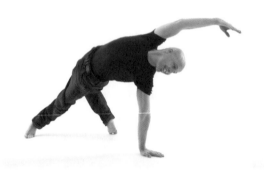 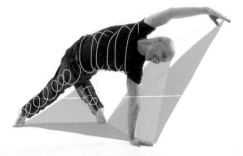

圖 7.12 從一個三點的犬式，到三點的輪式（Wheel / Chakrasana）；這是動作暫停的畫面，顯示身體的一連串側轉。這個姿勢從腳趾到指尖，可以呈現多桿連動系統的一部分，也是艾力克斯（Alex）在快速度中自然平衡與反向平衡動作之處。影像經亞歷山大‧費莫‧勞許（Alexander Filmer Lorch）同意轉載。

圖 7.13 這是意識到空間中完整姿勢的相同方法。此姿勢利用地面，成為一個多桿連動系統。這個方法可以用在任何姿勢，當成看出整體的方法。這是一剎那的瞬間，是某個動作序列的一部分，艾力克斯透過這個序列體驗與表現平衡（他的脊椎一點也不像一根直立的柱子）。影像經亞歷山大‧費莫‧勞許同意轉載。

生物張力整合結構的力量不只是從骨骼傳到皮膚，然後再傳回來而已。它們不會停在一棵樹的樹皮與外面的年輪上，而是與周圍運作的力量關係密切。這道力量會因應形狀，根據地形與地上物，讓風吹在一定的振幅與方向上。從陽光與水合作用到地球與重力的關係，是時時刻刻皆存在的，而且超越我們各自的「內在空間」，而到達相關的「動作空間」（見十四章）。

參考文獻

1. Stephen Levin, http://www.biotensegrity.com/tensegrity_truss.php: "The Tensegrity-truss as a Model for Spine Mechanics".
2. http://www.fasciacongress.org/2007/. Serge Gracovetsky, Fascia Congress Part #1 of 3, Boston 2007.wmv. Available on You Tube (with parts #2 of 3 and #3 of 3).
3. The presentations by Serge Gracovetsky are now available at: http://www.bodyworkcpd.co.uk/index.php/bpd-videos.
4. Serge Gracovetsky; his presentation on the spinal engine theory given in Brighton, England, in September 2011.
5. Need source of quotation about ground reaction force
6. Gracovetsky quote
7. Stephen Levin: www.biotensegrity.com.
8. Serge Gracovetsky; see suggestions for further reading, below. See also https://sites.google.com/site/gracovetsky/home.
9. Stephen Levin, http://www.biotensegrity.com/tensegrity_truss.php: "The Tensegrity-truss as a Model for Spine Mechanics".
10. Serge Gracovetsky's spinal engine theory; see suggestions for further reading, below, and https://sites.google.com/site/gracovetsky/home.
11. Ibid.
12. Ibid.
13. Leonid Blyum (http://blyum.com/) refers to the secondary parts of the upright "S" as "super curves" rather than demoting them to the term "secondary". Since they give rise to a much greater range and articulacy of movement, it honours the advantage the spinal engine theory elaborates. Rather than suggesting they are less important, or secondary, this elevates the curvature at the neck and waist to the assets it bestows on our range, elasticity and natural style of motion.
14. Graham Scarr, www.tensegrityinbiology.co.uk/, article: "Geodesic". See also: *Biotensegrity: The Structural Basis of Life*, Handspring Publishing Ltd., Pencaitland, 2014.
15. Stephen Levin, personal communication, 2013.
16. Stephen Levin, "The scapula is a sesamoid bone": www.biotensegrity.com. Letter to the Editor, published in the Journal of Biomechanics 38(8): 1733–1734; 2005.
17. Wikipedia, Biological Linkages, Linkage (mechanical).
18. X-bar linkage reference in N. Farhat, V. Mata, D. Rosa and J. Fayos, "A Procedure for Estimating the Relevant Forces in the Human Knee using a Four-bar Mechanism", Computer Methods in Biomechanics and Biomedical Engineering 13(5): 577–587; 2010.
19. Donald Ingber, "The Architecture of Life", Scientific American, Feature Article, January 1998.
20. Graham Scarr, www.tensegrityinbiology.co.uk/, article: "Geodesic". See also: *Biotensegrity: The Structural Basis of Life*, Handspring Publishing Ltd., Pencaitland, 2014.
21. R. Schleip, W. Klingler and F. Lehmann-Horn, "Active Contraction of the Thoracolumbar Fascia: Indications of a New Factor in Low Back Pain Research with Implications for Manual Therapy", in A. Vleeming, V. Mooney and P. Hodges (eds), The Proceedings of the Fifth Interdisciplinary World Congress on Low Back and Pelvic Pain, Melbourne, 2004. T.A.H. Järvinen, T.L.N. Järvinen, P. Kannus, L. Józsa and M. Järvinen, "Collagen Fibres of the Spontaneously Ruptured Human Tendons Display Decreased Thickness and Crimp Angle", Journal of Orthopaedic Research 22(6): 1303–1309; 2004.
22. Stephen Levin, personal communication, 2013
23. Graham Scarr, www.tensegrityinbiology.co.uk/, article: "Geodesic". See also: *Biotensegrity: The Structural Basis of Life*, Handspring Publishing Ltd., Pencaitland, 2014.
24. Jian-Shan Wang, Gang Wang, Xi-Qiao Feng, Takayuki Kitamura, Yi-Lan Kang, Shou-Wen Yu and Qing-Hua Qin, "Hierarchical chirality transfer in the growth of Towel Gourd tendrils", Scientific Reports 3: 3102; 2013.
25. Jeff Mitton (2005), "Spiral trees on windy ridges". Online: http://spot.colorado.edu/~mitton/webarticles/Spiral%20Grain.htm.
26. Leonid Blyum (http://blyum.com/) is the director of Advanced Biomechanical Rehabilitation (ABR). His extensive work and research in the practical application of biomechanical principles is richly documented through clinical experience and an advanced education in mathematics. He translates complex models into practical applications for practitioners and parents of children where rehabilitation is required and in the rehabilitation of complex syndromes where biomechanical function is impaired.
27. Vanda Scaravelli, Awakening the Spine, 2nd edition, Pinter and Martin, London, 2012.
28. Stephen Levin, "The Tensegrity-truss as a Model for Spine Mechanics"; http://www.biotensegrity.com/tensegrity_truss.php.

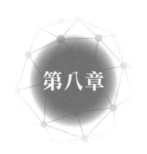

第八章

有彈性的身體

「現在已經證明筋膜的硬度與彈性在許多彈射動作上發揮重大的作用，首先是在袋鼠、鈴羊的小腿組織研究中發現，後來是馬。現代超音波研究也顯示，筋膜回彈性在許多人體動作中其實也發揮類似的了不起作用。你可以把一顆石頭丟多遠、可以跳多高、可以跑多遠，不只是由你的肌肉纖維的收縮決定，很大程度也取決於你的筋膜網絡可以伸縮的回彈性有多好。」[1]

施萊普（Robert Schleip）

　　每一個人都有一種動作模式，稱為記號。以體位法為參考，在瑜伽與教學工作中，我們對人的個別風格與表現培養出了更細膩的感覺，隨著時間過去與經驗累積，我們也培養出更好的辨識方式。

　　我們受過觀看形態與姿勢的訓練，以「辨識」這些姿勢形狀，並協助人們做出符合這些姿勢的表現。一個序列的連貫動作寫入轉換動作時，我們能更快速辨識。當我們把它想成一種創意的（身體）語言技能，就會隨著練習而成長。

　　在瑜伽教室中，當我們身處一個姿勢時——正式的說法是「做瑜伽」時，很容易認為動作到位是最重要的一點。但真正的考驗與價值可能是，我們可以從中累積什麼，以便在沒做瑜伽時改善我們的姿勢。那仍然是一種獨一無二的動作記號，但我們能否以活力與朝氣的方式展現，或很難找到相對的輕鬆與平衡？在我們能在皮

膚上能自在放鬆到什麼程度（包括休息姿勢）？理解筋膜為評估與訓練打開了一個新的脈絡。

用自己的手進行身體書寫

動作記號沒有好或壞這回事，那是屬於每個人的獨特標誌。在瑜伽教室中，有時我們會陷入一種盲區，試圖以體位法的極致完美表現作為基準評估每一個身體。但是，一個尺寸從來不可能適合所有人。

瑜伽中相當強調，或至少通常很重視靈活性與伸展性。天生能輕鬆彎曲身體的人可以得到最高分，但是僵硬的人，也就是沒辦法輕鬆伸展、彎曲或扭曲身體的人，通常被認為「不如」他們天生靈活的同伴。在解釋自己為什麼無法做瑜伽時，常見的回答就是：「我太硬了，沒辦法碰到我的腳趾。」

但是，只要理解肌筋膜與其結構，還有一個更寶貴、更強大的指標，也就是意識到彈性其實才是最重要的，彈性是我們能量儲存容量的來源。這點尚有許多誤解，但只要我們有所理解，就有了無法衡量的寶貴活力資源。伸展性是可以歸因於彈性的元素，但它可能與一具已經超級柔軟且具高度活動性的身體，為了改善伸縮回彈能力所必須做的事正好相反。

伸展？要看狀況

對某些人來說，伸展實際上會傷害他們天生的彈性。彈性是筋膜的一種特性，不只是指它的回彈性，也指我們的休息時的結構和我們天生的個人姿勢。因為我們組織的方式，在張力之下站或坐著仍然是各別動作記號的一部分，和運動中並無不同。

我們所有人都可以直觀地解讀動作記號。這是從他們的韻律與模式、步態與手勢風格，辨識一個向你走來的朋友的一部分。身為瑜伽老師，我們本能上自然傾向於使用本體感知能力的特點。只要我們清楚真正的定義，辨識彈性是一種極為有價值的教學工具，也是要建立與參考的重要「動覺辭典」。部分原因是它在閱讀身體

時的**整體適用性**，部分是因為它說明了結構完整性。達成結構完整性的途徑可能包括伸展，但絕對不只是伸展。而且它並不適用於每一個人。

彈性

施萊普在彈射動作中提到筋膜的伸縮回彈性（elastic recoil properties）。但就跟封閉運動鏈一樣，如果生物張力整合結構是我們膠原蛋白基質結構的基礎，那麼靜定時它也會保有伸縮完整性。坐在冥想墊上時，身體因彈性的價值所得到的好處，和透過阿斯坦加系列動作的彈跳一樣豐富。

「彈性」這個詞彙本身帶有許多不同的意義，所以更難理解與辨識我們天生的彈性。在瑜伽中有種普遍的看法，認為彈性與彎曲性、伸展性與靈活性（這些是我們瑜伽運動故事中的原型英雄）有關。而敵人可能是緊繃、僵硬以及緊張或壓力。它們著實受到許多中傷！

但它們一點也不是敵人，而是偽裝中的守護者。我們的身體會變硬是為了抵抗變形，或應付需要高度張力整合結構的動作。我們可以把緊繃、僵硬與緊張表現成圖表中的數值，或物理屬性的尺度，不含負面含義，而是讓我們可以微調並促進伸縮完整性，如果我們只專注於伸展性，就可能在說明中失去了彈性。彈性是一種強大的資源，身體用它來儲存能量。從更廣的角度來看，伸展性只是身體活動中的一個主題而已。

延伸筆記

我們用肌電圖（EMG）測量肌肉，便是根據主動的肌肉收縮。不過，作為連貫性張力基質的一部分，在張力─壓力系統中被骨骼隔開的肌肉其實有更多作用。甚至在休息中肌肉也屬伸展性的一部分，而不是在主動收縮狀態[2]。在這個時候，肌電圖就是處於靜止狀態。這是測量系統影響我們如何把動作歸因於特定肌肉部位的一種方式。彈性的特別之處，或者更明確一點，伸縮完整性提供了一種健康與聰明的基礎，作為引導動作練習的根據。它與肌肉張力（muscle tone）密切相關，但是為了建立「全身意識」，並鼓勵以完整生物體而不是部位的角度來思考，我們在此不使用這個詞彙。

探索新的專門術語

我們可用包含四個伸縮完整性的主要屬性（圖 8.1），來探討動作完整性與整體活力（休息時）中存在普遍而完整的區隔。我們可以體諒有人可能會在乍看之下疑問，硬度在瑜伽圖上有什麼作用，並假設我們應該走向圖表的右下方角落。但是筋膜硬度有一種完全不一樣的意義，如果沒有它，伸展與速度就會出現嚴重的困難，也會深刻影響到我們的動作範圍與伸縮活力。

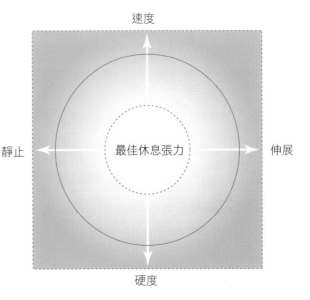

圖 8.1 為了讓身體在所有能力範圍中保持平衡，我們是以「預硬」（pre-stiffened）的形狀，活在範圍當中。這很重要，也是彈性與伸展性混淆的一個主要原因，然而伸展性只是彈性的一個部分或面向而已。

中間之道

圖 8.1 的示意圖相當有用，初接觸時可能以為很簡單。平衡與通道（access）來自中心；這是硬度適中的平衡，表示對變形的適度抵抗。事實上，「扭曲的溫蒂」（Bendy Wendy，見圖 8.13）可能就需要更多的硬度，而不是更多伸展性！

這個術語需要某些重新建構的地方，若將瑜伽當作伸展的同義詞概念，對瑜伽本身伸縮完整性的強大作用來說或許也有其害。彈性的能量在代謝上的成本很低，因此是健康的重要動作精髓所在。不管在不在瑜伽墊上，我們探究的是一種身體以活力書寫的記號。

在建立生物張力整合結構模型時，使用鬆緊帶也帶來困惑，這是因為彈性是任何物質與「鬆緊」帶之間的一種性質。生物張力整合結構模型使用非鬆緊性質的材料，其實最能展示膠原蛋白在我們的身體結構中表現的強度與正確例子。它是它們

綜合張力—壓力組織的總和，是桁架長度與張力元素強度之間的平衡，對我們整體形狀的不同面向提供了彈性。這可以用圖 8.2 與 8.3 的模型來說明。

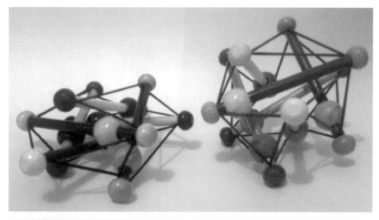

圖 8.2 你可能可以看到左邊的玩具很「軟趴趴」，它的張力或硬度很低；右邊的則可以反彈更大。這些是「張力整合結構玩具」（Tensegritoys，見作者注 5），它有伸縮的張力元素，以及使用木頭做的「壓力」桿。但這是有道理的，即使大小相同，但左邊的玩具已經失去它的伸展完整性，所以看起來更塌，它的硬度比較低。

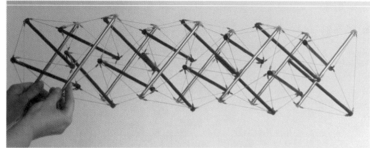

圖 8.3 這個生物張力整合結構桅杆沒有彈性的組成元素。它表現了高度的彈性，因為它有適度的硬度。模型設計者是布魯斯・漢米爾頓（Bruce Hamilton，見作者注 6），並由作者製作。

 延伸筆記

　　彈性可以比喻為硬幣的一面，另一面就是硬度。硬度是對材料變形的一種抵抗，彈性則是重新成形的能力，字面上的定義是「儲存的能量容量」，這是彈性與硬度平衡的一種作用。儲存能量的容量大小與材料的硬度與彈性有關，根據這個基礎，鋼比橡膠有著更高的能量儲存容量（彈性）。鋼車彈簧的硬度高，彈簧玩具的硬度低，但兩種都有伸展性。車子彈簧（更高的硬度與彈性）比較能夠抵抗變形，因此可以作為支撐。

　　液體中的黏彈性（Viscoelasticity）可以找到的相同原理是測量黏性（厚度）。蜂蜜比水更黏，當你攪拌時它會抵抗變形；水的黏性相對低，因此較不會抵抗變形。黏性的作用就像「緩衝器」（例如放在堅固的車子彈簧上，以改善彈性的回彈率）。這種調節彈性的「彈回」方式和時間有關。

　　孔隙彈性（Poroelasticity）是地質學的特色，也和胞外基質有關[3]。我們的組織與所包含的液體組合就包括這些特徵，從胚胎到老年，都是人體結構形狀的重要成分。它們不斷改變，而且仍然保持完整性，只要我們不要忘記，它們是在一個範圍內，而太過於依賴它的另一面（也就是不能只專注於伸展性）。

延伸筆記

　　雖然組織本身有回彈性，但一個常見的誤解是，筋膜纖維中的彈性蛋白與膠原蛋白的平衡產生了我們的彈性。彈性纖維的長度可以拉長150%，並可以恢復或重新成形。它其實是身體用來癒合傷口的一套組織。[4] 組織中適度的伸展性以及其整體的伸縮完整性，依賴的是膠原蛋白基質的硬度。基本上在變形時是偏低的，在抵抗變形時則是相對高的（也就是硬度，並只能伸展到五％左右）。這與我們的結構平衡，形成了整體的能量儲存容量。如果我們太有「彈性」身體就不能運作了，因為能量實際上會流失，看起來會像是需要加強的鬆垮垮結構。

硬度是生物張力整合結構的一種屬性

　　第四章展示的模型是由鋼材（壓力）支架與強壯、非彈性的（張力）電線所做（有些例子也是由鋼製成的）。教室裡製作的模型為了方便使用鬆緊帶製作（圖8.2）。[5] 由於它們的設計與鬆緊的關係，看起來是「有彈性的」。這些具體的模型實際上不錯地展現了無張力的張力整合結構，它們阻力低、硬度低，因此彈性也低（回彈得不好）。儘管比最佳張力整合結構差，但仍然表現出幾何形狀。

　　事實上，為了理解張力整合結構槓桿，我們沒有必要用彈性材料來做模型。圖8.3 的結構使用吉他絃與空心鋼材箭桿製作。[6] 只要握住它，你就能在動覺上理解這個多維結構如何運作。它非常輕，並以最少的材料包含了最大的空間。它是一個三角形結構，展示了組織擁有的眾多特性，可以在每個方向上以整體自力站起來，也可以回彈（它也是一個多桿連動而沒有槓桿的封閉運動鏈模型，見第七章）。

　　不管你從哪一個方向拉或推它，這個結構天生會抵抗變形，因為：

- 這股力量被傳送到整個結構
- 這個結構會抵抗你的施力，無論你是拉、推、彎曲或扭曲它
- 它會仰賴硬度，自然抵抗任何動作
- 整個結構在任何平面上都是從頭到尾彈跳
- 它不受重力影響，不需要任何支撐就可以維持
- 它可以往任何方向移動（假設沒有撕裂或破裂的話）

- 它變形之後會在自己的韌度範圍內立刻重新成形
- 它符合生物張力整合結構二十面體的幾何形狀
- 這個結構中任何地方的任何改變都會影響全部。

在這些模型中，「最鬆垮垮的」一個（圖 8.2）是伸展最大的，這讓它成為這三個模型中最脆弱的一個。伸展是生物張力整合結構的一種要素，但只有在與適度的硬度平衡時有所作用。這個桅杆模型沒有使用彈性纖維，當它靜止的時候維持著它的彈性，就和我們的構造相同。

伸展性

這並非在說伸展性沒有價值，而是說要把它放進特定的脈絡。探討動物的伸展性與彈性，對於某些類型的伸展性價值提供了某些有趣的線索。筋膜研究正在重新定義伸展是準備動作的看法，例如為了尋求最佳表現時[7]。在我們尋找可行的共同點以及時機、原因時，我們理解了伸體呵欠（pandiculation）[8] 與呵欠伸展（yawning stretch）對筋膜系統的特殊價值，這鼓勵我們透過不同的視角看待看這一切。

「現在我們已經理解肌筋膜系統的整合性，經由遠超過肌肉本身附著點的肌腱筋膜結構傳送的肌肉力量，連結了身體的各部位（Huijing and Jaspers, 2005）。有人主張伸體呵欠可能透過（一）發展與保持適當的生理筋膜相互連結性，以及（二）定期啟動強直的肌肉組織以調整肌筋膜系統的預壓狀態，而保留了肌筋膜系統的整合作用。」[9]

這有沒有可能是牛頓維持肌筋膜系統功能完整性的方法？[10]

動物的伸展

包含獵豹（圖 8.4）等大貓在內，所有的貓科動物在適當的時間點都可以休息和放鬆、伸展，然後在必要時能快速行動。為了追逐或撲上獵物，牠們可以衝刺、跳得很高很遠，運用的就是動作中強大的伸縮回彈能力。當牠們休息時，就變得慵懶

而平靜。休息過後，牠們會打呵
欠——伸展整具身體，以便在休
息鬆開一段時間之後，喚醒牠們
的組織。這種特殊的伸展呵欠稱
為伸體呵欠[11]。這種特色有一個
天生的目的，它在休息後會重新
啟動組織、並重新組織內在的骨
骼與液體，為活動做好準備。

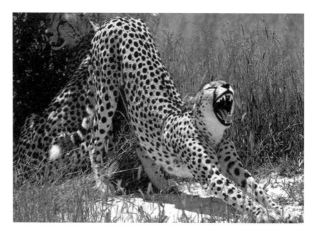

圖 8.4　這個動作可以視為打呵欠的伸展或伸體呵欠（見前文）。圖中的野生獵豹正好在做出上下犬式（Up-Down Dog Pose），這是屬於牠自己的下犬式版本。（經旋恩・馬德莫同意轉載，www.wildearthilluminations.com.）

　　當一隻獵豹準備要抓捕獵
物時（以準備最佳表現的角度來
思考），伸展是牠的行為中最不
必要的部分（一隻獵豹不會轉向牠的幼崽說：「我們先來伸展，注意那隻流浪的牛
羚……」），相反地，牠們擠壓身體組織，主動把組織變硬。牠們追捕獵物，而且
似乎以變硬來縮小身體，正好和伸展動作相反。這是全身性的動作，可以減少牠們
占據的空間，並且吸入或牽制所有的組織。

　　這個擠壓動作似乎是促發牠們身體的一部分，讓動物準備好根據需要來發揮
潛在的突襲或衝刺動作。看起來牠們是透過伸展整個基質，發揮最大的彈射能力。
連體毛都豎起來，代表也許牠身處超級敏感的任務狀態。和許多其他動物一樣，獵
豹專注並收緊全身的組織，好讓全身組織的狀態都符合目的。牠們也會做出伸展動
作，然而有特定的時間、地點、定量與程度，且並不是在最佳表現之前施行。

　　再讓我們看看跳羚。在促發與拉緊組織以精心展現其回彈性方面，跳羚提供了
另一處很有意思的細節。即使是在遊戲當中，跳羚似乎也會沒有目的地練習「跳」
到空中。牠們是在促發牠們的組織嗎？

　　當你看到一隻大貓追逐著一隻跳羚，你會看到兩種非常不一樣的發揮伸縮回彈
性手段，個別仰賴牠們特殊的生存動作記號。就像前文所指出，這隻大貓為了衝刺
與突襲而充滿彈力，並在明確的方向快速度大步飛躍（速度是牠們的優勢，而不是
轉圈）。而現在跳羚往上跳已經不是「為了樂趣」，而是使用這個能力在不同方向

上跑步與跳躍以避免遭追捕。跳羚四處飛奔猛衝，就是不跑直線，利用短而尖銳的轉角，讓大貓困惑又疲累。這兩種動物都在訴說著自己的動覺語言，這是牠們的生存機制，兩種方式都仰賴伸縮完整性。

　　還要注意的是這兩種動物獨特與不同的靜止張力動作。跳羚有又長又硬且非常緊繃的腿，而且就算處於休息狀態，也明顯並不像貓科動物一般沉溺於慵懶與平靜。跳羚的身體適合於用力牽制、準備反彈的結構。另一方面，獵豹有獨特的靜止張力動作，在休息或放鬆與變硬動作或力量之間，似乎有更大的範圍。雖然牠們的身體是設計來從事高速度動作，跟大部分的貓科動物沒有兩樣，牠們有一種接近冥想的休息能力，而跳羚似乎沒有這種充滿彈力的特徵。想一想，跳羚打呵欠並伸展的頻率有和貓科動物一樣多嗎？

　　再來看熊。在活動尺度的另一端，有個針對卑詩省松雞山（Grouse Mountain）地區冬眠的熊的研究計畫。研究內容是關於冬眠的熊如何在睡了整個冬天之後不會出現骨質疏鬆或肌肉退化性症狀，即使有好幾個月牠們都處於缺乏活力的狀態[12]。在熊的巢穴中，隱藏攝影機顯示了一項有趣的本能習慣：牠們每一天中午都會起床，做大約二十到四十分鐘的運動。在回去冬眠前的二十四小時之前，牠們會做類似瑜伽的伸展動作，朝向每一個方向打呵欠、扭動爬行以及四處踱步，讓組織恢復活力，以最低的能量需求與活力狀態從事這些活動。

延伸筆記

　　最近的研究指出，菁英運動員為了在場上作出最佳表現，暖身期間的準備動作中並沒有包含伸展，因為這會使他在衝刺等動作之前耗費力氣[13]。運動員多以短而伸縮類型的回彈動作促發組織，例如原地跳躍或以各種方式彈跳，令人想起我們在動物王國看到的情景。這並不表示伸展是錯的，但讓需要注意的是如何與何時做伸展動作，以及頻率、程度與時機（時間與地點）。

新策略

在休息之後做出伸展類型的動作或當成保養，可能使我們得到某些好處。這不表示不做適當準備就開始運動，而是建議「休息後」才是做伸展的好時機，但是在準備最佳表現時，至少可以包含組織的微動作，以及以低幅度進行準備要做的運動的「低階」版本。慢慢提升表現的幅度值得深思。在我們思考瑜伽的意義（或應用）之前，以日常生活角度來看，考慮到我們花在車子上、床上或坐在辦公桌前的時間，我們可以問問自己是否記得在一段相對缺乏活動的時間之後要伸展與打呵欠。我們是否以呵欠伸展來平衡這些時間，以恢復與保養組織活力？在一段缺乏活動的時間之後，沒有一隻貓、狗或熊會忘記這樣做。

另一方面，我們會將身體用力伸展到最不尋常的形狀，好像這就是瑜伽的目的。我們的筋膜基質實際上是一種對傳送與回應運動力道非常敏感的設計，這和強迫動作不一樣。對於有些已經處於尺度中的伸展端的人來說，讓他們的組織變硬或變緊，可能比花太久時間做伸展更重要。讓我們先來釐清為什麼整個彈性原理如此大幅倚賴適度的硬度，以及為什麼理解它是我們身體休息時的特色非常重要。

伸縮完整性的新價值

跟腱的研究是一個有用的例子。例如，典型的運動模型顯示，跟腱在跳躍時是強壯、支撐性的、相對較不活動的，並把小腿肌（腓腸肌）連到踝關節後面的腳跟（跟骨）。「動作」經常發生或指定在小腿肌，因為它會主動收縮與放鬆（根據指派給特定肌肉的動作）（見圖 8.5A）。

然而，研究人員用能測量活體肌肉與筋膜基質的現代超音波設備，卻意外發現，在振盪運動中，肌肉纖維收縮或變硬幾乎是等距的（沒有改變長度），而跟腱實際上的作用像是一個強力的伸縮彈簧（圖 8.5B）[14]。這就表示，在這種狀況下，肌肉更像是富有彈力的跟腱上的煞車作用。這可能暗示，肌肉在到達張力平衡的適當長度下，有一種修正或調節硬度與彈性的功能。

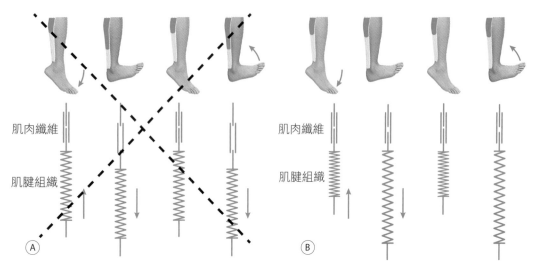

圖 8.5 在施萊普之後，川上（Kawakami）與同事的研究圖顯示肌肉與筋膜組織的合作關係。這表示實際上肌肉的作用就像煞車，而肌腱組織的拉長與縮短像是彈簧。A 是典型的假設；B 顯示川上之後發現的結果。

過去這幾十年來，調查組織的各種微妙作用的研究累積下來，已經產生了我們現在所處的典範轉移。甚至強調伸展的不同性質，以包含典型的伸展與主動負載伸展(Actively loaded stretch)的不同（圖 8.6）。

以下引文的出處文章指出，肌腱表現的重要作用與缺乏硬度有關，以及對適應性與伸縮儲存能力的後續影響。研究人員也考慮了肌腱與調和我們反應的腱片（腱膜）的不同作用：

「在低伸展負載或在被動拉長下，不止肌肉被拉長，肌腱也發生很大的長度變化，這可能會影響反射反應。在主動負載時，肌腱長度的改變遠遠超過腱膜長度的改變。這表示腱膜可能更有效地傳送力量到肌腱上，而肌腱的長度與儲存的伸縮能力，隨後在解除負載時會以一種像彈簧的方式釋放。」[15]

把這轉化到瑜伽教室的一個方法是，被動伸展（不計一切代價拉長長度）不一定是保留我們伸縮能量儲存容量的共同點。找出用到長肌筋膜連貫性[16]，同時主動有節奏的動作有其價值，例如在一堂安排有序的課堂中，讓肌肉負載的身體動作。傳送的性質促使我們以結合這些動作的方式，找到牽制與改善的水平。長度的成就不一定是強迫伸展。它是以包含的方式使用我們全身的一種更微妙的區別特色。

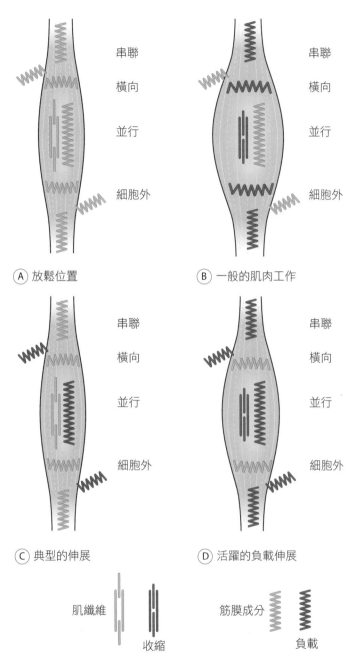

圖 8.6 「在『主動負載伸展』時，肌肉是主動的，而且是在它的範圍中長的那一端負載，並包含長的肌筋膜鏈。在這樣的負載模式中，大部分的筋膜組成成分處於被伸展與刺激的狀態。」After Robert Schleip, Terra Rosa e-magazine, Issue 7, April 2011.

麥格納森（Magnusson）與同事繼續闡述筋膜在維持適應性上的重大作用，因為適應性有硬度上的適度平衡。研究顯示筋膜在我們的結構上根本不是扮演被動的消極作用，人體的肌腱有非常驚人的代謝活動，讓肌腱「有能力適應不斷變化的需求」。

「隨著老化與不再使用，肌腱硬度會降低，這可以透過阻力練習而緩解。對於保持運動速度、降低肌腱壓力與受傷風險，以及也許讓肌肉能夠更接近長度—張力關係中的最佳區域，這樣的適應似乎是一種優勢。」[17]

經由各式各樣的研究，我們終將來到筋膜基質[18]，把肌肉看成是人體結構中貫穿整個張力網的肌筋膜平衡連貫性的一部分。這種組織顯然參與了所有類型動作的細微轉換與調和。雖然這個研究專注在肌腱組織的不同特定形態，我們必須記得，身體本身並不是從每一個獨立的部位取得協議，它是以直覺上的整體來組織與作用的，而筋膜基質可能就是結合的媒介，專門化也是在筋膜基質中產生的。

 延伸筆記

解剖列車人體解剖課程（第六章）也是第一個在柔軟、連續不斷、毫無縫隙的組織連貫性中，解剖淺背線（Superficial Back Line, SBL）的場域。當然，骨骼也不再拉緊淺背線。因此當它被移除時，從移除後的身體外觀來看，形狀就有了些微的不同。當淺背線像一張柔軟的組織層排列時，連貫性不可逆轉地改變了任何肌肉是獨立運作的看法。在兩邊或下面把所謂的淺背線連到鄰接組織層的組織，必須切除。它們連續不斷的連結性，在活著的時候是沒有中斷的。即使它們在活著的時候被手術切掉，黏連性看起來是在連貫性中的連結中斷（bound interruptions），就像襪子的縫補一樣。它會影響組織活動與滑動的連貫性（在疤痕組織中，各層仍然明顯相連），但依然是相連的。這是在手術中的基本改變，例如髖關節置換手術。他們不是切過肌筋膜鞘，而是有點像橘子的分瓣一樣分開，但筋膜鞘大致上還是完整的。這是避免更多疤痕組織的結構基礎，也解釋了為什麼接受髖關節置換手術的病人，在現代的手術幾小時或幾天之後就可以起來走路。

《解剖列車》[19] 鼓勵我們檢視在縱向連續帶中筋膜中的肌肉。這表示筋膜（包括肌腱、韌帶與腱片）與肌肉（筋膜深深注入其中）一起形成了從頭到腳趾的整合帶（見十二章）。不管你是否同意解剖內容中的每一線條、吊索或一層層的物質，邁爾斯帶著我們邁向一個支持整體的身體構造觀點。他把肌筋膜經線稱為「拉力線」，從彈性來看，這非常重要區別特色。即使在我們休息的時候，這些經線也是

被「拉著」的，但我們生物張力整合結構中的骨骼讓它們保持在張力的狀態下也有必須拉著的物體！

圖 8.7 顯示的是所謂解剖列車的淺背線[20]（包括腳、腳跟、小腿、一路向上到腿筋、豎脊肌，繞過頭的背部到鼻梁），在張力下形成一層連續不斷的帶狀組織。

我們必須擴大看法包含整個人體，了解為什麼在人體的張力—壓力形態中，骨骼在形成適當的張力與硬度時發揮了重大作用。在我們三維結構的交織中，從把肌肉視為槓桿，到把肌肉視為硬度與伸展，或伸展與擠壓的調節者，這是一個重大的思想跳躍。

其中的重要區別在於，把這種伸縮回彈性的基本尺度清楚定義為靜止張力時的誘發特性。解剖列車中的線條或肌筋膜連貫性、中國針灸經絡，以及瑜伽經脈之間有什麼關聯嗎？在「能量基質」以及科學界承認的活結構能量（儲存）基質之間的深奧關係，作為「能量儲存容量」的彈性，是否提供了一個橋梁？

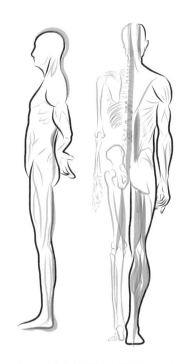

圖 8.7 淺背線是連貫性的一種比喻。在活體中，它和它下方或兩邊的層都是分不開的。在運動課程中，我們沒有時間一塊肌肉一塊肌肉地評估，身體也不是用這種方式動作（十二章針對這個主題有更詳細的解釋）。

「生物張力整合結構能量學（BIO-TENSEGRITY ENERGETICS）：史內森與富勒兩人都強調，張力整合結構模型具體呈現了結合它們的各種看不見的深層力量。上面所描述的不同模式與幾何形狀，可以用來理解彎曲率、不斷變化的連結與能量的轉變，以及空間中的多種面向，但要把這一切結合起來，還有許多事要做。」[21]

當我們為所有的姿勢與各自的詮釋方法尋找一個脈絡時，理解彈性的基本法則也許可以提供一些線索，以了解什麼因素是我們平衡結構的基石。主題有以下三個：

- 全部擴大與擠壓的能力
- 低成本的能量
- 遍布我們組織的順應性與溝通基礎

全部擴大與擠壓

我們必須從「圓形到球體」擴大我們的思維，並意識到張力整合結構如何在一個非線性的張力—壓力系統中，以三百六十度的潛在動作發揮作用。雖然我們可以用身體做所有的事，但每個非常根本的特色都需要依賴這特殊的生物結構：我們可以用整體的方式，全部擴大與全部擠壓到變硬（這種動作模式可以在河豚身上看見[22]）。這是人體結構動作的一種屬性，我們在生理中的每一處都會不斷運用到它。

人體的各部位與功能都可以發現屬於這主題的簡單例子，從呼吸到生產、從排空膀胱到食物透過腸蠕動穿過腸道的動作。雖然它沿著一條管狀結構運作，這卻是一種節奏性擴大與擠壓組織的古老能力。它們平常處於「中間狀態」，所以對於全部擴大與全部壓縮，一直處於蓄勢待發。

示範

握著一條強力的鬆緊帶（圖 8.8），把手指放進兩端的環裡把它撐開，但還不用拉緊。然後把手指拉開到中點，再拉開到它的全部極限。這示範了硬度的三個階段：（一）靜止張力、（二）半拉緊、（三）完全拉緊。超過第三個階段就是「伸縮極限」，超過伸縮極限後，鬆緊帶不是撕裂就是斷掉。

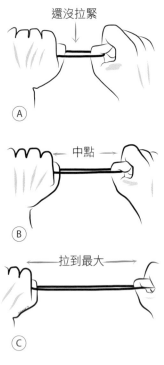

圖 8.8 預硬示範

低成本的能量

在上一章當中，我們詳細闡述了人體能量儲存的主要關注。它以預硬的靜止狀態開始：當拉緊鬆緊帶再拉開時，你可以感覺到它對變形的抵抗，也就是硬度。當你把它放開就是在顯示它的彈性，也就是它回復／重新成形的能力。進行這項練習時，產生了兩件重要的事，那就是：

- 你需要足夠的抗變形能力（硬度），否則鬆緊帶會太鬆，很容易拉到變形。
- 完全放鬆鬆緊帶時，並不是在展示人體的**靜止張力**狀態。

真正展示了身體靜止張力狀態的是鬆緊帶的中點，也就是 B 的半拉緊狀態（圖8.8）。因為我們並沒有「變扁」，所以可判斷是處於「預硬」或「預拉緊」狀態。我們並沒有呈現鬆緊帶沒用時的狀態。從上述的示範中可以得知，我們會從第二階段開始拉緊，也就是說我們處於中間點，那就是預設的彈性。我們在生活中發現適當的平衡，基本上就是在中間點左右。這是活力的關鍵。

葛瑞威斯基指出人體的設計是為了活動，而不是為了穩定。我從瑜伽教室的經驗中得知，靜定和動作需要一樣的專注力。維持姿勢本身就是一種技能。把一條鬆緊帶維持在張力平衡的中點則精準顯示了原因。以活的伸縮完整性來看，我們是活在圖 8.8 的 B 與 C 當中。但是如果我們拉超過 C，就是冒險超過了我們的伸縮極限，我們會陷入這兩種狀態的其中一種：可塑性（不可逆轉的永久改變）或傷害。根據材料或改變的理由，可塑性可以是優點，也可以是缺點。就像彈性是一種性質，而

延伸筆記

　　超過材料伸縮極限的狀態稱為可塑性。可塑性表示沒有重新成形的能力。在彈性與硬度之間，變形是可以逆轉的，也就是有重新成形的能力。但是從超過自然極限的那一刻起，變形就不能再逆轉了。這個材料會維持變形的樣子。想像用金屬尺輕彈一顆紙團。在它的伸縮極限內，尺會把這顆紙團彈到教室對面（金屬有高伸縮能量儲存容量）。但是如果你把這個金屬尺拉回來，而且拉得太遠而超過它的極限，它就會彎曲而非回復原狀（即不可逆轉的，不再重新成形），那麼它就不能「彈」這顆紙團了。這就是它的可塑性表現，可塑性與斷裂點之間的精確邊界，依據尺的彎曲度（延展性）或脆性而定[23]。這根尺實際上會疲乏，直到在塑性極限的時候斷裂。具有高脆性與低延展性的塑膠尺的斷裂點，比金屬尺的應變點更小。這是所有材料的性質，而且都是以一種線性的應力─應變圖（stress—strain graph）來測量的。但是人體會產生更多的困惑，因為我們「不做」線性的應力─應變圖的表現。如果我們要保持變形，組織就必須持續伸展，一再拉緊（例如耳洞的伸展情形，用較大的金屬環擴大耳洞，時間一長就會永久變形）。這種黏彈性變形的圖表，有一種所謂的 J 形應力─應變模式（J-shaped stress—strain pattern）。它是「非線性的」，因為人體是非線性系統，而且永遠不會是零（因為我們是預拉緊的）[24]。我們從來不是從零開始，而一直都是從某個點開始。J 形應力─應變曲線呈現出較低的能量成本。值得注意的是，如果我們希望藉由重複練習新而有用的模式以改善能力，也可以應用相同的原理。黏彈性原理的時間依賴特點可以是我們的優勢。

不是一種價值。它可以是改善或受傷的標誌，取決於改變對該人在該時間點與場合中是否有價值而定。

如果我們過度伸展，組織長期下來一再被迫超過伸縮極限，我們就會失去「彈回」的能力。然後就是不可逆轉的塑性變形（Plastic deformation）。如果太快到達伸縮極限（這是和時間有關的特性）就會受傷，也許是撕裂、拉斷或肌腱突然斷掉。我們的組織對溫度、水分、化學範圍及改變速度都非常敏感。

暖身的其中一種價值（除了刺激循環與讓身體做好準備的所有好處之外）是，在休息之後喚醒細胞，並啟動它們的伸縮潛力與「筋膜間的滑動」。彈性是一種能量資產，貫穿在我們內部與運動結構的許多形狀。

「具有黏彈性的神經不斷處於內部張力之下。在斷裂的神經中可以看到這些力量的強度。就是因為具有強大的彈性，被切斷的兩條神經殘端縮短了幾毫米。在修復程序中，外科醫師必須用相當的長度，讓這兩端再一次接在一起……這就是彈性，它能讓神經適應關節的運動，而不會喪失功能。」[25]

我們的構造、生理與生物力學的許多特點，都依賴著伸縮完整性，包括神經、血管、肺、膀胱、腸道，以及運動組織，但不限於這些（圖 8.9）。

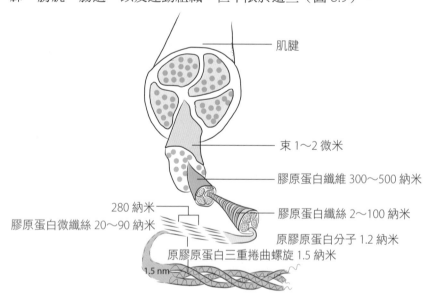

肌腱

束 1～2 微米

膠原蛋白纖維 300～500 納米

280 納米

膠原蛋白微纖絲 20～90 納米

膠原蛋白纖絲 2～100 納米

原膠原蛋白分子 1.2 納米

原膠原蛋白三重捲曲螺旋 1.5 納米

1.5 nm

圖 8.9 史卡（見作者注 26）詳細說明了生物張力整合結構的幾何原則，如何轉化成微血管形成、骨骼形成、「肌肉—骨骼—筋膜」形成，以及我們形狀的許多其他特點的一個可辨識模型。

　　「膠原蛋白分子有許多不同的組態，而且是胞外基質的一種主要組成成分，包圍在每一個細胞的周圍。基質透過細胞膜裡的黏著分子，附著在細胞骨架上，並形成一個結構上的架構，透過筋膜延伸到人體的每一個層次。」[26]

　　本章的焦點在於辨識這些原理與應用到全身動作上。典型的模式依靠槓桿與鐘擺來解釋人類的動作，但是以流動瑜伽課為例，身體顯然有能力透過這個系統來分散力量、改變支點，並且應付從頭到腳的姿勢無縫轉變。這些兩桿（槓桿）機制無法完全說明人體可以負荷這些驚人的瑜伽練習形狀，而我們結構上的各個部位卻不會斷裂、破壞或掉落（就如我們在上一章的探討）。

　　更進一步的研究[27]顯示，生物張力整合結構有很大的潛力可以解釋人體的自然動作。我們從外部看到的是相當整合性的動作，練習與訓練每一個尺度的組織，假以時日就會變得愈來愈細膩。這個累積了生物張力整合結構的研究會如此具有吸引力，也許是因為它解釋了我們的動作，而且沒有尺度的限制，從細胞內的胞器到整個生物體都說得通。我們在細胞的層次上重申了相同的微模式，從胚胎到老年的尺度，全身都在進行宏觀運動。如果意識到硬度與伸展性之間的整個「體積控制」，再交叉參考速度到靜定，雖說這種說法還是稍有簡化，但仍然受到支持。總之，它形成了一個平台，以引導組織達成伸縮完整性的改善。只專注在這個關鍵脈絡的一面或另一面，可能會犧牲我們在整個瑜伽練習中尋求的整體平衡。

練習中的圖示

　　我們可以在圖 8.10 中看到這一點，X 軸代表硬度到伸展度，Y 軸代表速度到靜定（這是所謂的「軟圖」，即非線性關係的圖型總稱。它並不是真的視為線性的方式，更像是用以詮釋的工具而非公式）。在這個脈絡下，適度的張力是敘述硬度的另一個方式。一個系統中的張力一定是在達到均衡的最小阻力的路徑上，讓張力發揮作用的是相反的壓力，葛萊姆・史卡把這稱為吸引力與排斥力。為了我們的利益，我們必須承認這些相反的力量共同存在，並透過它們的相對性組合而形成一股第三力量。我們仍將把這個第三力量當成中立的力量，也就是這張「圖」的中心。

可以啟動這張圖的不同特點的瑜伽類型，已經加註在圖 8.10 上頭。這並不是決定性的，只是表達一般不同瑜伽練習主題在性質上的關聯。亦有許多瑜伽風格結合了所有這些屬性（第十三章會提到搭配這張圖的不同身體類型與體質）。

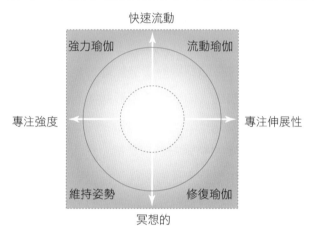

圖 8.10 根據強調不同的風格／類型動作，所有不同類型的瑜伽都可以放進這張圖中。

有節奏的彈簧

從速度到靜定的路徑上，節奏與方向也會影響達成伸縮完整性的最佳平衡力量。施萊普用了一個模型來說明這一點（圖 8.8）。

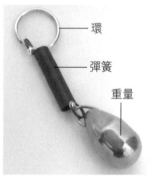

圖 8.11 這是筋膜表現方式的示例，有助於理解節奏與速度，以及如何需要少少的肌肉力量（以手指拉環來表示）以釋放伸展能量來移動這個重量。

示範

找一段頂部有環的螺旋彈簧，底部要有點重量（圖 8.11）。將你的手指當成肌肉（啟動者），而這個重量代表跟骨之類的錨。在這種情形下，這個彈簧就是跟腱的模型，它象徵著筋膜肌腱。如果你輕輕彈一下這個彈簧，你會馬上察覺到手指的「肌肉」力量非常少，但它很容易就持續振動。你會體驗到的另一件事是，如果大幅改變節奏並改變這個「動作」的方向，彈簧的伸縮完整性就會流失，它會摺疊並猛然抽動。這充分說明為什麼節奏有很大的作用，並指出在建立自然節奏時，把距離涵蓋進來可能是一個優點，例如這就是馬拉松的已知特色。

我們微妙模式的感官回饋看似與節奏和共振具有深切的關聯：

「在動物運動中，控制節奏性動作的神經元迴路稱為中樞模式發生器（central pattern generator,CPG）。這種生物控制機制顯然利用機械共振促進有效率的運動。」[28]

當我們找到並形成自己適合任務的節奏時，就會發生這種情形。這是自然的能量儲存模式。如果你讓彈簧彈得斷斷續續，或往多方向彈，就必須有適度的硬度，才不會太容易或隨機彎曲或摺疊（回想一下跳羚的腿在靜止張力時又長又緊繃，所以彈跳動作看起來就像從站著的狀態垂直起跳）。從長距離與穩定的節奏來看，貓也許更適合當作例子。有了非凡的速度（以及牠完全放鬆的反向能力），牠可以掌握從圖上的速度到靜定可以看到的更廣極限。

「結締組織的一項可辨識特徵就是顯著的適應性，當它經常處於不斷增加的生理應力時，便會改變結構特性以滿足不斷增加的需求。」[29]

不管在哪種瑜伽當中，從靜止張力來看，我們無時無刻不在找尋伸展完整性的位置，只要保有生命，我們都不會放棄這個選擇，對惰性的「選擇」，設定了它的應變或缺乏應變模式。重要的是我們累積應變模式的時機，速度訓練或靜定訓練不只是報名參加一堂阿斯坦加瑜伽課程，然後一星期做七次或全天候冥想，我們的身體以非常聰明的方式自我調節。為了在平衡中修訂硬度與彈性，「肌筋膜」當中（被肌肉拉緊）的「肌肉」部分通力合作，每一個特點在不同的時間架構下做出回應。

 延伸筆記

瑜伽有許多形態，通常會專注在某個特點上並當成重點，例如強力瑜伽或修復瑜伽。有人認為我們每個人可能都適合包含了某一些特點的瑜伽練習（至少，是為了最佳的變化性）。

專注肌肉與專注筋膜

肌（筋膜）肉對訓練通常很快會有反應，因此一般人加入健身房會在一段相對

短的時間（幾星期或幾個月）看到非常明顯的改善走向。這是基於阻力訓練，專注於上半身與下半身的獨立肌肉。這樣做的時候，肌筋膜的肌肉部分就是聚焦重點，效果就是基質變硬（它們從來不是也不可能獨立運作）。

一般情況下，這個模式是六到十二周的快速變化期，然後就會進入穩定期。如果停止訓練也會很快下降。一般來說，健美運動員若離開健身房兩個月去度假，那麼他們就會慢慢遠離自己的「最佳狀態」——那是一種需要高度維持、需要代謝的訓練，通常建議的頻率是隔天訓練。

相反地，肌筋膜在筋膜方面對訓練期間與時機的反應就非常不一樣。短期間的密集運動後，它要花時間「解構與重建」，這個重新組織的過程稱為膠原蛋白合成。研究[30]顯示在達到這個階段之前，身體需要一段時間進入一種稱為膠原蛋白降解的階段（圖 8.12）。

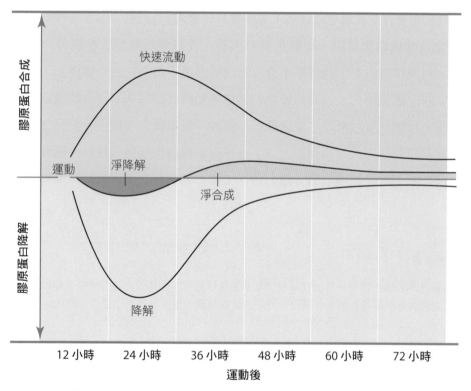

圖 8.12 也許這可以開始解釋，為什麼大部分的運動傷害都是軟組織受傷。不管什麼訓練，如果做得太密集，身體沒有足夠的時間休息與恢復，那麼膠原蛋白基質是處於降解階段，而且在下一次的訓練之前，不一定到得了合成階段。這很清楚地指出，為什麼強迫運動與過度訓練會與伸縮完整性衝突。此圖經麥格納森美化[30]。

長期來看，包括短期的重複，軟組織訓練要花六到二十四個月，才能促使膠原蛋白轉化[31]。這支持了在一段較長的期間中次數較不頻繁的運動價值，這會看到穩定的平衡累積與筋膜的最佳訓練。施萊普建議我們採取「竹農」的方法，他們會花好幾個月滋養幼苗與澆水，直到它們長成健康而有韌性的植物，這樣才會到達完全的潛力[32]；這要花好幾年，不是幾個星期而已。

　　至於瑜伽，這也許證實了一個二十四天（連續幾天）的密集訓練課程，和相同的天數但進行兩年、一個月一次的課程之間的差異。在紙上的算術也許一樣，但對身體的效果就不一樣了。我們可以說「用進廢退」，還可以補充一句「逐步訓練才有永續的改變」。

包含筋膜的訓練

　　這點出了為什麼訓練筋膜基質的想法，對許多健身方法來說是相當有價值的附加方法。傳統的主要特色是神經肌肉協調、力量與體能改善以及心血管與耐力訓練，這些都是透過我們結構完整性的彈性成分就可以完成與補充。這包括以不同的速度運動，並特別專注在筋膜與其伸縮回彈性與彈性。但是它需要充分而適度的休

息。如果它包含了在硬度到伸展性、速度到靜定尺度中的四個特點的平衡，瑜伽就可以也會加強這個互補象限。冥想是覺察，是身體有意識的休息，和平靜的不活動或睡眠截然不同。它對高度的活動提供了深刻而適當的反向平衡作用，能讓心智、身體與存在享有伸縮完整性的所有面向。

這表示我們依賴彈性的程度可能比我們自身理解來得多。對於筋膜基質的啟示改變了我們對生物張力整合結構功能已有的解釋。它們也引起了許多新的問題，但也開始理解了為什麼以槓桿角度來描述活體瑜伽體式體驗是如此笨拙。根據列文的說法：

「生物系統中根本沒有槓桿，沒有一個地方有。」[33]

「不管這個誤解有多常見，肌肉並不是功能性單位。事實上，大部分的肌肉運動是由許多個別的運動單元所發動，這些單元分布在一塊肌肉的某些比例，加上其他肌肉的其他比例。這些運動單元的張力然後被傳送到一個複雜的筋膜片、袋與線條上，然後才轉化為最後的身體動作。」[34]

延伸筆記

參考列文的研究，史卡爾如此寫道：「傳統上人類的直立脊柱和兩足負重能力一向被視為堆疊的磚塊和壓縮盤狀關節，它們將身體重量從各個節段向下傳遞至身體各部位。然而垂直脊柱在脊椎動物中相對稀少，對大多數其他物種來說，壓縮型脊柱幾乎沒有用處，這種脊柱經常被形容為水平桁架或懸臂支撐系統。由於脊椎動物解剖學的主要區別於細節，可以認為它們具有一些共同的結構性質。壓力是來自全方位的，不管負載方向如何，它們都能維持穩定。脊柱、骨盆和肩膀都在生理的限度內表現出這種特性，使得舞者得以單腳踮起腳尖、雜技演員可以單手保持平衡。」[35]……當然，這也使瑜伽學員得以在各種姿勢中尋求平衡。

這個「最後的身體動作」是獨立的，例如在瑜伽的序列中，會快速而流暢地轉換成另一個最後的身體動作。每一個動作就像靜定的架構，根本上就是由我們啟動進入轉化流暢的動畫序列。另外，我們移動時也持續呼吸，這一切是如何在我們的練習中優美地整合在一起？當我們維持一個姿勢時並沒有改變形狀，而是表現出一連串姿勢的序列。我們可能會改變用我們的身體做出來的形狀，但是轉換動作時還

是維持完整。這表示我們抵抗變形，而且有重新成形的能力，這等同於說明我們有形狀的伸縮完整性（以及適度的硬度）。

本章開頭的引文提到彈射動作中的筋膜回彈機制，然而一旦我們開始檢驗生物張力整合結構是三維結構模型（即伸縮完整性的基礎）意義時，就鼓勵我們思考，健全活動性相關的每一部分，以及休息時的內在活動性來說，在不同的程度來說彈性實際上都是最基本的。即使我們坐著冥想，所有的組織都以三維空間組織與拉緊；人體也許定義為生物張力整合結構，但這個結構包含不同程度的彈性。想一想我們拉到 B 位置的鬆緊帶（見圖 8.8），這是最難維持的一個位置，也就是在我們的靜止張力（resting tension），這樣的設計是為了活動性，現在的靜定也是為了這個目的。

所以該如何整合這一切理解？我們發現了適用於全身範圍的解釋，包括利用肌肉用力與拉緊，同時也利用組織做伸展與彈性。這開始以三百六十度解釋動作了。

姿勢分析（Posture Profiling®，見第二部第十三章）把不同的身體類型，以及我們在此稱為「動作類型」的性質（例如速度、靜定、伸展、硬度）做比較。筋膜的身體類型與透過伸縮完整性（每一個人都有，並沒有「好與壞」的分類）來閱讀身體密切相關。我們的問題在於（一）「個人的伸縮完整性是否對他們最好用？」以及（二）「是否有一種他們可以長期練習的瑜伽，可以強化與維持伸縮完整性？」認知與經驗結合的技能，可以作為到達最佳作法成功之道的指引，這種最佳作法適用於每一個人，而不只是變成「扭曲的溫蒂」（圖 8.13）。

在技術意義上，圖 8.14 中的狗其實不是單純伸展身體在水池喝水，雖然這確實是「伸展」動作。然而為了不失足落水，牠實際上是貫穿整個形狀的長度，把自己的組織變硬，以平衡來自尾巴尖端到鼻子末端的力量。牠非常小心地伸出舌頭，避免破壞喝到水所需的全身平衡動作。牠身體結構的每一個部分都協調參與了打算完成的任務。這很明顯地，也可以稱為是在做瑜伽。

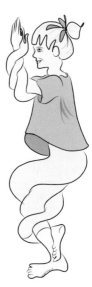

圖 8.13 「扭曲溫蒂」類型的動作，可能不一定是伸縮完整性的最佳優勢。

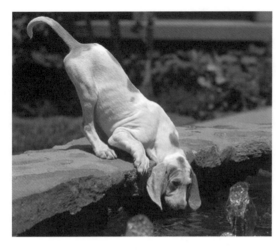

圖 8.14 這是運作中的生物張力整合結構，也是運作形狀全部面向的一個絕妙影像。也許除了牠的耳朵之外，這隻巴吉度獵犬正在一個專注的平衡動作中牽制牠的全部結構，以避免跌倒。（經旋恩‧馬德莫同意轉載）

參考文獻

1. Robert Schleip, "Foreword", in Luigi Stecco and Carla Stecco, *Fascial Manipulation: Practical Part*, English edition by Julie Ann Day, foreword by Robert Schleip, Piccin, Padua, 2009.

2. Stephen Levin, personal communication at the Biotensegrity Interest Group, Belgium, 2013; http://www.biotensegrity.com/muscles_at_rest.php; A.T. Masi and J.C. Hannon, "Human Resting Muscle Tone (HRMT): Narrative Introduction and Modern Concepts", Journal of Bodywork and Movement Therapies 12(4): 320–332; 2008.

3. Leonid Blyum (http://blyum.com/).

4. Adjo Zorn and Kai Hodeck; Erik Dalton, *The Dyn amic Body, Freedom from Pain Institute*, Oklahoma, 2011; http://erikdalton.com/products/dynamic-body/).

5. Tom Flemons made and sold toys designed on tensegrity principles for many years. His "Skwish" toys were licensed to a local company to manufacture in 1987. Manhattan Toys subsequently bought that company and the licensing rights in 1995. (See also Ch. 4.)

6. Bruce Hamilton's designs can be seen at www.tensiondesigns.com.

7. A.G. Nelson, N.M. Driscoll, D.K. Landin, M.A. Young and I.C. Schexnayder, "Acute Effects of Passive Muscle Stretching on Sprint Performance", Journal of Sports Sciences 23(5): 449–454; 2005.

8. Luiz Fernando Bertolucci , "Pandiculation: Nature's Way of Maintaining the Functional Integrity of the Myofascial System?", Journal of Bodywork and Movement Therapies 15(3): 268–280; 2011.

9. Ibid..

10. Ibid.

11. Ibid.

12. Grouse Mountain in Vancouver; http://www.grousemountain.com/wildlife-refuge. There is a "BearCam" facility and it is possible to watch bears Coola and Grinder in hibernation. Researchers and rangers in the park run a blog and show films about the bears (and other wildlife at the reserve) and their hibernating habits.

13. A.G. Nelson, N.M. Driscoll, D.K. Landin, M.A. Young and I.C. Schexnayder, "Acute Effects of Passive Muscle Stretching on Sprint Performance", Journal of Sports Sciences 23(5): 449–454; 2005.

14. Y. Kawakami, T. Muraoka, S. Ito, H. Kanehisa and T. Fukunaga, "*In vivo* Muscle Fibre Behaviour During Counter-Movement Exercise in Humans Reveals a Significant Role for Tendon Elasticity", Journal of Physiology 540: 635–646; 2002.

15. S.P. Magnusson, M.V. Narici, C.N. Maganaris and M. Kjaer, "Human Tendon Behaviour and Adaptation, *In Vivo*." Journal of Physiology 586: 71–81; 2008.

16. Thomas W. Myers, *Anatomy Trains: Myofascial Meridians for Manual and Movement Therapists*, 2nd edition, Churchill Livingstone, Edinburgh, 2009 (see also 3rd edition 2014).

17. S.P. Magnusson, M.V. Narici, C.N. Maganaris and M. Kjaer, "Human Tendon Behaviour and Adaptation, *In Vivo*." Journal of Physiology 586: 71–81; 2008.

18. Robert Schleip, Thomas W. Findley, Leon Chaitow and Peter A. Huijing, Fascia: The Tensional Network of the Human Body, Churchill Livingstone/Elsevier, Edinburgh, 2012.

19. Thomas W. Myers, *Anatomy Trains: Myofascial Meridians for Manual and Movement Therapists*, 2nd edition, Churchill Livingstone, Edinburgh, 2009.

20. Ibid.

21. Graham Scarr, www.tensegrityinbiology.co.uk/, article: "Geodesic". See also: *Biotensegrity: The Structural Basis of Life*, Handspring Publishing Ltd.,

Pencaitland, 2014.

22. Stephen Levin: www.biotensegrity.com; lecture at the University of Leuven, Belgium, October 2013.

23. Doug Richards, University of Toronto, Assistant Professor, Medical Director, David L. MacIntosh Sport Medicine Clinic. Also see www.youtube.com/watch?v=7qYYhkfu_vc for a 45 minute presentation by Doug Richards called "Stretching: The Truth".

24. Stephen Levin, www.biotensegrity.com: "Tensegrity: The New Biomechanics"; Fig. 18. Published in M. Hutson and R. Ellis (eds), *Textbook of Musculoskeletal Medicine*, Oxford University Press, Oxford, 2006.

25. Jean-Pierre Barral and Alain Croibier, *Manual Therapy for the Peripheral Nerves*, Churchill Livingstone, Edinburgh, 2007.

26. Graham Scarr, www.tensegrityinbiology.co.uk/, Biology page. See also: *Biotensegrity: The Structural Basis of Life*, Handspring Publishing Ltd., Pencaitland, 2014.

27. Graham Scarr's website www.tensegrityinbiology.co.uk offers a range of explanatory pages with well-referenced material written in clear and concise terms. It includes various links to current research as well as a wide range of applications of these principles.

28. Y.I. Futakata and T. Iwasaki, "Formal Analysis of Resonance Entrainment by Central Pattern Generator", Journal of Mathematical Biology 57(2): 183–207; 2008.

29. Robert Schleip, Thomas W. Findley, Leon Chaitow and Peter A. Huijing, *Fascia: The Tensional Network of the Human Body*, Churchill Livingstone/Elsevier, Edinburgh, 2012.

30. S.P. Magnusson, H. Langberg and M. Kjaer, "The pathogenesis of tendinopathy: balancing the response to loading", Nature Reviews Rheumatology 6: 262–268; 2010.

31. Robert Schleip, Thomas W. Findley, Leon Chaitow and Peter A. Huijing, *Fascia: The Tensional Network of the Human Body*, Churchill Livingstone/Elsevier, Edinburgh, 2012.

32. R. Schleip, D.G. Müller, 'Training Principles for Fascial Connective Tissues: Scientific Foundation and Suggested Practical Applications", Journal of Bodywork and Movement Therapies 17: 103–115; 2013.

33. Stephen Levin: www.biotensegrity.com: Home Page and several articles under Papers: Tensegrity: The New Biomechanics.

34. Robert Schleip, "Introduction", in Robert Schleip, Thomas W. Findley, Leon Chaitow and Peter A. Huijing, *Fascia: The Tensional Network of the Human Body*, Churchill Livingstone/Elsevier, Edinburgh, 2012.

35. Graham Scarr, www.tensegrityinbiology.co.uk/, article: "Geodesic". See also: *Biotensegrity: The Structural Basis of Life*, Handspring Publishing Ltd., Pencaitland, 2014.

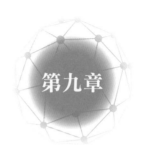

第九章

感覺與感知能力

「生物教科書通常聲稱，生物體最重要的特徵就是繁殖能力，然後接著說明 DNA 的複製以及蛋白質的合成，好像這是生命問題最基本的答案。但是，繁殖能力只是活生生的生物體特性之一，而且可以說還不是最突出的一個。從科學的角度來看，因為還有許多其他的特徵，這些特徵讓我們毫無疑問知道他們擁有生命，例如對環境的特殊線索極為敏感、對能量轉換有非凡的效率與速度、長期的動態秩序與協調性，以及最後的整體性與個體性。」[1]

何梅灣（Mae-Wan Ho，音譯）

感覺細緻化（Sensory refinement）是所有瑜伽練習的重要課題。筋膜相關的新發現改變了我們的許多觀點，包括感覺細緻化如何產生、為什麼可以透過瑜伽所促進的身體意識來找到它，以及這與我們的自我感覺調節與自主功能有多麼息息相關[2]。豐富又多樣的瑜伽，提供了理解動作的新脈絡。在脈絡上已經發生了根本的改變，但仍然只有舊的語言能用以描述實在有所不足，因此我們需要發展出全新而細緻的區別特色。

功能或構造細節的清單，從力學角度來看（通常是功能性動作技術資訊的偏見）是很有意思的，但這也鼓勵我們（特別是教任何動作形式的人）找出描述身體細膩度與敏感度的新術語。科學研究正發現穿過我們在運動中的組織的力量，感覺

與感覺反應分配的新比例。筋膜是身體最大也是最豐富的感覺器官[3]，這個發現已經讓許多人開始重新思考神經系統如何活動的傳統看法。作為一種新的脈絡，這是開創性的新聞。但它不是讓神經系統變得多餘，而是重新定義我們如何感覺的性質、變化與特徵，以及我們的哪一部分是真的在感覺。

六感或更多？

如果我們學到的是我們有六感，或更多，而不是學到我們是有五感的生物，因為在理想上，我們能聽、看、觸、嘗與嗅，我們會有多麼不同的文化史？「第六感」這個詞彙經常被用來形容直覺或無法解釋的知曉。它被認為可以解釋個人隱藏才能的奧祕，有時候也暗示著神祕的領域中，用物理科學不一定可以測量得到。在基本的解剖學與生理學中，就像一般教學內容，你會發現神經系統視為實體（有一個中樞與外圍），包括視覺、聽覺、嗅覺、味覺與觸覺等五種感覺。最後一個觸覺，通常最難定義，但也負責大範圍的感官能力。

或許我們用語言表達自己固有能力是項深入的知識，尤其用以描述人類時擁有更多涵義。

人體中有沒有一個位置，能讓我們的主要感知與感覺確實在其中合而為一？筋膜的新定義可以結合物理學與形上學，在瑜伽的古老智慧與當代價值中，支持瑜伽的整個目的？在神經系統的標題下，很少討論到感知能力（Sentience），雖然它可以說是身為人類的一個特點，也是瑜伽要探索的重點。

延伸筆記

我們也遇到語義學上的困難。在英文中，「碰觸」、「感覺」、「感知」有多種可能的意義，你可以在身體上或情緒上被碰觸到了，你可以真的碰觸（touch）到某種事物，或發現一種「感動」（touching）的情緒。在用「感覺」（feel）這個字眼時，你可能是在形容各種經驗，那是更廣的可能意義的混合物，例如從溫度或紋路，到某種深刻情感的字面意義的變化。「感覺」（feeling）某種事物可以是某個形狀的物理描述，對一首詩的深奧反應，或有關它的非物理性質的評論。「感知」（Sense）也可以有許多個面向，若嘗試以科學語言清楚說明它的多種意義，有點像放養蜘蛛——抓到了一隻，又漏掉其他的。

新定義

　　不同的科學研究領域（神經科學、發展生物學、心理學、胚胎學、筋膜研究等等）正在證實，不只筋膜的「本體感覺基質」（proprioceptive substrate）構成了感覺器官，由於筋膜遍布人體的超大表面積，它也是我們最大、最豐富的器官。施萊普對於擴大理解居功厥偉，他組織了一個科學家的圈子，透過實際的解剖，以及世界各地最權威的研究實驗室[4] 運用先進技術測量與探索筋膜（包括他自己的實驗室，以及烏爾姆大學〔Ulm University〕的研究團隊[5]），一起驗證這些發現。感謝這個領域當中，包括托馬斯・芬德利（Thomas Findley）與彼得・威京（Peter Huijing）在內的知名人士促成筋膜研究大會，讓許多備受敬重的科學家與專家能一起呈現廣泛的研究內容，才對我們的理解帶來了典範轉移[6]。

　　無所不在的筋膜組織網存在於人體最細微的各個方面，而且天生具有知覺，被視為我們第六個本體感覺的主宰。然而我們如何察覺內在與外在世界，以及它們如何回應我們，更進一步的區別特色正在刺激新的研究與區別領域，這些乍看起來好像不相關，但其實正好相反。這些包括我們對內在自我的感覺以及自身免疫系統反應，而且我們將會看見或許是深刻整合的瑜伽作法中最好、最有價值的部分。

延伸筆記

　　在完全不同的機器人領域，我們如何看待生命體的改變也與「軟機器人」（soft robots）的發展一致。例如最新發明的機器狗就脫離了之前的思考方式，它不是受到一個更大更好的中央電腦（即更大的腦）指示，而是在關節與實際模型的材料上裝設更多感覺處理器。波士頓動力公司（Boston Dynamics）的「大狗」（BigDog）就是這種思維的一個例子：「大狗裝的電腦控制它的動作，負責處理感應器，以及處理與使用者的溝通。大狗的控制系統維持它的平衡，可以應付各種地形上的活動以及導航。運動感應器包括了關節的位置、關節的力量、地面接觸、地面負載，一個陀螺儀、光達（LIDAR，又譯：雷射雷達），和立體聲視覺系統。其他感應器專注在大狗的內部狀態，以監測液壓、油溫、引擎功能、電池充電與其他項目。」[7] 這表示機器狗可以走在任何地形上，例如雪地與泥地，而且可以適應不同的負載並不會被干擾。一個有適應性的空間與表面感知系統，可以應付壓力與摩擦力的改變，關節與運動力正在生產一種更「敏感」的機器人。我們這些「非機器人」已經全都會做這些事，只是新研究正在激發我們實際上如何做到這些動作的全新區別特色。

力學受器

意識到筋膜是一種感覺器官，完全說明了人體的這種能力。它們是在筋膜基質裡面具有各種敏感度的「感應器」（力學受器）[8]，沿著筋膜位於組織中，特別是在關節處，也在骨骼（骨膜）以及各筋膜層之間，透過滑動、形狀改變及組織的變形，可以檢測到動作最細微的改變以及地形的變化。筋膜感應、溝通，而且一層又一層，甚至一個細胞到一個細胞，回應溫度、張力與扭力的變化。我們所住的身體真的非常敏感，而且彼此相連。可覺知的生物張力整合結構是分辨動作的一個新宇宙，只要說明了它所組織與促成的筋膜、形狀與功能性動作，這樣的啟示就顯得非常激勵人心。

這些力學受器（也可視為一種運動感應器）給了我們上面提到的所有能力。它們開始解釋一些技巧與細節，我們用這些技巧與細節以如此細膩的方式修正與回應動作，不管在瑜伽墊上或離開瑜伽墊，我們可以適應所走的地面、所探索的地形。它們在檢測局部張力的細微力學變化上發揮作用，不只帶來更細膩的熟練技巧，也回答了我們為什麼可以做出這些動作（包括瑜伽）。

主要的「第六感」，也認為就是我們的本體感覺（第一章），用來判斷我們的內在動作在哪裡彼此相關。它也在本能上「校準」我們，所以我們知道自己從何處與內在和外在環境相關，因為我們統一了這兩種環境，並把它們帶到最佳的一致狀態，以及在第六章提到的中立平衡狀態。它是人體對空間，以及在距離、時間與形狀的相對位置的感覺。我們不必思考，它就會告知身體這些在重量、密度上的有形物，以及平衡或傳送一個任務所需要的力氣。一根針與線的「負載」，就像移動身體做完一個瑜伽序列的「負載」。

延伸筆記

　　本體感覺（Proprioception）這個字來自拉丁文的 proprius，意思是「一個人自己的」（one's own），加上感知、認知（perception）這個詞，所以它就轉化成我們的自我知覺（sense of self-perception），而且直接與我們的位置感覺能力有關，知道我們在空間中的位置以及我們和物體的關係。例如，拿起一個玻璃杯喝水，這樣的任務牽涉到非常細膩的認知過程，包括要評估這個內容物、重量、平衡，以及所需的力氣，以確定最後不會把內容物潑出來。啜飲，這個動作和大口吞嚥完全不同，而且隨著內容物的減少，要使用與調整正確的力道，這都是我們本體感覺意識的細緻化，透過體內組織在溝通。兒童會慢慢培養出這種感覺，從胡亂抓住一個杯子進步到可以握住把手拿持，到最後可以拿起沒有把手的玻璃杯，而不會拿得太斜或從手中滑落。這些都是逐漸細緻化的本體感覺，也許我們不知不覺，但確實不斷在使用它。

　　內在知覺（Interoception）指的是一種內在感覺，可以比作「直覺反應」。它不是新的事物，只是新的名稱。最初稱為存在感覺（coenaesthesia）：「針對身體與器官的一般功能，一種大致上無意識感覺的神經模式[9]。」有關這個能力有許多新的研究，研究指出與意識有相互關係[10]。內在知覺中心與在大腦的本體感覺中心完全不同。內在知覺包含了愉快的觸感，但它指的是較無形，但仍然可以察覺到的本能上的知曉。

　　傷害覺（Nociception）指的是對全身不同刺激的感知，包括與疼痛認知有關的感覺。我們已經知道，在間隙中的游離神經末梢有能力可以從傷害覺轉為本體感覺。

筋膜：感覺器官？

　　筋膜不是剛好包含了神經系統的管狀結構的惰性連接物質，而是一種感覺結構，它一路感覺自己成形的方式，也感覺我們進入形狀的方式。游離的神經末梢分布在整個組織的現象顯示，它不只是上下鋪設許多線路的覆蓋物，實際的溝通表示「電流」也在組織本身。這個非常敏感的基質並非單純擁有神經，而是在基質裡頭遍布，而遠比這一切還要細緻。事實上，筋膜完全受到神經的支配[11]。透過它的張力，或更明確的緊繃，自然對最細微的動作（或振動的共振）也極為敏感。遍布在整個組織各層與關節的不同類型的動作感應器（力學受器），顯示了它對各種細微動作，或作用在這個結構上以及通過這個結構的力量的各種敏感度。

　　張力整合結構是生物張力整合結構與彈性的一種基本特徵（見第四章與第八

章）。力學受器可以偵測到形變：一種張力的變化或不同層之間的移動。基本上，組織會偵測到內在與外在身體環境的這些細微變化。值得注意的是這樣的結構本質，在不同的幅度上的力量幾乎是立刻分散到整個結構，平衡（自然想要重新成形與恢復「中立」）與組織和這些變化有關所需要的相對動作，包括回應重力的徑向力（因此還有地面反作用力）。經由它的結構，可以透過筋膜的索有感覺、溝通網格，以非常細微的方式做出生物力學上的反應。要謹記在心的是，雖然這是新的理解，但這項能力卻是自然而古老的。

這需要新的區別特色，也提供了理解神經系統的不同角度。施萊普指出：

「許多人以為神經系統像是老派的工業時代電話總機，因此無法表現像『生命能量』等更細膩、更複雜的過程。但懇請各位讀者把這當成一種過時的想法。」[12]

一九九一年，二十年以上之久前，大衛・巴特勒（David Butler）這樣描述神經系統：

「人體中沒有其他的結構擁有這樣的連結性。在運動期間施加在周邊神經系統的壓力，會被傳送到中樞神經系統。反之，張力也可以從中樞神經系統傳送到側面的神經系統。

如果神經系統被視為一個器官，而不是通常以為的分成多段的結構，可能會對這個系統，以及改變它機制的病理力學（或病理機械學）與病理生理學效果，有更好的理解。『器官思維』的一個最大意義是，如果這個系統的某個部位改變了，也會對整個系統有不良的影響。連續不斷的組織管道一定會發生這樣的情形。」[13]

巴特勒繼續提到神經系統專注於傳導信號的明顯特點，同時清楚說明了其他主要在保護這些信號分支的彈性與移動性。在研究領域中正在發生的事情是，發現了遍布生理系統各處的互相連結性。因此已經有了集體認知，知道筋膜基質是人體所有系統的連接器官，其中也包括了神經系統，但不限於神經系統。它們實際上是在重新定義彼此。

巴特勒提到的連結性（以及彈性），也是循環、運動與結構系統的一部分。它是全身性的結構，實際上在肌肉纖維、循環血管與神經血管（神經血管束）周圍形成了像格狀的管狀與帶狀物質，並在它們之間以交叉連結與結構網路相連。它也形

成了「繩子與梯子」（肌腱）和組織片或面（腱膜），以及皮膚下方與器官之間較鬆散的各層物質。這些全部加在一起，形成了貫穿身體的動力感受基質，密切地嵌入胞外基質中。這也包含了肌腱與韌帶（或范德沃提到的「動態韌帶」），包含了肌肉與其纖維與纖絲的包覆物，以及肌肉之間與周圍的筋膜結構腱片（腱膜）；也包含了關節，范德沃稱之為斷開點。范德沃把整個基質稱為「本體感覺基質」，並指出力學受器位於各層之間，就像細微動作的感應器一樣，它們可以偵測到形變，這是彈性的關鍵組成成分（第八章）。

　　這表示，筋膜可以偵測或感覺到全身所有地方的動靜，因為它其實有覺知能力。這個發現證實了巴特勒的簡報，並把它擴大到也包含了整個結構。他認為身體在動的時候，這些模式有保護神經系統結構的好處。而這些模式顯然就是遍布人體的筋膜基質的模式[14]（見圖 9.1）。

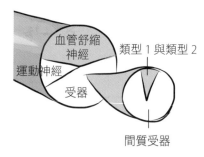

圖 9.1

　　「如果研究典型的肌肉神經（例如脛神經），它比運動纖維包含了將近三倍多的感覺纖維。這點出了一個令人著迷的原理：感覺細緻化似乎比運動組織更重要多了。」[15]

感覺你的「感覺」

　　我們練習瑜伽時，想著姿勢以及如何從一個姿勢換到另一個姿勢，而且把淋巴、血液、神經管、腺體、器官、軟組織與骨骼全部都會參與我們的動作視為理所當然，在需要彎折身體時彎折，然後在（姿勢）結束之後又迅速恢復。它們通常都很聽話！我們不必確認是否可以彎折手肘，我們是彎了手肘才知道它可以「做」這個姿勢。透過動作與否組織本身會反饋，然後對這個意圖說「可以」或「不行」。長期下來，它也慢慢對我們反覆對它的訓練做出反應。其中的鼓勵在於，培養我們正確分辨信號的意識與能力，以避免傷害我們的組織，並從適應能力中得到好處，這是接受教導、調教與指導的重點。身為指導者，我們尋求做這件事的最佳方式，

並與每一個我們受邀來訓練的人溝通適當的回饋意見。

　　瑜伽老師培訓中最困難的部分就是寫練習日誌。其中的一個困難點在於，動作的語言是在動作寫入的當下發生。想要描述動作時，特別是從動作敏感度的角度來看，我們通常只有疼痛或困難可以述寫。當身體以健康的回應方式運作，並感覺願意也能夠做到我們要求的動作，例如樹式（Tree Pose）、頭倒立（Headstand）或某種流動瑜伽序列，那麼就不存在疼痛或難度，無疑是這個動作輕鬆與優雅的標誌。

 延伸筆記

　　除非肌腱出了毛病，否則我們很少停下來描述它們如何滑動。如果你請一位學員做出犬式，結果發現他有腕隧道症候群，手腕動作有不同程度的受損，他可能會詳細描述有什麼疼痛，以及為什麼他們做不來這個動作。還有一點可能很不明顯，例如頸部沒出現疼痛，可能是健康的身體體驗自己的筋膜順應性與內在協調性的一種表現；如果頸部開始疼痛，便可能開始體驗到手肘與頸部或上脊椎之間的關係。從筋膜基質的角度來看它們密切相關，不只因為出現在相同的肌筋膜經線上 [16]，也因為連接它們的組織先天上就是有感知的，而且透過整個張力網路對彈性（或缺少彈性）做出反應。從胚胎學來看，筋膜一開始就是一整塊，而且可說一直都維持這樣的方式。我們現在還是一整塊，只是更大、更複雜了。

共同點

　　研究顯示，筋膜，包含胞外基質（它們雖然不同，但不是分開的），是所有組織連接與感覺互相溝通的共同點。這鼓勵我們將筋膜當作活動度與所有血管、器官與身體結構在每一個尺度上的內部活動的重要背景環境。但要記住，筋膜位於液體的環境裡，包括神經網路。

　　施萊普試圖駁斥神經系統就像電線圖的傳統看法：

　　「神經生物學的目前概念，是把大腦看成比較像是一個主要的液體系統，在這個系統中，多種液體的流體動力，以及甚至氣態的神經傳導物質，都是最重要的。在神經系統中的脈衝傳送通常是沿著神經通路，還透過血液、淋巴、腦脊液或基底物質中移動的傳送物質進行（Kandel, 1995）。這個用於快速調節身體的全身系統，和內分泌與免疫系統相連不分。與其把神經系統想像成一個固定線路的電纜系

統⋯⋯不如在你的心中想像成一個潮濕的熱帶叢林（Schleip, 2000）。這個叢林是用以自我調節的地方，具有驚人的複雜性、持續重組性與可塑性，即使在成年期也是如此。」[17]

局部調節是力學受器與其所在結構的一種熟練表現與精細的回饋系統，它顯示了神經系統的連貫性，包含與超越了它一般被認為的事物。想像一下由紅、藍與黃三原色表現的中樞神經系統，在描述神經網路與其分支範圍時，這些顏色可以表現出許多色調與變化，也許是間色（按：由相鄰的原色所混成，例如紅與藍變成的紫色）。但是筋膜把這整個色彩範圍擴大到包含所有的調性變化，與柔和色調的微妙混合物，暖的、涼的、熱的、冷的、明亮的，以及我們在色輪上可以做出來的上百萬種豐富的色調變化。它們也不是分開的，反而可以視為一種可以更細膩區分的更細緻潛力：它是一個更精緻的調色盤。筋膜擴大與深化我們對神經系統的理解，而不是取代它。

延伸筆記

從力學功能與解剖結構甚至心理暗示的角度，目前為止可以找到許多研究，但是在教室中這些未必是最有用的。我們需要一種以感受知覺為脈絡的語言，可以在教室活動的速度中快速說明。它必須來自像學騎自行車或游泳相同的地方：經由學員自身的感知經驗中發現。我們可以把這些事的學習過程描述為較為「轉化性的」，而不是「資訊性的」，靠的是做這些事的人來發現自己為什麼可以做到。這是一種親身參與的語言，是用身體結構在說的語言，而且可以在細微的筆觸中累積。

運動模式

全身感應系統的運作模式，可以比作一個有城牆的城市中的某種階層，在這裡，管家的日常細節不會打擾到中樞神經系統的「總公司」：大腦。在這個比喻中，整個彼此相連的感官結構中，各處都有許多管家在調解各種層級的管理工作。要注意的是，不是我們所做的每一個小動作，都是會送到主要線路的重大「呼叫」，然後發射一個直通大腦的神經元。即使是在個別細胞的層級，也有生物動力

反應或自我調節功能，就像英格博已經透過他對張力整合結構的廣泛研究指出，這是活的微型生物體的原理[18]。

延伸筆記

> 　　如果我們把神經系統看成電路，例如類似導電的作用，把來自四肢與送到四肢的訊息當成送去大腦（中央保險絲箱）又送回來的訊息。在這個脈絡下，「力學反應」的意義是這個形狀會自然抵抗，可以說是自動做出反應。透過它裡面發現的各種力學受器，組織本身是會反應的。它們形成了通道，可以把刺激轉化成神經脈衝或化學反應，讓我們感覺本質的範圍、複雜度與奧妙，變得比歷史所呈現的要大更多。它是一種本能的智慧。其中的意義可能是，我們的感知才能可能比我們所理解的更能清楚表達，它的字彙與質性比一般的科學推理更廣。

　　「英格博（1993）與同事優雅地提供證據顯示，整個細胞的行為就像一個張力整合結構系統。它們設計了巧妙的方法，在細胞膜應用了精確而局部的動力。例如，細胞膜中有些特定的受器蛋白，會各自帶著一種極微小的磁性，因此在磁場中被扭曲時，整個細胞就會變硬抵抗這種扭曲。這些與其他實驗已經顯示，力學信號（mechanical signals）參與調節了許多細胞的功能。」[19]

　　如果我們走進巴特勒所謂的「器官思維」並超越系統思維，這的確是令人興奮的知識。在瑜伽，當我們移動全身以探索它的感官意識以及我們如何回應我們的注意力時，我們用的是「有機體」（organism）思維。它鼓勵我們把這個有覺知的「身—心—存在」看成一個整體，並檢視它在哪裡整合，而非在哪裡分開。對我們瑜伽老師來說這是一個值得慶祝的觀點。它看似複雜多了，但矛盾的是實際上也更容易，因為所有人都是有感知的。

觀看的新方式，存在的舊方式

　　有人用「筋膜擁有神經並不代表它就有感知」這類聲明挑戰我的觀點。當我們從一般教科書中過時的解剖脈絡，企圖理解筋膜時，彼得・威京對這問題的答案說明了我們的誤解程度。新的理解需要新的語言，因此威京用另一個問題引導我進入這個領域：「你有沒有聽過神經觸發的聲音？」我沒有（或就算我有也不知道那就

是）。威京不厭其煩地向我解釋人體敏感度的程度與品質，如果每一個傳送的信號都必須經過大腦，噪音就會令人無法忍受：

「在一個有感知的基質中，許多事可以在自我調節中作業、發揮功能與運作。神經觸發的聲音非常大。如果你每天所做的每一件小事沒有自我調節到某個適當程度，你根本無法忍受這些噪音。」[20]

為了找到清楚的示例說明如何運作，我找到了圖 9.2，它提供了這個說法的一個面向，並把它提升到實際的應用。這張圖片是在灌木叢中的蜘蛛網，以三維方式完美顯示了筋膜基質讓我們有「極致敏感度」的許多方式中的一種特點。如果你來到這個樹叢底下，搖動其中一根樹枝，你可以輕易看見這會讓其他樹枝隨之晃動，這個網的連結組織也會被干擾，因為它們是在張力下結合起來的。換句話說，即使不觸碰這個網本身，你也可以影響到它的建構方式，因為它與所有的樹葉與樹枝相連。沒有任何移動不會在某種程度上影響（或把這個振動傳送）到其他部分，只是幅度不一而已。想像一下這個網被包含在非常緊緻的皮膚裡，而且本身對共振與動作上的改變非常敏感，能夠把它當成信號溝通，並與皮膚結合，或透過皮膚與皮膚下方的各層來進行。因此任何在這個受牽制範圍之內或周圍的變化，都會遭受檢測，包括透過它傳送的相關力量也不例外。另外，敏感度並不限於這個纖維的動作或振動；經由移動或被移動其中的水滴（特寫中可以看見）和氣體與其他固體，也會影響彼此與周圍的網。根據各自或集體的結構，它們或多或少會經驗到振動的力量，其中細節令人無法想像。而精髓在於，透過張力、震盪，以及由內而外力量傳送的細微動作，它是有感知能力的，而且本質上是可以自我感知的。人類不斷無意識地這樣做。我們不必思考，從本能上完全擁有這種能力，動物也一樣。我們只是想找到解釋此現象的方法而已。

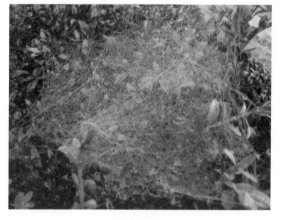

圖 9.2

這項啟示性資訊的衝擊不只是科學本身，也在於科學證實了人體結構有感知能力。這是一個很重要的說法。當你清楚告訴人們他們正在感受這種層次的細節，他們通常會眼睛一亮，發現身上有個人經驗可以證實。這可以確認，有時候被當成形上學的感覺，可能是一種較為物理學的感覺。

我們在瑜伽墊上做的事，正是在以一種健康的方式，邀請這種內在的覺知。這是一種對外在力量的細微反應，而且也對它們做出細微的影響。感覺與感知能力意識的培養，以及有意義地應付、移動與擴展它的能力，就是健康練習的基礎。我們會把這個目標放在心裡，尋找最佳方式來準備課程。首先，讓我們先充實筋膜基質感覺本質背後的科學，然後探討我們在課堂上要如何為它找到適當與有用的語言。

徒手與運動治療

施萊普已經把他的研究致力於探討筋膜可塑性的神經動力學，並讓各個領域的徒手從業人員與運動指導人員知道這個實用意義[21]。因為筋膜是人體最豐富的感覺器官，這個訊息讓醫療作業也在逐漸改變中，並改變了我們認知客戶、學生與病人的方式。它對每一個醫療領域都有意義，從疼痛管理到手術干預，到休養與康復：包含生理與心理的治療。它也超越了病理學對相對於任何個人的表現。

延伸筆記

這包含一系列的感覺，因此整個領域需要一個新的疼痛區別特色。當然，伸展與「鬆開」卡住的組織的感覺，肌筋膜鬆開的感覺和踢到腳趾是截然不同的。踢到腳趾絕對會隨機增加不適的感覺，但鬆開肌筋膜是只要你（或從業人員）正確操作就不會感到疼痛。

本書所提範圍沒有涵蓋病理學，但值得注意的是，病理學研究發現本體感覺輸入強烈抑制了脊髓對肌筋膜痛覺的處理。（傷害覺受器會對身體不同部位的各種刺激做出反應，也會把疼痛信號從週邊神經帶到中樞神經系統。）[22] 這是一個複雜的研究領域，任何的簡短概論都會過度簡化。然而這基本上意味著如果有意識地培養身體意識、內在知覺與本體感覺，肌筋膜就比較不會感到疼痛。在實務上，這點出了

瑜伽的價值——瑜伽就是一種刻意追求的嘗試，目的是帶著我們進入身體的更多覺察意識，包括內在與外在，並改善本體感覺與內在知覺。這樣做的同時可以減輕肌筋膜的疼痛，或甚至可以預防疼痛。這個系統是可以累積的，會慢慢隨著時間培養兩種感受。結構完整性顯然是身體、心智與存在的一種資產。

為了避免慢性疼痛，我們通常傾向保持靜止不動。針對下背痛的研究指出，保持不動會使組織變得亂七八糟（見圖 7.9），而且會降低病患的本體感覺[23]。因此，其中的含義是，改善本體感覺並促進適當的動作與本體感覺的意識會降低疼痛。這未必是指牽涉到大幅用力或範圍的總體動作，但卻包含刺激與促進組織細微的本體感覺意識的微小動作。當然，每一個例子都有不同的情況，而且隨時都有新的研究出現。但是目前為止的研究已經改變了一般的看法，而且根據特定學員的年齡、階段與條件，它絕對支持以聰明的方式做瑜伽以及適當應用瑜伽的理由。它也點出了為什麼修復練習以及以力量為基礎的練習好處一樣多，壞處也是一樣。完全依個人而定。

不只是力學

身為從業人員、動作教師與研究人員，施萊普已經在《身體工作與動作治療期刊》（*Journal of Bodywork and Movement Therapies*）的一系列文章中，分析了筋膜作為感覺器官的許多特點[24]。他在文章中論證，組織有超越單純力學的許多不同特質，例如神經動力。其中有三個面向特別與瑜伽練習有關。就是：

- 調整：我們如何進入與客戶的動覺對話？（見第二部、十四章）
- 我們如何促進感覺意識？
- 與自主系統調節有直接的關係。

瑜伽知道如何深化我們對意識與自主作用的自我感覺，這可以說是它的重要目的之一。但在看到科學揭露究竟是什麼在發揮作用，以及原因的箇中奧妙相當令人著迷。有大量令人信服的證據顯示，我們愈探索對微小動作的本體感覺與內在知覺的品質，這種覺察對我們全身與存在所累積的價值愈高。

　　「在內臟韌帶與脊髓與顱骨的硬腦膜中，已經發現大量的力學受器。這似乎可以說明大部分的內臟或顱薦椎療法的效果，可以充分解釋為力學受器受到了導致深刻自主變化的刺激；因此可能不再需要依賴更多的深奧假設了（Arbuckle 1994）。」[25]

延伸筆記

　　我每週一次的課堂上有位學員七十五歲才開始學瑜伽，在我寫這本書時他已八十四歲了。有一天他告訴我，刷牙時他經常以樹式站立，早上站左腳，晚上站右腳，只是為了測試平衡感。他很喜歡這樣做，而且必要時他還有水槽可以支撐。他每天可以輕鬆地走上一段路，而且每天都覺得自己變得更年輕，這也許並不令人意外。即使跌在泥濘的斜坡上，他也只會大笑，而且不會摔得比年輕人更慘。也許我們的感覺校準已經累積到某個程度了？（經該學員同意而分享）

　　某些瑜伽練習的微小動作與安靜面向，複製了徒手治療中某些溫和治療方式的效果，這樣的假設其實相當合理。透過精細的呼吸技巧與冥想，自我感覺到顱骨的律動也已經顯示對自主神經系統會有良好的效果[26]。了解人體的結締組織具有感知能力，也就是理解筋膜為什麼可以有這麼廣泛而寶貴效果的理由。在某些方面來看，它證實了彼此一致的瑜伽練習經驗。

力學受器：高基氏體

　　過往認為高基氏受器（Golgi receptors，圖 9.3）對緩慢伸展有反應，例如可以透過哈達瑜伽（Hatha Yoga）做到的姿勢。但研究已經顯示，由於高基氏受器與肌筋膜纖維的組織方式，這只會發生在肌肉同時收縮與拉伸的時候（見圖 8.6）。它們會協助降低骨骼肌筋膜的緊張，而修正結構。這促進了一種理解拉緊或激發身體可以容納長度，而非不計一切拉長組織的方法。

延伸筆記

高基氏受器發現存在於韌帶、關節囊、「動態韌帶」以及肌腱連接處，也就是腱片（腱膜）附著的地方。它們的反應方式與肌肉收縮與較強的碰觸壓力有關。

因打呵欠或擠壓（例如拉長的收縮）的伸展，對身體有不同的效果，也會刺激高基氏體，以提供動態改變的回饋。就像包含較強的維持模式或節奏序列的哈達瑜伽，主動負載伸展可能是有好處的，我們將在第二部探討這些。我們發現人體的平衡工作和發展適性的反射動作有密切關係：

「有關雙足動物精密的反重力調節功能研究，已經揭露高基氏受器的一種新的功能性作用。為了應付雙足動物面對的極端反重力平衡挑戰，我們的中樞神經系統可以重設高基氏體與相關的反射弧（reflex arcs），因此它們的作用就像非常精密的反重力受器。」[27]

列文[28] 進一步指出，我們有靠單腳支撐的能力，而且既然我們在大量的瑜伽動作中探討單腳站立的平衡，在追求感覺細緻化時，它可以說是一種寶貴的資源。在筋膜鼓勵我們探索的「用進廢退」典範中，做這些姿勢可以說是對高基氏體的作用發展出更細膩的區別特色，也擴大了它們對感覺細緻化的強大貢獻。

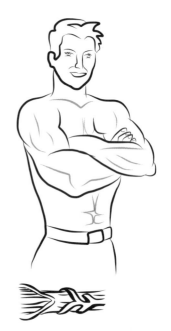

圖 9.3 高基氏

力學受器：巴齊尼氏小體

巴齊尼氏力學受器（Pacinian mechanoreceptors，圖 9.4）被視為對深層壓力和刺激、快速或振動的技巧有反應，會增加局部本體感覺的注意力。這些類別適用於徒手治療。但是在動作方面，它們是用來對動覺控制的一種深層本體感覺回饋。這也許會改善我們更細微的調整動作，以便在快速的動作序列期間維持

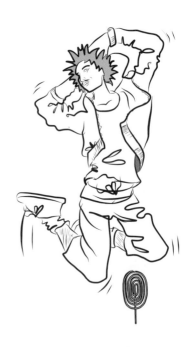

圖 9.4 巴齊尼氏

牽制。雖然使用這個比喻很有用，但我們必須記住，這些受器都是一起協同作用的。應用簡化論思維的危險在於，想像它們是獨立作用，或是以線性或孤立的方式發揮作用。我們是非線性的生物系統，具有所有細微的可能性，而這些區別特色鼓勵我們在任何時間點都能去擴大與包含所有的機會。

延伸筆記

巴齊尼氏小體在肌腱連接處被發現，深及脊椎韌帶與各種肌筋膜組織。它們的反應方式與振動或興奮的刺激有關，會提升本體感覺的局部注意力。

力學受器：魯斐尼氏小體

魯斐尼氏力學受器（Ruffini mechanoreceptors，圖 9.5）對切向力（tangential forces）、側向伸展與較慢、更持續的壓力特別有反應，它們與長期的改變有關。不像巴齊尼氏受器，它們往往會忽略令人興奮的動作，並喜歡組織長而慢的深層變化，但這可是會讓巴齊尼氏哥兒們厭煩的！這會參與抑制交感神經活動（戰或逃），因此很自然會促進整個系統的平靜效果。它們的效果不一定限於它們的局部位置。在膝到胸式（Pawan Muktasana，見第二部）的準備動作時，它可能是最享受整個系統的溫和平衡感與專注平靜感的受器。

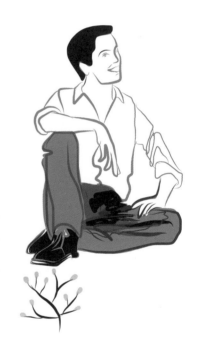

圖 9.5 魯斐尼氏

延伸筆記

魯斐尼氏小體在周邊關節韌帶、硬腦膜與和伸展有關的組織被發現。它們的反應方式與側向伸展（在徒手治療時）特別有關，也會提升本體感覺的局部注意力。刺激它們會抑制交感神經的緊張。

間質受體

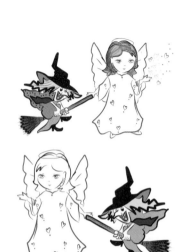

在施萊普比喻中的「間質姐妹」（interstitial
sisters），也就是處於間隙中的游離末梢神經，如圖
9.6 所顯示。目前為止，游離末梢神經有最多的這種受
器（見圖 9.2），幾乎可以在人體組織的每一個地方發
現，在骨骼上的筋膜（骨膜）密度最高。它們對壓力有
反應，一半對高壓一半對低壓的變化做出反應。

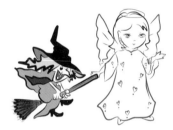

「看起來錯綜複雜的間質組織受器網絡的主要
作用，似乎是根據局部需求而微調神經系統對血流的
調節，而且是透過與自主神經系統非常密切的關係完
成。」[29]

施萊普指出：

「在討論任何運動組織的改變時，很重要的是要
理解中樞神經系統並不是『在肌肉中』運作；也就是
說，一條肌肉從來不是以整體的方式被啟動。」[30]

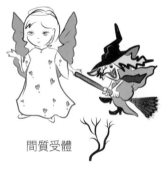

他將這種組織比作會一起改變方向的魚群，當一
或兩隻魚游到不同方向時，如果導入了一個更好、更
協調流向，其他的魚就會跟隨。這是一種動作反應，有
點像是氣流中的歐椋鳥，牠們會在空中盤旋並形成模式
（正是我們在第五章的「胚胎湯」觀察到的）。歐椋鳥
的集體動作造成氣流的改變，並影響了氣流本身，因此
又引起了不同的集體反應。個體與全體一刻又一刻地同
時行動。牠們同時感知並引起改變。根據戴洛・艾文斯
教授的說法[31]，這也能適當用來描述胚胎細胞如何在我
們所謂的「群眾控制模式」流動與成形，這種由動力改
變引起的流體流動，改變了動力模式與協調動作的影
響。

間質受體

圖 9.6 這些「姐妹」也就是間
質受體，有時候也稱為系統
的「女巫與天使」，因為它
們可以四處移動並改變本身的
性質。其中有一半對高壓的刺
激有反應，另一半對低壓的刺
激有反應。它們也會喚醒本體
感覺的局部注意力。它們與自
主神經系統的關係愈來愈受到
注意；它們會增加血管的舒張
與呼吸的速度。它們與傷害覺
的關係就是其暱稱的由來（注
意本體感覺與傷害覺的反向關
係）。

人體並不是線性系統，也不是以線性方式反應。瑜伽練習將我們的組織帶到不同的方向，時間一久，它們的反應方式就是逐漸累積某些變化，並放鬆其他的變化。這就是在身體結構中形成負載反應（loading responses），因此我們才能夠因應訓練或教導身體累積下來的效果（第八章）。

「有人建議要改變態度，要從力學的身體概念轉為控制論（cybernetic）模式，把從業人員的介入視為客戶生物體內的一種自我調節過程。」[32]

瑜伽的一大重點是，鍛練身體在各種方向都變得更容易與更穩定。另一個重點是培養靜定不動的能力，這是一件選擇與反向平衡的事。這個研究顯示，這樣的練習對於它對神經調節與功能的支持非常寶貴。它證實了許多既有的瑜伽作法的暗示，經由對神經系統的操練，它們可以加強平衡與安定身體。這顯示，改變身體到最佳功能對心智與存在也有一種互相影響的效果，這樣的觀點不只有詩意的價值。畢竟「體位法是設計來對腺體與內臟產生特定效果，並改變神經系統的電化學活動」（摘自薩拉斯瓦提〔Swami Sathananda Saraswati〕的教導）[33]。

第六感還是第一感？

研究指出，我們確實至少有六感，包括與筋膜有關的本體感覺。如果我們回到胚胎發育的過程，從人體的形成藍圖來看這也許不會那麼令人意外。考慮到間葉與所謂的中胚層一開始就是來自神經脊細胞，如果有人問了最天真的問題：「人體結締組織為什麼不是全部都有感覺？」也是可以原諒的。一直到近來，在全球的範圍內，都沒有這樣的背景脈絡檢驗這些問題，更不要說提出答案了。

延伸筆記

本體感覺被稱為我們的「第六感」。由這種組織中的組織（tissue of organisation）提供的感覺，可不可能不是我們的第六感，而是我們的主要或形成意識（如果真的有層級的話）？可不可能是筋膜提供了接受五感發生的背景環境？有些表觀遺傳學家暗示，隨著胚胎的成長形成與感覺到化學、力學與生物運動[34]。因此我們在成長的過程中一直持續這樣做，似乎也是說得通的。

筋膜基質把本體感覺與其特殊之處轉變成為我們組織基質的基本常識。它不只改變了我們看待「肌肉骨骼」功能的方式，也改變了我們看待神經系統與一般生理系統分類的方法。

筋膜的作用不只是像全身的感覺器官，它看起來可能也像是來自不同器官的不同感覺協調性質。雖然研究顯示，我們有特殊的內在感覺意識，就像「腸腦」（gut brain）；其他科學領域則顯示，我們在「心腦」（heart brain）有特殊的能力或感覺意識[35]。

由心知覺

在胚胎期時，心臟比頭部先開始發育，頭部是上下層胚盤形成的地方（見第五章）。因此隨著心臟的發育、形成與摺疊，心臟也會帶著神經組織，並且在神經組織形成與圍繞心臟本身的同時也餵養神經組織。提供大腦與脊髓成長的食物時，心臟同時也在成長，當它被召喚來提供身體其他部分與器官養分時，心臟也在加深自己的功能。從一開始，這個有感覺的、流動的、成形中的基質就是一體的，更不用說，心臟結構完全是在筋膜中成形的[36]。

「在生命的量子爵士中，心臟並不是唯一的演奏者。它與其他所有演奏者一起共譜交響曲，與各種節奏互相配合……心臟是生物體舞動生命成為存在的複雜韻律，每一個演奏者都可以自由即興演出，但同時與整體保持和諧一致。」[37]

延伸筆記

過去二十年來，我們看到心臟研究有可觀的進展。例如心臟演算研究院（The Institute of HeartMath®，位於加州博爾德溪）已經指出心臟運作的關鍵資訊，就在於理解它節奏中的空間變化。心跳變化對於健康評估是一種重要的非侵入性工具，因為在許多可測量的水平上，它與健康與快樂感有關[38]。「心臟與大腦有一個非常廣泛的溝通網路。從心臟來的資訊輸入不只改變大腦的穩定調節中心（homeostatic regulatory centres），也會影響有關感受、認知與情緒處理等更高的大腦中心。」[39]

雖然我們一般並不認為心臟是神經系統的一部分，而是循環系統的一部分，但是對筋膜結構的理解愈來愈多之後，可能會改變這種看法：

「心臟演算研究人員指出，心臟電磁波可能與器官領域與其他結構相互作用，以形成類全息干擾模式（hologram-like interference patterns），以『知會所有身體功能的活動。』另一半的過程是，心臟也會被所有身體功能的活動知會，這反應在時時刻刻的心跳變化中。」[40]

我們在這裡形成了一種構想，說明為什麼把瑜伽分到簡化論思維的典型觀念是行不通的。瑜伽從來就只支持由心知覺（heart-felt）而且包含身、心與存在的整體性。為了服務以及成為別人的資源，以自我意識為中心以支持源頭（也就是你），這種作法才說得通。科學現在也支持瑜伽的觀點，認為不需要分拆成各個組成部分。這意味著比起我們身在其中四處走動，並感覺到自己的生物體本身，它其實是一種更不複雜的生物體。

存在與預感知

瑜伽練習的喜悅是它本身的存在狀態。它包含了所有我們知道的事，但仍然不被我們的知識產生的意義所困擾。它單純是經驗的經驗。這樣的意識是可以培養、練習與累積的。它讓我們不受干擾，在動作的那一刻，就注意到身體與組織的變化。它不必是一種以自我為中心的存在方式。相反的，它會滋養中心，從那裡，我們可以用一種安靜的聆聽方式教別人，而沒有忙碌心智的評論。

冥想練習是為了最終釋放身體「受苦」的感覺，並想要超越它。許多非常進階的瑜伽鍛鍊，將這種能力發揮到把全身調伏到類似冬眠的狀態，甚至把生命能量（生命力）控制到最小的靜止表現，同時還活著。斯瓦米瑜伽行者（Swami Yogi）最後能到達「大合一」（mahasamadhi）境界，這是依照意願拋棄身體與宇宙意識合為一體的一種瑜伽成就[41]。

大部分的人會覺得這種境界很不尋常。但發現人體結構基質是多麼微妙而錯綜

複雜，讓我們更接近一個觀念：我們天生就具有比傳統教育要我們相信的更多超凡才能。想像一下，你終於發現你的房子真正結構竟然是擁有感知能力且會溝通的器官，而且長久以來一直都是如此！

典型的骨架模型就是一種由肌肉牽動的架構，而且在這個架構中，肌肉是透過一種連到大腦與背部的電位線路系統所組織而成。不過這種觀點，以及連帶的觀念——肌肉以相同的力量拉著它與骨架附著的起點與終點——已經失效了。現在有更精密的儀器顯示情況並非如此。

這就是為什麼理解生物張力整合結構，對於認識我們人體中的筋膜與功能性動作如此重要。作為一種在張力中的系統，它對整個基質的張力改變非常敏感，包括幅度非常小的細微振動。如果你握著半拉緊的鬆緊帶中點，要保持在那個位置極為困難。這就是我們活在其中的平衡狀態，即使是在放鬆的時候。這是我們感官意識可以分辨細膩化與敏感度的一種方法。

在我們具有感知能力的一生中，這種生物學、化學、物理學與幾何學的排列方式聯手形成了精密的手段，以便調節與應付我們敏感的能量儲存功能。從調查產生的研究與展示中，有個一再出現的主題，這個主題包含了「中間的空間」部分與過程，也就是連接與轉換。

研究發現力學受器會在關節與各層彼此牽動的界面增生[42]，稱為「力學受器」的理由就是可以感受到機械力的變化。這實際上表示它們可以「本能地」回應，因而增加了筋膜的功能。力學受器做為感覺器官相當有貢獻，它們對動作感覺的變化極為敏感，也能夠自我調節以適應這種變化。組織會敏感而本能地做出反應以符合需求，這也是它對確保我們提供適度的負載模式如此重要的理由，因為如果相同的動作太常重複，或一次進行太久，就會變成習慣性或重複性的壓力模式。但是如果聰明地使用，就可以擴大我們的動作範圍，而且隨著我們的成熟會變得更細膩與堅韌。人體的設計就是為了變化與適應，因此隨著年齡漸增，我們可以訓練身體讓這些優點達到最佳狀態。

這就是瑜伽練習的重點所在，透過我們的感受知覺與自我意識，包含探索自我形狀的許多特點，我們因此可以接受擴大我們個人解剖學與生理學的基礎。如果瑜

伽受限於姿勢的生物力學分析，而且根據的是一體適用的原則，瑜伽一定會令人很不舒服。如果有的話，我們花在瑜伽墊上的牽制與時間，是設計來帶領我們進入存在當下的感知（present sense），或甚至預先的感知（pre-sense），目的是為了變得更警覺，而且更注意到在身體裡的存在。這也可以加強我們預測的能力。

我們未必會把練習分為內在世界與外在世界，但是我們的確為了自己累積了非常細微的區別層次。我們實際上是想成為一種意識界面或一種管道，可以理解安定的感覺與靜定的感覺之間的差異：準備跳舞與享受成為當下的存在。我們成為內在與外在力量之間的平衡，並發展出感官覺受的細緻化，就像時時刻刻存在它們之間的薄膜。

延伸閱讀：

病理學超出了本書的範圍。但是就像它在表演藝術領域中相當受到重視一樣，瑜伽的科學療癒效果正在受到重視。我們勢必是和筋膜一起工作，如果我們可以改善它的韌性、適應力與健康，對健康自然會有整體的效果。以下摘錄一段施萊普與史都山德（Stuabesand）教授的一次訪談，可以作為象徵：「另一個更特殊的面向是筋膜與自主神經系統的干預與直接關係。現在看來筋膜的緊繃可能受到自主神經系統狀態的影響與調節。另外，任何對筋膜系統的干預可能會影響普遍自主神經系統，以及直接受到自主神經系統影響的器官。對於你的作法，這一點應該會有些後果。更簡單一點的說法是，任何對筋膜的干預也是對自主神經系統的干預。」

引用出處：http://www.somatics.de/artikel/for-professionals/2-article/120-interview-with-prof-staubesand。

參考文獻

1. Mae-Wan Ho, *The Rainbow and the Worm: The Physics of Organisms*, 3rd edition, World Scientific Publishing, Singapore, 2008.

2. The autonomic nervous system is the section of the nervous system that controls the involuntary actions of the smooth muscles, heart, and glands.

3. Robert Schleip and Heike Jäger, Ch. 2.3, "Interoception: A New Correlate for Intricate Connections Between Fascial Receptors, Emotion and Self Recognition", in Robert Schleip, Thomas W. Findley, Leon Chaitow and Peter A. Huijing, *Fascia: The Tensional Network of the Human Body*. Churchill Livingstone/Elsevier, Edinburgh, 2012. Ulrich Hoheisel, Toru Taguchi and Siegfried Mense, "Nociception: The Thoracolumbar Fascia as a Sensory Organ", Ch. 2.4.

4. See www.fasciaresearch.de (Ulm University) for detailed information and various articles for both scientists and clinicians; Robert Schleip, Thomas W. Findley, Leon Chaitow and Peter A. Huijing, *Fascia: The Tensional Network of the Human Body*, Churchill Livingstone/Elsevier, Edinburgh, 2012; Robert Schleip and Amanda Baker, *Fascia in Sport and Movement*, Handspring Publishing Ltd., Pencaitland, 2014.

5. See www.fasciaresearch.de (Ulm University) for further details. P. Barlas, D.M. Walsh, G.D. Baxter and J.M. Allen, "Delayed Onset Muscle Soreness: Effect of an Ischaemic Block upon Mechanical Allodynia in Humans", Pain 87(2):221–225; 2000. R. Schleip, A. Zorn and W. Klingler, "Biomechanical Properties of Fascial Tissues and Their Role as Pain Generators", Journal of Musculoskeletal Pain 18(4):393–395; 2010. Robert Schleip, Adjo Zorn, Fascia Research Project, Institute of Applied Physiology, Ulm University, Ulm, Germany. Werner Klingler, Department of Anesthesiology, Ulm University, Germany.

6. See www.fasciaresearch.de (Ulm University) for detailed information and various articles for both scientists and clinicians; Robert Schleip, Thomas W. Findley, Leon Chaitow and Peter A. Huijing, *Fascia: The Tensional Network of the Human Body*, Churchill Livingstone/Elsevier, Edinburgh, 2012; Robert Scleip and Amanda Baker, *Fascia in Sport and Movement*, Handspring Publishing Ltd., Pencaitland, 2014.

7. See http://www.bostondynamics.com/robot_bigdog.html.

8. Robert Schleip, "Fascial Plasticity: A New Neurobiological Explanation", parts 1 and 2, Journal of Bodywork and Movement Therapies 7(1): 11–19; 7(2): 104–116; 2003.

9. Robert Schleip and Heike Jäger, Ch. 2.3, "Interoception: A New Correlate for Intricate Connections Between Fascial Receptors, Emotion and Self Recognition", in Robert Schleip, Thomas W. Findley, Leon Chaitow and Peter A. Huijing, *Fascia: The Tensional Network of the Human Body*. Churchill Livingstone/Elsevier, Edinburgh, 2012.

10. A.D. Craig, "How do you Feel – Now? The Anterior Insula and Human Awareness", Nature Reviews Neuroscience 10: 59–70; 2009.

11. Examining the tissue cell make-up is called histological study, which is the basis upon which the extensive research has been conducted.

12. Robert Schleip, "Fascial Plasticity: A New Neurobiological Explanation", parts 1 and 2, Journal of Bodywork and Movement Therapies 7(1): 11–19; 7(2): 104–116; 2003.

13. David S. Butler, *Mobilisation of the Nervous System*, Churchill Livingston, Edinburgh, 1991.

14. See Dr Guimberteau's work. Jean-Claude Guimberteau, MD (www.guimberteau-jc-md.com/en/). Both English and French versions are available at this address. His DVD: *Interior Architectures*, is available on the same site. See also The *Architecture of Living Fascia: The Extracellular Matrix and Cells Revealed Through Endoscopy*, Handspring Publishing Ltd., Pencaitland, 2014.

15. Robert Schleip, "Fascial Plasticity: A New Neurobiological Explanation", parts 1 and 2, Journal of Bodywork and Movement Therapies 7(1): 11–19; 7(2): 104–116; 2003.

16. See the Arm Lines in Thomas W. Myers, *Anatomy Trains: Myofascial Meridians for Manual and Movement Therapists*, 2nd edition, Churchill Livingstone, Edinburgh, 2009.

17. Schleip - As note 8.

18. Donald Ingber, "The Architecture of Life", Scientific American, Feature Article, January 1998. Ingber's research has since advanced considerably; see his website at http://web1.tch.harvard.edu/research/ingber/Tensegrity.html. An article on Ingber in the Encyclopedia of Tensegrity is hosted on the wiki: http://tensegrity.wikispaces.com/Ingber,+Donald+A. Available in full on http://www.scribd.com/doc/35190367/Architecture-of-Life-Scientific-American-by-Ingber.

19. Mae-Wan Ho, *The Rainbow and the Worm: The Physics of Organisms*, 3rd edition, World Scientific Publishing, Singapore, 2008.

20. Personal conversation at the Belgian Fascia Research Conference in 2012, Brussels.

21. Robert Schleip, See www.fasciaresearch.de, www.somatics.de for detailed articles and Robert Schleip, *Fascia in Sport and Movement*. Handspring Publishing, Ltd., Pencaitland, 2014.

22. Schleip, As note 8.

23. H.M. Langevin, "Connective Tissue: A Body-Wide Signalling Network?", Medical Hypotheses 66(6): 1074–1077; 2006.

24. Robert Schleip (2003). "Fascial plasticity: a new neurobiological explanation." Part 1 and part 2. Journal of Bodywork and Movement Therapies 7(1): 11–19; 7(2): 104–116.

25. Ibid.

26. Alexander Filmer-Lorch, *Inside Meditation: In Search of the Unchanging Nature Within*. Matador, Kibworth Beauchamp, 2012.

27. Robert Schleip, "Fascial Plasticity: A New Neurobiological Explanation", parts 1 and 2, Journal of Bodywork and Movement Therapies 7(1): 11–19; 7(2): 104–116; 2003.

28. Stephen Levin, "The Tensegrity-Truss as a Model for Spine Mechanics: Biotensegrity". This paper was first presented at the 12th International Conference on Mechanics in Medicine and Biology, Lemnos, Greece, September 2002.

29. Robert Schleip, "Fascial Plasticity: A New Neurobiological Explanation", parts 1 and 2, Journal of Bodywork and Movement Therapies 7(1): 11–19; 7(2): 104–116; 2003.

30. Ibid.

31. See Ch. 5.

32. Robert Schleip, "Fascial Plasticity: A New Neurobiological Explanation", parts 1 and 2, Journal of Bodywork and Movement Therapies 7(1): 11–19; 7(2): 104–116; 2003.

33. Quote from teachings of Swami Sathananda Saraswati: Asana Pranayama Mudra Bandha: Yoga Publications Trust, Munger, Bihar, India.

34. Donna Jeanne Haraway, Crystals, Fabrics, and Fields: Metaphors that Shape Embryos, North Atlantic Books, Berkeley, CA, 1976, 2004. Foreword By Scott F. Gilbert, another epigeneticist.

35. Mae-Wan Ho, *The Rainbow and the Worm: The Physics of Organisms*, 3rd edition, World Scientific Publishing, Singapore, 2008.

36. Doris Taylor, PhD, Director, Regenerative Medicine Research at Texas Heart Institute, http://texasheart.org/Research/RegenerativeMedicine/.

37. Mae-Wan Ho, *The Rainbow and the Worm: The Physics of Organisms*, 3rd edition, World Scientific Publishing, Singapore, 2008.

38. Christopher-Marc Gordon, Physiotherapeut PT.hcpc. UK Heilpraktiker Osteopathie Naturheilmedizin; research at Ulm University.

39. Mae-Wan Ho, *The Rainbow and the Worm: The Physics of Organisms*, 3rd edition, World Scientific Publishing, Singapore, 2008.

40. Ibid.

41. From the Satyananda Yoga Tradition.

42. Robert Schleip, "Fascial Plasticity: A New Neurobiological Explanation", parts 1 and 2, Journal of Bodywork and Movement Therapies 7(1): 11–19; 7(2): 104–116; 2003.

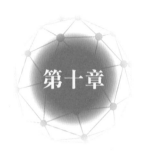

第十章

筋膜組織的形式

「我們很容易忘記，人體間隙液體中的鹽（氯化鈉、氯化鉀、氯化鈣）濃度商數和海水幾乎是一樣的。因此可以說，我們的細胞是在一個像膠質結構的間隙液體海洋中游泳，而且我們總是隨身攜帶著一座海洋。」[1]

奇多 · 米特（Guido F. Meert）

筋膜是什麼？

　　所有的筋膜都是結締組織，但不是所有的結締組織都是筋膜。例如血液就是非筋膜結締組織的一種形式。在本書使用的術語中，骨骼、軟骨與血液都不算是筋膜（請注意，它們被視為結締組織，但不是筋膜）。對某些研究人員來說（見第三章），這帶來了某些困難，因為他們暗示在胚胎期形成軟骨並變硬成為骨骼，但其內部組織依然和骨膜保持緊密的相連，骨膜（骨骼周圍的組織）調和其中，並發揮了重大的作用；其他人則暗示，骨骼是一種比較密實、比較堅硬的結締組織，它與生物張力整合結構的張力——壓力力量如此密切相關，因此把這些組織分開就是在挑戰它們深刻的相互關係。根據列文的研究，把骨骼稱為「僵硬的筋膜」（starched fascia），並沒有什麼不當。

　　身體工作圈子的人已經慢慢接受，以「筋膜」這個詞彙作為人體結構結締組

織的總稱，特別是「肌肉骨骼系統」的形式，但不限於此；或是稱為運動機能的物質，也就是我們藉以行動的結構性手段。以下是筋膜如何形成以包覆人體中的一切的概述，因為它本身同時也是肌肉與骨骼形式的一部分。筋膜包覆所有的一切，包括血管與器官，也包括把這些部位結合在一起的物質：胞外基質，這是我們所有器官與系統周圍的組織與液體。筋膜就是「中間的物質」，形成與包含了打造我們的基本物質。

線、層或體積？

結締組織很難定義的一個原因是，根據它在人體中的區域與局部情況，會有不同的性質。它會根據組織有不同的形狀與特質。在金博多皮下柔軟的「剪切帶」影片中，它看起來是開放而流動的；在肌肉之間，看起來是片狀的；但在骨骼周圍，它是一種緊緻的包覆物。根據狄恩‧裘恩（Deane Juhan）的說法：

「在肌腱與韌帶中，它的拉力強度比鋼絲優越；在眼角膜中，它像玻璃一樣透明；它展現了皮革的堅韌、膠水與凝膠的黏性。注入不同程度的透明液，由成軟骨細胞滲出的一種像尼龍的物質，就變成各種等級的軟骨；注入礦物鹽，它就變成了骨骼。」。[2]

筋膜從哪裡開始？

我們在第五章學到，筋膜組織來自胚胎的中胚層（中間，也就是在外胚層與內胚層之間）。許多人體組織都是從中胚層組織起來的，但與所有的層與形體一起產生的。這包括各種纖維（成纖維細胞）與結締組織，例如軟骨細胞（成軟骨細胞）、骨骼（成骨細胞）、骨髓、肌肉、血液、淋巴、韌帶、肌腱、體壁與腔室內襯、骨骼周圍的覆蓋物（骨膜）、關節囊，以及器官、泌尿生殖系統與管道周圍的許多包覆物。我們已經提過，這種無所不在的纖維如何將一切與其他的一切連結起來，包覆了神經、血管，並把所有內在結構都交織在一起。它因此被稱為「組織的

器官」。

根據裘恩的說法，膠原蛋白是「動物王國最豐富的蛋白質[3]」，簡單地說，筋膜之於動物或人體，就像纖維素之於植物。纖維素有各式各樣的形式與厚度，就像果實、花與蔬菜可以長成不同類型一樣，在特定形式的植物部位也有不同的性質。回想一下我們在第三章檢視過的橘子，雖然果皮與果實之間的襯皮和果瓣的各層不一樣，但都是以相同原理作用，也就是形成結構的架構：在愈來愈精細的結締組織袋子裡——也就是元薄膜（metamembrane），腔室裡的腔室在每個尺度中都包含液體。我們也在第五章看到，腔室裡的腔室形成原理說明了人類胚胎的發育。

延伸筆記

當你要烹煮一隻雞時，在加熱之前先檢查一下雞胸周圍、骨骼周圍或骨骼之間那層白色、有光澤的薄膜，那就是結締組織。它是由一種稱為膠原蛋白的蛋白質所形成，有著不同的形狀，不只是薄膜層的緊密薄片。它可以看起來像是結構之間的網狀物或花邊，或是像緊密、細紮包裹的纖維，把某些關節固定在一起，成為關節囊的一部分。裘恩認為，筋膜和形成軟骨或骨頭關節的是相同的物質（只是注入了不同的透明液）；列文則認為，骨骼本身就像僵硬的筋膜，只是注入不同的礦物鹽，諸如此類。

初始的樣貌

「當細胞群出現變成最初的生物體，某種『元薄膜』開始變得一樣重要，以便把整個質量黏合在一起，並抵抗周圍液體介質中的電流散射力（scattering forces of currents）。」[4]

最遠古的生命誕生在最初的「母海」中，但對每個細胞的生命來說，仍然需要母海的化學構件。這些細胞就在眾多複雜、活的生物體內，而這些生物體已經演化到可以在海中、在空中，在陸地中生存。因此，「元薄膜」必須以某種方式形成，讓摺疊、形式、管道、囊與袋，可以形成必要的形狀，以組織成更複雜的生物體。儘管如此，這種摺疊的組織必須在這些形狀的整個內部結構中維持適當的流體運動。為了讓生物體維持生命，這些通道與管道必須讓在元薄膜裡面與周圍的內部與

外部液體，可以四處移動、維持，並保持新鮮與流動。不管生物體的大小，這都是正確的（形成原理的邏輯，必須在白魚與鯨魚身上都能發揮作用）。

 延伸筆記

　　所有這些問題正以新的方式重新拋出，因為現在得把筋膜列入考慮，也不再把它丟進解剖實驗室的垃圾桶裡了。筋膜不再被認為不重要，在運作與組織我們維持與活在其中的「房子」（也就是我們的身體）上，大家已經意識到它有非常重大的作用。因此筋膜有個可愛的暱稱：「運動系統的灰姑娘組織」。筋膜也被稱為一種基質、一種器官、一種系統，以及一種所有其他基質、器官與系統的背景環境。因此要定義它仍是一個值得思考的問題。

　　「元薄膜」是把皮膚連在一起的全身纖維網路，位於我們周圍而且把自己與底下的結構固定、連接在一起。我們如何移到陸地的邏輯，和我們如何解決把這個內在的「海洋」抬起來四處走動，同時還能維持結構與功能完整性的問題有關。瑜伽的確要求我們的結構做出比走路更多的事；比起單純在直立的雙足姿勢上保持平衡，我們探索的方向更多。我們想在陸地上「游泳與平衡」，幾乎就像我們在水中一樣！

　　這種網絡如何分隔我們？如何提供一種連結媒介，把我們的所有細節統一成為一體，但同時又讓它們都不一樣？如何讓我們做到這一切的同時還可以四處走動？如何把重力的拉力與動力，轉變成一個體積的數學、物理學、化學，而且這個體積能以如此獨立的方式在陸地上的空間中四處移動？如何和諧一致地轉化人體生物形式中的所有功能？

　　筋膜也是一種適應性的器官。在我們成長時，筋膜的變化速度相對較快，到老化時則慢下來，但只要保持水分與活力，筋膜依然有許多獨特功能，也具有適應力。人類藍圖的驚人之處就是我們結合不同成分（不管是組織的液體、細胞、纖維或結晶成分）的方式，它可以改變，也會因應改變。雖然身體尊重我們物種的基本組織方式，但每個人在結締組織的形狀（或形態）一定都有獨一無二的表現。這是因為它會針對使用方式、營養、水分、姿勢與我們每一個不同的人做出反應。這取決於我們是誰，以及時時刻刻如何運用、驅使。

基質

　　身體所有結締組織中存在著一種「基質」，形成了我們所包含的「內在海洋」的一部分。基質就像蛋白，是一種黏性液體，在身體每一個有結締組織的地方發揮多種作用。它和血漿、荷爾蒙、營養素或從代謝來的物質與廢物不同。這種胞外基質促成了轉化或「轉化媒介」，讓其他液體的交換可以發生。基質也由成纖維細胞所產生，最初是發生在胚胎中胚層，但不限於中胚層。

　　身體的不同部位有不同種類的基質，它們提供類似胚胎間葉環境的物質，而在成人身上，則由胞外基質形成這個「內部環境」（在胚胎中，間葉包括了細胞。根據定義，胞外基質指的是在細胞外的物質）。

　　就像土壤（見延伸筆記），從黏而稠密到薄而流質，基質可以有許多不同的形式。它可以影響它所允許的氣體、抗體與各種身體化學物質交換，也可以形成許多尺寸的分子，以便在人體裡允許不同的狀態或厚度（像膠質的或更水溶性的）。它促進了化學交換的沖灌與轉化，並且也發揮屏障的作用。基質是身體的膠水，基本上是由結合一個蛋白質鏈的複雜碳水化合物所組成。它是某種聰明的內在管理系統的一部分。把身體想成只有肌肉與骨骼，就像把你的注意力全部集中在玫瑰花園中的玫瑰，而忽略了土壤、水分與植物的構造。玫瑰花園的美麗與永續性，它們的環境也發揮了獨特而互相影響的作用。身體也是如此。

延伸筆記

　　以下純粹是假設與比喻，但我把身體基質比作「身體的土壤」，只是為了表達它有多麼根本性的意義。身體基質的性質與化學物質，身體基質的水平衡有結構上的支持意義，也是代謝健全的重要作用；就像土壤性質的變化一樣，會影響一塊特定的土地可以養活哪一種蔬菜與花，因此基質也有不同的特徵與能力，影響了基質如何支持我們。它是胞外基質的一部分，就像土壤之於一座花園或森林那樣關係密切；土壤並不是整座花園，但沒有它，就不會有花園。土壤的健康對於其上生長的一切都很重要，連結了樹木與植物、苔癬與蕨類、動物與植物，而這些也互相結合起來滋養著土壤。它們一起發揮作用，沒有了某項要素，其他也無法生存。結締組織與基質是胞外基質，沒有了彼此，基質的作用就和其所保護與轉化的液體無異。就像森林生態中的各個水層與含水層，基質與結締組織基質讓我們身體裡的液體可以流動，讓細微的化學物質可以轉化，精細深入而為彼此交織的內部生態的重要部分。

膠原蛋白纖維

膠原蛋白纖維形成基質所存在的環境（回到我們的比喻，想像森林被砍伐之後，土地因此變成塵暴地區，就可以大概理解這些絲狀纖維的結合力，如何把基質與它的必要液體維持在一起）。一連串堅韌的膠原蛋白形成我們所有的建設物質，而它們最精細的纖絲就在微觀尺度上維持著這個生態。

在胚胎中，這些纖維形成一種中性的建設潛力輔助系列以因應各部位的需要，但是和整個組織網一直保持相連狀態。有些研究人員認為，動力學和遺傳學對於人體各個部位如何形成扮演一樣的重要作用。有人認為，這些組織網會因應張力與壓力以及化學與遺傳信號，並隨著成長而組織起來。例如承受最大壓力的組織可能會變得很緊密，然後被緊緊編織到最硬的骨骼中。承受最大張力的組織會很緊繃，並形成在這些形式（肌肉）周圍像層層格子的物質。這兩種特點一起形成了我們的張力整合結構形態的結構，在兩個極端與相對的化學物質之間，是這些組織的不同建設物質，例如軟骨與肌筋膜，神經硬腦膜與肺部包覆物。軟組織有不同的密度，例如皮膚與體壁較深肌肉（肌筋膜）層之間的滑動層，變化性是筋膜的標誌。

在宏觀的層次上，胞外基質與基質仍然是所有形式個體與整體的一部分。它們在一起圍著「母海」，也就是我們所有器官與細胞所在的地方。在微觀的層次上，這些組織最精細的變化（微絲與微管），形成了每一個細胞內部的細胞骨架。它們從細胞內部連到胞外基質，但又在哪裡結束呢？

先進技術

由於先進的技術提供可以看見組織輕微滑動與變化的機會，我們現在更好理解筋膜中各式各樣的格子排列與分層方式。現代儀器也讓科學家更明確觀察到組織的連貫性。例如超音波與核磁共振儀，可以取得愈來愈細的各層細節資訊，讓研究人員可以看見，在水合作用、化學、動作與代謝下，組織因應各種力量與細微變化的不同方式。

　　看起來似乎是，組織的敏感性意味著當它們移動時會更有水分，也更敏捷；當它們不動時，就會變得更硬，而且顯得「亂糟糟」。在年輕一點的組織中，纖維呈現出一種波紋圖案，但老一點的組織看起來更像亂糟糟的毯子（見第七章）。這被認為和身體組織裡的水分與毒素水平有關，包括累積的代謝廢物與活動性（或缺少活動性）。人體的設計看起來是為了讓我們到處去看看，以鼓勵組織滑動與補充水分，以及循環和健康的姿勢。這個看法不是新聞，但考慮到膠原蛋白網路的連接性與連貫性，它對我們所有部位有多麼重要這個觀點，具有一種整體的脈絡。胞外基質與基質也會影響我們的免疫系統，因此保持這座「海洋」的新鮮與流動，對健康的生物體來說非常重要貢獻。

延伸筆記

　　結締組織謹慎保存的大體標本研究顯示，其結構有點像連續不斷的帶狀物，也有不同的分層。但是金博多在他費心撰寫的《內在構造》[5]中指出，這在大體中更明顯。列文也支持這個看法，他暗示，在我們的一生中，人體的結構基礎允許某些變化性。在活體內，結締組織無所不在，因此我們必須反對一種假設，以為它在每一個人身上以相同方式──或是與在組織死後看起來的相同方式──形成明確的線條與組織層。在許多情況下，在似乎是各層但非明確的獨立實體之間有著細微的密度漸層。這個構造看起來似乎是會因應比例、用途、類型與治療方式而改變。從它們實際上如何組織各別形式的角度來看，它們對每一個身體都有獨特的元素。

　　現在我們已經知道，身體會因應負載歷史改變，而且似乎適當的動態壓力會刺激組織的活動性、敏感性與彈性。小姿勢累積起來可以變成很大的改變（畢竟這就是我們練習瑜伽所用的方法），即使是在微動作的層次[6]上變化性與適應性似乎正是來自這種屬性；好像筋膜就是以「用進廢退」原則在作用（至少有一部分是這樣），它會隨著我們練習而成長與改變。

　　讓我們思考一下結締組織基質如何形成這樣的簡短概論。

人體編織的網

　　我們可以說膠原蛋白分子就是特別設計來形成人體的網絡與線路（netting and

cabling），因為它一開始就是一縷縷長長的形狀。膠原蛋白分子也是設計來編織成扁平的構造並形成體積的（例如管狀結構，就像血管的被膜）物質，首先確定張力整合結構的史內森（第四章）指出，編織是張力整合結構之母[7]；列文指出，張力整合結構如何形成他認為是封閉運動鏈的結構（第七章）[8]。從某個角度來說，這讓我們的四肢與軀體更像互相銜接的「軟籃子」，在彼此之內與周圍交織，而不是像機器人擁有由螺栓固定在一起的機械關節（雖然這也不是人體如何運作的準確表現）。

膠原蛋白分子

在成纖維細胞中，膠原蛋白一開始形成時，是一種在細胞原生質中的自由氨基酸長鏈。這些氨基酸按序列連在一起，因此是由重複的類似單元組成這個鏈。這些複合物的吸引／排斥性，讓它成為一種左旋螺旋的螺旋鏈。它很脆弱，而且隨機漂浮。當它們彼此接觸時，這些螺旋鏈開始以三個盤繞在一起，並扭曲成為一縷右旋螺旋，因此變得像一根三股索。

氫鍵

這個鏈（三股索狀的螺旋）就是一個單一的膠原蛋白分子，最後會被氫鍵附著到其他的類似分子。一旦形成，它們就會變成獨立單元並滲進基質，但沒有明確的結構。

「基質與周圍組織的特定局部性質，再決定以特定方式結合這些分子，並形成帶有此特定區域性質的膠原蛋白構造。」[9]

相同序列的事件會一再發生。就像這個鏈形成纖維，然後纖維與其他氫鍵結合，像磚塊一樣互相重疊並形成拉力強韌的硬線，稱為膠原纖維（圖 10.1）（可能比鋼絲還要強韌，需要它自己重量負載的一萬倍才能讓它拉伸）。人體也存在延展性很高的纖維，稱為彈性蛋白。這是身體會用來癒合傷口的部分組織，我們的彈性靠的就是膠原蛋白抵抗變形的強大力量。

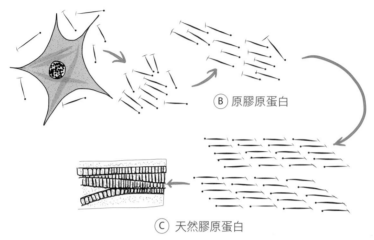

圖 10.1 纖維母細胞滲出為原膠原蛋白（自由膠原蛋白分子），之後會組成纖絲，纖絲將會自己組成結構。（Deane Juhan, 1987，圖 3.17，見注 2）

延伸筆記

在此可知先天的相對性特質，兩兩配對以形成一組三位一體。這不只是有三股的膠原蛋白鏈，而是左手性的各縷，當它們扭在一起時在右手性的排列中結合。它們的組合形成一種膠原蛋白纖維，在古老的瑜伽中，這就是「三位一體的和諧性」（我們將在第三部探討三位一體的和諧性，它是我們天生的幾何形狀，也是瑜伽形上學方面的基礎）。

纖絲結合到本書提到的所有構造，包括形成運動機能的肌肉、韌帶、肌腱等等。雖然它們有不同的特徵，但基本上都稱為筋膜（圖 10.2）。然而必須留意這些筋膜組織特定形狀的名稱，臨床與運動實務與外科醫師和解剖學家對此有不同需求，就像新典範需要一種新的語言，這些不同構造顯然有不同的變化與調整能力，因此在確立定義時很難劃分它們的方向、密度與命運。在每一具身體中，它們沒有一致的分界線，而且全部都連在一起。

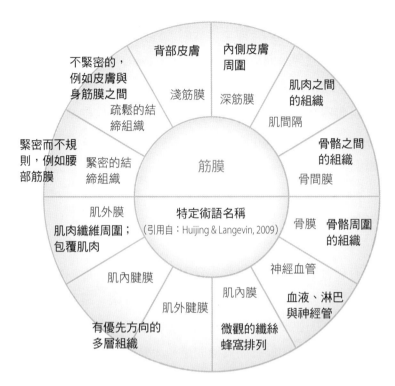

圖 10.2 人體內的筋膜有十二種主要類別。每一類裡面是這個特定區域或性質的說明。要注意的是在此術語中並不包含骨骼、軟骨和血液。它們被視為結締組織，而不是筋膜。例如筋膜是不斷拉緊貫穿整個基質，而骨骼不連貫，不屬於此定義。但這仍存有爭議，范德沃便指出骨膜比骨骼先形成，而且處於骨骼之間；而列文則認為骨骼是「僵硬的筋膜」。在張力整合結構中，壓力元素是不連貫的設計，它們與筋膜的連貫性共同存在，是一種相輔相成的關係。

延伸筆記

　　在我們的身體裡，結締組織是在皮膚下方鬆散編織的纖維（疏鬆的結締組織），以及肌肉纖維之間游絲狀的網路。它可以是有特定方向的纖維（例如肌腱的弦狀構造），也可以是強化結構需要的緊密且多方向的纖維（例如腰背筋膜），稱為緊密的結締組織；在肌肉纖絲的微觀層次，它非常非常的細，因此無法單憑肉眼看見。

　　結締組織也是我們最可靠的一種修復機制，它可以屏障不想要的化學物質，並在受傷後癒合傷口以恢復完整性。筋膜在身體中無所不在，它構成了每一道細胞的直接環境，「用它濕潤、黏著性的片狀與縷狀纖維，包覆與結合所有的構造。」[10] 現

代的示意圖往往只呈現肌肉組織，而不是筋膜。但嚴格來說，沒有結締組織，一塊肌肉就無法成為肌肉或發揮肌肉功能。我們必須理解的是，肌肉位在結締組織中，沒有結締組織緊繃的纜線，肌肉完全不會有收縮力。它以收縮拉緊一個有張力的網，而這張網讓身體與它自己相連，並包含一切。它必須拉動某些物質，因此稱為一種預張力（pre-tensioned）或預應力（pre-stressed）結構；整具身體就是位在這些組織的張力網中。

殺不死我們的，讓我們變得更強壯

膠原蛋白具有結合並形成我們身體編織與形狀的能力，但如果結合得太多，或因為受傷或缺少運動而變得黏稠與脫水，也會導致不舒服。隨著時間累積，有些組織往往會堆積得更緊密，並形成更緊實的氫鍵，特別是沒有使用的時候。在休息了一段時間之後，簡單的呵欠伸展有助於鬆開這些太緊的連結，這是一種「校準」與活化組織的自然方式（見第八章的伸體呵欠）。

延伸筆記

針對水的性質與它在身體裡的結構、它與蛋白質深刻的結構關係，以及結締組織之間的密切關係，現在正在進行廣泛的研究。凝膠就是一個簡單的例子。如果你使用模具做果凍，成品的98%仍然是水分。但是在對的溫度下它會凝固站立。如果用湯匙挖起一杓，水不會流出來，結構也不一定會垮掉。

慢性壓力與不動會導致這些組織黏合甚至動彈不得，這種情形稱為「沾黏」。近來已有疤痕組織性質的全新特殊研究領域，研究[11]顯示在傷口癒合時，溫和的組織操作可以預防成纖維組織過度生長，並降低它所導致的沾黏。在筋膜基質環境中研究的原理，是宏觀與微觀流動、水分與沾黏的關係。我們需要足夠的沾黏性才能把人體結合起來，並發揮屏障的作用，但是如果太多，就會降低流動性，並抑制組織的滑動。尋求這兩個極端之間的平衡非常重要，而中道就是寶貴的背景環境。

個體與整體

我們現在知道筋膜也是一個感覺器官（第九章），也開始理解先前常以更全面的「能量」或「直覺」字眼談及的事情。對於目前為止仍然不同的領域，筋膜基質似乎提供了橋梁與新的通道。我們談到的培養細微的覺察力或知覺素養（sensory literacy）以及動作的細緻化，某部分似乎可以說明這些結締組織。我們也必須理解，它是一種整體基質與能量儲存系統。筋膜基質在每一個層面上都把我們結合在一起，它不只是我們的形成器官，也能在我們的全部組織中傳送力量，以預防任何地方受傷的可能性。它也說明了在適當的時間點，當我們逼自己超越一般表現，達到更高水準的健康與敏捷度時，它可以傳達、發出信號並累積改變。

 延伸筆記

由於水有結合與鬆開的能力[12]，我們現在也在重新思考水的性質。現在普遍認為水有四態，而非只有三態。普遍稱為三態的是氣體（蒸氣）、固體（冰）或液體。第四個狀態則稱為「液晶體」（liquid crystal），它在組織中的分子結構更有組織[13]，也更受束縛。在這種情況下，筋膜的作用就像苔蘚，把結合水拉向與拉在組織裡面。

有趣的是，木材商人非常熟悉木材的處理方式，以說明他們所謂的結合水與自由水（free water）。我們活在一種與樹木互相影響呼吸的關係，也許這可以教我們更了解自身組織構造。從硬度到伸展性的尺度上，樹木與我們活在相反的端點，但在我們的自然形狀之間，有許多結構與化學上的相關性。

筋膜的兩個最重要特徵就是它無所不在的性質與連貫性，但輕易將每一項物質都稱為「筋膜」可能會讓我們以偏概全。在瑜伽中讚揚整體性與全身智慧，因此筋膜適用於瑜伽的所有面向，但筋膜並不是取代肌肉與骨骼，而是擴展我們如何讓這些構造一起運作的概念。

筋膜的區分特色

圖 10.2 暗示了筋膜這個詞彙所包含的一般術語說明。那麼多臨床醫師熱衷於

使用某個術語的理由，正是瑜伽為什麼可以從理解筋膜構造而受益的理由。它的結合力貫穿我們的整個形式，不斷出現並且彼此相連，若要為它的每一個特點單獨命名，就是鼓勵把它拆解成部分，並冒著誤解其整體性的風險。它本身的連貫性改變了某些看法，讓我們把它看成一種溝通系統、力量傳送系統、組織性的基質、感覺細緻化與本體感覺意識的途徑；它的無所不在再怎麼強調都不過分。最後，在理解瑜伽的各種姿勢時，正是這些特徵的結合，讓筋膜成為如此相容的基礎。

在更進階的瑜伽鍛鍊中，則會注意能量系統細微的性質面向，也許這就是筋膜正在前往的語言過程的方向。

延伸筆記

> 隨著更多人對連結性的軟組織研究有所認識，有些學校似乎主張「筋膜就是一切」，而拒絕提到肌肉。把這種組織視為完全相連的看法，可能會讓所有的從業人員得到好處，但是如果暗示筋膜研究已推翻了目前為止醫學或運動科學中的所有知識，則是一種「專利鬼話」。

整體結構

貫穿本書要聚焦的是，就整體結構而言，全身動作包含了結締組織基質的這些元素。水合作用與形狀、結構與功能性動作密切相關。這就是我們在瑜伽墊上所探討的事。

在接下來第二部，我們將會從應用觀點將其視為一個整體，而且是在瑜伽墊上來思考筋膜基質。我們將會思考如何以和體積形狀有關的方式「觀看」筋膜，並且（與班上的學員一起）就像練習瑜伽一般，以獨一無二的各樣方式，在固定的形體間四處移動（也帶著筋膜基質四處移動）。

我們也會提到自己在瑜伽墊上的感覺，以及如何運用本能評估，並學習適當調整別人的動作。由於這種組織是人體最大的感覺器官，對於如何幫助學員促進自我調節與安全練習，筋膜也暗示了各種微妙的可能性。筋膜影響了我們定義「功能性動作」的方式，這也許是非常個人的事，我們也將思考呼吸如何時時刻刻促進彈

性。畢竟動作是生命的一種象徵，我們的呼吸能力就是證據。組成活力的物質，不只是功能性的構造部位。

延伸筆記

外科醫師與徒手治療從業人員都有合理的理由，要求人體的部位要有非常明確的定義。也許是認識到這種組織連貫性與其多重作用，他們需要的顯然是一種擴大的區別特色。這也肯定會改變人體運作的許多公認解釋。我們身為瑜伽老師所理解的，雖然沒有取代專業外科醫師所需要的解剖專業，但也許可以有效指引內在的動作意識。感官意識當然是練習的關鍵，因此全面提到整體性也會讓它更容易解釋與教學。但這一切並沒有讓我們不承認與尊重過去已經走過的路，而是擴大對已學到的地形圖的理解，以穿越空間與時間的三或四個維度的自我覺察。

參考文獻

1. Guido F. Meert, "Fluid dynamics in fascial tissues", Ch. 4.5 in Robert Schleip, Thomas W. Findley, Leon Chaitow and Peter A. Huijing, *Fascia: The Tensional Network of the Human Body*, Churchill Livingstone/Elsevier, Edinburgh, 2012.

2. "Connective Tissue", Ch. 3 in Deane Juhan, *Job's Body: A Handbook for Bodywork*, Station Hill Press, Barrytown, NY, 1987.

3. Ibid.

4. Ibid.

5. R. Schleip, D.G. Müller, 'Training Principles for Fascial Connective Tissues: Scientific Foundation and Suggested Practical Applications", Journal of Bodywork and Movement Therapies 17: 103–115; 2013.

6. See Dr Guimberteau's work. Jean-Claude Guimberteau, MD (www.guimberteau-jc-md.com/en/). Both English and French versions are available at this address. His DVD: *Interior Architectures*, is available on the same site. See also *The Architecture of Living Fascia: The Extracellular Matrix and Cells Revealed Through Endoscopy*, Handspring Publishing Ltd., Pencaitland, 2014.

7. Kenneth Snelson, http://www.kennethsnelson.net/icons/struc.htm.

8. Stephen Levin, www.biotensegrity.com; "Tensegrity: The New Biomechanics". Published in M. Hutson and R. Ellis (eds), *Textbook of Musculoskeletal Medicine*, Oxford University Press, Oxford, 2006.

9. Deane Juhan, JobsBody.com.

10. Ch. 3, "Connective Tissue", in Deane Juhan, *Job's Body: A Handbook for Bodywork*, Station Hill Press, Barrytown, NY, 1987.

11. G.M. Bove and S.L. Chapelle, "Visceral Mobilization can Lyse and Prevent Peritoneal Adhesions in a Rat Model", Journal of Bodywork and Movement Therapies 16(1): 76–82; 2012.

12. Gerald Pollack. *The Fourth Phase of Water: Beyond Solid, Liquid, and Vapor*, Ebner and Sons, Seattle, 2013.

13. Mae-Wan Ho, *Living Rainbow H2O*, World Scientific Publishing, Singapore, 2012.

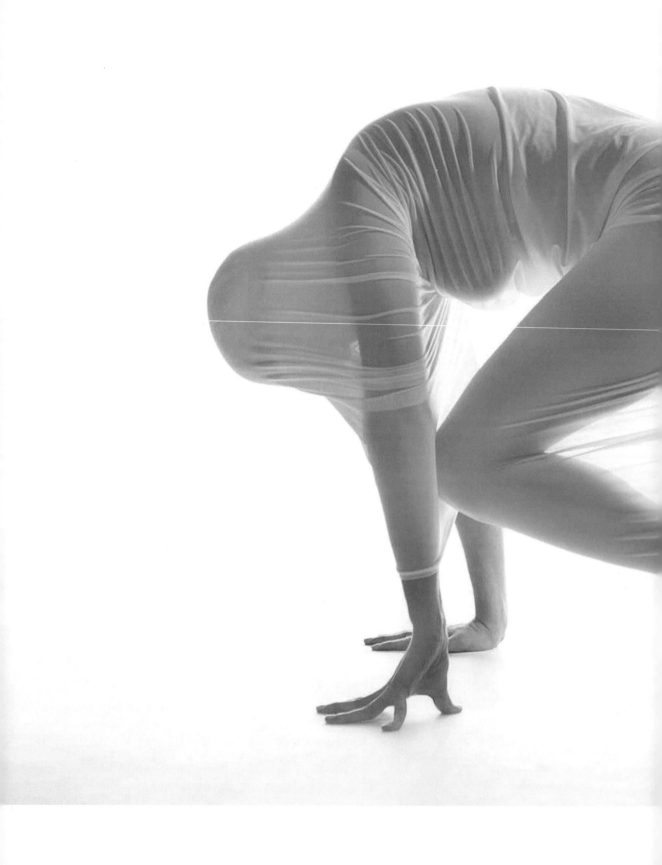

第二部

啟動本能的身體：
應用新典範

© David Woolley@limitlesspictures2014

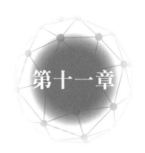

第十一章

啟動生命體結構

「筋膜可以視為單一器官，也是合一的整體，是所有身體系統運作其中的環境……筋膜是與人體生理中每一面向相連的系統。朗之萬（Langevin, 2006）[1] 與顏多（Langevin & Yandow, 2002）[2] 認為筋膜是一種元系統（metasystem），連結並影響所有其他的系統，這是具有改變人體生理學核心知識潛力的概念。」[3]

詹姆斯・歐許曼（James L. Oschman）

　　我們來到瑜伽墊上，就像第一次來到世界上一樣，透過整個占據空間的結構了解我們是完整的，而且是預張力的結構。然後我們探索身體的動作，根據姿勢與練習得到「感覺到形狀」的能力。這些形狀可能比我們出生後不久第一次嘗試在這個重力場中移動更複雜，但是這些動作本身仍然是此刻的應變反應，屬於身體的累積史，但實際是在當下發生。

　　體驗這種身體事件和啟動知性面向，與只是思考我們如何移動是相當截然不同的事。體驗是以不同的速度發生，而身體在自己的活力領域表現。即使在相同的姿勢或序列動作中，不同的人無法替彼此體驗，也不以相同的方式體驗。移動中的身體有一種屬於身體的智能，具有用不同方式吸收注意力的覺察性質，對每一個人來說都獨一無二，同時又極其普遍。透過活生生的筋膜形狀的本體感覺性，我們結合了悖論。

知識性的資訊

在寫入或讀取動作時，我們經常坐得如如不動以吸收知識性的資訊。但只要身處瑜伽墊上注意姿勢時，也被鼓勵理解、思考過程，並擴展到包容這些過程。為了要讓瑜伽融入西方文化，它在西方以一種特定的方式發展。動作的主要目的之一，是讓我們脫離自己概念化的思想，並進入移動中的「事務」。透過置身其中與親身參與，就可以得到那個世界的所有特色。

然而，只要實際重複練習一個作法，就會「在柔軟的發展性筆觸中」（第五章）累積某些事物，身體本身有自己的共振與動能。不管是開車或做瑜伽，一開始需要花到腦力的事，隨著時間一久會慢慢變成本能，你就可以不必思考每一個小動作自然而然地做這件事。當這種狀態發生時，就可以開始在過程中放鬆，而注意力就不是用來記住進行中的事。你可以專注在眼前的任務、（不斷改變的）當下情況，並藉著練習與經驗快速而適當地預測且做出反應。藉著位處當下與先見之明，你可以回想並預先採取行動（第三部），這就是實務中的見證狀態，也就是瑜伽。

延伸筆記

> 在教學工作坊中，理論與實際訓練的最佳平衡是最常提出的問題。即使是占了訓練期的一半時間，實務課程體驗起來通常比研習時間要短得多。因為人體的運動中心是以本能動作的速度在學習，比思考要快多了。這與學習開車有明顯的類似關係——想想你的第一堂駕駛課，每一個桿子、槓桿、輪子、鏡子、踏板與方向，似乎都在爭奪你的注意力，四肢也有不同的指示要遵從。

本能的動作

動作是本能。但是人類不像其他動物，必須經過一段時間的學習才會獨立站立與四處走動。學習這種發展性的動作模式，例如舞蹈或瑜伽等專門的動作可以成為第二天性。我們可以利用相同的方法模仿與重複，並在人生中建立新的動作模式。

如果我們尊重身體的內在智慧，與當下的身體行動一致，瑜伽就是一種練習活

化組織的聰明機會。它不會在體型、年齡、能力、宗教、健康或人類表現上有差別待遇，在許多方面瑜伽不屬名詞，而是一項動詞；在實務上，「做瑜伽」就是在練習與探索全身的統合。瑜伽會重構心智，也應當如是。

延伸筆記

當你看著某個人因為已熟習多年而能以本能駕車時，其實有許多你從未想像過的外在變數。熟練的司機似乎可以流暢而不加思索地做出必要的動作；而造成第一次駕車的困難點是，也要預測路上其他司機的行為模式（然而記住高速公路法規與所有這些不同的機制已經夠耗惱了，根本沒有時間擔心未發生的事）。除非這個作法已經重複了夠多次而演變成本能，否則執行時可能仍會斷斷續續，相當複雜且充滿衝突。

已經在聆聽

國際指標（Landmark Worldwide）教育課程[4]（一個大眾自我成長論壇）開設了許多不同課程，其中之一便是帶領我們進入優雅實修瑜伽的領域。這是「已經在聆聽」的概念。在描述心智時，這個詞彙指的是過去，就像被「困」在某種心態中。它指出了人類的一種自然傾向，就是透過由期望、詮釋與歷史（先前的經驗）所形成的規定過濾器在看待世界。這就是我們一直以來的做法：透過自身預設的網格過濾所見事物。如果你想證實肌肉與骨骼如何移動肌肉骨骼系統並運作運動機能的機制，猜猜看你會找到什麼？

在筋膜基質領域，我們可以把「已經在聆聽」的脈絡變成一種強大的識別。筋膜基質已經在當下時時刻刻聆聽著本體感覺（回想一下第九章的聽覺神經纖維與運動神經纖維的比例）。這是一個存在當下的通道，一種「改變身心」的方式[5]。

聆聽的力量

由於身體（與心智不同）傾向於傾聽，其「已經在聆聽」的精髓在於，相對於自己與周遭的世界，我們的形體已經覺察到自身位置及狀態。身體並不是「談

論」，而是在經驗其中。身體是聰明又自我覺察的溝通系統，所以我們必須以適度的尊重照顧它（以及移動它的藝術）。

想要探索這種尊重，瑜伽是一種豐富而有益的媒介，但這也是種錯誤嘗試的過程。葛瑞威斯基建議我們用「隔天早上覺得如何」當作身體的衡量標準。[6] 在極端的一端，如果我們坐在沙發上讀一本瑜伽書，什麼事都不會發生；另一方面，如果過度拉伸或強迫動作，身體可能會在隔天提高本體感覺的聲量，對我們毫不含糊地指出狀況。在這個尺度的某個地方，我們有機會找出身體的最佳狀態；身為老師，我們體驗並找出自身平衡點，然後與別人合作，以找到他人的平衡點。我們慢慢學習（一次一項練習或課程），辨識這種能力；如果學員願意選擇我們，我們也與之溝通。教授這項能力是模仿、重複與互相尊重的過程，從中也會產生更多相同的事物。

 延伸筆記

我最喜歡的瑜伽課是伊麗莎白・龐茲的一次工作坊，這是在我對人體構造有點了解很久之前的事了，當時我們正在學習她對埃及拜日式（Egyptian Sun Salutation）的詮釋。[7] 當她說明並示範了這項姿勢後，我們也熟悉了動作變化，團體中開始形成了某種風格。伊麗莎白也完全停止說話。儘管現場有超過二十個、能力不盡相同的學員，但在沉默中，我們本能上是以團體為單位行動。向太陽致敬（即拜日式的字面意義）就是在對瑜伽本身致敬，其中並不需要言語。

一種道德觀點

在某些療癒實務領域，我們存在的感覺本質是一個熱門主題。大多數的教師培訓課程中，會多次提及有關適當行為的道德規範。我聽過這方面最強大的評論是：「你心裡有什麼？」如果你不知道，或者如果不是要教瑜伽（如果你正在教瑜伽），那你在這裡做什麼？接地（Being grounded）不只是一種身體原則，也是一種道德。如果你在教授瑜伽，那麼真理與非暴力就是你工作的恩典場域。如果你無法說出真理與非暴力的意義，就不要教瑜伽；誠實、禮貌與尊重，是夠簡單的基本原則。

地面控制

當我們臣服並實踐當下的本能面向，就會邁向更不費力、更有能量，更有意識的覺察，這就是生命力。不管我們從哪一種方式做起，都得從地面向上啟動。

「腳下的重力讓我們可以延伸脊椎的上半部，這個延伸也讓我們能夠鬆開椎骨之間的緊繃。重力就像把我們吸向地球的磁鐵，但不限於往下拉，它也讓我們能反方向朝天空延伸。」[8]

當我們練習後能自發並不費力地在動作中伸縮回彈性，感覺就像是一種啟示。史卡拉維利的說法是，她最早的瑜伽方法實際上引發了一場「革命」。

「我們利用『反作用力』的力量帶來一種新的能量流，一種反重力的反射動作，就像一顆從地上彈起來的球的反彈彈簧。」[9]

在我們的吸進動作中，天生有這種擴張與彈性回復的經驗。它指出了運動與呼吸的密切關係，我們將在單獨一章中深入探討（第十五章），並在第三部帶入冥想式作法（第十八章）。每一個姿勢都有天生的伸縮回彈性，就像史卡拉維利指出：「透過更有力的波動……由重力與呼吸產生。」

這段話也指出了身體動作的節奏感，就像是一種通過脊椎的波動，而且可以明顯感覺到站立時（山式）是從地面到頭部，坐著時是從坐骨到頭部；倒立時，從頭到腳可以發現同樣的感覺，因為身體是倒立的，但是地面反作用力還是一樣的。

我們的整個筋膜形狀時時刻刻在每一個姿勢中，形成了敏感的封閉運動鏈（圖 11.1）。在兩極（預備的反動作和相反方向的

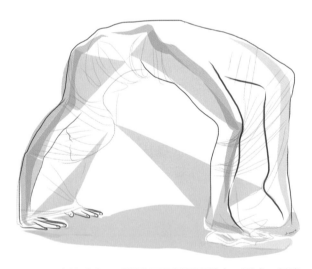

圖 11.1 在輪式中，手腳往下壓以鬆開前身，形成一個遠離地面、開放的上弧。它正好是犬式的相反方向，犬式的手腳往下，後背向上抬起。

鬆開）之間，我們找到並牽制自身呼吸空間：中立。也許這是聰明的全身運動能帶來的喜悅。

生物張力運動

生物張力整合結構是具有效益、包含空間的可活動性組織方式。這是我們的呼吸空間，從裡到外，從外到裡，並通過結構中間一口接一口地換氣呼吸。它的順應性與流暢轉換，就是我們「瑜伽表現」的標誌。在活的生物體中，運動與呼吸是分不開的，因此生物張力整合結構可能提供了一個脈絡，說明了生理學在課程中發揮作用的兩個面向，而瑜伽就具體表現了這種統一的脈絡。

超越語言的表達

當你體驗著身體安靜地彈出去，或有活力地鬆開身體進入倒立或後彎姿勢，就像正在發現身體天生的伸縮完整性。它「已經在聆聽」潛在的動作，那是一種美妙的感覺，是一種驚人的體驗，也是一種明顯毫不費力的動作，讓人幾乎必須刻意彰顯其存在。身體是自然彈出的，只要你發現這種感覺就能馬上辨識；但即使已經有過經驗，也不可能描述這種感覺。

只要站上瑜伽墊，我們就會開始感覺並意識到史卡拉維利三十年前提到的革命性思維。她的教導與工作基本上說明了我們（生物張力整合結構上）天生的彈性，我們對這種結構的認識，部分在於活生生地感受到一股力量，以及在任何平衡位置的中立平衡中感受反作用力。這三種面向結合在一起就是個體，也是整體。它是如此簡單，但就我們已經學到的思考方式來說仍然非常難以捉摸。

我們在實務上該如何理解它，為了學員的利益，又要如何促進它？

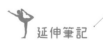

延伸筆記

把生物張力整合結構帶進經驗領域有些難度。用語言描述生物張力整合結構沒有什麼意義，除非你可以實際在手上握住，或自己做出來，它們的性質馬上就會轉化成動覺語言。

行動中的生物張力整合結構

「所有的動作，不管屬於全身或僅限於身
體最小的部分都由張力形成，而且透過活性基
質表現張力。」[10]

不管我們是否了解生物張力整合結構，
在人體形態中的二十面體或三角幾何形狀的細
節，都可以探索組織的彈力負載與適應性，並
按照其自然法則喚醒脊椎。

在實務中，內在的力量平衡有一種臣服的
元素。人體形態的組織「已經在聆聽」；我們
不能用思考達到這種平衡，這是人體組織的自
然表現。話雖如此，「臣服」有時候是指猛然
垂下，或某種遲鈍的鬆開動作，就好像一個人
藉著鬆開緊繃，而放棄把身體結合在一起，但
「軟化而形成一個姿勢」其實是種對臣服的錯
誤詮釋。臣服實際上指的是讓心智安靜下來，
並允許動作的自然力量執行部分工作，臣服是
揭示存在當下的事物，也是史卡拉維利所描述
的啟示。

史卡拉維利指出，兩個極端之間有一處
可以把接地的身體部位往下送，並把遠離地面
的身體部位鬆開。這兩個動作所產生的空間，
實際上是一種脊椎同時往兩個方向鬆開的感覺
（向下與向上）。

為了體驗整具軀幹的空間感與牽制感，
我們可以練習簡單的姿勢，例如坐或站。但有

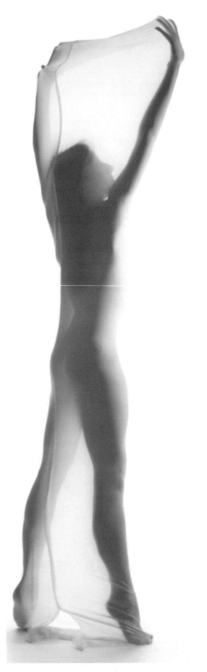

圖 11.2 我們站在直立的曲線上，但脊椎
不是直的。

一處可能存在語義上的問題，我們並非經由坐或站「直立」起來，而支撐脊椎（圖11.2）。不管是直立或仰臥，我們都可以透過曲線平衡支撐脊椎。我們不強迫這個曲線到位，也不嚴格固定，這像是一種鬆開折衷的細微差異，而不是控制中的形狀。

我們隨時都是準備好在半緊繃的潛力中彎曲，獨立、呼吸中的結構是準備好行動的，也是為了活動性而設計的，不必刻意執行而是與它同在，然後探索、強化與發展。如果我們可以找到它，那必然是透過瑜伽墊上回彈的親身體驗。諷刺的是，儘管閱讀時似乎能感受到它在對你「訴說」，但僅經由閱讀實際上是無法找到的。你必須親身參與，才能與其合作。

不管你喜歡哪一種瑜伽風格，能夠做到充滿活力的輕鬆站定或坐定，事實上優於能舒適改變各種姿勢。這能讓我們在靜止張力的自然彈簧負載潛力中恢復輕鬆自在。在進入任何極端的體位法之前，我們可以研究這個作法本身，把最簡單的動作帶往輕鬆的道路。在這些明顯簡單的站姿與坐姿中，瑜伽可以深深強化這種放鬆的「中道」。它們可能看起來相對不費力，但卻不是最輕鬆的姿勢，不是每個人都能輕易做到。

在所有的本事之前

葛瑞威斯基強調，人體的設計是為了活動。許多人似乎很難以有活力的方式坐定，或以安靜舒適的方式站定，這種現象支持了他的看法。有意識或活躍的靜定，和只因為沒在動就被描述為「靜定」的不動坐著，兩者之間有很大的差異。其實這只是一種慣性或惰性，但是在瑜伽當中，我們學到靜定的價值是充滿活力的選項、是個人的選擇，也是所有姿勢的重要特性。從某種角度來看，靜定是一種平衡動作的表現。從速度到靜定，然後再重複一遍，我們在整個組織中恢復這種難以捉摸、中性的平衡狀態，在流暢的轉換中，發展從一個到適應另一個的能力。

如果只是教我們不要以完全不動的懶散模式坐著，瑜伽對健康其實有很大的貢獻，因為若不反擊這種懶散模式，便會逐漸形成預設狀態，在身體組織中累積並成為我們的負載經歷，這些隨著時間累積的影響，經由姿勢的壓力與代價作用，會妨

礙我們四處移動的能力。瑜伽可以訓練我們在舒適中坐定與站定,並產生一種安靜而細心的覺察狀態,儘管如此,這個狀態仍然是自在的。它也保證了一種更理想的負載經驗,任何年齡的人都可以開發。

懶散坐姿

如果開車、旅行與網路社交的樂趣與好處,有一種所謂的二十一世紀副作用的話,那就是長時間坐著且無保持覺察與細心靜定的後果(圖 11.3)。對絕大多數的人(也包括我自己)來說,這會導致日常生活中久坐不動的駝背。考慮一下每天重複這個姿勢的頻率,通常我們不是坐在坐骨上,而是坐在骨盆與薦骨後方接合的地方。這一定會改變軀幹的形狀,以及和它們有關與封閉包圍的一切。

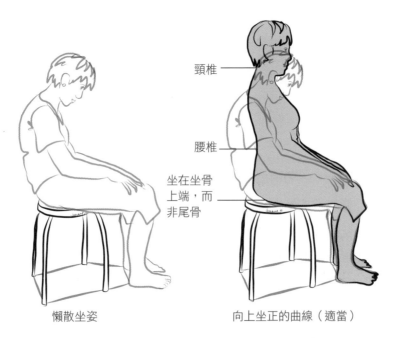

頸椎

腰椎

坐在坐骨
上端,而
非尾骨

懶散坐姿　　　　　　　　向上坐正的曲線(適當)

圖 11.3 許多人長時間坐著,然後身體向前傾斜與人溝通或注意眼前的螢幕,這種姿勢會導致一種後果。要矯正並不複雜,而且這對功能最佳化很重要。

圖 11.4 在坐骨(坐骨結節)上的直立姿勢,薦骨是自由的(沒有坐在上面),軀體可以依著臀部移動而非脊椎。這個姿勢可以支持次發性曲線(頸椎與腰椎)。

　　這並不是艱深難懂的學問。身體會對負載模式做出反應，如果我們讓身體維持在胎兒姿勢夠長的時間，身體就會適應這個位置，讓這個模式變得舒適。但不表示這就是理想狀態，只是表示身體在短期內已經習慣了，而且也變得容易。它改變了骨盆的位置、軀幹也扭曲了，脊椎各節之間的空間、腹部、胸部、頸部與肩部腰帶、橫膈膜、肺部與內臟，全部都跟著內在與外在形狀主要的下垂姿勢而改變。身體的設計就是為了因應與遷就身體的負載歷史並適應它。但若我們的器官所在位置形狀扭曲了，又如何能適當運作呢？

　　人體結構設計並不是為了穩定性，或為了不動的惰性負載模式。我們有超凡的範圍與潛力，所以至少了解筋膜的組成成分，很可能促進我們的健康與表現，而練習（有用的負載模式）則讓我們更接近這兩種可能性的最佳模式。

　　如果我們持續把身體折半的時間夠長，並繼續放任這種情形，還期待它自己可以運作良好，不需要太久，它可能就需要外力幫助了。至少，前側與後側、脊椎與腹部之間的張力平衡就會跑掉。我們最後當然會適應，但是究竟是想讓功能適應提高下垂姿勢，還是要讓下垂姿勢適應提高功能？如果你的健康與行動能力都沒問題，這個選擇並不複雜。

　　令人欣慰的是，要矯正預設的「懶散坐姿」養成並不困難，關鍵在於你「現在」的坐姿，但如果已經對這種習慣的跌坐姿勢感到舒適，就需要加強練習。就像你已經「養成」了較不理想的模式，現在也需要重複，以養成一個更好的模式。如果你不想養成不好的懶散坐姿，就需要對長時間的久坐不動保持警覺（如果我們的注意力是固定在螢幕、電話或處理收件匣，經由甚至不會注意到的不斷微小動作，長期下來這個姿勢就會被強化，身體可能就會適應）。

　　我們的最佳姿勢可以讓脊椎在所有的方向安全移動，這就是人體設計的目的。這種改變的最後結果經常以下述句子描繪：我覺得沒那麼累了……我頭不痛了……我更專注了……我沒有消化不良的問題……我可以更清楚地思考……我的呼吸更順暢……我更明白了，好像我的大腦更清楚了。在治療中將這個姿勢訓練成「預設模式」，把「懶散坐姿」變成「微笑坐姿」（Sit and Smile）的好處非常明顯。

第一階段

保持懶散的姿勢，坐在尾骨的背面，脊椎彎曲成圖 11.3 的樣子。（一個常見的變化包括桌子底下塞進交叉的腳踝。）保持這個懶散的姿勢，試著側彎，然後旋轉。注意運動的範圍，但不要做得太極端。接下來，以兩個動作改變坐姿：一、把腳放在膝蓋的正下方，然後二、坐在坐骨上端，找到骨盆底部的前側。通常只要活化坐骨與放腳，腰椎與頸椎就會自然「出現」（圖 11.4）。花點時間感受一下平衡的頭部走向，從下方支撐頭部，放鬆肩膀。現在重複側彎與旋轉。在大多數的情形下，這兩個姿勢的小改變（腳與坐骨），經由使用脊椎的所有方向，會產生更完整的活動範圍。

第二階段

接下來從坐骨往前靠。這會在髖部摺疊（而不是脊椎中段，就像我們還有背鰭或背絞鏈一樣）。如果桌子的高度正確，而你坐在座墊上，臀部稍微高於膝蓋，就能讓手肘維持開放的角度，頭部姿勢也會相對放鬆。

鬆開尾骨

如果我們依照設計坐在坐骨上，就會同時支持髖部摺疊與腰椎曲線（脊椎前凸）。臀肌就是為了感覺「位於後側」。我們實際上是在學習動物「夾著尾巴」的原始本能，如果跌坐在坐骨的背面，「尾部卷至下方」坐在骨盆的薦骨頂部，而不是讓尾骨漂浮在它自然的張力整合結構上使之自由[11]，就會表現得像條嚇壞的狗。

自然的脊椎呈現 S 形，藉由第二個次發性（腰部）曲線，我們也做出了第一個次發性（頸部）曲線，並且被迫召集各種頸部與背部的肌筋膜把頭拉起來向前凝視。（身體總是會找到相對的平衡。）

主動把頭從預設的下垂狀態抬高的需求要相當努力，但在它節省能量的使命下，身體最後會接受並適應這種負載模式，把它當作一個要求，至少節省維持的肌肉能量。經過足夠的時間（負載模式已經累積了）後，有一天就不會放鬆下垂，也會變成常態。組織被徵召執行會變成一種較非功能性的維持模式，這就是負面反饋循環的開始，疼痛（這會歸因於慢性姿勢）通常會導致運動減少（注意它們可以表現為反向關係的方式，第九章），因此會陷入惡性循環。如果瑜伽可以開始成為一種溫和的探詢，以理出（或緩和）習慣性的維持模式以及對最小的動作與更理想的

姿勢感覺，則會帶來很大的好處（見十七章有專門為訓練脊椎理想坐姿的一系列設計）。我們必須重複執行這個理想版本，可以少量，但次數要夠。只要主動注意，不要養成較不良的模式，一星期一或兩次可能就夠了。就像前文所述，我們是不斷進步的作品，且有力量決定要朝哪一方向進步（圖11.4）。

地面控制

次頁的圖顯示了我們必須活化的三組「腳」的比喻，腿下方的腳、基底的「腳」（坐骨），以及頭部底部的「腳」（寰枕關節）。前兩項會帶出第三項。

腳踝

指的是腳掌上連接小腿之處。腳踝需要以平衡、感到寬敞與平靜的方式連接腳腳掌，而且要位在膝蓋正下方，腳掌才能完全感受到地面，並傳達至大腿。

基底

也就是坐骨。坐骨是設計來支撐軀幹，而且會偏向前方，這就是骨盆的設計與組織方式，目的是為了呈現直立步態的藍圖。這會形成自然的腰椎曲線。如果髖關節稍微比膝蓋的水平高一點點（例如加上坐墊）也會自然形成這個姿勢。這樣做會鬆開薦骨與坐骨，讓它們按照原本的設計「浮」起來。

顱骨

顱骨的「腳」接著就會自然與坐骨對齊，以適當方式移動以平衡頭部，並受到下方整具軀幹與頸部的支撐。這個空間方便了上椎骨（第一頸椎〔寰椎〕與第二頸椎〔樞椎〕）以應該的方式運作，以提供各種細微的頭部動作。如果脊椎掉進一個連貫性的原發性曲線，由於第一個原發性曲線是頭部，那麼相對沉重的顱腔就必須主動從後方抬起，讓眼睛水平與地平線一致以看見螢幕，也自然會縮短頸部後側。如果軀幹維持平衡，以自然的方式支撐頭部，根本就不必調用額外的「維持姿

勢」。這個結構會自然導致平衡的頭部姿勢，隨時準備好在自然運動範圍中運作，以注意周遭的一切。當我們採取這樣的姿勢時，通常電腦螢幕可能要架高，就像汽車後照鏡的原始位置似乎設置錯誤一般。

地面控制 ABC

這個公式比上面的練習更正式，是任何準備工作的基礎，也是強化坐姿與站姿的一個簡單的動作順序。

不管你正在學習做什麼姿勢，這個作法會自然為身體帶來一種更舒服的位置。可以說這些是預備姿勢（pre-poses）。不只是專注在「對的姿勢」，以完成特殊的體位法形狀，我們是在日常生活中為身體帶來覺察，以強化結構，並以整體發揮作用。筋膜時時刻刻都在回應，所以我們可以把我們的預設模式視為它的訓練與負載歷史的一部分。一整天都忽略它，然後只是為了瑜伽課才記得要「坐對」，就需要許多的瑜伽練習。

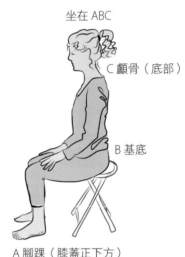

坐在 ABC

C 顱骨（底部）

B 基底

A 腳踝（膝蓋正下方）

如果我們把「相對性」原則轉化到體位法的所有面向：從下到上、從後到前等等，這種基本作法是所有坐姿瑜伽體式的基礎，也幫助了所有站姿[12]。我們處在這兩極之間的空間，能更輕易呼吸。

邁爾斯把提肩胛肌暱稱為「防止頭部前傾」，針對我在瑜伽課上或在身體工作桌上看到的絕大多數人來說，這真是一個貼切的說法，其實維持懶散坐姿其實比想像得還要累。

持續「不」整合，有一部分就會造成提肩胛肌肌筋膜與其周圍組織打結與緊繃（圖 11.5），並導致一種稱為「滑鼠肩」的典型狀況。有一些例子中，在客戶使用電腦滑鼠的那一側肩膀出現了特別清楚而明顯的「腫塊」（位於提肩胛肌周圍，因為提肩胛肌每天「懸掛」訓練太久而出現，這也可以在另一邊造成反向平衡，所以不一定是簡單的代價

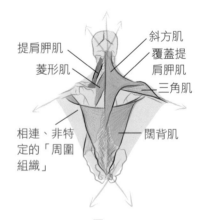

提肩胛肌
菱形肌
相連、非特定的「周圍組織」
斜方肌
覆蓋提肩胛肌
三角肌
闊背肌

圖 11.5

模式）。舒緩的方式是拉長前側的組織，並鼓勵客戶用這種方式坐起來，抬高位置打開手肘的角度（訓練自己用另一邊使用滑鼠，並經常換邊也相當有幫助，當然休息會更有效）。經常改變日常的工作模式，長期下來對整體姿勢問題會有很大的改善。不說其他的，減輕了橫膈膜的擠壓之後，也可以帶來更理想的呼吸模式。這種理想姿勢也會為消化功能與內臟運動帶來益處，讓腹腔器官能更適當移動。

坐辦公桌的人，如果手肘比手腕的高度更低，通常會加劇「滑鼠肩」。我有許多次經驗，只要架高椅子與電腦的高度，讓臀部與手肘在稍微開放一點的角度工作，同時眼睛向前直視，就可以放鬆「滑鼠肩」以及與這無關的其餘姿勢緊繃問題，並得到明顯的注意力改善與張力整合結構的益處（圖 11.6）。腳會變成坐姿的主動元素。軀幹似乎也比較不會受到久坐不動的痛苦，並享受這些日常生活中坐在辦公桌前的微動作，而這些微動作會訓練筋膜的負載經驗，以累積更有用與變化的模式。

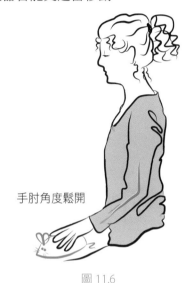

手肘角度鬆開

圖 11.6

補充說明

坐（彎曲直立）在坐骨上，並稍微朝椅子前方靠（圖 11.7 A），雙腳舒服地分開放著（與髖部同寬）平放在地，膝蓋呈直角。稍微控制（或稍微讓身體變硬一些），在坐骨上稍微前後擺動。這是一個微小的動作：稍微向後，然後再稍向前，腳被向下推（到地面），然後再起來。這是一個流暢的轉換動作，不過先重複這個擺動會有所幫助。經過練習，客戶可以完全不必用到手就能進行。

- 動作提示為「從後到前，從下到上」。
- 身體向後擺時腳會離開地面（要維持直角）（i 到 ii）。
- 坐骨上向前擺，直到腳再次碰地（iii）
- 尾骨提起時把腳下壓（iv）
- 以一次流暢的動作推到腳，以提起身體／頭，然後起立（v）

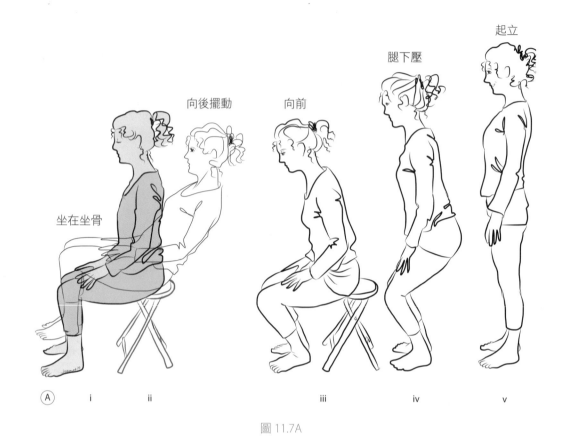

起立

腿下壓

向後擺動　　　　向前

坐在坐骨

Ⓐ　　　i　　　　　ii　　　　　　　　　iii　　　　　　iv　　　　　v

圖 11.7A

坐姿

在瑜伽墊上的坐姿可以結合使用瑜伽磚，一開始稍微打開髖部的角度。這會幫助我們學會找出優雅舒適的直立坐姿。（請留意避免過度伸展膝蓋，這會是最理想的姿勢；半塊瑜伽磚為最適，或在墊子尾端放一個滾筒，以稍微提起坐骨。圖 11.9）

兩者之間：坐到站的技巧

我經常和年長者共事，因此觀察到倘若身體疲累或疼痛，從坐姿站起來時，客戶通常要先向前摺疊，把手放上膝蓋然後大力下壓大腿，才能從椅子上把自己推起來。這個簡單的從坐到站練習教程，會帶來一種可愛的自由感（圖 11.7A、B）。

大家都感到非常訝異，這項控制組織並利用生物張力整合結構以整體方式運作的相對性原則，竟可如此輕鬆而不費力地移動。如果要做得更積極，也可以應用在

從仰臥姿勢到坐立姿勢（圖 11.8）（如果要控制更多，可以從仰臥經過深蹲再到站立）。

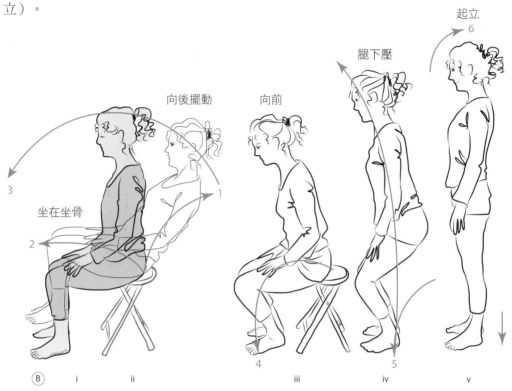

圖 11.7B　從筋膜彈性的角度來看，史卡拉維利稱為「回彈」（i-iii）的這項原則，也稱為「準備性的反向動作」。它的基礎包括：經由輕輕從後面擺到前面（B—C），然後把腳下壓（iii-iv）再起立，會有一種自然的伸縮回彈性，完全是不費力的動作體驗。唯一要費力的事就是，學員必須「管理」充滿彈力的回彈力，以達到穩定而舒適的方式進入站姿（v）。穩定而舒適，就是瑜伽體式的古老原則。

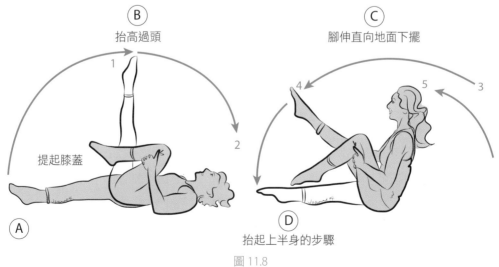

圖 11.8

從仰臥開始,如圖片所示維持一條腿不動,兩手在膝蓋後方指頭互相扣緊。前腿向上擺動超過頭部,以產生彈性的動力。當它再擺動回到地面,頭與軀幹就從地面抬起變成坐姿。在一側膝蓋後方雙手互扣,把腿向身體收回(且稍微抬高,以讓骨盆抬離地面)然後擺到後方再向前,擺到下側再向內(變成坐姿)。同時坐骨在地面放鬆,當腿擺下來時身體就會立起來,這完全是彈性的表現。這個動作絲毫不費力氣。

熟練的學員可以發現身體的能力比想像中更容易活動,光是應用反向平衡就可以讓他們變得非常有活力。這一點大大激勵與啟發了他們。對許多年齡層來說,這都是很棒的練習(在此須留意,你施作的對象最好是認識與定期指導的學員,而且確認他們的脊椎不曾受傷)。

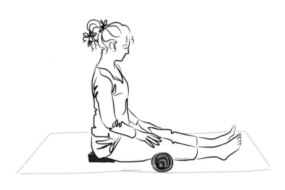

圖 11.9

感覺仰臥脊椎的曲線

在第一部中,我們確認了脊椎組織原發性與次發性曲線的重要性。這在姿勢組織方式、結構性的支持與理想的呼吸模式中發揮著關鍵的作用:筋膜的所有基礎都在功能性動作中形成。

在我們以單獨一章探討呼吸之前,可以利用這個簡單的準備作法,讓學員在抵達時放鬆,並在正式開始前簡單就緒。這個準備式可以用來為身體帶來覺察與注意,並感覺到這些曲線與地面的關係。它也幫助身體準備仰臥的呼吸技巧,因為地面提供了一種感官上的回饋。身體在一整天中會變得愈來愈壓縮,通常在晚上休息時會鬆開這些壓縮部位,培養感覺細緻化也包括覺察我們在練習中花費的時間。強迫伸展很少有用,但在一天的不同時間裡,我們也會找到不同的理由站起來伸展。在休息時間之後,溫

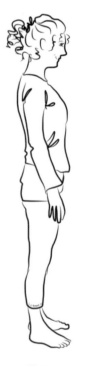

圖 11.11

和的呵欠伸展可以促發這些組織，讓我們適應這樣的差異（見第八章）。

　　瑜伽可以帶領我們來到一個獨一無二的地方，沒有其他運動可以做到這種地步。這是一種存在的狀態，意識到坐正、站直，以及彎曲的姿勢。我們可以在自身的形狀中，對地面以及從地面做出來的形狀保有細微、脈動的覺察，並在這種覺察帶來、以心為中心的平衡感中，因應一個又一個的動作。我們從中感覺到自己是個有感知能力、完整而充滿活力的結構。

仰臥脊椎曲線（圖 11.10）

　　膝蓋彎曲躺著，腳打開與髖部同寬，腳趾輕微指向內側，讓膝蓋輕靠在一起。這會直接讓腿部放鬆，並有助於鬆開腰椎、骨盆，以及大腿內側（特別是此處）的肌筋膜組織無直接關係的緊繃狀態。把手放在腰部後側，讓中指指尖相碰。這可以讓你感覺到溫和的腰椎曲線，這個曲線沒有大到讓腰背碰不到手背，也沒有小到直接貼平在地。（只要找到適當的形狀，手就可以輕鬆移動，放在地面或腹部上。）這會讓從腳趾到頭部的

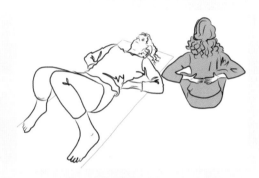

圖 11.10

原發性曲線感覺非常明顯，這個弧線在腳趾下方、腳的內側、腳踝到腿背的髖部、腰椎脊椎與頸椎脊椎形成。在身體維持放鬆並由地面支撐時，感受呼吸通過身體，溫和、細微地注意這個曲線如何變化（如果有改變的話），是促進感覺細緻化的簡單方式。如果這適合你的教學風格，也有助於帶進一種簡單的向內聚焦，然後再開始一堂課。

　　目的： 透過身體後側感覺與體驗原發性與次發性曲線的排列。把地面當作回饋。

　　支撐： 身體完全受到地面的支撐，並進一步成為呼吸的第二個回饋機制。如果學員的胸腔曲線很大（脊椎後凸），必須讓頭部向後傾斜，才能將頭靠在墊子上休息。此時可以在頭部使用適當的支撐。可以用一個小瑜伽磚或墊子，如此便可清楚感受到顱骨的裡側，這也屬原發性曲線。但是一般來說除非必要，我不鼓勵在頭部下方使用瑜伽磚或墊子。在頸部放一個捲起來的毯子或毛巾支撐次發性曲線通常可以舒緩頸部不適。雖然「自動的瑜伽磚支撐」似乎有用，但它也會縱容我們想要改變的預設習慣。

參考文獻

1. H.M. Langevin, "Connective Tissue: A Body-Wide Signalling Network?", Medical Hypotheses 66(6): 1074–1077; 2006.

2. H.M. Langevin and J.A. Yandow, "Relationship of Acupuncture Points and Meridians to Connective Tissue Planes", The Anatomical Record 269: 257–265; 2002.

3. James L. Oschman, "Fascia as a Body-wide Communication System", Ch. 2.5 in Robert Schleip, Thomas W. Findley, Leon Chaitow and Peter A. Huijing, Fascia: *The Tensional Network of the Human Body*, Churchill Livingstone/Elsevier, Edinburgh, 2012.

4. This is available through Helen Noakes, on video. It is a beautiful practice that can be downloaded via http://www.helennoakes.net/shop/.

5. Landmark Worldwide education programme, http://www.landmarkworldwide.com/.

6. This was one of Tom Myers's strap-lines for the Kinesis Myofascial Integration (KMI) School) (visit www.anatomytrains.com for details of the training in Structural Integration).

7. Serge Gracovetsky, presentation at the Lighthouse Centre, Brighton, UK, September 2012.

8. Vanda Scaravelli, *Awakening the Spine*, 2nd edition, Pinter and Martin, London, 2012.

9. Ibid.

10. James L. Oschman, "Fascia as a Body-wide Communication System", Ch. 2.5 in Robert Schleip, Thomas W. Findley, Leon Chaitow and Peter A. Huijing, *Fascia: The Tensional Network of the Human Body*, Churchill Livingstone/Elsevier, Edinburgh, 2012.

11. See Stephen Levin, www.biotensegrity.com for an animation of the biotensegrity of the pelvic girdle.

12. In Fascial Fitness training principles this is referred to as preparatory counter-movement. R. Schleip, D.G. Müller, "Training Principles for Fascial Connective Tissues: Scientific Foundation and Suggested Practical Applications", Journal of Bodywork and Movement Therapies 17: 103–115; 2013.

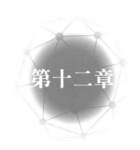

第十二章

瑜伽與解剖列車

「動物的所有器官構成單一系統,這個系統的所有部位都掛在一起,並在彼此身上產生作用與反作用;一個部位的改變,一定會在其餘部位帶來改變。」[1]

貝洪・喬治・庫維(Baron Georges Cuvier)

　　解剖列車的概念,就像邁爾斯在同名書籍中闡述,至今依然具有爭議。由於我有幸近距離參與了這本書的作業,一開始以學生的身分協助作者,後來成為助手與教師,所以我清楚記得為了將人體構造的連貫性轉化成實際應用上可以處理而有意義的描述,是我們在撰寫初期面臨的挑戰與嘗試。

　　邁爾斯在一座非常濃密的森林中闢出一條路,為有動覺偏見的人在典型的解剖教科書與實務世界之間理出一條更清楚的道路。徒手治療領域的貢獻是一回事,對運動專業人士來說又是另一回事;然而邁爾斯用一種特殊的方式,讓他的作業為兩個領域都帶來非常豐富的貢獻。

　　我們已經了解,在書頁與(即時)用以定義的人之間,某個解剖學的轉化之處就是相當令人迷惑。邁爾斯以適當的動覺方式,加上某些相關而適用的指導原則,已經非常明確地建立了跨越這項分歧的途徑。如果只是要在肌肉單元示意圖(像典型的教法)以及我們實際體驗肌筋膜的連貫性概念間掌握一致的路徑,其實相當值得學習解剖列車的通道。這是一條相對未知的路線,瑜伽體式就像一種具自然連貫性的表現,所以從歷史的分析跨到當代的教室中,是相當寶貴的橋梁。

延伸筆記

邁爾斯挑戰了有關身體結構性組織的假設。有很長的一段時間，他的〈筋膜的世界〉[2]本章是唯一可以找到的筋膜基質相關著作，讓科學研究圈以外的人也能運用此書指出全身，包括結締組織的背景。在生物張力整合結構完全受理解、檢驗到目前了解的程度之前，邁爾斯就提出了一種可能性，用以思考身體如何占據空間，並以一種可以理解且基本為整體的方式移動。這和試著讓身體符合解剖構造類別以及運動力學理論截然不同，運動力學理論把要用到全身的瑜伽課，放進簡化的脈絡裡了。

　　身為瑜伽從業人員，我們重視的是雙腳與精神的輕盈，讓自己安定在一種與重力間的清晰對話，並在形態（體位法）中形成架構與探索這一切。其中有某些相當明確的事實：有些事物通常不像科學推理一開始暗示的隱藏在神祕中。例如，我們可以相當肯定地說，人體並不是以個別的動作單元來完成動作，而是這些動作單元不知是如何組織自己，而成為了體位法，並讓進到我們班上的學員順利完成。人具有移動能力，而在許多其他事物當中，瑜伽僅是眾多方式之一，讓我們可以專門化、細緻化、練習與區別我們動作或活動性（motionality）的細節。它的真正本質就是連結在一起，就像我們所說：「這些經線（解剖列車）串起身體，清楚說明了肌筋膜中的地理與幾何，以及身體移動張力整合結構的測地線。」[3]

　　扮演老師的角色時，我們是在傳授探索這些「測地線」的方法，這包覆了我們可以形成的各種形狀。我們不是在教授什麼艱深的動作，如果邀請一位老師前來提升遊戲內容或改進風格（或為了另一個人受邀為老師），其目的是分享進入另一個領域的管道。從閱讀體位法整體姿勢平衡的角度來看，解剖列車是很棒的執行工具，可以用於找到個人表現特定姿勢的座標參考。但是有幾個重點值得強調，特別是在動作方面。

連貫性的解剖學

　　解剖列車並不是一切的答案，而是邁向有利位置的踏腳石，讓瑜伽老師可以應

用，並得到莫大的好處，而且在調整調整姿勢時特別有用（見第十四章）。教某一個人開車，並不是假設每一輛車或每一位駕駛都一模一樣，每趟旅程也並非都能事先設定細節。解剖列車是第一流的工具，讓你和你的教學風格可以從中產生各種各樣的探索。

延伸筆記

　　我非常推薦仔細閱讀邁爾斯在《解剖列車》第二版導論中提到的許多資料。在這部分（收錄於〈鋪設軌道〉[4]）中，提到德國解剖學家泰特爾（Tittel）[5]，他在競技比賽與動態動作的主動姿勢中，描繪了所謂的「肌肉吊索」（muscle slings）。邁爾斯認為它們是較為「特定與瞬間的動作」，但解剖列車筋膜結構彼此相連「比較是永久的姿勢」，兩者截然不同。[6]

　　重點也許是認識到布雷許密特的印證[7]，他認為，我們從胚胎開始，肌肉、組織與骨骼就按計畫形成，這個計畫是讓它們在連貫性中長成像吊索的物體（第五章）。基於我們基本的人類設計公式，在行動中表現這些「吊索」的方式是屬於個人的，就像我們的個人形狀一般。但它們的連貫性又是整體的，也相當普遍。矛盾的是，雖然這讓我們每一個人都是獨一無二，在這一點上卻都是相同的。身體確實可能有好幾種呈現這種連貫性的方式，例如吊索、經線、列車或活動面。但是在全身表現得像吊索動作，才是關鍵主題。它們也許不是那麼「一成不變」（像典型解剖學可能的說法），因為根據用途發展組織方式，以及在某種程度上要看當時有什麼可用。換句話說，雖然這是我們人體設計（連貫性）中的部分單元，卻也表現出我們的個別形狀與活動能力。

　　兩項資源（邁爾斯以及泰特爾和其他人）都表明納入連貫性的價值，而這也是學習任一觀點的基本前提。泰特爾並不是以邁爾斯的方式來命名他所描述的這種功能性帶狀物；但是從理解運動教室中的活動來看，他的描繪在視覺上非常有力。

　　我們必須在連續的時間中練習，而且只要開發了適當的方式、看到形狀中的連貫性，我們就可以聰明而謹慎地介入，以促進覺察與平衡而不需強迫（第十四章）。其他研究人員[8]也在特定的治療或病理環境下提到吊索，雖然這已經超出本書的範圍，但這是理解整體、充滿活力、健康的動作的根本基礎。

描繪輪廓

　　針對我們形狀的生物構造周圍的解剖構造連貫性，解剖列車提供了一種「輪廓圖」。從生物張力整合結構的觀點來看，它們確實被視為「拉力線」，是必要的最佳線條，或一般姿勢的共同點。任何一本解剖主題的書都會提到，這些線條提供了一種普遍的可能性：在某些情形下，甚至是常見的姿勢傾向。從理解到認定肌肉是單獨而分開的單元的限制（因為我們現在知道，這並不是肌肉確實運作的方式[9]），轉移到看見連續不斷的「肌筋膜經線」（只是我們還不知道這些線條在每一個人身上究竟如何運作），它們當然提供了一些有用的比喻。解剖列車可說提供了極為有用而誠實的方式，把身體看成一種聯合的構造書寫。如果我們記住它只是一個比喻，並把以下四個基本法則謹記在心，這就是所有瑜伽訓練中把平衡看成是整體可能性的寶貴的資源：

- 解剖列車是一種特殊地圖，強調連結性與相連的通道與層；它比許多地形圖更接近真實，但仍然不是那塊土地。

- 肌筋膜經線不一定是功能的同義詞。它們是有用的可能性，可以指出在整個結構中如何找出或顯示改善的平衡狀態，並取決於你如何使用它們。肌筋膜經線也是絕佳的平台，可以藉以發展出看出肌筋膜連貫性有關的藝術與技巧。

- 運動課程的適用率和徒手治療完全不同，因為徒手治療時，客戶花許多時間（相對）被動地躺在桌上接受治療。這就是我們身為動作老師要做的大躍進：利用這個工具的力量，並從它的優異之處的特殊面向得到好處，我們將探討這一點（例如以下的描述）。

- 身體是以體積（邁爾斯的說法）而不是線條出現。如果解剖列車軌道的比喻在運動課程中有其用處，這條軌道就必須（至少）相對於彼此，成雙成對地發揮作用。那麼它們就可以被用來表現形狀，而不是固定形狀。此外，你需要更多時間閱讀身體，並從運動課程的領域進入治療實務的領域。不管它本身多麼有效，並不在本書的範圍內。在運動課程中，我們利用這項寶貴的工具閱讀快速活動中的身體，在瑜伽體式法中做出最佳的校準。因此我們需要一對一對看見其中的體

積，以下將會接著探討。

快速重點提示

不管是用典型解剖學、生物力學或解剖列車，都無法完全清楚說明課堂中學員所做的動作，因為動作並不是一種知識理解的過程，尤其是在即時的狀況下。如果我們記得解剖列車是一項指導原則（以及「單一肌肉是移動工具之一」的進化版概念），那麼我們現在就可以坐上頭等艙，進到適當應用解剖列車並被稱為當代瑜伽的領域。它鼓勵我們透過進行中的姿勢，在形狀中看見並認出有用的平衡，以及比較沒有用的限制。

瑜伽並不是真的符合解剖列車的線條（因為人體中沒有線條、平面或完美的對稱性；我們也不是全部以相同的方式移動，動作也沒有慢到可以讀取或被讀取；而且每一個人身上的拉力線也不盡相同），但是解剖列車可以用一種極為聰明而有效的方式符合瑜伽的需求。

你會需要一隻寬的畫筆，一種輕鬆的「水彩」風格，一雙可以看見明暗與「相對性」的眼睛。我們假設你已經取得解剖列車的文本（或至少有可以參考的海報），因為它很完整徹底且清楚說明，是解釋每一道「線條」構造絕佳資源，並以筋膜連貫性與骨骼整合的角度提及肌肉單元（本書有每一部分的概要，以便讀者參考）。

廣泛的描繪

在運動課堂中，特別是瑜伽課，我們根據自己的結構與想要融入的姿勢而適應與平衡。動態動作隨時都在使用全身，某些部位保持不動，以反向平衡其他部位；有些部位則有明顯的動作。在所有時間點的平衡中，這些（一起）形成了我們轉化動作的總和。就像第七章曾提到，在所有時間點下共有三種狀態：動作、反向動作，以及結合它們的中性總和。

我們必須學習在快速的動作中觀看，並且得到平衡的感覺，以及確認在哪裡失去平衡。如果焦點是要維持一個姿勢，有時候我們是在「靜定的架構」中執行。但這是一種非常活躍或動態的靜定，以肌筋膜連貫性的吊索長時間使用身體。那絕不是一種身體沒活動或久坐不動的體驗，因為它必須主動維持姿勢，這是需要力氣與平衡的（就像我們之前提過，我們的設計是為了活動，所以需要特殊的專注力才能在一個姿勢中維持「靜定的架構」），但這一定是種平衡的表現，在張力與壓力、吸引力與排斥力之間的平衡。均勢狀態就相當於是在這些狀態之間的平衡與自由。

解剖列車一開始可以當成升級這些觀看能力的有用解釋與指引，因此我們就可以用帶狀，而不是小小的塊狀來觀看身體。接下來是要閱讀快速活動中的身體，為了要做到這一點，我們首先要專注於兩極的平衡：從後到前、從前到後、從一側到另一側、從螺旋到螺旋，或從姿勢到反向姿勢。我們培養出一種上到下的感覺，最後是一種相對於在做動作的人（以及他們與地面的關係），快速看見哪裡做得優雅、哪裡的連貫性有所中斷的能力。

延伸筆記

我自己親自解剖了《解剖列車》當中列出的所有線條，雖然這不能讓它們在活體的形狀中變得「真實」，但在思考藉以呈現具張力的身體連貫性方式時，它們仍是很管用的。筋膜如何在每一個人身上發揮作用是一回事，它們是否以獨立而不同的「實體」存在於身體則是另一回事。筋膜確實是連續不斷的，就像連續不斷的合成組織層或解剖中可以發現的個別肌肉，但在此不是要討論它們的實際狀況，而要聚焦於我們要指涉的意義。瑜伽中的《解剖列車》是一整本獨立的書籍主題，以課堂上的直覺與本能的速度運作，所以它看起來像是這種格式的快車道。當你想要應用時，就會看到其中的道理。在本章結束之處，我已加進一些學習此法的有趣練習，當你學到所有的起點與終點之後，這將提供一道有用的脈絡，可以說明我們的筋膜形狀。

動作改變

以下列出幾項重點，協助你在動作中應用解剖列車時得以更理想得當。這些是在邁爾斯書中整篇解剖列車細節的改編。以下列出一些重點：

延伸筆記

　　另一本非常有用的著作是艾瑞克・道頓（Erik Dalton）的《動態身體，探索形狀，探索功能》（Dynamic Body, Exploing Form, Exploring Function）[10]。邁爾斯是本書的撰稿人之一，他提供了對解剖列車的概論非常出色的資源與入門，並不包含原著完整版本所包含的治療介入的應用細節[11]。

- 深前線（The Deep Front Line）是一個體腔，我們可以透過呼吸快速讀取到它。它代表一個體積，而且因為我們不能直接碰到它，但也許可以透過觀看與解讀呼吸作為管道。深前線也顯示了明顯的呼吸與運動的結合（第十五章），是最佳組織方式與功能性動作的基礎。

- 功能線（The Functional Lines）在瑜伽中並不是「功能」本身，除非你視作線條的範圍超過邁爾斯所定義的手肘與膝蓋的極限。我們並不是漂浮在地面上做動作，而是從地面整合動作。不管功能線稱為功能線的爭議如何，它們在墊子上以印象派的認可藝術而接觸到地面。另外，動作通常是我們對一個任務或意圖的反應。例如我們選擇做瑜伽、探索鷹式。手與手肘一起和諧運作，因此任何在手肘（或膝蓋）停止的線條，在這個脈絡下不會被視為「功能性的」，除非它確實是那個末端的身體結束點。

- 筋膜並不限於解剖列車所定義的縱向帶。它們是閱覽全身形態極為有用的一種途徑，提供我們一個相當快速的管道，以看見形狀與平衡的連貫性。透過看見它們的關係，我們也可以學到辨識呼吸功能是否理想或受損。但是這強調了連貫性與呼吸，而不是任何特定的線條本身。

- 的確有像背部螺旋帶（Back Spiral Band）的物體存在！許多舞者（特別是芭蕾舞者）與學習解剖列車的流動瑜伽專業人

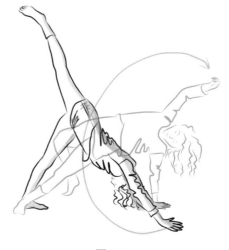

圖 12.1

士，確實生動地感覺到與所謂的螺旋線（Spiral Lines）正好相反的物體。他們說身體前側有一條長而連續的帶（從頭的背面到前腳的前面，概括了淺前線並與之重疊），可以穩定包覆在後背周圍的一條螺旋。這條螺旋有部分可以用背部功能線（Back Functional Line）說明。不過在螺旋運動方面，前側與後側有更複雜與整合的關係。身體詮釋連貫性轉換的方式不一定可以簡化到解剖列車的布局。就像邁爾斯指出的，泰特爾提出的帶狀與「瞬間動作」有關，而非姿勢設定（postural set，圖 12.1）。

在生活中，當人們的身體在快動作系列中變得強壯而有變化時，我們可能會說他們有了「生物張力整合結構的選擇」。他們可以利用預期動作的所有力量，這是肌筋膜基質可以帶給他們的力量，並在伸縮完整性中，在硬度與可以伸展或拉長的能力之間達到平衡。換句話說，調用一個包覆在螺旋周圍的螺旋背帶肌筋膜連貫性（或這個動覺主題的任何動作變化），某種程度是取決於下一個動作。這確實在經驗中留下一些疑問。

延伸筆記

我們正在進入一個超越科學分析的領域，並進入了美學動作。用基於後現代研究的純粹解剖知識，或只是運動的力學原理都無法解釋這個領域。舞者以及一些瑜伽士，特別是在流動瑜伽中做得真的非常流暢的人，知道全身序列的動作經驗中極為複雜又同時非常簡單的感覺。那種感覺呼應了生物張力整合結構，而且在某種程度上也要由生物張力整合結構來解答。但是在思考我們究竟如何在關節構造的尺度上，活化這些複雜的幾何形狀，還有許多未竟的研究：

在表現的層次上，動作是透過身體來表現，而不是從身體表現。它利用地面與重力場的方式完全截然不同。舞者是用他們的頭帶動身體，從身體後側往前移動，從前側往後移動，諸如此類。舞者是在相對性中受訓練，相對性變得如此細緻，只能藉由身體動作不斷的轉換中描述。然而分析只是分析而已，舞者可以指揮動作自由表達，或讓觀眾感動落淚，但這不是一件容易解釋的事。這件事本身甚至吸收與超越了舞者本身的存在，這就像跳舞就是跳舞。在流動瑜伽中，那就是不斷的移動。流動瑜伽的意思是「以特定的方式放置」。除了知識分析之外的其他性質是透過實作來駕馭，也交由實作擺布。

縱向肌筋膜

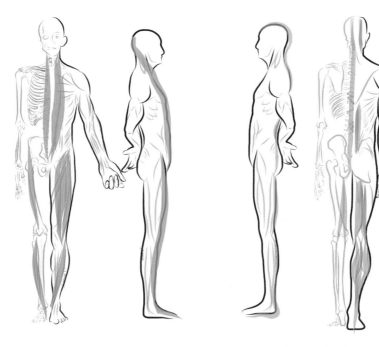

圖 12.2 前帶　　　　　　　　　　　　圖 12.3 後帶

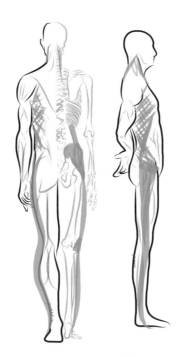

圖 12.4 側帶

縱向肌筋膜

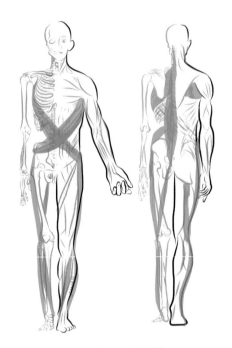

圖 12.5　螺旋帶

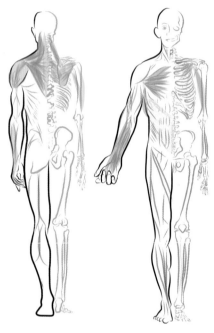

圖 12.6　後側與前側的手臂帶（淺與深）

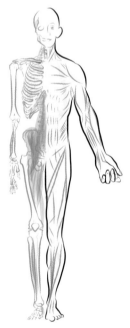

圖 12.7　深層體腔（《解剖列車》的深前線）

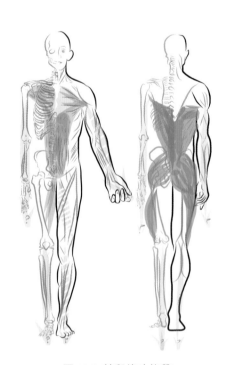

圖 12.8　前與後功能帶

《解剖列車》在瑜伽應用的起點

在從業人員與學員之間的對話中，這些「帶」提供了起點或參考點。當我們繼續用它們來調整動作時，就會看到這種動覺的語言。

舉例來說：當我們看到身上穿著衣服的學員走進教室裡，可將筋膜線以連續性的整體意象，或是用「鞘」、「帶」的局部概念來看。在快速的動作裡，可看出相對於彼此，每條筋膜線都是成對的軟性結構，提供一種筋膜型態的整體概念。重點是，在任何姿勢中，所有筋膜線可視為個別獨立的，也可視為整體的。

在成對、相互制衡或張力整合結構上，它們是非常有用的指標，並以整體運作著。我們不會再繼續深入《解剖列車》發現的所有層面細節，只會專注在相互關係上，例如看到相對於後側的前側。簡單來說，就像我們在課堂上看到的現象。

注意：所有筋膜線皆相對於深層體腔，可透過呼吸看到它們，並達到筋膜線的結構性平衡（圖 12.15）。

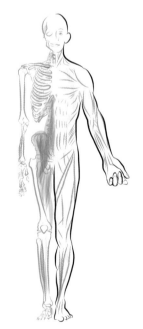

深層體腔（在《解剖列車》中的深前線）

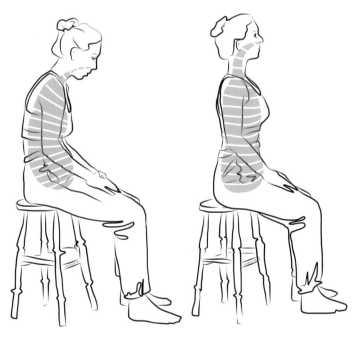

圖 12.15 所有的筋膜線皆與呼吸可「填滿」深層體腔的這個概念有關。

延伸筆記

> 尋找「後螺旋線」感覺像結合背功能線與淺前線，並且總是由全身的呼吸來調節。也許這是無法解釋的事。在技術上，如果遵照解剖列車的規則，就沒有辦法在一個連貫性的層上用到身體後側周圍的螺旋帶。因此我對它感覺起來會是如何懷抱疑問。你不會實際用到這些線條，但閱讀它對你會有幫助。

縱向肌筋膜：解剖列車中的瑜伽經線

請注意，這些是邁爾斯在《解剖列車》書中詳細解說的一種「帶」的廣泛概念，這些絕對不是設計來取代或改變解剖學，只是提供參考，不帶特定標籤，以作為我們在教室確實所見及如何在自然動作中運用的指南。我大力推薦每個人都要有一本邁爾斯的著作。

運用相關的「對」：概論

在瑜伽教室中，我們面對的是活生生的存有。這些素描是用來提供一個概論，相對於每一對互相平衡的前到後、邊到邊，螺旋到螺旋等等，如何「看」這些「帶」。

手臂帶很複雜，我們可以轉動我們的手臂（如圖示），因此可以在瑜伽體式中前後扭曲。在某種程度上，前後的平衡仰賴讀取主要前後線之間的姿勢平衡，並看見肩膀對齊身體的邊（側線），如圖所示。經由觀看成雙成對的線條並透過身體體積與地面的關係，你就可以看見它們之間的平衡。它並不複雜，且設計為促進軀幹的張力平衡，確保做出特定姿勢時不會犧牲長度、深度或呼吸。這些是準備身體練習時的主要特點，而且要多加練習才能進步。

不同關節還有許多關於筋膜形狀的事由，但前提在躺、坐、倒立、站與彎曲的姿勢，還有扭轉時的整體平衡必須運作得非常良好（基於我們前面說的寬畫筆水彩方法）。如果原發性與次發性曲線的脊椎完整性受到支持，力量、長度與張力平衡就會逐漸理想化。然後在執行不

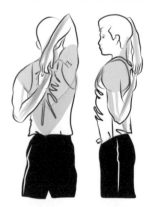

圖 12.14 相對於前側手臂帶的背部。

同的作法時，就能促進全身的伸縮完整性，稍後的章節（或特別針對瑜伽風格的章節）將有詳細的說明。

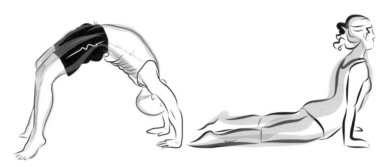

圖 12.9　相對於後側的前側。

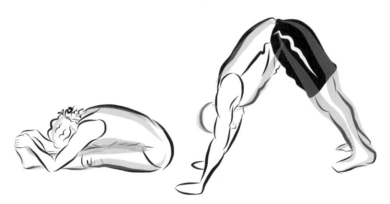

圖 12.10　相對於前側的後側。

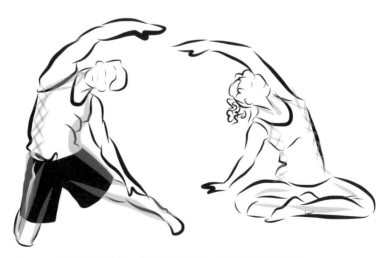

圖 12.11　相對於軀幹另一側以及相對於腿部深前線的側線。

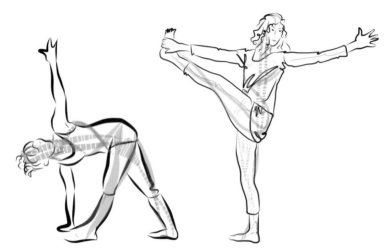

圖 12.12 相對於彼此的螺旋線。

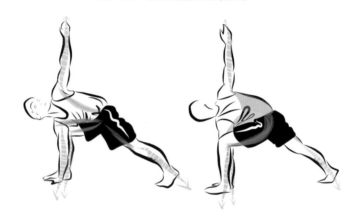

圖 12.13 後側與前側的功能線（從地面到另一個末端）。

目的

把這些線條配成對，並閱讀這些線條或帶之間的平衡，目的是為了確保在某個姿勢中的特定線條不會犧牲掉它的相反線條。這會促進這個線條勾勒出來的體積完整性，特別是運用呼吸作為調節的時候。這基本上非常簡單。

例如在眼鏡蛇式（Cobra / Bhujangasana）中把頭抬高、手臂推地並伸展身體前側的動作。如果這影響了自由、長度與後背的呼吸，這就不是此人的最佳動作。前

傾也是一樣的道理，如果是以長背為代價或與自然曲線相反才做得到，就不是一個人的最佳姿勢。這在圖 12.16 與圖 12.17 中清楚可見。

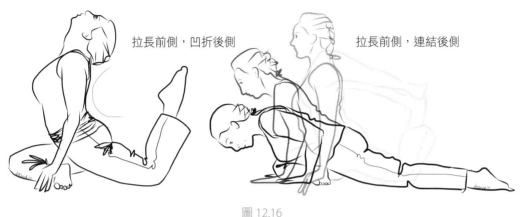

拉長前側，凹折後側　　　拉長前側，連結後側

圖 12.16

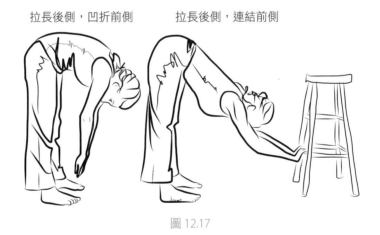

拉長後側，凹折前側　　　拉長後側，連結前側

圖 12.17

　　側彎或旋轉也是一樣，這是一個快速的檢驗方法，可以看出某個人強迫自己進入身體還沒準備好的姿勢。它還會縮短或壓縮軀體裡的腔室，脊椎就被迫適應這種情形。在最美的姿勢當中，以及當一個人準備好完全做出這個姿勢時，會促使身體表現出它的完整性。所有的這一切，都是為了坐得輕鬆、安靜，但仍然自在而沒有任何妥協。

在線條之後

深前體腔（Deep Front Container）的精髓以及身體是空間中的一個體積的基礎，是看得見的，而且可以經由看著呼吸，從每一個角度勾勒出來。我們將在第十五章進一步檢視這一點，但它是身體每一個活動面的基礎。除了別的，它也可能透過更有意識的呼吸進入軀體的某一個面，透過呼吸動作，我們可以把它帶進有意識的覺察，並讓它恢復活力。當它們符合我們的自然律動，就會強化步態，我們的腳步也會因為伸縮彈性而變得更輕盈。我一再看到這一點，只要不再用力，它就會自發出現。

在運動中應用《解剖列車》

基於我們的形狀是三維的幾何形狀，應用《解剖列車》觀點的其中一項價值在於，閱讀這些「線條」之間的平衡。當然，它們可能看起來像是輪廓的剪影線條，並不是像線條一樣作用。但這個剪影一定是相對於體積的周圍，其作用像是曲面的綜向座標，因此當我們學會閱讀其相對於彼此（而不是彼此孤立）的關係，這些線條就是動作與張力整合結構當中強而有力的基本指引。

這裡提供的插圖即表示，身體處於靜定狀態時，這些線條會出現在何處，並在瞬間中掌握的模樣。這也可以用來作為姿勢分析（第十三章）與姿勢調整的參考，以下章節將會有更多詳細的探討。

這個方法形成了第一章提到的「場域」。那是一個恩典場域，一群人有著共同的興趣，並熱情洋溢地為彼此做出改變。理智上，你正採用一種可行的解剖學試圖說明瑜伽墊上的動作；本能上，你會愈來愈擅長在適當之處加以詮釋；直覺上，你正在掌握極為專精的技術，用最小的干預（調整）達到最理想的差異。「超越做對或做錯的想法」（魯米），享受這個場域內的探索吧。

有效練習

也許就這麼簡單的目的看來，需要練習的項目多得有些不成比例；然而這些練習會讓實作更加輕鬆，並在協助客戶時派上用場：

- 確實地移動
- 協助客戶在自己的構造相對進步
- 在客戶的極限內探索姿勢的可能性
- 以合適的速度擴展極限
- 在身體於平衡相對性中覺得安全時感到自信
- 整合感官覺察並有所改進
- 在任何姿勢中，活化當下的專注力
- 隨時間累積伸縮完整性

身為老師，你隨時可以：

- 加深你觀看與評估的能力
- 認出每一個人展現的動作力道
- 確認每一個人的平衡
- 確認安全的做法，以人為中心，而非以姿勢為中心
- 以適當速度管理進度
- 促進中立平衡時的覺察與注意力
- 建立自信調整的基礎（見十四章）
- 促進伸縮完整性

這些特點可以增強你身為老師的信心，以及團體給予的信心。只要這種觀看方法成為本能，你就可以對所應用的解剖學放輕鬆、深呼吸，在關注到腳跟的那一刻處於整個肌筋膜組織的形狀脈絡下，並覺察到身體的一部分。就像練習駕駛一樣，知識最後成為本能，讓我們可以在指導課程同時可以預測。隨著時間一長，無論偏好的瑜伽風格或教學的獨特方式，每一個人都會在其中變得更優雅，因為他們已經精通了不同的姿勢。

參考文獻

1. Baron Georges Cuvier, *Histoire des Progrès des Sciences naturelles depuis 1789*, vol. I, p. 310., quoted in E.S. Russell, Form and Function, 1916 (http://www.gutenberg.org/ebooks/20426).

2. Ch. 1, "The World According to Fascia", in Thomas W. Myers, *Anatomy Trains: Myofascial Meridians for Manual and Movement Therapists*, 2nd edition, Churchill Livingstone, Edinburgh, 2009.

3. Introduction, "Laying the Railbed", in Thomas W. Myers, *Anatomy Trains: Myofascial Meridians for Manual and Movement Therapists*, 2nd edition, Churchill Livingstone, Edinburgh, 2009.

4. Ibid.

5. Thomas W. Myers, *Anatomy Trains: Myofascial Meridians for Manual and Movement Therapists*, 2nd edition, Churchill Livingstone, Edinburgh, 2009; Kurt Tittel, Beschreibende und Funktionelle Anatomie des Menschen, Urban and Fischer, Munich, 1956.

6. Introduction, "Laying the Railbed", in Thomas W. Myers, *Anatomy Trains: Myofascial Meridians for Manual and Movement Therapists*, 2nd edition, Churchill Livingstone, Edinburgh, 2009.

7. Erich Blechschmidt, *The Ontogenetic Basis of Human Anatomy: The Biodynamic Approach to Development from Conception to Adulthood*, edited and translated by Brian Freeman, North Atlantic Books, Berkeley, CA, 2004.

8. Introduction, "Laying the Railbed", in Thomas W. Myers, *Anatomy Trains: Myofascial Meridians for Manual and Movement Therapists*, 2nd edition, Churchill Livingstone, Edinburgh, 2009; D.G. Lee and A. Vleeming, "Impaired Load Transfer through the Pelvic Girdle – a New Model of Altered Neutral Zone Function", in Proceedings from the 3rd Interdisciplinary World Congress on Low Back and Pelvic Pain, Vienna, Austria, 1998.

9. "The simple questions discussed in musculoskeletal textbooks 'which muscles' are participating in a particular movement thus become almost obsolete. Muscles are not functional units, no matter how common this misconception may be." Robert Schleip, "Introduction" in Robert Schleip, Thomas W. Findley, Leon Chaitow and Peter A. Huijing, *Fascia: The Tensional Network of the Human Body*, Churchill Livingstone/Elsevier, Edinburgh, 2012.

10. Erik Dalton, *The Dynamic Body*, Freedom from Pain Institute, Oklahoma, 2011 (www.erikdalton.com).

11. Thomas W. Myers, *Anatomy Trains: Myofascial Meridians for Manual and Movement Therapists*, 2nd edition, Churchill Livingstone, Edinburgh, 2009 (see also 3rd edition, 2014).

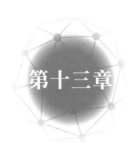

第十三章

瑜伽與姿勢分析

「某些思想屬於禱告；某些時刻，無論身體處於何種姿勢，靈魂已經跪下。」[1]

維克多・雨果（Victor Hugo）

　　姿勢分析並不限於任何一種特定的規則（例如十二章討論的解剖列車），而是用來理解不同筋膜的「身體結構」類型之間存在的根本差異。此處的「分析」是中性的，沒有對錯、好壞，只是相對於自己存在。姿勢分析的價值在於為適當的改變找到適合的座標，等同於評估一個起點，並選擇合適的前移方向。要小心避免不要太直接或用此「判斷」他人，這正是姿勢分析亟欲避免的事。

基本原則

　　我們不是解剖學家，在精細的解剖細節中小心翼翼地研究無生命或惰性的形體。以下的分析是提供給運動老師使用，更具體的說，是給在移動速率中工作的瑜伽老師使用。我們想鼓勵每個人為自己發現更多的可能性、範圍與自在感，而部分作用是提供有用的回饋與意見。也許我們可以提供一種快車道，能更快處理這些允許身體轉變的資訊。

　　然而基本上這個發現之旅是屬於學員的，我們不教他們如何移動，因為他們已經知道方法。我們只是在偏好的模式中擁有管道與更多的實務經驗。

延伸筆記

姿勢分析並不是設計來取代以身體為導向的心理療法（Body Centred Psychotherapy）、哈科米（Hokomi，一種以身體為中心的心理療法）或是許多擁有寶貴規則的實務，這些方式都有描述我們存活並漫舞其中的身心整體特定方式。對運動老師來說，這是一種容易理解、溫和訴說的架構，就像是素描範本一樣。它捕捉到這個具體、彼此相連的軟組織活結構的瞬間，並以適當的座標把它放進暫時的脈絡當中。

　　姿勢分析的開頭像是繪有多組根據筋膜形態座標的地圖，我們使用這張地圖的任務是要辨識人體，並為其提供有效率的進程。這張地圖提供了一種感覺，指引了我們要將人體帶往哪個方向，也表現了在運動速度中的完整解剖學，也就是我們工作的領域。

理智、本能、直覺

　　這是陶醉、動覺、美學融合一同作用之處，學習如何信任我們的本能與直覺，就能培養出姿勢分析的技巧，最後就可以支持學員在平衡與快樂以及自我感覺細緻化方面增進參照。某種程度上，這屬於詮釋的藝術。

　　身為瑜伽老師的極大優勢就是能夠親臨現場，這是每個人最初始的空白頁面。困難之處在於必須迅速辨識大概的輪廓（但這會隨著練習而減少），你沒有好幾個月的時間開發想法、證實理論，只有下載直覺感受的片刻時間，以便活化、鼓舞、闡明這些動作，然後從頭一遍又一遍重覆。

　　最後就會發生不尋常的事：你的直覺出現了，快得讓人覺得它跑在意識前頭。這會變成一種本質上先發制人（pre-emptive）的意識；它可以聰明解決問題，但是很難言語解釋，因為這是瞬發的，即使有任何可支持的解釋，也都已發生在過去。在這個領域當中，我們必須累積適當的經驗，從人物觀察與課堂觀察中一次、一次又一次，培養這種以直覺速度先發制人的技能。

　　筋膜本身就是一種預知工具（第九章），隨著練習的累積，我們變得像是經驗

老道的汽車駕駛，開車時駕輕就熟（因為非常熟悉規則），且在本能上記得正當程序中的所有知識，可以聰明預測即將發生的事，同時也能歸納這些經驗。這會成為你非常寶貴的本事之一。

接下來，我們要剖析姿勢分析的理智、本能與直覺面。

理智面

理智面的參考資訊來自筋膜體型與形態體型，這可以說是領域中的有用工具，是一個人在現實生活中的比喻性的素描，和科學或學術性的圖表並不衝突。我們的工作對象是天然、非線性的生物形狀，並由非凡的個人賦予生命。確認不同的筋膜體型，可以在更個人或特定的方式上加強與平衡他們的訓練，這是很寶貴的資訊。

此處有個範圍，範圍中的兩個極端是施萊普所謂的「方尖碑」（Obelisk）卡通人物以及印度舞者[2]。我們稱這個範圍為「維京人到叢林人」（Viking to Jungle），並把它當作 X 軸。

X 軸

維京人：這是強壯、韌性十足的體格，耐力強，特別是在低溫環境中。施萊普要我們像維京人一樣思考，他們穿著毛皮、扛著家庭與生活用品，堅忍跋涉，走過北歐充滿岩石的高原地形。在營火旁，維京人的身體強壯又有彈性，可以保護家人不受風寒，並高度重視耐力、塊頭與蠻力，可以背起每一個人通過困難的地形。他的肩膀很寬，是性格堅毅的強大原型。如果在某些大石頭之間有個小空間，維京人可能無法彎下或擠進去那個縫，但或許可以移動、搬開或克服那些岩石。從彈性的身體角度來看，我們會把極端的維京人體型放在這個尺度的硬度端點。

叢林人：這和維京人是截然不同的體型，代表這個尺度的相反端點。比較起來，他並沒有比較弱，而且有非常不一樣的能力。他沒有塊頭或蠻力，但是有種四肢細瘦或肌肉發達的潛力，這可能與熱帶氣候以及無聲無息通過糾結灌木叢的能力有關。這樣的移動，對維京人來說很困難。這種叢林人原型天生比較沒有耐力，但

有更多動能與靈活性，讓他們可以擺動與彈跳，滑過更小的空間，並以精緻的細節與最少的足跡彎曲與扭轉身體。他們可能缺乏「蠻力」與堅毅性格，但他們具體展現了一種更輕盈、更精瘦結實的架構，動作更快速，也更靈巧。從彈性的身體來看，這是在這個尺度的伸展性端點。

當然在這個主題上還有許多變化。從運動教室的筋膜類型角度來看，他們就位在這條特殊線條上的某一個地方。那是一種柔軟的動作詮釋，並將進一步由垂直或 Y 軸來定義。

和水平軸成直角，是表示形狀的 Y 軸。這些類型是用在生物學中的一般應用，指的是內、中與外，因為它們適用於所有的特定人格或生理特徵。

延伸筆記

這套鑑別系統長時間在 KM^3 訓練和教學中沿用而來，可視為鑑別身體最佳發展的原始可能性。從某些意義上來說，這套系統並非關乎好壞或對錯，不是用來批評或貶低，而是給予溫和適切的建議。

Y 軸

「體質類型」（somatotypes）最早由威廉‧謝爾頓（William H. Sheldon）在一九四〇年代提出，這和不同體型的脂肪儲存傾向與心理模式密切相關（這讓人聯想到不同體型如何包含體液的阿育吠陀原則）。但在此處的使用方式很簡單，並且和形狀（形態）有關因而提出說明，畢竟這是筋膜的基本原則。

從稍微不同的角度來看，我們可以從感官的觀點思考這些形態。體質類型全部都對內在與外在環境非常敏感，在這個脈絡下以中立的方式思考，這可以用來表現代表生理傾向的運動偏好。

例如將維京人放在東，叢林人在西；瘦長體質是北，矮胖體質是南，均勻體質在中間，就像在胚胎中一樣實際上表示中間。這就是最將這些元素彼此分開又結合的地方。這不是一個完美的目標。我們使用這些作為象徵座標，以引導本能的方向感。這是在不同時間點經過的方向，實際上也是具有彈性的身體預硬的靜止張力開

始的地方。

　　每一個人的身體裡都有著均勻體質的自己。考慮到完整的脈絡，我們希望指出其中偏好。每個人是否有種傾向，例如因「神經學」偏差而偏好智力中心；有「運動」偏差而偏好運動中心；或有「消化」偏差而喜歡花時間考慮事情，因而導致行動較慢？

　　為了方便，我們將使用這項分類並添加一些說明。請自行擴展並增加更好的區別方式。辨識某個人不屬於某個地方，和評估位在哪個位置需要的功夫實際上是一樣的。

　　瘦長體質（Ectomorph）：又作外胚型，ectodermal 這個希臘文的意思是「外面」，或超過外部邊界的空間；外形。在這個脈絡下，瘦長體質代表一種更主動注意外面的敏銳度：鳥類或松鼠等動物，對周遭環境有高度的警戒心。這種類型有著稍微神經質、動作斷斷續續、可以快速爆發肌力等傾向，而且對細節有著非常細膩的察覺與注意力。它可能往往專注於身體外面正在發生的狀況，同時也對內在發生的事保持敏感度。

　　均勻體質（Mesomorph）：又作中胚型，meso 是希臘文「中間」或中介的意思。它指的是一個中間點，但也可以指介於內在與外在功能與取向之間的某項事物。在某些情況下，這可以指「中等、適度」，並帶有居中調解以找到中間道路的意思，在此指的是介於其他主要類型之間，但也可以擴大到包括其他類型。在組織用語方面，這是外在與內在注意與覺察之間的平衡，可能比極端瘦長體質特徵的人更專注內在，但比極端矮胖體質特徵的人較不專注內在。

　　這個類型帶著合理或沉思的興趣，往往偏好活動的平衡，需要高度注意穩定的能量輸出，來使用他們具體或本能的身體。這個類型位於水平軸的中間，因為這能包括維京人與叢林人兩種極端強壯的肌肉發達體型；在休息中心時，這意味著中立，並同時指「兩者以及兩者皆非」。

　　矮胖體質（Endomorph）又作內胚型，「endo」在希臘字源中是指「在……之內，內部的」。胚胎結構的內胚層是指內部的腸道，後來形成我們的消化系統與器官。這種類型可能表現得較為冷靜與較多沉思，當然比瘦長體質更偏好一種較慢或

較慎重的運動風格。它不一定更不敏感或較慢速，而是偏好一種不同的流動速度，以及較不斷斷續續的節奏。如果我們用音階來比喻，瘦長體質會是高音符號，矮胖體質會是低音符號，可能更自然劇焦於在內在世界，而不是身體外面發生的事。

我們可以說，每個人都擁有所有形態的元素，只是傾向其中的某一個，或某些比其他更多。

中心（Centre）：如果某個人在身體與動作範圍兩方面來看都完全平衡，就可以把他們放在中心位置。對於圖上的所有人來說，首要任務就是要朝向這個中心，因為它提供了最佳的選擇與範圍。如果某個人已經在中心，那麼他的首要任務就是要填滿在它之外的圓圈，並在所有的領域中練習擴展。

姿勢分析表的目標

圖 13.1 是一張姿勢分析圖。

目標是要把不管目前在哪個位置的人往中心移動，但並不是要讓每一個人都變得一模一樣。讓一個強壯的維京人體型增加叢林人體型的拉長與伸展風格的動作，進以達到更大的範圍或平衡。不是為了把人變成不同的類型，而是協助他們加大可動範圍，以及更好的平衡與伸縮完整性。

天生靈活的叢林人體型可經由更多的張力模式、更強的硬度以確保

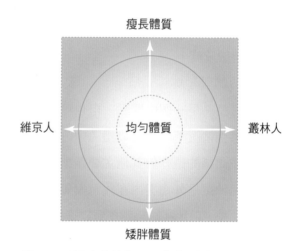

圖 13.1　利用寬畫筆將不同體型分布在圖上，並找到適當的座標，其方法更貼近藝術家的做法而非科學家的方式。

最佳肌力，以及在組織中稱為「生物張力整合結構」的元素，更可能體驗到平衡。這包含一種更具活動或以肌力為主的瑜伽風格，這可能是指以適當方式維持更久的姿勢以調整肌力，目的是為了適當的硬度，而不是伸展性。

而較慢、較少活動形態的體型，可以變得更富活動性而得到「改善」，且若經

常參加節奏感強的課程，也許可以更有活力。如果將他們放在這張圖的右邊，那麼也許帶入一種強化焦點會鼓舞他們維持活力；若他們體驗到自身僵硬或天生強壯的構造，那麼也許伸展會平衡他們的特定輪廓。

瘦長體質的人有坐不住的傾向、動作也較為斷斷續續，他們想要的正好相反。對他們來說，練習加強慢下來的能力，並找到靜定的力量，也許比專注在速度與變化更有價值。提高肌力與安定力的訓練有益於協助他們尋找中間道路，如果將其置於圖中的維京人這一邊，更長、更慢的伸展，可能會有幫助。

姿勢分析快速又簡單，這是設計來提供一般化的提示，以便管理類型各自不同的學員，讓我們這些瑜伽老師可以改善某種特定體型的筋膜基質，並幫助學員以適合自己的方法和張力基質 為一般組織的方式，找到自身的平衡。他們天生已是生氣勃勃的體型，這樣的設計可以幫助他們改善身體的伸縮完整性。

實際案例

以下的四個實際案例顯示寬畫筆或原型的動作模式，並以圖表呈現位置。為了提高每一種體型的伸縮完整性，每個例都包含了「向中心發展」的評價。

案例 A（圖 13.2）：強壯、維京人體型、身材非常好（重量訓練，並且強烈偏向肌力與體能運動）。非常活躍，較不樂於放鬆或坐著，可以做由肌力構成的瑜伽，而不是注意感官或感覺細緻化的細輕提示。

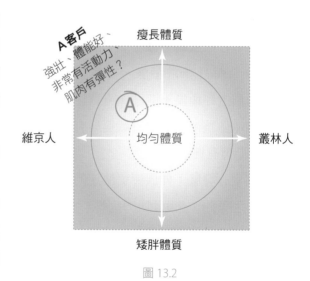

圖 13.2

向中心發展：伸展與靜定最佳。強調長度而不是肌力的冥想恢復練習。

案例 B（圖 13.3）：非常柔軟，能夠伸展，但有過度疲倦與昏睡的經驗。體格良好，有動作較慢的傾向，可以把靈活性的瑜伽動作做得非常好，但是比較難做到需要控制的動作。相對容易疲倦。做伸展姿勢很輕鬆，需要從可以自然做到的範圍中稍微收回動作，否則容易「掉入」極端，但可努力走出極端或找到反向姿勢。

向中心發展：肌力與速度。最好加以限制而非伸展。

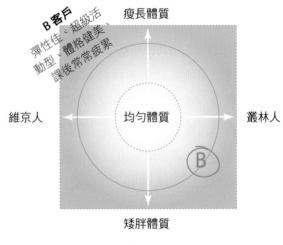

圖 13.3

案例 C（圖 13.4）：二十出頭，不是非常靈活或柔軟，體格良好強健，不嬌小也不強硬。偏好久坐不動，喜歡放鬆。像「熊」的大步慢跑，而且非常平靜，非常懶散，對周遭好像漠不關心。喜歡沙發而非瑜伽墊，但希望更敏捷與有組織，想擁有靈活性。

向中心發展：伸展與更快速的練習。速度與敏捷度比肌力重要。

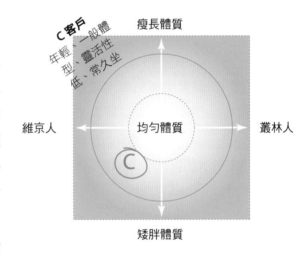

圖 13.4

案例 D（圖 13.5）：快速移動類型，像松鼠一樣，非常容易激動。瘦，也有合理的靈活度（不是超級有活動性，但在向前彎曲時卻會「掛在膝蓋上」），但無法坐定。想藉瑜伽放鬆與增強肌力，很享受伸展，做得很輕鬆，但不會等待體驗或內化。需要更多肌力，而不是伸展長度。

向中心發展：肌力、靜定是最佳選擇。冥想與強有力的練習。

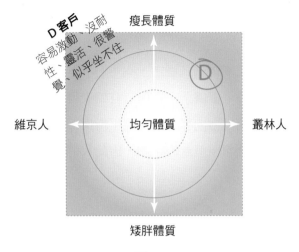

圖 13.5

　　這些案例沒有意圖增加複雜。這種設計是為了方便使用，提升作法的一致性，並在選擇理想的練習體型時，認識到筋膜類型也是一種組成。我們其實可以把瑜伽風格與瑜伽士都放到這張圖上。一開始放在 X 與 Y 軸上，然後促進伸縮完整性，它們就會穿過中心，發展相反的傾向。

本能面

　　培養了對一般象限與位置的認知，以及人們在任一特定時間「落」在哪一個象限的感覺，你就必須磨鍊本能，以確認客戶的方向以及現在相對落在哪個位置。如果我們的目標是最佳的平衡與變化度，那就以一般的方向通過中心，朝向相反的象限。這要隨著時間慢慢執行，如果膠原蛋白要花十二到二十四個月才能改變，那麼我們的目的就是要在一個適當的方向，為此人逐漸累積一種適當的負載模式。也可能要選擇一種完全不一樣的瑜伽類型。

　　如果某人位在極端的組合中，他們會落在圓圈（實線）外的象限邊緣，第一個任務是至少把他們帶進這個主要圓圈當中。在第一個階段要花不少時間與練習。關鍵在於，這對每一個人來說都是獨一無二的，而你要處理的就是這樣的「個體性」。非常小的一步看起來對某些人來說就是大進步，如果學員已經八十幾歲，而

且是第一次嘗試做瑜伽，那麼瑜伽形式不一定會激勵他們。改善活動性與平衡感的一些小小進步，也與其能力有關。

為了進步，我們會希望從外側圓圈內，向中心的圓圈內移動。而那些位於中心點的人，任務是要從中向外「擴展」，在所有身體表現與動作類型中提升範圍與可塑性。他們逐漸朝傾向的相反方向移動，培養平衡與彈性；這也像是生命本身，生命就是一場遊戲，總有我們想要追求的事物，因此我們可以在其中遊歷，也可以擴展以前就能做到的事。

原型動作模式

奧運鉛球選手顯然不想要落在中心點，那並不是他們的最佳位置。他們會希望落在 X 軸的維京人那一側，富有肌力，可以自由移動。但是，偶爾練習朝向中心點以提高靈活度，並在筋膜構造中滑動，或許可以得到整體筋膜基質的更多力量。但只要一點點就夠了。專注在力量與提升肌力、速度與靈活度的瑜伽，對他們來說偶爾會是理想的選擇。不管他們多想成為平衡木上的奧運體操選手，在原型動作模式上，這些已經超出他們的能力範圍。

如果你的班上來了一個學生，顯然擁有均勻體質的體格，比維京人柔軟、靈活，只是不夠結實，他們會落在沿著 X 軸中心右側的某個地方。如果他們有緊張的傾向，就會在水平線的上方。

這張圖的價值在於，你永遠要朝中心看。如果你需要從向上走靠近中心，你就是在找尋更多的動作與可能的速度；如果需要往下才能靠近中心，你就是在尋找更多的放鬆、靜定與更慢的價值，更多刻意與牽制的動作。

如果你需要在 Y 軸上朝右走才能達到中心點，你就是在找更多靈活與長度的動作；如果你需要往左走，則是要做更多牽制與肌力的動作，在整體形狀的生物張力整合結構（或伸縮完整性）中，這將提高張力平衡。

這張圖在整體筋膜意識中的價值以及重點在於，如果有個超級活躍又容易疲累的案例（案例 B），長而慢的伸展動作和快而有力的練習，是以不同的方式提高身體

組織的方式，他可能要花一段時間才能完全參與流動型或強化型的課程（例如流動瑜伽、阿斯坦加或強力瑜伽），但是藉著讓他偏向（而非過度）更強、更快速的練習，幾個星期下來就可以逐漸強化他的組織，其中價值就會變得相當明顯。

另一方面，假使（案例 A）你有一位非常強壯的維京人類型學員，天生就喜歡肌力與體能訓練，他可能就不需要更多這方面的訓練了。瑜伽的美妙之處於它的多功能性。偶爾較慢、以伸展為主的課程，可能會把前一個客戶操練得筋疲力盡，但對他可能有莫大的好處。

恢復身體動能中、久坐不動的「沙發馬鈴薯」，又或某個正在調養受傷身體的人（案例 C），只是簡單的移動（沿著 X 軸向上）並維持動能，就可以馬上獲得益處。對他們來說，從久坐不動轉變到任何程度的定期運動，都是很大的改變，如果他們是年長的學員，可能要非常少量而適當地慢慢增加。重點在於，他們的練習方向是要朝向 X 軸上方，並朝向虛線中心圓圈傾斜，而不是跨過去邁向旁邊的座標。

任何動作的頻率與程度都必須以常識為基礎溫和實施，效果會逐漸累積。施萊普建議，由於組織改變要花上六到二十四個月，同時筋膜構造會完全因應最佳的負載模式，所以我們要採用「竹農」的方法[4]。身體組織的反應也會隨著時間累積。除非已經受過訓練，否則它會抗拒忽然快速而有力的動作。它的設計就是為了抗拒，目的是避免受傷，這就是為什麼暖身與降溫或「促發組織」對預防軟組織受傷如此重要（第七章）。

這張圖的頂端是斷斷續續、快速燃燒的人物角色（案例 D），對他們來說休息是最後一項選擇。如果把精力投入訓練（放在中心左側），他們可以非常強壯。他們也可能傾向更柔軟的身體結構，並在體內保持著無關緊要、不合適的緊繃，但是組織張力或組成並不符合這種內在的教導（在這情況，它們會位於中間右側），這也是種有趣的組合。

瑜伽屬性

結合古老智慧中的瑜伽三屬性（trigunas，又作三古納），這張圖可以加深與

當代瑜伽風格的關係。這三種傾向與垂直軸上的瘦長體質、矮胖體質、均勻體質有關。這三種屬性可以分為變性（rajasic）、悅性（satvic）與惰性（tamasic）三種特徵。某一種屬性其實是指，在天然偏好或傾向意義上的一種思路，這也應用在阿育吠陀醫學上，因此和希波克拉底的「體液」之說並非完全無關（第二章）。

從象徵性語言梵文而來的解釋，比我們試著歸因的字面意義要微妙多了，但在這個意義上它其實有其用處。我們開始在應用解剖學理解筋膜形狀，並在其與瑜伽之間找到一種協同合作之處，發現它們彼此互補而非互相衝突，不是代表狀態與行動，而是傾向與天生偏好。

理解這些瑜伽屬性時，「與生俱來」是尊重並貫穿本書的平衡主題，也就是相反力量結合起來形成第三個狀態。悅性表示「存在」，是純粹「是」（is-ness）的精髓，因此可以視為中立的中心。這些瑜伽屬性也包含作用力與反作用力，對於啟動改變或轉變作為平衡的表現，就需要這兩種力量（表 13.1）。因此一個是主動而充滿動力的，一個是較為被動與靜態（與收回有關）的，結合它們就可以找到平衡。這正是生物張力整合結構運作的方式。

表 13.1

瑜伽屬性	變性	悅性	惰性
相關	瘦長體質	均勻體質	矮胖體質
傾向或特徵	主動、有活力、充滿動力、尋求變化、新的光	平衡、秩序與清晰	不主動、黑暗、有邊界
原則	保存	創造	轉變

延伸筆記

　　保存、創造與轉變的原則，可說和形態象徵有關。想像一隻飢餓的毛毛蟲，牠主動、充滿活力，並急著想找到營養，以保存物種並邁向自由，牠的思路卻轉向相反的狀態。在這個尺度上的相反端點，下一個階段是一個黑暗、不動，被蛹束縛的階段，是一個保留與靜定的狀態。這種相反力量結合的結果，就是蝴蝶的誕生，牠可以在地上爬行，也能在天上飛，這是一種轉變的表現。接著蝴蝶產卵，那是下一代的生命，是結合創造力量的象徵。重點是要認識到這三種力量全都出現在三種屬性或傾向中。就像張力與壓力的系統，它們全都在彼此強化以支持平衡、秩序與清晰。創造循環所標誌的時間點就是：每一個尺度上的蛻變。

平衡

當一個人的動作負載具有一致性，肌力、長度與張力回彈性得到平衡，他們的身體組織就擁有自然的彈性。這可以是活力的同義字，也是為什麼如此強調它的理由。學員可以感受到自己身上缺乏彈性的部位，你也可以看見。這無關對錯，只是對他們做瑜伽時能做到什麼程度的自在與能力或多或少有著影響。當實際上的平衡對他們來說是正確的，你也可以看到這反映在他們的結構上。每一個人都不一樣，但是這通常是和牽制與靈活度一起作用。這是一種來自放鬆與自在，但又能自由奔跑的動作平衡與優雅，或者在需要的時候，也能準備好休息而處於舒服的靜定中。彈性與生物張力整合結構（是一種最佳張力完整性的表現）的原理就反映在此。它以最簡單的方式表現為姿勢與反向姿勢的能力，且擁有在兩個方向上達到並收回的平衡能力。這形成了一致的負載模式，然後魔法即將發生。

接下來呢？

只要把人歸類這張圖上，瑜伽的方式就會重疊，以引導練習的風格或整體重點。透過肌力與硬化動作，或伸展與軟化動作，他們可以選擇要採取哪一種途徑。從你的觀察與學員的意識覺察什麼是最適合的？認清他們的動作原型，一切就會更清楚了。我們可以開始把兩張圖放在一起，一張代表學員，另一張是從業人員的引導（圖 13.6）。

這種詮釋性的藝術也包括了教學經驗、瑜伽風格，以及你認識這

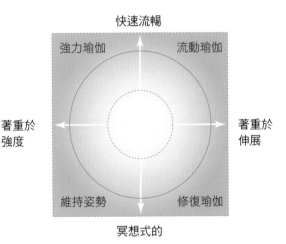

圖 13.6 這並不是最完整可靠的瑜伽類型圖，因為許多老師會在一個風格中詮釋不同的組合。這只是解釋的一種柔性引導，提供認清筋膜身體類型的一個脈絡架構。

個人的時間長短。另一個需要考慮的是一位骨骼輕盈體操運動員的理論性案例，他已經贏得奧運緞帶舞的獎牌，現在決定要去拿舉重獎牌。這在動作原型上是有衝突的，整個訓練方法會落在中心每一側的變化之中，極端的情況會更明顯：這位體操運動員可以從伸展性移到硬度與強度，但即使他有世界上最優秀的老師，仍然很難拿到舉重金牌。

直覺面

當一個人落在這張圖上時，你也可以運用其他可能更具體的工具，例如身體閱讀（十二章），或任何在徒手治療實務應用中的其他評估工具。對一堂運動課程來說，當你充分利用這些工具，都可以很快地看見與感知。

想要精通姿勢分析，要遵守三個主要規則。那就是觀察、觀察與觀察！

你將學會細微地看見並詮釋一致性與平衡的柔軟表現，在每一個書寫風格中閱讀動作的特徵，甚至可以累積或改進預測不平衡的能力。你可以感覺到在何時為了某人好而把他帶離舒適區，或者是否需要從極限稍微拉回來，以變得更牽制、更中心或更強壯。在菁英舞蹈、田徑與運動領域還有瑜伽當中，這些都是頂尖編舞家與老師的技能。經驗豐富的教練會看到缺了什麼，然後要求那個人做出他以為自己做不到的動作，不會一下做得太多，以免學員傷到自己；也不會太少，否則起不了什麼作用。時間一久，就會達到最佳的平衡。

只要你學會觀看許多不同的身體動作、觀察到盡可能夠多的學員，你就會開始培養出這種直觀的感覺。這在各方面都值得多花時間，因為報酬就會反應在你的姿勢分析、評估與調整技巧上，你會擁有更高明的感覺細緻化能力（十四章），可以把某個輪廓和某個姿勢與執行的方式配對，而且幾乎立刻就能吐出知識。這是轉變的知識，可以直接神祕地改造這個學員，我看過不少次學員懷疑地盯著瑜伽墊，等他們找到屬於自己的姿勢時，就變得能夠放鬆或者笑嘻嘻的。這幾乎是自己成長出來的，他們從自然的方式中「開展」成了這樣。

以下是一些不錯的方法，你可以掌握這種技巧，並且變得非常熟練。你可以在

這些環境中觀察行人，在遨遊中注意到文化上的筋膜原型，包括傾向或動作風格：

度假時：游泳池、海灘或飯店。

健身房：重量訓練、心血管、耐力等等。

課堂中：所有種類的動作速度與風格。

購物時：注意動作的心情與速度。

公園裡：可以開始觀看所有年齡層的人的動作記號（也可以看看他們的狗！）

培養直覺

我有幸與邁爾斯一起訓練多年，並且深深相信直覺並不是少數人的天賦，而是我們所有人都可以練習然後變得更有辨識技巧的一種能力。我們必須學習分辨直覺的聲音與理性的聲音，這兩種聲音有截然不同的基調與性質（第三部十九章）。

你可以練習微調自己的內在聽力，區別出理智與本能和直覺。瑜伽的設計是為了自然培養出這些能力組合，因為我們花時間在冥想，從成為存在，到處於當下。這是創造一頁空白或某種內在沉默的奇妙學習方式，而在其中可以正確看見、聽見、辨識出精緻的細節。它通常以快速的符號出現，在本質與理性推論和邏輯大不相同。因此你可以找到自己的方法，產生一個中立的觀察平台，在那清楚地看見、辨識某個人的狀態。這不像觀察一樣需要太多判斷，這屬於一種恩典，而不是管理的領域。

姿勢分析直覺面向的基本特點，是它短暫的「瞬間」性。邁爾斯把它稱為「第一次出擊，就是最佳出擊」。它總是比跟著它的理性更快，理性來自理智，而且是在「使用」這張分析圖。姿勢分析只是用來確認，如果你只是「感覺」到這張地圖，然後直覺地「放上圖釘」，你將會訝異幾乎每次都放得非常正確。

活形狀的觀看技巧

讓我們來思考一個非常明顯的美學例子，這可以說明它為什麼行得通，以及為

什麼值得堅持這種作法。

「人物素描的第一項挑戰就是，把整個人看成一個形狀。早先，普遍的人體知識鼓勵我們將一個人看成不同部位的集合，其相對的重要性受到經驗的扭曲。我們可能特別對眼睛感興趣，而不是手肘；如果我們用這種方式畫畫，最後產生的許多張畫作一定無法彼此組合搭配。」[5]

文本繼續教你去看整體的「形狀組合」，這相當重要。姿勢分析是一種視覺素描，因此根據類似的觀看規則，其實就是統一起來的形狀。雖然它支持個人，但又矛盾地屬於非個人化的——因為原型被視為超個人的。形狀與形態都是超個人的，因此這些「啟發人心的素描」的設計正是為了這個目的，即使這又支持每一個來上課的學員個體性。

練習姿勢分析

問自己一系列的問題，然後就去練習吧。可以去上述提到的任何一個地方，並把隨機選到的人「釘」上這張圖。保持超然立場快速作業，培養直覺印象的精髓在於快速作業，並觀察做這件事的自己。暫停對自己（觀察者）以及正在觀察的人下主觀評斷，只要練習保持有趣的心態，把許多人釘上這張圖。

你要問自己的問題也許是：

- 這個人落在圖上的哪個地方，你的直覺印象是什麼？
- 什麼因素讓你選擇那個特定的面向？
- 如果他們是正在申請奧運團隊的陣容，可能會是舉重（強度）、體操（靈活度）、田徑（速度）、一般運動（需要所有的上述特性，例如游泳、潛水、田徑運動）、自行車（靜定與耐力），或者他們比較喜歡坐在沙發上觀看而非參與？（這是設計來把他們放在圖上相對於極端的位置。）
- 他們能夠做到以上提到的所有或任何一項運動嗎？
- 擬訂其他問題。

這是此人相對於中間可能會落在哪個位置的柔性印象派感覺。只要執行這項

觀察遊戲，你就可以提升更精緻的區別能力。這項能力無論對訓練你（觀察者本身），或對你所觀察的人做出正確區別都相當重要。在經驗累積中，隨著時間與錯誤嘗試，你一定可以順利培養這些能力。

參考文獻

1. Victor Hugo, French romantic poet, novelist and dramatist 1802-1885.
2. KMI (Kinesis Myofascial Integration) School; http://www.anatomytrains.com/at/kmi/.
3. Robert Schleip, various presentations on Fascial Fitness and Fascianating Fascia.
4. Ibid.
5. John Raynes and Jody Raynes, *How to Draw the Human Figure: A Complete Guide*, Parragon Publishing, Bath, 2000.

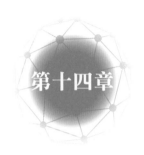

第十四章

調整筋膜的型態

「療癒的核心在於我們聆聽、感知的能力，而不只是運用的技術……干預是兩個理智系統之間的一場對話。」[1]

湯瑪斯‧邁爾斯（Tom Myers）

　　筋膜研究正在改變我們衡量與說明身體變化的許多參數，對徒手治療造成可觀的衝擊。雖然運動教師一般並不是歸類在徒手治療師的範疇，但瑜伽調整可說是這兩個領域強力重疊的地方。一個多世紀之前，整骨療法創始人史迪爾就寫道：

　　「人的靈魂帶著所有純淨活水的溪流，似乎住在身體的筋膜之中。在面對筋膜時，你所打交道的是大腦的分公司，因此在一般的公司法下，就像大腦本身一樣，所以為什麼不帶著一樣程度的尊重看待它呢？」[2]

想像的形狀

　　第七章描述了從想像的軸線所呈現的一般典型生物力學運作方式，把身體的中間看成一條直桿或垂直線，並當作矢狀面、冠狀面、橫切面的參考點。如果我們不想像直桿，改成想像一條包住了眼前學員的管狀結構，會發生什麼事呢？讓我們把它稱為與周圍「動作空間」之間的薄膜，這層薄膜會完美地融入眼見的形狀，動

作空間內部的空間即稱為「內在空間」。這種改變過的觀點把姿勢從平面擴展到立體，這也是實際發生的狀況，而對調整有完全不同的理解。

什麼是動作空間？

在瑜伽教室中，把手放在祈禱的位置然後身體微弓（代表尊重），吐出一句短短的「Namaste」。這是一種致敬的方式，意思是說「我內在的神性向你內在的神性致敬」，表示一種恩典的場域，我們每個人周圍無聲的形狀，但能自然感受到。如果我們忽略這個場域也會馬上有所知覺，即使它非常的隱微，本體感覺的動作空間語言仍然充滿本能理解的信號與代碼，我們也會知道這些代碼何時遭到破壞。我們「知道」某人何時靠得太近，或離得太遠，因此代碼的調整感覺就像一種安撫性的輕拍，而不是理智系統之間有意識的對話，就像邁爾斯在本章開頭提到的引言，那才是我們想要的。它的其他名稱是「身體語言」，但更專指這個語言的「形狀」。我們處於當下，它的存在也毫無疑問。只要放棄槓桿的生物力學語言，並認知整體性在動作空間中的表達，我們就會急著想要清楚說出這項信號的細微區別，沒有比適當的本體感覺調整更適用於這個概念。

延伸筆記

薩莉・布拉克（Sallie Brook）畢業於解剖學系與拉本（Laban）舞蹈學校，在本書撰寫期間，薩莉在倫敦國王學院的解剖實驗室工作。對筋膜基質的著迷帶領她加入了我的工作坊，「動作空間」就是從她口中而出的字彙。對於這件我們可以區別，但不一定能在字面意義上清楚說明的事物，這真是一個非常出色的說法。

覺察本體感覺

只要我們認識到本體感覺的價值，並把它包含在所有的調整本事中，這就會是每個人充滿活力的領域，也是促進自我牽制與自我調節的領域。本體感覺是自我

練習的關鍵，它很有趣、安全，也能適當累積。我們可以從中改善、成長，也可以超越自己的極限。與此同時，我們以老師身分對所有學員提供回饋意見，告訴他們自己周圍的動作空間在哪。學員也因此可以對安全的作法理解得更細緻、敏感，並在各種體位法練習中逐漸擴大姿勢的範圍。帶給學員這種敏銳度在幾個層面上極為寶貴，其中最重要的就是，他們可以自我調節與尊重自己的邊界。想像我們有某種「活力銀行帳戶」，只要不透支或過度伸展我們的活力而受傷，與此同時仍在擴展與加深投資，就是很大的優勢。

　　探討從內在空間與動作空間觀察姿勢的角度，產生了圓筒結構內側發展的畫面，就像第一部、第二部、第三部開頭跨頁所用的照片[3]。顯而易見的是，這些緊繃的周圍「皮膚」，為全身提供了感官回饋。照片中的模特兒凱蒂（Katie）與薩米拉（Samira）說，從內側活動可以深深感受信心與敏感的覺察（也可以見圖 14.1 與 14.2）。

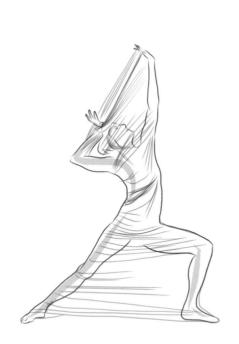

圖 14.1 這些緊繃的周圍「皮膚」，為全身提供了感官的回饋，且為身體內部筋膜網的張力網提供了視覺上的比喻。

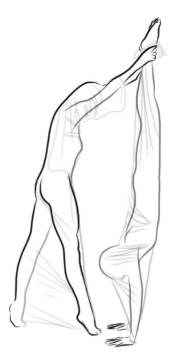

圖 14.2

新視點

　　此處有三項重點，當我們碰觸某個人的時候，兩個生物體就會彼此結合，形成一個互相連接的封閉運動鏈。這非常重要，當你在調整學員的動作時，必須遵守貫穿瑜伽的相同規則，也就是「三的法則」，其中有兩個對立面，加上兩者結合的第三個面。當兩者結合起來，就會形成一個具有較大地面痕跡的封閉運動鏈（圖 14.3-14.5）。

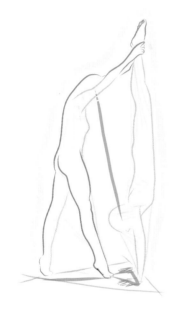

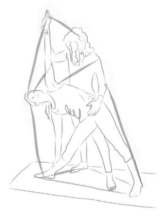

圖 14.3 這是一個想像中的動作空間，包含調整者與被調整者的視角能以一個封閉運動鏈一起移動。

圖 14.4 這張圖裡的地面痕跡包括四隻腳，整體形狀的總和是調整過程的一部分。

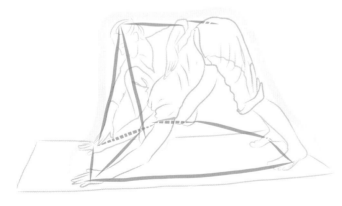

圖 14.5 這張圖裡的地面痕跡包括輔助者的全身平衡，以及學員的四肢。這個時候，他們形成了一個結構上的「身體」。

姿勢不是瑜伽學員必須適應的一套盔甲，這只是用來從身體表達與努力的參考，藉由增加一或兩項資訊性連接以改善回饋系統（對貫穿自身基質的地面反作用力的管理），此時需要的動作非常少，兩個完整的理智結構現在合而為一運作，而且兩者都訴說身體的語言。當一具身體的能力使用到百分之百時，另一具身體的能力並不會受到限制。老師與學生正以百分之百的能力加上百分之百的能力運作以完整資訊交流，就像我們的各部位加起來會大於總和一樣，兩個生物體適當結合，在彼此的尊重下也會帶來無法預知的可能性，有助於改變我們的作法。這個方式可能會讓我們超越自己個人極限的信念，而得到恢復信心的好處。

當老師與學生、業者與學員之間共同參與結合時，動作調整就變成一種和地面形成的關係，而且涵蓋一個有更多張力與壓力支撐的更大表面（擴大的地面痕跡）。在實務上，這改變了幾個有關調整的假設。

一般基礎

在瑜伽老師培訓課程中，調整是一個主要議題。許多討論這個主題的書中有三個共同點，可能會因為我們對筋膜的研究而改變或擴大，或受到某種程度的影響。第一點是強調姿勢（posture），或體位法，即以體位法為中心；第二點是協助（assistance）；第三是放置位置（placement）。

調整姿勢（Posture being adjusted）：即使學員接受同一堂瑜伽課程，卻是完全不一樣的個體。儘管如此，調整的關鍵與目的通常根據的是啟動中姿勢的理想形狀。調整說明的根據是特定體位法的最終目標，以及它所預先安排的「正確形狀」。

第二點是協助。

協助學員：如果班上有某個人正在努力完成姿勢，以達到該課堂的適當程度（初學、中級、進階等）即要協助學員充分擴展或（以及最常使用的字眼）「伸展」，讓他能做到該姿勢。

第三點是放置位置。

為了調整或協助姿勢，找出正確的手部放置位置：為達到上述目標，也就是幫

助學員伸展或達到他正在想辦法模仿的姿勢，以及該姿勢的正確形狀，你的手或身體要放在哪裡？為了做到這個姿勢，大部分的書中會建議調整中的手（或腳）最適合放置的地方。

這些都是教學的寶貴資產，以及調整的關鍵部分。例如，如果某個人試著做勇士式（Warrior Pose）但膝蓋沒有對準，只要稍加調整他的膝蓋，就可以改變他與姿勢互動的能力，找到最佳平衡。在不同的情況下，當你將手放上他們站立的腳或脊椎，可能會啟動自我矯正的對齊反應──學員會自然把膝蓋拉到更適當的位置。

調整者

當你加入一堂課時，你是想要向某個人學習他知道而你不知道的事。如果這位老師既不協助，也不調整你的動作，去上課又有什麼意義？不如跟著書或 DVD 教學，在家裡自己練習就好。碰觸技巧是指導身體動作形狀的關鍵，即使原因只是觸碰和動作使用相同的動覺語言，儘管如此，調整是力量差異發揮作用的領域，也是徒手治療中的熱門辯論主題。

我們要如何服務學員，適當地幫他們調整，但同時還能尊重他們回家練習時需要用到的自我調節優點？身為業者，你可以提供必要的回饋。如何最能滿足學員的需要，讓他們可以為了自己的利益加以保留與改變？

延伸筆記

在整個動物王國當中，碰觸是溝通的基本手段，人類也不例外於此。當一個人失去視力或聽力，或失去嗅覺或味覺時不一定會受苦死掉，但失去適當的碰觸的確會降低活力。了解筋膜網絡是我們最重要的感知能力基礎，這項感知能力讓我們可以辨別生活中的豐富景觀，以及導引我們在其中的活動扮演重要的角色。重點在於，提升瑜伽訓練的重要面向品質與理解。

在此我們也需要新的區別方法與新的定義。基於筋膜與張力整合結構在感覺細緻化的作用，了解筋膜與張力整合結構需要新的看法。在邁向覺察與充滿自信的自我調節旅程中，真實地探討結構平衡可以讓我們「提升」。在兩個理智系統之間，

有沒有一種思考的最佳方式？

強度、程度與方向

筋膜基質，以及它對本體感覺的強烈調節作用，改變了傳統原則的基礎，所以我們必須從生物力學調整的基礎（基於正確的形狀、關節角度等等），轉變為可以輔助自我調節的事物。我喜歡把它稱為「生物運動學的」（biomotional）互動，它的基礎是尊重自我感覺的「良好判斷力」。

如果筋膜是身體最大的感覺器官，是皮膚到大腦與背後的溝通網路，那麼調整產生了某些有趣的問題：

- 需要的接觸要多輕微？
- 如果筋膜無所不在，我應該碰哪裡才對？
- 是否有對每一個姿勢都能造成影響的某些關鍵位置？
- 是否有我們應該堅持的某些基本原則？
- 調整的重點是什麼；我們究竟應不應該干預？
- 如果不是以姿勢為中心，那麼有什麼指南或網格可以說明姿勢？
- 筋膜會影響調整的生物力學嗎？

找出座標

施萊普刊登在《身體工作與動作治療期刊》[4] 當中有關「筋膜可塑性」的兩系列，回答了徒手治療師在實際調整客戶時他們的雙手底下究竟發生了什麼事的諸多疑問。

施萊普建議要改變態度，這顯然對徒手治療與動作業者都有幫助。轉向以促進自我調節作為所有的干預目的，而不是形成對老師的依賴（表 14.1）。

表 14.1

典型的方法	當代的方法
把老師當大師	把老師當守護者
姿勢是完美的理想或結果	姿勢是潛在的想法或參考
強迫執行的形狀有各自的結構與功能定義	結構與功能是形狀的統一表現， 所以有整合性的特點
疼痛是神經系統的一種信號	細膩的感官覺察是一種避免疼痛信號的搶先指示
視調整為一種權威的干預	視調整為一種帶著尊重的邀請
正確定位的局部指示	一致性自我放置位置的微妙暗示
老師是形狀的大師	老師是成形中的協助者
引導的雙手	聆聽的雙手
引發表現	預備表現（Pre-formance）意圖／準備
強迫修正	展露一致性
身體是機械性的線性結構， 由線性關係法則支配	身體是自我組裝、自我組織的非線性生物系統， 帶有意識的覺察、專注力與活力
以好勝、努力的態度， 朝向一種目標導向的完美	呈現出內在的寧靜、探詢與好奇心
關節角度在重力中的局部看法	包含地面反作用力全身反應的全面看法
指導最大的伸展並達到姿勢目標	恢復中心與獨立感，以展開成為姿勢
不惜代價做出姿勢	相對於姿勢極限的平衡
控制呼吸以管理和呈現姿勢	自由呼吸以適當表現姿勢
最大的伸展範圍	伸縮完整性
直接的近端調整	細微的遠端關係
宏觀動作	微觀動作
外在修正	內在牽制
形狀從弱轉強	在平衡的形狀中轉變
堅決或熱切鼓勵達到姿勢	親切邀請以觸及並超越朝向姿勢的身體極限
要求最好	展示最好
完成體位法	累積探索體位法的能力

測地幾何

想像一個「動作空間」時，可以想成學員在任何姿勢的周圍不斷變化的輪廓（時時刻刻不斷變化，就像我們一樣）。它可以結合所有所謂的解剖列車，這是一個集合名詞，包括了「緊貼在外側與周圍」的層。它們在裡側形成一個張力─壓力系統，反應我們無法看見的內部模式。如果我們在一個細微、有律動的動作中先繃緊（變硬或擠壓）整個形狀，然後擴大（伸展）到自己感覺到的伸縮極限，我們就可以開始啟動一種整體平衡與呼吸的整體感覺。解剖列車的縱向線條就是畫出這種整體平衡的輪廓，事實上，邁爾斯把它稱為結構的測地線（見十二章）。調整與從多種選擇中挑出最佳選項比較有關，而不是把學員硬塞入姿勢裡，這是種會隨著練習而培養的直覺能力。

延伸筆記

「大自然總是會找最有效率的做事方式，包括測地幾何，它能在最短距離、最近的一堆物體中連接兩個點。測地幾何提供的是以最經濟的方式利用空間與物質，並賦予力量；它是張力整合結構的核心，另外在生物學中還有許多容易辨識的例子。在平面中，一個圓是在最小邊界內包圍最大的領域，這讓它成為一種最小的能量結構。」[5]

輕微的碰觸技巧

從調整的角度來看，有許多正在運用的可能性。運用十二章提到的解剖列車案例，促進在該章節詳細描述的各種帶（線條）之間的平衡，基本上是可能的。這可以確保在做一個姿勢時，不會做到了這裡，卻要犧牲那裡。再提醒一次，它是許多訓練時數的內容，但是這是有用的概論，我們將會強調這項主題（見表 14.2）。

表 14.2

調整主題	概論
地面控制	調整以學員的地面痕跡為基礎，用手加深它們和地面的接觸。
脊椎設計	調整專注於針對脊椎的原發性與超級曲線的自由度，提供細微的回饋。
反向平衡	調整在動作的相反面向與方向。
擴大	調整的基礎是支持地面遠端的平行動作，但藉由重覆或增加地面痕跡，以擴大地面的痕跡（支持的基礎）。
恢復	調整是最小的，只是讓四肢回到脊椎周圍，或以阻力、促進伸展的相反作法來支持這個體位法。它恢復了中心，而不是鼓勵離開中心。
瑜伽中的解剖列車	這是根據邁爾斯的解剖列車原則發展而出，從十二章可以知道如何利用它們在動作中表現體積。調整的基礎是平衡或利用相反帶（線條），以刺激深層的內部體腔因應或維持它的形狀。內文中羅列各種可能性。

調整帶來最輕微的碰觸技巧，當了解到我們是在碰觸一個具有智能的內在網路，那麼每一點碰觸實際上是傳送到整個系統以及不同系統之間。調整可以帶來傷害或療癒，強迫或邀請；手的用法比較像磁鐵，而不是鐵鎚。指尖是表達的工具，並且在某種程度上取決於學員，適當的指示可能會遵循「少即是多」的方向。堅定而安靜的手給出清楚的簡單訊息；帶著信號的動覺評語，則是用來促進自我組織。

從地面到姿勢的極致，邀請牽制、穩定與全身參與，是一種有關整合性的評論，而不是追求的目標。身體通常喜愛在一個小一點的範圍內找到平衡，但這個範圍可以慢慢擴大。

延伸筆記

　　「良好判斷力」（Nous）並不是一個新詞，而是源自古希臘的哲學家的古老辭彙，也就是出現形狀與結構和神聖幾何原理的地方。Noesis 擁有許多討論，但它指的是「知曉」（knowing），有一種覺察的感覺。應用你的「nous」（發音像英式英語的「mouse」），一般指的是運用你的常識——做合理的事，而不是不加思索就聽從他人指示或只做最簡單的事。Noesis 的另一個衍生字是 gnosis（神祕的直覺）：深深知曉直覺的指示。它指的是，有時候超越我們的理性知識之外的聲音給我們靈感，並帶領我們行事，但我們「並不知道為什麼」。那是個人自我感覺的「知曉」，可能會讓某個科學家受到某個博士專案的吸引，或某個藝術家有了畫某一幅畫的靈感。它對人沒有差別，每個人都擁有這項知曉的天賦。

地面控制

　　學員與地面的關係是什麼？簡單碰觸學員接觸地面的身體部位，你就可以促進一種固定在地面的深化感覺。（圖 14.6 – 14.7）請注意，老師也包含在他們兩人一起形成的新的動作空間中，所以這個強調動作超出這個碰觸指示的局部位置，會包含他們兩人一起形成的全部地面痕跡。

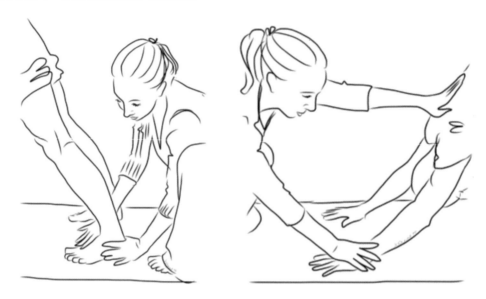

圖 14.6 與圖 14.7 在這個姿勢中，手腳全都和地面接觸。以輕微的碰觸強調與地面的接觸，姿勢就會固定下來，然後艾力克斯就可以自己感覺自然牽制實現這個姿勢的作法，他可以同時向下靠近並遠離地面。

脊椎設計

　　脊椎設計是脊椎位置拉成原發性曲線，或學員是否能夠被拉成這個姿勢較不極端的版本，這可以促進（或不干擾）次發性曲線，或是使輕微波動通過它們的能力，從腳趾到鼻子（他們可以輕鬆呼吸嗎？），手的位置放在脊椎上以提供回饋，但手的用途比較像是磁鐵。

這個目的是確保學員可以自由因應呼吸（圖 14.8）。如果他們被拉到改變形狀，更受到牽制，也更少「拉力」，就會讓四肢靠回到脊椎。伸展則是相反的要求，如果某個學生一開始無法做到這個姿勢（很容易從一個強迫的原發性曲線或不自然的呼吸模式中看出來），那麼經由這個方法，就可以把姿勢視為在這個場域下已經超出此人的能力。這時候你可以利用調整動作支持他們尊重這個曲線與呼吸的能力（例如用一把椅子，把手提高於地面），然後慢慢降低，隨著時間發展這個姿勢，而不會讓脊椎降低標準（見十三章的姿勢分析）。

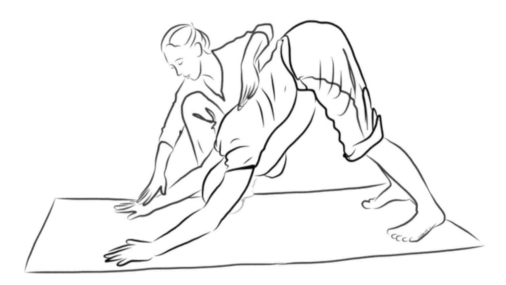

圖 14.8 艾力克斯完全有能力腳跟著地。但是，後背帶（見十二章，邁爾斯在解剖列車中的淺背線）的緊繃，讓他可以感覺到自己在硬度與伸展之間的方式，他可以沿著這個尺度自我調整，以支持他的脊椎曲線。調整的手可以加強他對脊椎的自由呼吸，並波動通過自然的脊椎曲線的感覺。這個體位法是動態的，不是靜態的。手放著（在呼吸背部的脊椎上），以提供回饋。完全沒有用到壓力。

反向平衡

反向平衡是提供回饋給這個動作的相反面向。如果學員正在做朝向背後彎曲、向上的伸展動作，那麼來自反向平衡的手部回饋意味著，向下反彈可以提供最有用的參考。這可以從一側應用到另一側，或作為旋轉與反向旋轉的衝力。經由反向平衡整個姿勢也可以做到這一點。（圖 14.9）

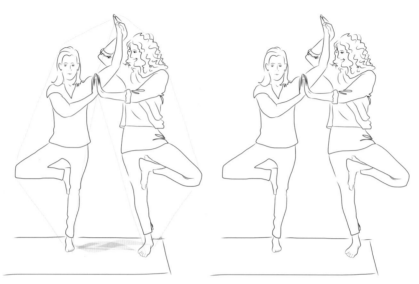

圖 14.9 輔助者或老師（右側）正在反映這個姿勢。這個調整為學員提供反向動作的反向平衡力。

擴大

這是指你為學員提供一個更寬、更廣或更穩定的支撐面。藉由站在相當靠近他們的地方，但碰觸你所強調的支撐面的遠端，你就可以擴大他們的地面痕跡。例如在一個平衡的姿勢中，你也許提供一個寬的支撐面，然後在極致的平衡中提供輕微的支持或回饋。你也可能是站在一旁和他們對齊（就像擴大支撐面的寬度一樣），同時握著他們的四肢末端以確保平衡；或者也可以站在他們的前後，就像要加強他們地面痕跡（支撐面）的長度一樣，如圖 14.10 所示。

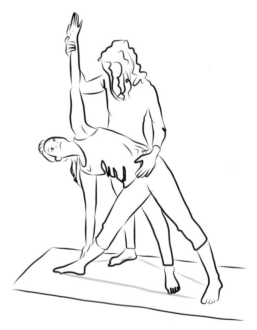

圖 14.10 在這個姿勢中，調整是很廣的，因為它形成了更寬的地面痕跡與支撐面，這就好像這個學員在地面上有四隻腳可以運用。老師引導的雙手是放在學員上方手的末端，以及雙腳延伸聚會的頂點輕輕支撐。學員並不是被拉成這個形狀，而是被引導找到了這個形狀。

恢復

這是以最少的干預支持一
個姿勢的方式，學員需要時可以
使用。當你站在一個做勇士式的
學員身邊，並以他應該作為阻力
的最輕微碰觸，建議提高手臂或
對齊前膝蓋（但是這個最輕微的
碰觸，會在兩個身體的接觸點形
成一個更大的封閉運動鏈）。這
裡的邀請是限制範圍，並提供回
饋。這種調整的另一個重要特點
是讓肢體回到脊椎，而不是伸展
肢體遠離脊椎。對緊繃的學員來
說，這會有莫大的放鬆感，這邀
請學員做得更少而且呼吸完整，

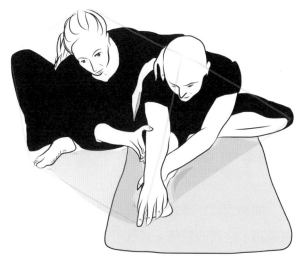

圖 14.11 在這種恢復方法中，學員的手臂其實是受到輔
助者的引導回到脊椎。輔助者的手與學員的身體互相吸
引，而不是拉著手臂伸向腳部。（如此輕微的調整動作
極難以視覺呈現。）這樣做的結果就是，艾力克斯可以
依然保持放鬆，逐漸向前摺疊，以找到自然出現的脊椎
長度。這是要給脊椎的長度，而不是用拉力或伸展離開
脊椎而縮短它。

並且藉著回到中心，而不是從中心向外延伸，來探索這個姿勢，以及達到姿勢的極
限。學員前來探索這個中間地帶，並培養自己對極限的感覺，最後用他非常一致與
適當的方式擴大極限（圖 14.11）。

摘要

根據姿勢與學員的情況有五種可以妥善應用的調整參數。其中的共同點在於：

· 你的平衡以及放置位置的簡單，偏好只做最小的干預。

· 根據你和學生的平衡與呼吸，在這個姿勢上，你的動作空間與調整提示的最
　佳選擇與位置。

· 促進學員最理想的自我調節能力，是帶著中立而不是強力或矯枉過正的感覺

回饋。

· 在進入學員的動作空間之前，要感覺一下你自己的平衡。

· 用手作為磁鐵與動作提示，有時候手的放置位置幾乎會讓組織偏離這個動作的方向，而不是推向這個動作。這個姿勢一定是不用力的。

我們正在促進更細膩的理解與動作力量的傳送，而不是強迫的動作。因此調整的語言是一種輕聲細語的語言，而且對這個作法帶來信心。

瑜伽中的《解剖列車》指導方針

如果我們自然遵循《解剖列車》所指定的每一道線條都是連續不斷的拉力線這個觀點，它們的組織方式就可以作為更詳細的指導方針。使用《解剖列車》書籍作為縱向線（見十二章的快速指示）的參考，我們就可以實際應用以下三個主要的可能性：

· 拉長或伸展的肌筋膜經線或帶

· 硬化或擠壓的肌筋膜經線或帶

· 以上兩者的結合

如果筋膜處於連續不斷的溝通狀態中，就可用上述概括的基本原則來使用這些線條。你可以選擇沿著某一條線的哪裡操作，因為它的連貫性可以有效地讓學員在整個長度作出反應。這是一門藝術，也是一種技巧，在以最

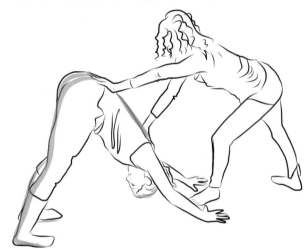

圖 14.12 案例一，運用碰觸提示沿著拉長的肌筋膜經線或帶來做調整。在這個情形下，輔助者正在溫和地鼓勵背帶的長度（邁爾斯的淺背線），當輔助者的身體與學員的身體形成一個完整的形狀，呼吸就會通過地面沿著這條帶（見十二章）引導回應的方式。

少的介入帶動最佳的平衡上，會非常有效。（圖 14.12－14.14）

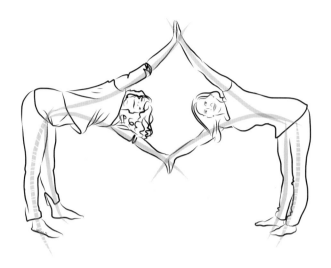

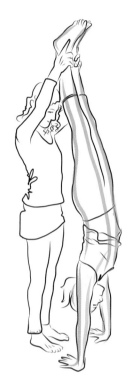

圖 14.13 案例二，運用碰觸提示沿著硬化的肌筋膜經線或帶調整。在這個情形下，輔助者正在反向平衡前功能帶（邁爾斯的功能線）所需要的硬化。當輔助者的身體與學員的身體形成一個完整的形狀，呼吸就會透過地面，沿著這條帶（見十二章）引導回應的方式。這個姿勢的焦點在於，以充分的結構完整性，做伸展與放鬆的相反動作，以「維持」這個平衡。雖然手是伸展開來，但是這個結構仍然透過適當的緊繃而維持著。

圖 14.14 案例三，利用碰觸提示沿著拉長或伸展以及同時繃緊與硬化的兩條（全部）肌筋膜經線或帶調整。在這個情形下，輔助者正溫和地鼓勵適當結合背部與前面的帶之間的硬度與伸展度。當他們形成一個完整的形狀，呼吸就會透過地面，沿著這條帶（見十二章）引導回應的方式。

調整呼吸

　　「調整」呼吸有許多方式，我最喜歡的是插圖中顯示的三個關鍵手部位置。輔助者的手幾乎沒有貼上學員的身體，只做到剛好足夠的碰觸，以回饋給學員呼吸動作的感覺。學員可以向內專注，感覺呼吸擴大了這個深體腔（邁爾斯的深前線，但在練習中並非一條線，而像是一種體積的體驗。）這樣做的目的很廣泛，也很有益處。它讓學員「填滿」他們的結構，並更充分體驗到呼吸的全方向可能性。這個動作完全沒有用力，手的動作比較像是磁鐵，促進表 14.1 中的所有原則，以及三個關鍵的「呼吸方向」。這些位置顯示如下（圖 14.15－14.17）。

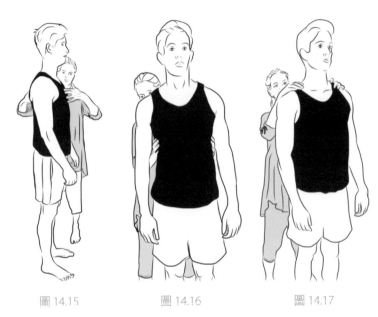

圖 14.15   圖 14.16   圖 14.17

這三個位置可以促進下方的肋骨，從前側到後側的身軀與上胸部能更充
分的呼吸。學生被引導從內在空間，由內而外溫和擴大呼吸。（和啟動
肌肉由外而內強迫呼吸的動作不同。）

調整呼吸

在圖 14.15 中，業者把指尖放在學員胸骨與脊椎上，以便隨著肋骨籃的動作，幫助學員體驗
它們分開（吸氣）與結合（呼氣）的呼吸感覺。

在圖 14.16 中，業者把手掌放在學員下背肋骨上，幫助學員感覺身體背部與兩側的擴張。由
於肋骨的「斗柄動作」（bucket-handle action）與肋骨籃的動作變得一致，在筋膜層之間也
有彈性與滑動。

在圖 14.17 中，業者把手掌放在學員肩膀上，以阻擋過度調用在上肋骨籃的肩膀，並鼓勵肩
胛骨滑過它（即用拇指輕輕放在學員肩胛骨上）。此處鼓勵將呼吸帶進上肋骨籃（見十五章
有詳細說明）。請注意，這些練習是短暫而溫和的。強迫呼吸可能會導致疼痛，並刺激過度
呼吸。這些練習是動覺的提醒，以促進更充分使用呼吸的體積。如果有關於頻率與程度的明
智指示與警告，這些動作可以在課堂上成對地練習。

道德上的問題

調整是詮釋性藝術的一部分，這是瑜伽訓練中培養起來的諸多技能之一。它
與身體的感知能力密切相關，會深深地影響感知能力，並受到感知能力的影響。

不管是在訓練、教學或技巧轉換中，在所有的層次上，有效性可以歸結到完整性（integrity）的許多面向。在第九章，我們探討了所有器官的感覺本質，而瑜伽，基於它的方法，流暢地說著一種我們初始以心臟為中心而成形的語言。

有關這一點的道德實務中，我聽過最強有力的問題就是：「你心裡有什麼？」如果你在本能上聰明到足以理解這些動作與它們的整合，那麼你就可以應用這種相同的感覺了解自己的議程。如果不是要調整與協助你的學生，以老老實實為他們做到最理想的瑜伽作法，那你又在這裡做什麼？意圖的誠信與張力完整性一樣重要。

常見問題

參考本章的內容，讓我們來思考一下最常被問到的調整問題。

需要多輕微的碰觸？

我們不像加強的回饋系統，以指定的動作力道那麼強迫動作。手的用途可以像磁鐵，或是地面、中心、脊椎或呼吸等等的輕微提醒。在許多情形下，最小的力量可以代表最有效的反應。

如果筋膜無所不在，我應該碰哪裡？

應用地面控制、脊椎設計、反向平衡、擴大與恢復的分類，某個特定調整的目的，是為了在那個姿勢、在那個時間點的那個學員，達到最佳的一致性。因為筋膜無所不在，適當的放置位置在那個場合也是特定的。

有沒有對每一個姿勢都能造成改變的關鍵位置？

有一些關鍵的經線確實包含在每一個姿勢裡，例如包覆身體的解剖列車線條。另外，呼吸、脊椎以及與地面的接觸也是關鍵面向，是所有姿勢的共同點。然而就像前述，這是以場合為中心，而不是以姿勢為中心，因為狀態、日子與解剖構造全部都可說是變數。

有我們應該遵守的基本原則嗎？

在與被調整的人整合之前，誠信、輕微，並記得自己的動作空間平衡感。這是兩個理智系統之間的對話，這兩個系統會在調整的瞬間成為一個系統。

調整的意義何在，我們到底應不應該干預？

這是為了加強接受指導者的練習，並培養出自己牽制與能力的感覺。如果你無法確認自己是在做這件事，那就不要調整。

如果不是以姿勢為中心，那麼什麼指引或框架可以說明姿勢？

了解動作空間／內在空間的細節，並從你自己的平衡感，應用從心感受到的完整性與經驗。利用或應用像解剖列車的系統，可以是一種有用的指引，特別是剛開始培養信心的時候。

筋膜會影響調整與移動的生物力學嗎？

我們可以說它是翻譯、傳送與轉化的媒介。

參考文獻

1. Thomas W. Myers, *Anatomy Trains: Myofascial Meridians for Manual and Movement Therapists*, 2nd edition, Churchill Livingstone, Edinburgh, 2009.
2. Andrew T. Still, *Philosophy of Osteopathy*, A.T.Still, Kirksville, 1899.
3. Photographs used in the part opening pages are reproduced with kind permission from photographer: David Woolley, www.limitlesspictures.com. Models: Katie Courts and Samira Schmidli-McBriar. There are also some drawings of the same models and Alexander Filmer-Lorch used in this chapter and elsewhere in the book, reproduced with kind permission of the models.
4. Robert Schleip, "Fascial Plasticity: A New Neurobiological Explanation", parts 1 and 2, Journal of Bodywork and Movement Therapies 7(1): 11–19; 7(2): 104–116; 2003.
5. Graham Scarr, www.tensegrityinbiology.co.uk/, article: "Geodesic". See also: *Biotensegrity: The Structural Basis of Life*, Handspring Publishing Ltd., Pencaitland, 2014.

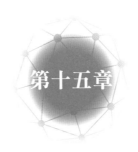

第十五章

有彈性的呼吸

「呼吸、神經電流與內在生命能量（prana）或生命力的控制之間，有一種緊密的關聯。在身體層面的運動與動作上，或在心理層面的思想上，可以看得見生命能量。生命能量控制法是瑜伽士嘗試在個人體內理解整個宇宙本質的手段。」[1]

史瓦米・希瓦南達（Swami Sivananda）

生命能量控制法

在瑜伽課上，我們通常把呼吸「技巧」歸類為生命能量控制法（Pranayama，又作瑜伽呼吸法、呼吸控制法、調息法）。Prana 一詞譯為「生命能量」，而 ayama 是指「延伸或擴大」，我們可說這是讓生命能量在身體裡面擴大的意思。

當我們開始意識到呼吸的時候，感覺起來就像生命能量的擴大表現：一種存在與意識的深化。

瑜伽非常重視清理內在的能量線、通道（氣脈）與管道，這會促進生命能量的流動，這是我們天生的生命形狀，可以提高並平衡動作與靜定，包括內在與外在的狀態。這會鼓勵我們的自我調節功能，讓我們每天的健康表現能夠適當在這些狀態之間變化。

在瑜伽中，我們探索著史卡拉維利所謂的「反作用力的力量」[2]，這和活躍的

生命能量活力相反，藉著探索它的全部範圍而進入活躍的靜定狀態。我們可以透過不只一種方法做到這點，我們有意探索姿勢中的動作速度與範圍，並擴大速度與範圍，以累積更廣的伸縮變化性基礎（見十三章的姿勢分析圖）。範圍是透過練習這些姿勢來探索，速度則是透過排序動作並探索。在這個尺度的另一端，藉由維持這個姿勢以及／或者透過冥想，靜定中也包含了變化性。生命能量控制法也是自我調節的一個重要特點：透過呼吸，你可以立刻評估自己做得如何。

> 在一天當中，簡單停下手邊的事務一、兩次（在辦公桌前、在淋浴時，不論哪裡都可以）做幾次呼吸，處於呼吸的當下，把呼吸當成生命力的表現，這將有助於擴展我們的覺察。隨著時間的累積，這會擴大把這種基本的身體節奏逐漸帶進意識的能力（不要思考，而是意識到它，這是不同的）。現在就試試看，呼吸，吸氣與呼氣，然後就不管它了。

生命能量控制法的極致表現就是內觀（Vipassana，毗缽舍那），這是一種全身完全靜定的狀態。在這方面的訓練中，呼吸是被動地被觀察著，沒有對身體感覺或心理對話進行識別。這是用來有意地把我們的心理評論，或「心智的喋喋不休」（mind chatter，心智活動〔chitta vritti〕）帶到靜定與無聲的狀態。本質上這將身體當作只是呼吸的安靜所在，有時候也被稱為「我是」（I am）的狀態。在這個狀態中沒有什麼必要執行的事：存在就是一切。

內觀是一項專門的技能，或者至少是一種初始需要指導的練習，因為它需要時間培養與累積。在日常生活中，我們的呼吸模式通常是不自然而受到干擾的，因此直到一個人至少在練習觀察呼吸的基礎上，已經有了明確的根基時，一般不建議做這樣的練習。雖然呼吸是一種天生而必要的現象，我們卻不一定總是做到最佳的呼吸模式。在瑜伽中，就跟其他某些領域相同，例如有些武術，會特別探討呼吸的技巧。生命能量控制法的「技巧」有古老的根源，是設計來累積範圍、變化性、呼吸強度與韌性的。瑜伽聖人們了解平衡與自然順應性的好處。自然、順應性的呼吸節奏是伸縮完整性來自內心的基本表現。在實際與象徵意義上，它可以對快樂或喜悅（ananda，阿南達）做出重要的貢獻。

延伸筆記

> 　　生命能量控制法（Pranayama）有時候也稱作「呼吸控制」，這種瑜伽途徑包括了「持戒」（yama）與「精進」（niyama）等方法（個人方法或儀式），並受到瑜伽愛好者遵守。例如，有時候這些與感覺或心智的「控制方法」有關。然而 Pranayama 這個字，並不是 prana 加上 yama，而是 prana 加上 ayama，因此它是邀請我們去擴展自己，以超越身體的範圍，而得到擴展覺察的好處。它實際上並不是指在身體上強加正確的動作（即呼吸技巧）。其真正意義是邀請我們擴展到一個更充分的潛力或可能性，而不是受到一種控制方法的限制。它可以成為一種非常簡單而獲益匪淺的練習。這是一種寶貴的方法，讓我們可以熟悉地覺察到我們在空間中的位置，以及我們的身體在那個時候的狀況：一次一個瞬間，對本體感覺意識的一種深化。我們也許能將它視為「預定位」（pre-position），而不是「強迫」（im-position）。

暫停的力量

　　從我們愈來愈了解筋膜的知識中，有一個主題是在累積起來的小而微的筆劃中所能找到的力量。小小的衝力會累積起來，而且因為我們隨時都在呼吸，因此光是一次又一次暫停下來觀察呼吸，單純只為了呼吸就有莫大的好處。瑜伽不一定是在瑜伽墊上做一或兩小時隆重的姿勢，也可以潛入日常的動作模式，慢慢帶來重要而有益的習慣改變。它看似簡單，但非常有價值，即使只是辨識出一個非常微小的姿勢，筋膜也會在全身做出反應。

　　利用瑜伽體式與冥想發展我們呼吸架構的範圍與順應性，一定會影響我們更多的生理系統，而不只是呼吸系統而已。就像「懶散坐姿」坐久了會累積成習慣姿勢一般，「暫停」也可以逐漸帶我們處在當下更長的時間。雖然在西方文化中很自然會設定目標導向，但這關乎練習瑜伽的神祕基礎。當然，帶著好勝的心態想做到這些姿勢，即使和自己產生競爭心也有所可能（事實上我經常看到有人因為今天做某個姿勢的表現沒有比昨天更好，而對自己相當氣惱）。但實在很難了解這種心態該如何與瑜伽融合，因為瑜伽是在當下，就是存在本身。讓你的身體帶你呼吸一分鐘，你就會體會到我的意思。每一次的練習是給身體的一次機會，告知心智那個時間點下的狀況，不需要是什麼非常了不起的儀式。

「雖然呼吸主要是一個無意識的過程，但我們可以隨時有意地控制呼吸，使其形成心智的意識與無意識領域之間的一座橋梁。經由練習生命能量控制法，可以釋放困在神經質中的能量，以及無意識的心理模式，並用在更具創造性與更快樂的活動。」[3]

只是暫停一下，我們可以花點時間擴展自己進入那個狀態，我們可以一無所知，也能重視這一刻。在瑜伽課時，只是「按下暫停鈕」，無論大家在那個當下是站在哪裡或是什麼狀況，就是允許大家觀察，這相當有意思。不需要描述或分享感受，只是為了體驗觀察，這是在動作中或冥想中一種關於發展瑜伽作法的最深刻基礎。掌握自己（見證）並擴大到存有的能力，所需要的刻意訓練不會比姿勢的彎曲與平衡更少，你可以將其稱為生命能量控制法，但實際上是享受生命與看見恩典的祕方。無論如何這無時無刻不在此處，只是我們偶爾會忘記。

當我們改善與擴展能力，以調節通常非自主的呼吸功能，瑜伽就可以影響與改善其他生理系統的各種面向，這只是一種自然的結果。最後，在最微妙的形式中，這種瑜伽訓練被認為可以提供一個通道，讓人可以到達比一般人更高的意識狀態，生命能量控制法是我們所有人體內潛力的一種載具。

帶有生命能量的身體

瑜伽以非常精細的方式來看待身體，包括人體的能量場，或和前面章節提過的「動作空間」與「內在空間」有關的事物。和西方的解剖學與生理學相比，在它的區別中，包括了存有與功能的不同面向。生命能量控制法被視為身體最重要的過程，它影響與滋養我們的每一個部分；但是，瑜伽對它的理解不只是功能性的呼吸。它代表我們動作實務的一個重要面向。就像具有生物張力整合結構的樞紐一樣，在所有的方向上讓我們取得心理與身體的健康。

瑜伽士相信，如果生命能量沒有流過這些管道（也就是氣脈，貫穿全身與四肢的線或經線）或是遭到阻塞，就是造成不適或功能障礙的一個原因。在身體的層次上，這被觀察為身體組織之間的不協調。在這種情況下，身體不是以自然的伸縮完

整性呼吸，而是會調用額外的肌肉力量，以「資助」（fund）這些節奏，因為它們在結構上或情緒上受到干擾，否則就應該是自然的節奏。它是以本能做到這一點，而且和疾病與痛苦直接相關，這都是健康不佳或受傷會導致的結果。持續不斷或沒有解決的壓力、不良飲食、久坐不動或過度勞累，以及某種不平衡生活風格的其他特徵都會阻礙生命能量的流動，並消耗掉生命的能量。如果這種「生命能量」可以被帶到平衡狀態，那麼生命能量控制法就被視為具有恢復性，是可以恢復生機的。但是這並不是一組「症狀」，可以用「藥丸」來應付。這就像是一連串的事件，甚至有點像卡住的回饋迴路。不必多說，它並不是理性的大腦所能處理的理智過程，我們必須開始有意識地著手活化它。

　　筋膜會對負載歷史做出反應，這也會在呼吸動作中巧妙地累積下來，就像姿勢動作累積下來的負載歷史一樣。在瑜伽墊上活生生的真實生命中，我們可以有效地恢復短淺或不規則的呼吸模式。這樣的發展有各種理由，但也可以用更健康的方式來管理與組織它，最後可以讓呼吸因應更本能、更適應順應性、伸縮完整性的自然表現。身為老師，我們可以指導與輔助這個過程，但這是一個用力（自己強迫或其他人強迫）就會失敗的地方，學員必須積極參與，我們正在努力的是強化與認識（或甚至是揭示）已經在那裡的最深刻、也最微妙的力量。

呼吸的生命能量

　　瑜伽認為人體架構的組成（與運作）超過一個維度，包括物質體、心智體、能量體、精神體與超然體[4]。這是一種不同的重要解剖學，其基礎是有生命的存在（和從大體證據得到的推論不同），這未必有所對錯，但對於我們身而為人究竟是什麼狀況確實提供了更精密的可能性。

　　這些具有生命能量的身體一起運作，形成一個彼此整合的整體。瑜伽就是想要在我們的身體中反映出互相協調性，這就是主要的生命能量控制法提到的「具有生命能量的身體」（Pranamaya Kosha，能量層），稱為「五氣」（five Pranas），包括生命氣（prana）、下行氣（apana）、平行氣（samana）、上行氣（udana）和

遍行氣（vyana）。這些氣息為我們平衡的呼吸模式形成有趣而微妙的環境，而且和有關呼吸構造的經典文本大不相同。從最早的生命表現，也就是胚胎發育期的角度來看，比較能夠看見這些性質上的區別（第五章）。

　　「生命能量控制法的技巧提供了一個方法，可以活化與調節生命力，以超越一個人的自然邊界或極限，並達到更高的振動能量與意識的狀態。」[5]

　　生命能量就是普遍存在的生命力，而上面列出來的五種氣息是在身體裡面，相對於它的位置與功能，而表現出不同的生命能量。它們被稱為五種氣息（vayu），或「內在的風」，這指的是方向，例如下行氣與消化器官有關。與其有關的動作是透過皮膚，通過泌尿生殖系統（生殖與排泄），然後通過嘴（呼氣或食物逆流）。在這個分類裡面，還有五個「次氣息」（sub-pranas），包括打嗝、噴嚏等等，屬於不同性質的分類，儘管如此卻可以說明我們所有的身體功能。就像我們也許會用微風、強風、暴風來描述天氣，瑜伽士也用類似的分類，來說明能量流或電流的不同能量層次與性質。

　　生命氣（prana）指的是控制從胸腔入口到橫膈膜（胸膜與心包膜）的胸腔部位能量流。它包括心臟與主要的呼吸器官，以及神經和所有直接活化它們的組織。把氣吸進身體的結構與力量都包含在這裡。（啟動吸氣，胚胎形成的中胚層特徵）。

　　下行氣（apana）指的是控制在橫膈膜與骨盆底部（腹腔）之間腔室部位的能量流，包括大腸、腎臟與泌尿生殖系統。這些負責啟動把氣完全釋放到體外的結構與力量。（呼氣，與胚胎中的內胚層有關）

　　平行氣（samana）位在心臟與肚臍之間，負責啟動消化系統，與轉化有關（太陽神經叢與肚臍；和母體來源的營養相連的最初胚胎部位）。從字面上的意義來看，這是食物變成營養素的轉化。它也可以象徵孕體到胚胎的轉化（出生與意識的擴展）。

　　上行氣（udana）指的是頸部與頭，包括（眼睛、耳朵、鼻子、舌頭）感官平台，並協調感官組織、皮膚、神經，以及四肢關節與脊椎。它負責啟動有效而容易的脊椎姿勢，並對外在世界做出反應。它指的是感官的覺察，也控制著感官的覺察。我們可能認為它包含（但並沒有分開）胚胎中外胚層的最初組織。

　　遍行氣（vyana）在身體中無所不在，調節所有的動作並協調其他的氣息。它被描述為它們的「儲備能量」。我們認為它可能和胚胎中的間質，以及成人體內的胞外基質的作用有關，都是無所不在的。

方向是有關係的，因為生命能量在經脈（貫穿全身的能量管道）中的流動被視為最重要，當五種氣息中的某一種「耗盡」，這種微妙而互相關聯的網路也就會為之中斷，並在身體上表現出「不適」或不平衡。當這些氣息的流動、性質與方向都是適當的，就是健康與活力的表現。這些就是我們所指的「自主」功能，因為當它們運作得自然而一致時，我們不必思考就能做到，就像自願發生。然而呼吸包含自願與非自願，因此可以視為一種門戶，可以啟動，甚至啟發我們體內的生命力（生命能量）。

瑜伽呼吸練習是設計來促進與強化和這股生命力的最佳關係，我們天生意識到與吸收生命能量的能力，就是生命一致性的直接表現，就像表現在我們身上的生命力。這是瑜伽之旅在探索的聯盟，在許多語言中，呼吸就是精神（spirit）的同義詞，「真主」（Allah）指的就是大呼吸（Great Breath）、inspira（西班牙語）、inspirer（法語）指的是吸氣與激勵（inspire）；在英語中，「呼吸」（respiration）字源來自「重新感覺」（re-spiriting），或帶進感覺，就像靈感意味著啟發。我們可以受到一個新觀點、新姿勢或新專案而啟發。那是生命本身的精神，獨一無二地表現在我們每一個人的身上，不管我們在人生中走什麼樣的路，我們都在呼吸。

然而，對呼吸有意識的一般方法，本身就是一個基礎。這裡要提供的是一種相當簡單的呼吸方法，可以成為所有其他方法的起點。它也可以移動，不管你在哪裡，可以強化把呼吸帶進意識的最根本的方法。它允許並進一步改善彈性與順應性性，可以用嚴格的科學術語「儲存能量能力」來定義。基本上，這個能量就是生命能量。

 延伸筆記

　每一種不同的瑜伽風格探討的是利用不同的呼吸技巧，這些技巧是普遍性的，但是如果知識不正確，或是如果不夠注意呼吸技巧的奧妙與力量，也可能被誤用。瑜伽療癒師或昆達里尼（Kundalini）大師了解，與不同技巧有關的細微性質與能力，以及在每一個人身上教學與啟動的適當時間。一般建議是，如果沒有適當的知識、指導與尊重，就不應該使用這些技巧。

彈性的呼吸循環

典型的解剖學在個別的呼吸肌肉上有不同的稱呼,以作為獨立的實體,例如橫膈膜、肋間肌、斜角肌等等。雖然我們有能力一次專注在身體的單一部位練習,但是身體並不是用這種方式在體驗呼吸。從生物張力整合結構的角度來看,結締組織以三百六十度占據著我們呼吸構造的幾何形狀。如果我們還記得胚胎如何形成脊椎以及這些腔室,並在它們周圍成長、成形,並包圍空間以形成這些腔室(第五章),那麼我們可以合理推測,身體也不會把它的呼吸肌肉分成各種類別。事實上,我們知道它並不是以個別肌肉在運作,而是以動作在運作。它以整體在呼吸,根據需求放大節奏,而且在整個力量傳送系統中回應,那就是筋膜基質。在我們的呼吸機能中,很難找到槓桿。

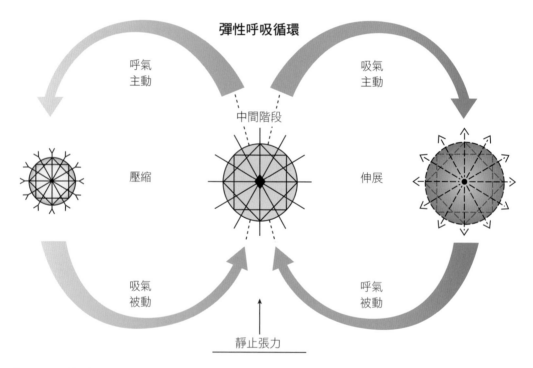

圖 15.1 彈性呼吸循環清楚說明了我們的筋膜形狀在呼吸中的生物張力整合結構。在實務上,這是一個簡單的基礎,中間階段是我們的放鬆階段。經「當代瑜伽藝術公司」(©The Art of Contemporary Yoga Ltd.)同意後轉載。

我們在第七章第一次檢驗的多桿球，清楚代表了三維形狀的呼吸模型。它顯示了身體如何從每一組肌肉群中找到順應，而不是允許。圖 15.2－15.5 可以看到這種多桿結構的案例。

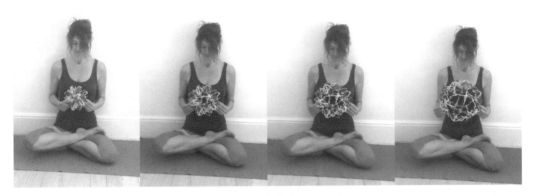

圖 15.2 － 15.5 第一張圖顯示最小的球，但絕對不會縮小到變成零，模擬的是全部或主動呼氣的擠壓，見圖 15.1 的左側。

第二張圖顯示朝向中間點的相同結構。它開始代表呼吸的中間階段，既不是伸展，也不是擠壓：就是我們的靜止張力。這是自然呈現活動性，而不是穩定性的地方，是為了運動的平衡狀態（我們在休息，肺部是半膨脹的）。這大約接近圖 15.1 的中間階段。

第三張圖中，球幾乎膨脹到最大，模擬的是更充分吸氣的動作。

最後一張圖則顯示球完全膨脹到最大，模擬的是完全吸氣的動作。

這些連在一起包圍了一個空間。如果你在上面增加編織，並繃緊它，而且以浮動的壓力元素相連與間隔，你就會得到某個類似我們軀體的結構，在我們呼吸的範圍內做出反應（這些骨骼並沒有互相接觸，而是「浮」在筋膜基質的編織中）。

以手指陷阱玩具（圖 15.6）為例，我們胸部周圍的組織編織在最初發育的胚胎規律跳動中形成。成形中的腔室以整體運作，並在橫膈膜之間互相做出反應。在我們考慮練習個別收緊之前，認識到它們如何以統一的節奏運作，就像一個完全的封閉形狀這個模型般有其價值，與此有關的練習基礎是為了改善整個過程中的彈性順應性。

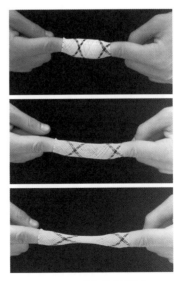

圖 15.6 手指陷阱玩具

「在生物張力整合結構中，『四桿』是一種三維向量均衡的張力整合結構二十面體。它會自然擺動。改變系統中的張力，就可以改變速率。在任何時刻，可能會相變，張力可能會變成壓力，反之亦然。我們所做的模型只在一瞬間，而且只存在於我們的想像中。即使在『暫停』的時候，在某種尺度上也有動作。」[6]

在平面中幾乎無法表現出這一點，但是當你在手中張開與閉合（跳動）這個上面呈現的多桿結構，可以感覺到你的脈搏節奏、呼吸，以及全身的擺動，這都是彈性表現的一部分。這個模型的所有「連接」點，都符合生物張力整合結構的幾何形狀。雙相運動與彈性原理就維持在中點的平衡上，這代表著我們的靜止張力。這實際上意味著，在每一次呼吸中，我們在平衡，也在反向平衡。我們活在平衡的潛力之中，在極端中保持平衡，在第八章的半緊繃鬆緊帶的中點呼吸[7]。

當彈性或伸展與擠壓之間的範圍受損，會馬上表現在改變呼吸的能力，或到達靜定（或不要靜定）的速度需求適應上。這可以在這個尺度的兩個端點觀察到，例如在開始一堂強力瑜伽課之後，在短時間內呼吸困難；或在速度慢下來或準備冥想時變得焦躁不安。這兩種情形都代表在這個範圍與變化性的極限，可以適當訓練以加強我們因應呼吸的本事。

通過課堂上的實作，我們就能知道需要花上多少時間，才能在上完一整堂課之後不會上氣不接下氣，這樣就可以很輕鬆地衡量出範圍。若能以一段時間的冥想達成或輕鬆上完這樣的課程，就可以評估這個範圍，並意識到我們位在邁向精通的路程中的哪個地方（這與十三章談到的姿勢分析有著相同原則：找到中間路線，並從此處開始努力）。

筋膜基質會回應它的負載歷史，所以只要修正強度與程度（很容易透過自我調節偵測到）並耐心練習就會有所成效。我們培養從速度到靜定的範圍有多快，是很了不起的，呼吸是一種完美的衡量方式，因為它無法欺騙我們。我們不是輕鬆呼吸，就是氣喘吁吁。這不一定要很複雜，用不著強迫呼吸，因為呼吸會告訴你自己的狀態，這等同於一種感覺，也趨近一種功能。

自然的呼吸節奏

許多瑜伽的呼吸練習是設計來啟動與強化呼吸的不同面向，但是如果從生物張力整合結構的角度來思考這些呼吸法，貫穿全部的就是基本的彈性與順應性原理。

在課堂上，無論這個團體的能力或年齡，這種（伸縮順應性）價值可以很有效地幫助大家好好呼吸，要有意識地做幾分鐘彈性呼吸循環練習，一天最多做兩次。呼吸是一種身體本能，它的設計是要讓我們在一天的活動中都不必想它。在健康的身體中，大多數的情況下我們可以感覺到自己的呼吸節奏，如果我們的呼吸節奏是在理想狀態，可以很快地看出應該從中得到的訊息就是嘗試，如果有效就繼續做下去，太快就改變呼吸模式，或保持在一個不適合他們身體的強迫節奏，主要的生命能量控制法練習可能會導致痛苦，或讓人過度呼吸。不用勉強，從當下的狀況開始進行就好。

雖然這樣說會更難理解，但我們應該意識到呼吸練習並不是要「控制身體」。這是一個迷思，呼吸練習的目的是適當率制身體，或是促進身體能自然表現率制的能力，可以為這個功能性形狀帶來力量與韌性。這會變成一種資源，就像某種儲備，當你疲累或狀態很差的時候就可以取用，而不是某種用以帶來啟發的宗教意義上的儀式。如果你對身體本能的過程花上足夠的時間與注意力，假以時日身體便會以不同的方式獎勵你。你的動作可能會更敏捷、更不費力；你可能甚至發現，花些時間有意識地呼吸會讓你更快達到正在追求的目標。當你還是橡樹子大小的時侯就一直在呼吸了，身體本能早就知道如何呼吸，而這項練習是要加強你原有的內在知曉（也就是良好的判斷力）。

從結構性張力整合結構的角度來看，呼吸循環有三個階段，而不是兩個階段，從完全擴張（吸氣），通過中間階段，到完全擠壓（呼氣）。事實上，在更深入的研究中，呼吸循環被認為有五個階段，包括吸氣峰值和呼氣峰值。這些都是寶貴的時刻。

呼吸比吸氣和呼氣這兩個階段更多，只是因為中間階段的轉換過於順利，因此

看起來像是兩個階段。在伸展和擠壓兩個極端之間的順利轉換中，這三個階段巧妙地合併形成完整的循環。但是我們首先必須認出它們的不同，以便清楚說明與辨識它們。我們的筋膜形狀在中間階段是處於緊繃中，是一種預硬狀態，就像基質的網路（第八章）。這讓我們有全部擴張與全部擠壓的能力，這項彈性呼吸循環做的就是喚起健康呼吸的好處，包括強度、變化性、韌性與補充水分。在進階瑜伽課程中學習更詳實、細膩的呼吸練習之前，這支持了自然的呼吸過程。

假以時日，這項細緻又簡單的練習可以帶來呼吸調節的改善，以及更細膩、更廣泛利用充分呼吸的能力。從筋膜的觀點來看，這反過來平衡了彈性和硬度的兩個相對性，得以擴展我們對生命力以及身體存在的感覺，這可以產生極深遠的身心好處。

「因此身體與呼吸的組成成分實際上促進了這個核心過程，這是冥想的過程。冥想過程不只是一種認知技巧；你實際上是在改變大腦的功能。當你改變了大腦的功能，你也改變了大腦的生理和構造。大腦具有可塑性，因此如果你做了不同的心理任務，大腦實際上會朝該方向而去，最後的結果會非常深刻。雖然許多人都在想：『這只是一場心理遊戲』，但它確實會改變大腦的結構與功能。」[8]

這些練習基本上並不是要強加呼吸的「正確方式」，而是在訓練加強呼吸動作的順應性，並擴展自然改變呼吸速度與彈性的能力，以滿足更大的可能性。它改善了我們最原始、最初動作的自然功能。

我們可以從第八章中知道，對健康以及我們的構造與其結構完整性來說彈性是最重要的。也許這就是為什麼學習每個姿勢中產生與生命能量控制法有關的存在與靜定，並延伸到冥想練習，在反向平衡日常生活中的事件時如此寶貴。

基礎工作

有些非常簡單的呼吸練習方法，會開始培養我們對生命賦予的資源覺察，只是我們喜好忽略呼吸的存在（因為不管有沒有思考，呼吸功能一直都運作得非常

好）。在繼續更進階的練習之前這項基礎工作相當重要，用這個方法可以自然融入改變，而不會產生任何負面或極端的反應。筋膜會因應它的負載經驗，而且要花很長的時間才會形成有效率的模式，所以我們也要準備花一段夠長的時間以結合更有效率的新模式。呼吸是終生的實踐，所以需要不知不覺地慢慢透過細微改善逐漸發展出最佳模式，並自由運用最佳模式並獲得益處。

我們要尋求穩定與舒適的平衡，讓呼吸效果遍布全身，不受干擾，也沒有任何不適。經由所有的感官溝通系統，在細微的伸縮平衡中，呼吸傳達著細微的覺察與適當的專注。這會花一些時間，但是慢慢地就能找到這個穩定的位置，愈來愈容易安坐在內觀中，也能坐得更久。成年人每天呼吸二萬一千六百次[9]，對許多人來說和把賦予生命的氧氣帶進身體的完整能力比起來，這種呼吸又局部又淺，因為充分呼吸的能力有無數的功能，而且能讓廢氣有效釋放與循環。但我們依然保持對頻率與程度的覺察，斯瑞・奧羅賓多（Sri Aurobindo）的工作主題之一[10]是，我們不應該把冥想當作是一種逃離日常生活的「通道」，而是強化的一種簡單作法。

延伸筆記

　　就解剖學而言，張力整合結構引起了一些有趣的問題。如果你接受生物張力整合結構是身體構造的基礎，其中包括筋膜基質實際上是無所不在遍及全身的張力系統，那麼有哪些筋膜與呼吸無關嗎？呼吸本身必定是種主要的信號運動，一刻又一刻，一次又一次呼吸，把信號傳送到整個結構。從某個角度看，不管你的信仰為何，我們是在一個以上的意識層次運作，此觀念是種基本常識。呼吸普遍接受為一種生命力的象徵，重視彈性（即能量儲存能力）是結構中重要特色與價值，對於我們活力的每一個局部面來說，是一種全面性的象徵表現。你不必身為瑜伽士也能理解這項想法（或享受好好呼吸且能根據生活環境作出回應的好處）。

呼吸張力整合結構

　　肺平常是處於半膨脹，大約半滿的狀態（或半空，根據你的觀點而定），這屬肺的靜止張力：我們休息構造的預硬狀態。從擴張（超過一半，朝向滿的狀態）與擠壓（少於一半，朝向空的狀態）的能力順應性，靠的就是這個特徵。

　　這種呼吸作法的最初目的是加強個人肺部與周圍組織的容量，也可以改善人體各種相關系統（因呼吸效率而受益的所有系統）之間的平衡。在張力一壓力平衡中，完全呼氣與完全吸氣（我們發現在這兩個極端之間的中點就是靜止張力）之間的全部容量，被認為就是整個呼吸機能的生物張力整合結構規則。

　　這就是張力整合結構可以在三百六十度中運作的方式，如果脊椎可以放鬆與恢復自然彎曲度，沒有過度拉緊（舒服坐著時，脊椎是彎曲而直立的），那麼我們整合的呼吸機能形態就比較不會受損，或較為上提（肋骨的原發性曲線就位，而腰部與頸部的次發性曲線，讓頭部與尾部得以在最佳位置完成這個練習）。學著「坐好」非常重要，這是其中的一個原因，如此一來，呼吸的作法才不會破壞脊椎的伸縮完整性與全身的呼吸動作。使用支撐以維持脊椎放鬆，比為了脊椎好而以肌肉用力來強迫它「直立」，是更好的選擇。坐著練習生命能量控制法的理由在於，要練習注意力而不會睡著（也建議練習生命能量控制法時要空腹，身體才不會專注於消化），這個作法本身就可以改善輕鬆坐著的能力，對兩個方面都有其好處。

　　轉換是個關鍵，在五個回合之後，就休息並回到正常的呼吸。一段時間之後，這個練習就可以少量少量地增加更多回合，而且稍微大一點點的範圍。它的設計是為了訓練伸縮完整性，以及觀察呼吸的冥想能力。它最後就會變成一種本能。

彈性呼吸練習

　　找一個舒服的坐姿。（一開始用仰臥練習找到節奏或許有用，也可以坐在一張舒服有支撐的椅子上，或是背部有牆支撐的坐墊上。）

主動吸氣

　　讓呼吸停在自然的中點。輕輕吸氣，體驗到這口氣透過鼻孔進入身體，感覺身體的擴張。盡可能吸氣，有意識伸展整具軀體以及肋骨之間、手臂下方、整片背部、前側與兩邊，以及身體上下所有細部組織。稍微暫停，觀察這次吸氣的「高峰」。

被動吐氣

　　讓這口氣慢慢釋放，吐氣的時侯會自然找到這口氣的中點。呼吸動作繼續通過這個點，並沒有停下來（只在這個點上來回吸氣與呼氣的人，就可以看到一種淺的呼吸模式；他們只用到圖 15.1 的右側。）這個練習要求我們，在順暢轉換中繼續通過中間階段。

主動吐氣

盡可能地順暢，開始活化與擠壓吐氣動作。在吸氣時伸展的組織現在被拉緊與硬化。繼續擠壓它們，直到整個軀體沿著脊椎的長度被擠進來。這是一種主動把肋骨和腹部向內拉緊，把體壁所有組織朝脊椎拉緊的感覺。觀察這個主動吐氣動作的終點，所有的氣感覺被擠出了身體，但你沒有虛脫。軀體藉由擠壓而緊繃變硬。

被動吸氣

讓這口氣慢慢釋放，身體會再一次自然找到中點，只是這一次是被動的鬆開吸氣（見圖15.1）。這是一個完整的呼吸循環，在順暢的轉換中，它清楚闡述了在彈性尺度兩端的擴張與擠壓。具有自然順應性呼吸模式的健康身體在每種狀況下都會這樣做。可以看出較不順應性的呼吸模式只用到這張圖的半邊。不管是哪一種狀況，觀察呼吸並延伸到整個循環相當有價值。

重複這個練習，安靜地做，不要過度努力呼吸，只是簡單意識到軀體通過這個靜止張力的「中間道路」或中點，然後完全擴張與完全擠壓的能力。當我們放鬆時，肺部就是停在大約膨脹一半的位置。

轉換動作

在生命能量控制法的練習中，即使是最簡單的作法，轉換動作的品質是牽制的精髓，也是這個練習的主要焦點。透過掌握轉換的品質，呼吸氣息的流動就可以在各種速率上變得有節奏，而且和諧。冥想的靜定不動與快速的流動瑜伽課程，還有這兩種之間的各種變化，最後都可以在本能上包含進來，而不需要過度拉緊身體。

流動瑜伽課程的初學者一開始可能在很短的時間之內就會感到氣喘吁吁；另一個極端是，也可能坐著冥想一段相當短的時間之後就變得有點緊張與不安。當身體因應了這些累積下來的負載模式（即訓練與練習），這兩種極端的經驗就會慢慢進步。就像我們透過某種運動的訓練會變得更強壯、也更能牽制，身體會學習呼吸的微動作，以促進順應性與加強變化性。透過重複累積一種模式，相同的方法對兩者都適用。

藉著加強呼吸順應性的自然彈性，伸縮能量儲存的回彈性最後會讓這些動作變得相對不費力。當呼吸變得更有效率、範圍更大，組織的伸縮平衡也會因此改善，昂貴的肌肉代謝能量需求也因此變少，就能保持更好的自然彈力。這會發生在每一

個尺度上，瑜伽為了呼吸本身的好處會特別注意呼吸。瑜伽能夠支持呼吸牽制的好處，因此只要經常做一點小練習，有適當的頻率與程度，整個筋膜基質的組織累積下來就會變得更敏感。

延伸筆記

瑜伽有許多不同的生命能量控制法技巧。例如頭顱清明（Kapalabhati / Skull Shining）呼吸法啟動圖 15.1 的左邊，並對伸縮完整性有很大的幫助。彈性呼吸練習不是為了取代已有的古老與寶貴的瑜伽練習。它只是提供一個相對簡單的方法，以準備迎接更進階的瑜伽鎖印練習，以及傳統的生命能量控制法技巧。「頭顱清明」是「拋光」內在通道的一種比喻，是一種清理的呼吸。這種清理的作法就是淨化（Kriyas），是設計來淨化身體的。在這種情形下，頭顱是在服務中間的神經通道，因此才會提到照亮生命，讓頭顱變得有光澤（在「她的臉龐亮了起來」這句話中，我們用的是類似的想法）。經過淨化之後，人們確實看起來變亮了！他們是因為瑜伽更深層的好處效果而變亮了。不過，一樣建議這些練習要由有經驗的老師指導。淨化與生命能量控制法的作法，並不是可以簡單從網路取得，不經智慧就能使用的技巧。

給老師的提醒：

在我治療客戶的經驗中，許多人通常可以體驗到這個循環的第一部分（主動吸氣與被動吐氣：圖 15.1 的右邊），作為他們的整個呼吸範圍。只要他們意識到主動吐氣，就能擴大呼吸循環，通過中間階段，用到這張圖的兩邊。這張圖提供了將細微轉換過程視覺化的方式（就像莫比烏斯帶），這樣的形態一開始可以非常小，然後隨著容量改善逐漸擴大。

莫比烏斯是一種形狀的名稱，就像具有特殊性質的 8 字型。拿一條紙帶，先在紙上轉個彎，然後把兩端連起來成為一個圓圈，就形成了一個莫比烏斯帶。在這個圓圈中，外側會變成內側；外側和內側結合成一個形狀。如果你以手指沿著這個形狀的外側順著走下去，會發現自己竟然走到內側（反之亦然），對此方法來說是個相當易懂的的比喻／視覺化。

反常呼吸

反常呼吸（Paradoxical breathing）很常見，也相當複雜，但仍值得一提，至少還有辨識方法。這種呼吸通常與創傷與特定病理有關，它牽涉到對自然動作的內

部反向回應，以及在正常、健康的呼吸循環中，身體腔室之間的壓力平衡。在實務上，反常呼吸指的是，呼吸動作對伸展與擠壓的壓力反應表現是矛盾的，它可能沒有特定的病理因素，而且通常是疲勞的一部分。

　　這種類型的呼吸最容易在仰臥或坐姿的腹式呼吸中顯示出來，在吸氣時，把腹部往脊椎擠壓，並在吐氣時伸展（或把它向外推）就是反常呼吸。這是一種反本能的壓力反應，透過示範最能清楚理解，也最容易調整。這是一種複雜的現象，因為這可能牽涉到胸部與腹部之間所累積的代償模式。但是如果可以很快偵測到它，學員就可以在它變成慢性模式之前就辨識出來，便可導向恢復平衡而令人滿意的解脫。

針對反常呼吸模式的練習

　　坐在學員的身旁，兩人都坐在舒服的椅子上。如果席地而坐則背要靠牆。在這個方式裡，你們兩人都要覺得放鬆並得到支撐。坐在坐骨上，讓脊椎直立。把你（外側）的手放在自己的腹部上，學員也把他（外側）的手放在他的腹部上。邀請他把另一隻手放在你的手上，你也把另一隻手放在他的手上方（圖 15.7）。

　　你開始溫和吸氣與吐氣，稍微誇大吸氣的擴張，然後放鬆，接著吐氣擠壓。邀請學員跟著你做相同的事。把手當作指引，稍微強調腹部動作的適當方向。如果學員出現反常呼吸，他們一開始會在你的手下方抗拒，接著就會感覺到和你的呼吸動作的差異。在我的經驗中，練習很快就能在動覺上重新教育該系統，因為它並非強迫，而

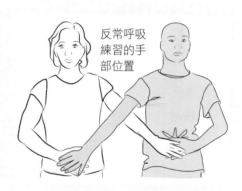

反常呼吸練習的手部位置

圖 15.7　老師與學員各自把一隻手放在自己的腹部，一隻手放在另一個人的手上。經「當代瑜伽藝術公司」（©The Art of Contemporary Yoga Ltd.）同意後轉載。

是透過左邊的本體感覺意識重新組織。閉上眼睛可能會有幫助，但最好允許客戶觀看這個動作，當然這判斷取決於你。無論如何，這會引導學員回到一個較佳的模式。

　　一會之後，鼓勵學員把手放回他自己的手上，自行練習以手輔助，稍微在吐氣時於腹部施壓，並在吸氣時把這口氣擴大到手上。建議在仰臥或受到支撐的坐姿時做腹部呼吸，這樣才不會妨礙內部的結構支撐。這個作法是在教學員變得會自我調節。

　　如果放著反常呼吸模式不管，呼吸通常會影響姿勢，在吐氣時，會導致較「塌」的外觀，在吸氣時，會用力「抬起」上身。矯正這個模式之後就會非常放鬆。

正確的呼吸？

在瑜伽教室裡，依你去的「教室」而定應該會討論到應該如何呼吸，以及在吸氣或吐氣時是否應該啟動姿勢。在某些教室中會教授在吸氣時休息、吐氣時執行動作（即做姿勢）；其他教室則對吸氣時後彎（伸展），吐氣時前彎（彎曲），同等重視。在這些情況下，身體被鼓勵在吸氣時採取行動（做出姿勢），並在吐氣時放鬆動作。

就個人而言，我認為考慮到身體能夠主動自我調節，並為了這個任務管理適當的呼吸有很大的優點。什麼時候保持著這口氣，什麼時候呼吸變得沒有節奏，或甚麼時候被強迫呼吸，保有這些意識相當重要。這可能意味著學員正在拉緊或用力做出姿勢，這就違背了呼吸的目的。雖然教育與再教育（改善不良的模式）相當寶貴，但過度管理我們自然的呼吸模式也有其代價。從整體的觀點來看，彈性與變化性是最重要的。

結構整合教室致力於促進最佳的筋膜組織，許多有關最佳呼吸模式的討論出自於此。瑜伽教室可以非常有趣，例如用計數教如何保留這口氣的時候，我看到有些人因此而成長，但其他人卻因為相同的計數而感到苦惱。呼吸和情緒表現與本能反應有非常密切的關係，但我們不一定能夠說明這一切。因此教學必須溫和並尊重個體性。培養呼吸練習的本事，可以在根本上幫助所有年齡層的學員，自然地找到平衡與整合。溫和地開始，並從以上的基礎練習逐步進展，就很容易達成這個目的，了解彈性呼吸循環是這種結構的一種表現會很有幫助。

延伸筆記

呼吸與呼吸模式的身心面向與關聯，是治療實務的領域之一，相關撰述與研究非常多。這並不是針對正確與錯誤呼吸的評論。在我的經驗中，當學員已經落入一種反常呼吸的預設模式時，協助學員管理呼吸對於幸福感可能有非常深遠的好處。緩慢地開始是明智的，以上練習只是提出一種可能性。這並不是最明確可靠、不可更改的方法，而是要視業者與他和客戶、學生的個別關係而定。也請注意，在某些狀況下，過度專注在呼吸可能會讓學員感到痛苦，因此可能不大可取，且這也不能取代醫療建議。

呼吸指導

在十三章討論調整時，我們考慮了輕微的碰觸提示，這可以帶來一種全方向的呼吸，並促進更大範圍的呼吸容量。我偏好不作干預，因為對我來說有意識的（conscious）呼吸與自覺的（self-conscious）呼吸模式有極大差異。沒有病理因素需要補救時，自覺的呼吸模式是一種有用的教育工具，但只要恢復了自然的無自覺模式，呼吸就是個人的本能了。

冥想式呼吸

建立了呼吸技巧的基礎之後，還有各式各樣的專門練習（特別是為了冥想目的）是設計來逐漸完善個人的生命能量控制法。我們最後會培養出保持靜定的能力，並從安靜與平靜的見證者角度觀察身體，利用各種呼吸技巧可以提升細膩度以及移動與平衡體內能量的能力。在發展出一種生命能量控制法作法之前，這或許並非能馬上達到的層次，但就像所有其他的練習，只要變成本能，我們就不必再思考它了。

我們可以在此發現最初提及的三個面向。生物張力整合結構是包含三種狀態的張力—壓力力量，基於三角測量法，就像前面章節所述擁有張力、壓力，和張力—壓力，也就是結合雙方的中立狀態。在瑜伽裡，這個中立性象徵著中脈，是左脈（女性）與右脈（男性）並存的第三通道。但這是自動出現的，且除非這兩股對立的力量得到平衡，否則不會啟動，冥想就是設計來增加這種平衡的可能性。

只要我們在呼吸形狀的筋膜結構達到平衡，就會形成一種資源。這可以演變成為冥想的作法（第三部），冥想可以帶我們超越物質身體的活力，達到啟發瑜伽也非常重視的各個更精微的層鞘（koshas）。

參考文獻

1. Swami Sivananda, *The Science of Pranayama*, Divine Life Society, Tehri-Garhwal, Uttar Pradesh, Himalayas, India. First published in 1935. The online (2000) edition is freely available at http://www.dlshq.org/.
2. Vanda Scaravelli, *Awakening the Spine*, 2nd edition, Pinter and Martin, London, 2012.
3. The Bihar School of Yoga.
4. The Bihar School of Yoga. The teachings of Swami Satanyanda.
5. The Bihar School of Yoga.
6. Stephen Levin, personal communication, 2013.
7. As noted previously, weaving is considered by Kenneth Snelson to be the "Mother of Tensegrity" (http://www.kennethsnelson.net/icons/struc.htm). This is a stunning article on how weaving can bring us to tensegrity architecture.
8. Sat Bir Singh Khalsa, Assistant Professor of Medicine, Harvard Medical School, interview for www.yogaintheshadows.com.
9. Sawmi Satyananda Saraswati, Bihar School of Yoga.
10. Sri Aurobindo (1872–1950). See, for example, the list of his writings in Wikipedia (http://en.wikipedia.org/wiki/Sri_Aurobindo#Writings).

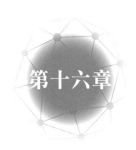

第十六章

用瑜伽打造筋膜身體：
一套簡單的練習

「體位法是哈達瑜伽的第一部分，置於一切事物之前。做了體位法後，人可以得到身體與心智的穩定，擺脫疾病，四肢輕盈。」[1]

《哈達瑜伽之光》（*Hatha Yoga Pradipika*，1:17）

穩定又舒適的姿勢

　　瑜伽很重視 Sthiram、Sukham、Asanam。「Sthiram」指穩定，「Sukham」指舒適，「Asanam」指同時穩定（堅固、強壯）又舒適的一種位置或姿勢。在某種程度上，它呼應了維特魯威賦予結構的簡單性：「firmitas、utilitas, venustas」，也就是讓某種事物堅固、符合目的、美觀（第二章）。當然我們在這裡是指自然的身體結構，而不是維特魯威的人造結構。在本章的基礎系列標題下所呈現的姿勢，目的是要用來自然清理能量管道與精神中心。從筋膜的觀點來看，它們完全證實了這種作法可以支持個人形狀並促進彈性與補充水分。其中一個目的是要強化本體感覺與內感覺的覺察。

　　一開始聚焦於所有姿勢與地面的關係,我們自然以人體的生物張力整合結構實現了多維度的企望,這種作法就是對此的一種探索。最重要的是帶我們「腳踏實地」的技巧,並在我們的身體中回歸存有。然後,我們以自身的覺察與注意力,用最簡單的方式發展與其之間的關係。

　　雙腳是我們「聆聽地面的耳朵」,而且因為它在許多我們想做的事情中有這種不變的作用,好好照顧它們相當有價值。這些技巧以類別呈現,但請自由選擇對你有益的部分。從任何用在放鬆與緩和腳上外在壓力的一段時間開始,約十到十五分鐘,你就會看到非凡的效果。雙腳會憑預期地面的回應熱情地回應你,並變得更聰明、更警覺(見圖 16.19 的特定技巧)。這個系列設計為一種基礎練習,但即使是已經非常進階的瑜伽士,在四處旅行或在壓力下工作而沒有時間做更完整的練習時,也有人會採用這種方式。生病或受傷之後,當身體處於壓力時做這些基礎練習也極有價值,這可以帶來系統的深度強化與平靜。也許有點違反直覺,但在非常耗費精神的行程表中,它也可以促進強度與速度,並恢復表現。

延伸筆記

　　幾年前,我讀過《紐約時報》一篇有關運動鞋技術投資的文章。一名醫生(與熱情的馬拉松跑者)比對了鞋子技術提升與菁英運動員受傷的資料發現:受傷並沒有降低。他提出的看法是,腳聰明聆聽地面並調節能力,回饋地形資訊給身體。把腳包在「聰明的」鞋子裡,腳和腿只能發送/接收不適當的信號。這名記者克里斯‧麥克道格(Chris McDougall)後來寫了《天生就會跑》(Born to Run)一書,而赤腳與「穿鞋」跑步之間仍有爭議。研究暗示[2],偏好與訓練都可能獲勝,因為這和習慣有關(這與筋膜會因應我們的負載歷史的想法一致)。詹姆斯‧歐許曼(James Oschmann)[3]建議,每天在吸收露水的草地上走幾分鐘,可以活化我們的腳;透過瑜伽運用自己的腳趾可以改善平衡、動作與所有各式各樣的殘疾(見圖 16.19)。

基礎系列

　　即使在手術或懷孕期間,只要小心督導之下,學員可以慢慢採取這些非常細微的相關動作。用這樣的方式,在一段適當的時間之後(每個人都不一樣)就可以

恢復最佳的運動範圍。不過在所有的情形下，還是建議尋求受過訓練的瑜伽老師或瑜伽療癒師的指導，因為書籍無法像經驗豐富見證者的謹慎雙眼一般，為你提供建議。如果你身為老師，鼓勵你練習與修正這些基礎體位法，以適合你自己的課程。

　　這些體位法是用來準備或放鬆身體，而且一星期只要做一次，讓身體可以簡單探索它的狀況，並享受全神貫注。我已經和不同年齡層的人每周一次做這些體位法很長一段時間了。目的是透過縱向的肌筋膜連貫性，並特別聚焦在四肢，以改善筋膜滑動與感覺細膩度。整系列的所有練習都是設計來放鬆軀體與軸體的筋膜層。

軀體、頸部、頭部的筋膜放鬆

　　基礎練習中的所有動作是設計來鬆開軀體與身體的筋膜。但在同時，它們也會幫助呼吸，所以溫和地注意呼吸，全身也會從練習中得到益處。之後所呈現的系列，會在十七章中介紹所有主要關節更細微的動作，以鬆開精微體的能量通道或管道。

	富有變化的基本課程	注意要點
1	回到地面（A 與 B）	找到地面
2	填補空間	聆聽呼吸
3	小船	釋放呼吸
4	脊椎旋轉（A 與 B）	兩部分，包括放鬆
5	波動（A 與 B）	兩種變化
6	伸展與擠壓	彈性的身體
7	筋膜放鬆	使用肌筋膜經線
8	聆聽地面	十二個腳趾與腳的練習
9	尊重曲線（A 與 B）	三種變化
10	簡易站立旋轉	溫和的旋轉與反向旋轉
11	自選拜日式	見 20 章
12	生命能量控制法與攤屍式	見 15 章

1A 回到地面

目的：這項動作的目的是，在動覺上注意到原發性曲線（碰到地面）與次發性曲線（不要碰到地面），放鬆身體但要用心靜定。這可以讓生活留在門外，並在練習期間把注意力溫和地拉回到內在。

支撐：有一些瑜伽師認為，要在頭部後方放上支撐物。在某些情形下可能是有用的，但是支撐頸部後方，讓頭回到更理想的位置可能更有價值。一條捲起來的毯子是理想的支撐物，因為它提供最小幅度的提高，但也可以讓頸部放鬆，以開始適應更理想的姿勢。腰部後面放一條小小的摺疊毛巾，也可以幫助學員對自然脊椎曲線的「感受」知覺。

時間：這個姿勢可以維持二到十二分鐘，一個提醒是，學員可以隨時抱住膝蓋，以舒緩腰部後面任何壓力的感覺。它的價值在於讓匆忙的心智緩慢下來，並把注意力帶回到身體。

練習步驟：

1. 仰臥，腳分開與髖部同寬，腳趾微微向內。
2. 膝蓋輕輕靠在一起，讓身體休息。
3. 將肩胛骨一起輕輕向下滑動。
4. 讓腳趾尖、腳掌與腳跟都軟化。
5. 讓骨盆、肋骨、肩膀與頭部感受到地板。
6. 注意何處碰到地面，何處沒有。
7. 讓呼吸變得放鬆而均勻。

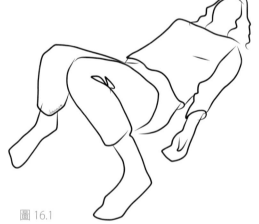

圖 16.1

1B 回到地面、找到曲線（參照第十一章）

目的： 這項動作的目的是，感受身體背部從頭頂到腳底的原發性與次發性曲線，包括腳跟、足弓、腳掌之間的空間、腳趾尖與腳趾的末端。我們跟著這些曲線的「波動」，用地面作為身體全長的參考，原發性曲線碰到地板，次發性曲線不要碰到地板（務必避免想把腰部或頸部的後側壓到地板：直脊椎並不是整合的脊椎）。

支撐： 以地面作為支撐並用雙手輔助，一開始可以把手放在腰部後側，以支持這個細微的自然曲線。

時間： 可以由老師自行裁量，以作為結束姿勢、起始姿勢，或休息姿勢。如果是要特別鼓勵辨識原發性與次發性曲線，就可以當成重複的參考。

練習步驟：

1. 把手放在中背部下方，手掌向下，中指相碰（見圖 16.2b）。

2. 肩胛骨一起向下滑，靠向地板。

3. 感覺原發性曲線：頭、肩膀、髖部、腳跟、腳趾（圖 16.2a）。

4. 原發性曲線碰向地板。

5. 現在感覺次發性曲線：頸部、腰部、腿背與足弓。

6. 如果感受到這些曲線的波動感，就可以把手放開。

7. 注意身體相對於背部的兩側與前側。

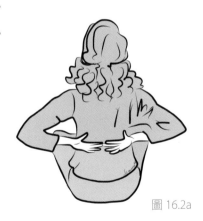

圖 16.2a

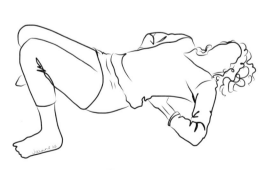

圖 16.2b

2 填補空間

目的：這項動作的目的是，加深呼吸可以提高的彈性感覺。不是要強迫呼吸，或引入快速或沉重的呼吸，而是讓身體熟悉它的生物張力整合結構的感覺：充分吸氣以擴大到阻力點，充分吐氣以擠壓到緊繃極限，在每一個情況下，放鬆都要回到軀體自然休息張力的完整性。這個練習可以重複二到十二次，不要用力（並在周期之間休息）。這是一個把張力引入軀幹的準備，在任何動作中，都有整體的價值。這可以藉由生命能量控制法的特殊呼吸加強，但這只是一個引入的設計。

支撐：相較於動作 1，這項動作的另一項好處是，邀請學員感覺身體的背部與前側，並填補到兩側，這樣他們就可以體驗到他們對自己邊界的三維「支持」了。地板會變成一個重要的資源與回饋系統，因為經由在充分吸氣期間「把地板推開」，並在吐氣期間臣服於它，可以促進覺察力。在彈性呼吸循環的三階段循環期間，額外的吐氣與釋放時稍微探索一下會有什麼改變。不要用力或過度呼吸。

時間：如下。學員可以隨時抱住膝蓋，以舒緩身體背部任何壓力的感覺。只要注意力變得向內集中，通常這是當成「回到地面」休息的一部分來做。

練習步驟：

1. 舌頭輕輕放在口腔上顎。

2. 從鼻子呼吸，均勻地吸氣與吐氣。

3. 逐漸感受到吸氣在擴大軀幹，跟著這個感覺探索。

4. 開始一路吐氣，並在吐氣結束時休息。

5. 然後探索「額外的吐氣」在擠壓著整個軀幹。

6. 任由它探索，然後體驗吸氣，以釋放。

7. 不要用力，做幾次就會變得熟悉。

彈性呼吸循環

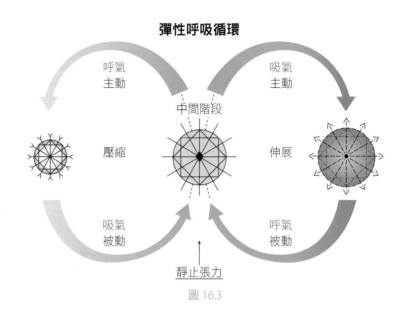

呼氣
主動

吸氣
主動

中間階段

壓縮

伸展

吸氣
被動

呼氣
被動

靜止張力

圖 16.3

3 **小船變化**（Pasva Pavana Muktasana）

目的：這項動作的目的是，隨著肩帶與骨盆帶在相反方向作用，溫和地讓脊椎找到
　　　它的旋轉能力。這項動作應該不費力，這是讓脊椎找到它的自然旋轉能力的
　　　小動作，透過脊椎的長度溫和而慢慢地累積。很重要的是，這個範圍要做得
　　　小而舒適，不要用力，持續呼吸。理想上，在中心時要吸氣，旋轉時要吐氣，
　　　但如果這個姿勢沒有用力強迫，而找到一個本能的節奏，呼吸也會變得相當
　　　自然。這項動作還有一個很討人喜愛的附加價值，就是沿著它們在地板的長
　　　度，「按摩」長長的豎脊肌筋膜。動作的流暢性比體位法的範圍更有價值。

支撐：相對於 1，到了此時學員通常會覺得，做完準備系列的前兩個部分之後，他們
　　　需要的支撐會變得比較少。然而這項動作也可以是一種微動作，所以這麼小
　　　的範圍不會干擾到頸部、頭部或腰椎的支撐。

時間：這個姿勢的旋轉可以做一到三分鐘，以準備隨後更充分的旋轉。它是設計來
　　　以一種細微的方式，在正常的速度下，鬆開緊繃以改善範圍。

練習步驟：

1. 額外吐氣以支撐腰椎，擠壓拉近一隻腳，讓另一側膝蓋向胸部靠近。

2. 雙手環繞在摺疊起來的膝蓋周圍，在下一次吐氣時把另一側膝蓋拉向胸部，並放鬆腰椎。

3. 重新建立身體背部的柔軟曲線，抱著膝蓋。

4. 開始輕輕地搖晃膝蓋，從一側到另一側（小範圍）。

5. 在相反方向輕輕把頭加入動作。

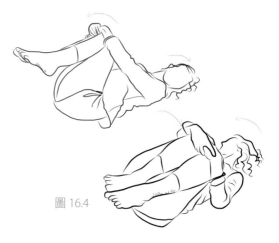

圖 16.4

4A 仰臥脊椎旋轉（Supta Matsyendrasana）

目的：這項動作的目的是，輕輕地加深第三個動作準備要做的脊椎旋轉。邀請大家放鬆進入這個姿勢，當成一種「展開」（unwind）脊椎的機會，利用呼吸探索肋骨之間的空間、肺部的「角落」，並感覺頸部、腹部與橫膈膜的呼吸。有一個可愛的提示，想像橫膈膜的右邊圓頂像鴿子的翅膀一樣（我不知道這個靈感的最初起源是哪裡，這不是我的點子）。鴿子張開一邊翅膀，讓陽光（呼吸）經過牠的羽毛，並讓翅膀可以放鬆與開放呼吸，這個畫面令人覺得愉快。骨盆帶與肩帶的重量會自然輔助這個旋轉動作。千萬不要用力。

支撐：可以在身體的任一側放瑜伽磚，以確保旋轉動作是在自然的範圍裡。如果學員尊重他們的舒適區，不要用力旋轉，在幾個星期的練習之後慢慢減少瑜伽磚的數量。有時候在膝蓋之間放一個瑜伽磚或毛巾會更舒適。膝蓋的角度也可以為了舒適而調整。重點是沿著脊椎均勻地「穿過」累積旋轉的脊椎長度。在腰部或頸部都不需要用力旋轉。這可能會是有害的，並會犧牲細微的展開動作。

時間：這個姿勢的旋轉可以維持幾個呼吸循環。它是用來找到放鬆的展開動作，而不是被推著完成一次旋轉。下一個姿勢會安全地透過呼吸，從這個姿勢轉化而來。

練習步驟：

1. 找到中心位置（見圖 16.6），把右手臂向外側移動。

2. 將右手掌放在地上，姿勢固定。

3. 吸氣，然後什麼都不做，感覺右手臂在向下移動。

4. 吐氣，膝蓋朝左，持續額外吐氣。

5. 雙膝放在瑜伽磚或地上，盡量是舒適狀態。

6. 準備好後，輕輕轉頭看向右手臂。

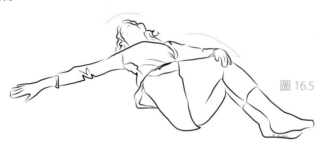

圖 16.5

7. 放鬆身體，然後探索這口氣的右側。

4B 仰臥脊椎旋轉（Supta Matsyendrasana）

目的：這項動作的目的是，不要在腰椎施加壓力，輕輕回復身體。做完一邊的姿勢之後，它也會提升本體感覺對左側與右側之間不同距離的覺察意識。通常會有一種更開放的感覺，或是有一邊的身體比另一邊「更低」的感覺。這個姿勢也可以輔助筋膜放鬆與呼吸的覺察，並以一種非侵入性而細心的方式，讓組織可以溫和地伸展與打開。這個姿勢的一個規則就是不要用力。隨著時間一長，這項動作的範圍會慢慢累積，也會自然結合增加呼吸容量的好處。

支撐：同 4A。

時間：從一邊到另一邊旋轉之間的休息，是個人判斷的問題。通常幾個呼吸循環之後，學員也理解了左右邊差異，就能充分體驗這個姿勢的價值。

練習步驟：

1. 呼吸，什麼都不要做；吐氣時，把頭轉到中心。

2. 呼吸，什麼都不要做；額外吐氣時，擠壓並把上膝蓋帶回胸部，讓下膝蓋（最靠近地板）跟著。

3. 體驗到兩邊的不同差異。

4. 有意識地注意這個差異，往另一側重複 4A 的動作。

5. 抱膝，並聆聽身體背部的感覺。

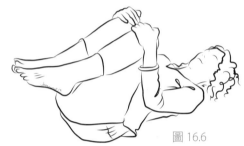

圖 16.6

5A 波動

目的：這項動作的目的是，把有意識的動覺意識帶進所有的脊椎細部，並讓呼吸與波動同步。一開始通常會感覺到脊椎各個部位一起移動，但這會促進微動作，最後會形成一個敏感許多的反應。溫和移動每一塊椎骨，讓它們之間的空間可以鬆開，讓整個脊椎有更多的柔軟度。這個姿勢的關鍵重點是耐心，允許脊椎對於向下的腳做出回應。你會開始臣服於從尾骨到頂部的一種波動感覺。這是後續要做對肩倒立（shoulder stand）前很有用的準備，但不應該在頸部用力。身體背部不需要任何緊繃，因為這是肌肉調用較少而不是較多的練習。臀部也不需要繃緊「推」起骨盆，這是設計透過脊椎構造刺激這個放鬆的波動。脊椎由地面安全地支撐，也會對放在地面的腳做出因應。這項動作應該尋求流暢的動作品質，而不是高度或力量。有一個變化形態是可以靠牆練習（5B）。

支撐：在理想情況下不需要支撐，如果學員無法輕鬆地抬起骨盆的重量，這個姿勢的要求也不會超過微微的薦骨傾斜，不需要任何力量。目的是找到或揭示出這個自然的波動，而不是抬起的動作。最後它會找到一個呼吸的節奏：呼吸與波動一起同步運作。這就是這個練習的目的。

時間：這個波動可以在脊椎上下幾次循環。

練習步驟：

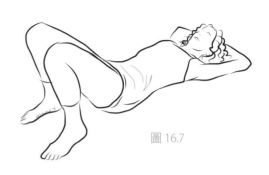

圖 16.7

1. 雙腳放回地面，雙腳平行，膝蓋彎曲。

2. 找到地面，壓下足跡以移動薦骨。

3. 探索與體驗這種關係的細微活化。

4. 當腳壓在地板上時，薦骨輕輕地來回滾動。

5. 腿與腳維持平行，探索這種「向下上捲」的感覺。

6. 一次一塊椎骨，將脊椎從地板上扳開來。

7. 一次一塊椎骨，回到起點的位置。

5B 波動倒置

目的：這項動作的目的是，把有意識的動覺意識帶進所有的脊椎細部，並讓呼吸與波動同步。年長一點的學員可能不適合倒置動作。但是利用牆壁可以讓任何恐懼消失，提升信心，並感覺到倒置姿勢的好處。它也會輔助骨盆的抬高。從這個開始的位置，促進一個清楚的脊椎會比較容易一點。再提一次，這會促進微動作，最後會形成一個更敏感許多的反應。每一個椎骨會被輕輕地移動，允許它們之間的空間可以鬆開，並讓整個脊椎有更多的柔軟度。這個姿勢的關鍵重點是耐心，並允許脊椎對於向下的腳做出回應。你會開始臣服於從尾骨到頂部的一種波動的感覺。這是對肩倒立很有用的準備，但不應該在頸部用力。身體背部不需要任何緊繃，因為這是一個肌肉調用較少而不是較多的練習。臀部也不需要繃緊，以「推」起骨盆。這是設計來透過脊椎構造刺激放鬆的波動，並由腳靠牆提供安全的支撐。應該尋求波動的品質，而不是高度。

支撐：參考 5A。

時間：這個波動可以在脊椎上下幾次循環。

練習步驟：

1. 把腳推向牆壁，雙腳平行，膝蓋彎曲。

2. 找到牆壁，把腳掌推向牆壁以移動薦骨。

3. 探索與體驗這種關係的細微活化。

4. 當腳壓在牆壁上時，薦骨輕輕地來回滾動。

5. 腿與腳維持平行，探索這種「推開上捲」的感覺。

6. 一次一塊椎骨，將脊椎從地板上扳開來。

7. 一次一塊椎骨，回到起點的位置。

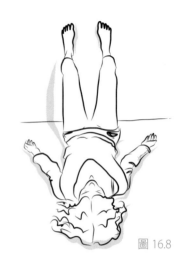

圖 16.8

6 同時伸展與擠壓

目的：這項動作的目的是，在地板上坐總共十二到二十分鐘之後，讓全身做一個主動的負載伸展。它會讓身體充滿活力，並且邀請學員記得，在身體組織一直處於休息狀態之後，伸展與擠壓是多麼容易而重要（即打呵欠與伸展）。就個人來說，我相信，每天花幾分鐘做最少量的練習，即使是在床上簡單伸展與打呵欠以喚醒身體（就像最自我尊重的動物），是最寶貴而被遺忘的資源。它對組織很有用，但本身即相當有價值，在我們從睡眠與休息過度到運動間能意識到它們。長時間坐在車裡，甚至在辦公桌前久坐，只要利用短短的呵欠伸展，就能有效得到舒緩。

支撐：滾到身體右側，用手從地面推起來，當脊椎上升到坐著的位置時，可以保護脊椎。年長的學員則可趴向地面，以四足跪姿把自己帶起來。

時間：享受在心理與身體上，從脊椎移動到不同姿勢的體驗，留意身體十五分鐘到半個小時，這可以鼓勵處於當下的感覺。

練習步驟：

1. 回到瑜伽墊上，簡單地打呵欠與伸展。

2. 鼓勵在身體的一側自然地伸展，然後向另一側。

3. 伸展相反的手與腳，接著伸展同一邊。

4. 溫和地長弓與彎曲，感覺到身體的角落。

5. 在手指與腳趾伸長時，達到手指與腳趾。

6. 滾到右側，往上推起來，成為坐姿。

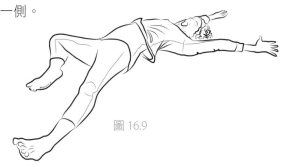

圖 16.9

7A　筋膜放鬆（腿）

目的：這項動作的目的是，對下肢的縱向經線產生更細緻的覺察，並釋放各筋膜層與組織的滑動能力。溫和地做這項動作非常重要，要帶著一種呵欠伸展的感覺，但同時仍在個人伸縮極限的範圍內。在有人督導時做避免過度拉緊，這是最有價值的「放鬆組織靈活度」體驗。根據每個人的筋膜而定，它會一層又一層地放鬆筋膜。一個絕佳的提示是，把地板與天花板推開的感受知覺（髖部仍然在地板上），這樣膝蓋就不會過度伸展，脊椎曲線也沒有被拉著。它並不是伸展整條腿，然後把它折回到頭部。對於可以輕鬆做到這項動作的人，這項動作要求更多組織的緊繃，以體驗到各層之間的滑動。對於感覺到不足（他們可能描述為僵硬）或黏著（adhesion）的人，重要的是要慢慢而帶著好奇心地做，以透過下肢找到滑動與長度，不要用力拉動任何經線，也不要犧牲任何其他經線。暫停也很重要，在做另一邊之前雙膝彎曲，理解放鬆筋膜導致的差異。每一個年齡層都有會提及這項動作好處，它也可以坐著練習（見支撐），因此也應用在復健訓練中心中。

支撐：在標準做法中，地面與另一隻彎曲的腿，加上腳好好放在地板上，可以提供支撐的基礎。手指在腿的後方交握，避免腿部過度用力。這是一種對組織滑動的探索，而不是強調力量或伸展的運動。當各層鬆開的時候，範圍就會擴大。在坐著的版本中，腿必須完全受到支撐，在髖關節處摺疊，背部直立，在需要的情況下也可有所支撐（如果輕鬆的坐姿較有幫助，可以用一個瑜伽磚確保直立坐著的舒適感，並讓背部靠牆）。

時間：每一個變化做一到三分鐘，非常溫和地進行，整個過程都需要暫停與放鬆，
這將有極大的好處。

練習步驟：

1 仰臥（見 9A，尊重曲線）

2. 把左腳向下壓到地面，以把右膝蓋抬到胸部。

3. 手指交纏在右膝蓋後側，足背屈曲。

4. 放鬆背部貼地，把腳推向天花板。

5. 想像用腳把天花板從地板推開。

6. 同時用髖部把地板從天花板推開。

7. 這會自然打開膝蓋後側，保持腳部彎曲。

8. 慢慢把腳向天花板延伸，然後朝向臉部。

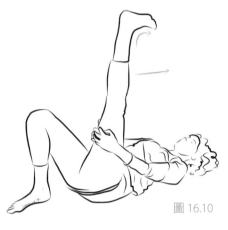

圖 16.10

9. 拉直腿部時，可以透過腿的背部感覺到淺背線（十二章）的滑動（或沒有）。

10. 放鬆腳，膝蓋輕輕彎曲，然後溫和地重複。

11. 然後把腳（足底肌）用力指向天花板。

12. 慢慢把腳向天花板延伸，然後朝向臉部。

13. 透過腿的前面感覺到淺前線（十二章）的滑動（或
沒有）。

14. 放鬆腳，膝蓋輕輕彎曲，然後溫和地重複。

15. 彎曲腳，翻轉（面向內），向天花板延伸。

16. 腿部伸直，把腳跨過身體的中線。

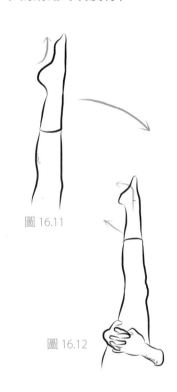

圖 16.11

17. 沿著腿的側面感覺到側前線（十二章）的滑動（或
沒有）。

18. 放鬆腳，膝蓋輕輕彎曲，然後溫和地重複。

19. 彎曲腳，翻轉（面向外），向天花板延伸。

20. 達到頂點的時候，會在腿部的深處核心感覺到深前
線（十二章）的滑動。

圖 16.12

21. 把內側踝骨（內踝）跨過中線。

22. 盡可能保持腿部的挺直，然後朝向臉部。

23. 你將會感覺到深層腿部腔室的縱向「拉力」。

24. 放鬆腳，膝蓋輕輕彎曲，然後溫和地重複。

25. 抱膝到胸部，把另一隻腿伸展開來。

26. 把兩條腿拉回到起點位置，觀察從一邊到另一邊的差異。

27. 然後重複做另一邊。

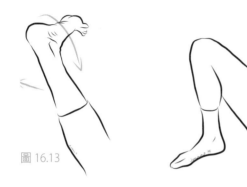

圖 16.13　　　　　　　　　　　　　　　　　　圖 16.14

7B　筋膜放鬆（手臂）

目的：放鬆與探索前臂線（Front Arm Lines）的極限，包括深與淺的前臂線。這可以
　　　輔助肩關節的滑動與活動性，還能放鬆從坐姿與開車和用電腦工作等活動而
　　　來的常見維持模式。

支撐：在標準做法中，山式支持這個姿勢。如果坐著做（在沒有靠背的凳子上），
　　　注意要坐在坐骨上。

時間：每一個變化重複做一到十次，非常溫和地做，整個過程都需要暫停與放鬆，
　　　這將有極大的好處。

練習步驟：

1. 以直立的姿勢舒適地坐著，周圍要有空間。

2. 或以山式站著，雙腳分開與髖部同寬。

3. 手臂向兩側張開到肩膀的高度，手掌朝
　 下（圖 16.15）。

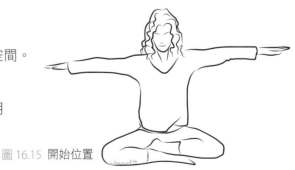

圖 16.15　開始位置

4. 慢慢把手往後旋轉（圖 16.16），用拇指引導。

5. 在旋轉的時候，維持跨過軀幹的手與手的長度。

6. 允許拇指溫和引導胸骨向上形成一個拱型。

7. 維持旋轉的伸縮極限，然後慢慢反轉（圖 16.17）。

8. 以小指引導，經由把手向前轉來反轉動作。

9. 維持跨過軀幹的手與手的長度，旋轉。

10. 允許背部稍微呈現圓形。

11. 感覺手部的旋轉使脊椎彎曲。

12. 把手在兩邊放下，然後找到山式的中心。

13. 以山式站著，腳分開與髖部同寬（圖 16.18A）。

14. 在身後把雙手在薦骨位置勾住，手指、食指全部互相交扣。

15. 把手放在薦骨上，手肘因此而彎曲。

16. 溫和地吸氣，什麼事都不要做，放鬆手臂與肩膀。

17. 隨著吐氣（圖 16.18 B），開始把手放下超過薦骨。

18. 把手腕、手肘、肩胛骨擠壓在一起。

19. 擠壓呼吸，把腳下推，把頂部上提。

20. 用手臂放開這口氣，然後放鬆回到開始位置。

21. 依要求重複（做到 10）。

22. 這項動作的變化包括在前彎時摺疊髖部。

23. 允許伸長手臂的姿勢繼續在頭上形成弧形。

24. 這是相當進階的動作，所以不要用力向前移動手臂。

25. 在把身體展開回到站姿（山式）之前，讓手臂退回來。

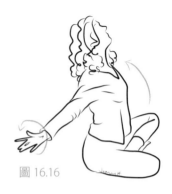

圖 16.16

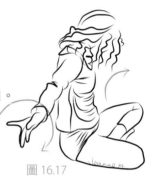

圖 16.17

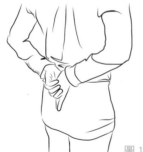

圖 16.18A 吸氣

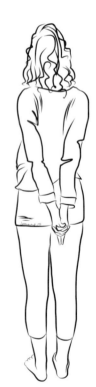

圖 16.18B 呼氣

8　聆聽地面

目的：目的是更詳細地覺察雙腳，並加強本體感覺與「地面控制」。雙腳就是我們對地面的耳朵，它們變得愈細緻而「有素養」，它們的回應就會愈清楚。在活化肌筋膜經線時，我們將繼續探索，用腳來引導我們的感覺。這個準備動作對逐漸改善腳趾的協調性，以及探索腳的身體素養極為寶貴。一個星期做十分鐘這些練習，三到十二個月就能改變我們做這些動作的能力。這樣的成就似乎很小，但會提供身體超出比例的信心。由於腳必須整天「了解我們」，這提供了一個機會鼓勵它們，對身體其他部位的回饋信號上，要更細膩、更詳細。我相信它可以預防跌倒，並且在一定會跌倒時刺激反彈力。在做另一邊的動作之前，試著站著平衡並來回擺動腳掌。兩隻腳在練習前後的差異非常明顯。

支撐：在理想的情況下，可以赤腳練習。

時間：每一次練習時可以做五到十次。

練習步驟：

1. 坐骨下放一個瑜伽磚，確定可以舒適地直立坐著。

2. 另一個做法是，讓背部靠牆，以促進容易的坐姿。

3. 在坐骨上坐起來，避免下垂。

4. 在坐姿上按摩一隻腳，包括整個腳與腳踝。

5. 把另一隻手的手指放在腳趾之間，保持姿勢。

6. 把一隻腳放在地板上，展開腳趾（A）。

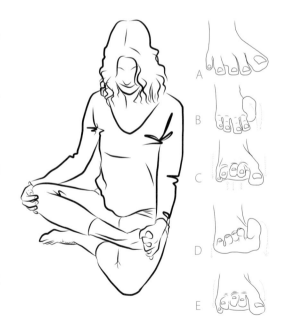

7. 在「對腳趾說話」時，為了保持舒適可以抱膝。

8. 單獨提起與放下大腳趾，從一邊移向另一邊（B）。

9. 把大腳趾與小腳趾放下，提起並放下其他中間三個趾頭（C）。

10. 提起全部五個腳趾（D），但只放下大腳趾與小腳趾。

11. 試著只移動第二、三、四根腳趾（E）。

12. 鼓起腳趾，嘗試一次放下一根到地板上。

13. 重複另外一邊。

9A 尊重曲線：山式

目的：這項動作的目的是，重新發現原發性與次發性曲線在站立時的感覺，以培養一個長軀幹的自我感覺，並能夠在它的整個長度中創造空間。它也尊重呼吸細微的姿勢變化（十四章），並允許呼吸與在軟組織構造中的骨骼協同合作。它會變得放鬆、優美，沒有僵硬或不舒服。這需要練習，但值得去探索，因為感覺細緻化會隨著探索與放鬆額外吐氣時自然地累積起來。

支撐：支撐來自地面；刻意而細心而非大力把腳推向地面。隨著多加練習，這項動作相當有益，因為身體會靜靜地找到信心與平靜，沒有緊張，在這個自然而輕鬆的姿勢中顯示出它的張力整合結構，但實際上一開始不是那麼自然而輕鬆。

時間：可以留給老師自行裁量，但一開始做一到二分鐘，可能就會覺得有點久了。確定學員沒有過度呼吸。這是對前一個體位法的微妙活化，而且在某些做法中被視為一個進階的姿勢。靜定

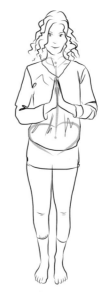

圖 16.20 這不像最初看起來那麼新奇。如果你看著一幅教室中的骨架模型，站在它的前方，骨盆環與第一對肋骨看起來就會像傾斜的心形。這是個容易讓學員跟隨的提示，甚至連班上沒有經驗的學員，也可以在站或坐的直立姿勢中，做出討喜又容易記住的平衡動作。

在站立中需要練習。如果是為了特別鼓勵辨別原發性與次發性曲線，這可以作為一種重複的參考。

練習步驟：

1. 以山式站立，雙腳分開與髖部同寬，姿勢不鎖死。

2. 向腳趾展開，透過腳找到地面。

3. 找到向下（透過腳）以向上（透過頂部）的感覺。

4. 想像骨盆像一個傾斜的心形，微微向前（圖 16.20）

5. 想像第一對肋骨像一個傾斜的心形（見圖）。

6. 把這兩個心形的中心彼此對齊。

7. 從地面到頂部與呼吸，感覺這個曲線像一個波動。

8. 吸氣時擴大，吐氣時擺動與拉長軀幹。

9. 兩個「心形」彼此維持，中心對齊。

9B　尊重曲線：從橫膈膜

目的：這項動作的目的是，意識到呼吸、整合在一起的腰肌與橫膈膜關係。它也尊重腰部曲線，並允許呼吸動作的軀體感覺濾過骨盆。這項動作不應該用力。再一次，這些是促進彈性的微動作。其中的感覺是允許揭示髖部的自然彈性，溫和地觀察擺動與呼吸的節奏。

支撐：來自站立腳（一個瑜伽磚）下的地面，以及扶在牆上或桿子的手。這樣一來，身體可保持在和緩的休息狀態，不會為了保持平衡而被激活。這不是抬腿或擺腿運動，而是要細緻地觀察我們如何透過腰椎，讓呼吸下到腿部，並體驗到脊椎的動作。

時間：可以做一或二分鐘，然後再重複。但不建議在一邊做太久的時間，因為在兩邊都啟動之前，一開始會感到不平衡。

禁忌：學員應該只在 9A 之後嘗試這項動作，特別是久坐不動或有腰痛的人。這項動作可以舒緩這個問題，但是回到站立時一定要謹慎而仔細。

練習步驟：

1. 站在一個瑜伽磚上，以一隻腳為中心，一隻手扶在牆壁上。

2. 找一個容易的山式，在站立的一隻腳上，膝蓋「展開」。

3. 另一隻腳懸空在瑜伽磚外。

4. 懸空的腳通常會開始非常輕微地擺動。

5. 感覺到這個擺動，呼吸的波動，並允許這隻腿懸吊。

6. 慢慢找到這隻腳懸吊在橫膈膜的這種感覺。

7. 這個擺動是很小、不費力的，透過脊椎去感覺這個曲線。

8. 注意軀幹的長度、細微的微動作。

9. 輕輕地放鬆下來，離開瑜伽磚站立，感覺兩邊。

10. 重複另一邊，專心準備，並要利用牆壁。

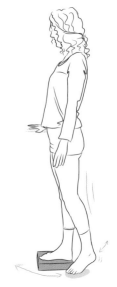

圖 16.21

10　簡易站立旋轉

目的：這項動作的目的是，慢慢滑動身體變成旋轉，讓脊椎得到有關旋轉與彈性極限的動覺資訊。不要用力做任何旋轉動作。仍要清楚知道地面在哪裡，在旋轉中還要保有一種旋轉感，以輔助整個過程滑動旋轉的順暢。隨著時間一久，這有助於脊椎的累積，無需用力，也不會影響自然的腰椎與頸椎曲線。力量是用在順暢滑動而非範圍。

支撐：支撐的力量來自地面。可以利用椅背，當旋轉完成時，放鬆引導的手（旋轉的那一側或方向），把手帶回椅子然後換邊。

時間：重複三次或三回合，維持姿勢幾秒鐘（如上），可以做得更久、更多次。但是重點是釋放與鬆開脊椎。

練習步驟：

1. 以山式站立，準備上下旋轉關節。

2. 輕輕把腳踝向右轉動。

3. 然後是腳踝上的膝蓋、膝蓋上的髖部。

4. 然後是髖部上的肋骨、肋骨上的肩膀。

5. 然後是肩膀上的下巴、下巴上的臉頰骨，臉頰上的眼睛。

6. 看看你後面四周，身體放鬆，雙腳穩穩固定，保持呼吸的均勻與輕盈。

7. 維持三十到九十秒鐘，放鬆。

8. 以相反的序列透過這些關節做回來，也就是眼睛回到中心。

9. 接著到臉頰、下巴、肩膀、肋骨、髖部。

10. 再到膝蓋、腳踝，最後回到山式。

11. 停在山式，然後連結另一側重複旋轉關節。

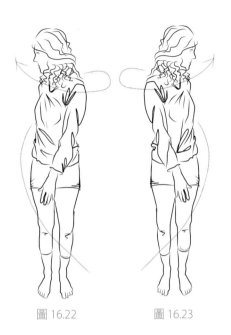

圖 16.22　　　　　　圖 16.23

11 自選拜日式（參照第二十章）

目的：這項動作的目的是，順暢轉換所有的不同作法，並結合呼吸動作，以整合成有意識的序列。身體維持與地面的溝通，並自然對地面做出反應。速度會慢慢累積；但是轉換動作的品質最為重要，而且當身體從牽制而放鬆的結構完整性移動時，轉換動作也會很快變得更優雅。

支撐：這來自這個拜日式所有姿勢的手與腳和地面所發展起來的關係。當呼吸伴隨著流動的恩典時，也會變成我們軀幹力量與牽制力的一部分。音樂對於找到自然的節奏，以及幫助身體進入它的本能動作非常有幫助。

時間：在一次長時間練習之後，做一或兩輪的拜日式有非常多好處。時間一久就能用身體記起這套動作。但若有任何困難的經驗，建議需要有人在旁督導。拜日式是一份禮物，而不是一種挑戰。它可以把能量帶進被喚醒的組織，並且因為有意識的準備而得到好處。

練習步驟：

1. 選擇你自己最喜歡的拜日式，或用第二十章詳細說明的方式。

2. 在瑜伽墊前舒服地站著。

3. 執行你最喜歡的拜日式。

4. 體驗和諧流動的呼吸。

5. 體驗從地面到頭部泰然自若的脊椎波動。

6. 可以溫和練習以上所有動作。

7. 可以慢慢增加結合的動作數量與重複次數。

8. 二十章包含了一套練習中部分的姿勢曼陀羅（Posture Mandala）

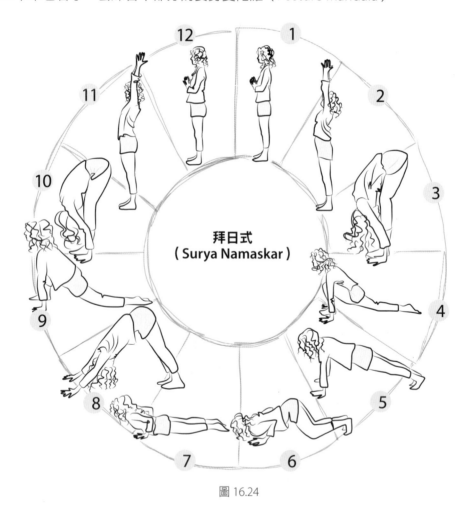

圖 16.24

12 生命能量控制法與攤屍式（參照十八章，有更進一步的冥想說明）

目的：這項動作的目的是，開始靜定與沉思的練習，以作為冥想的準備。它有一部分允許身體只是「存在」，以細微的方式把心智專注在呼吸的動作，同時在一種明顯靜定的姿勢中放鬆，最後變成一種不費力的姿勢。

支撐：這來自起始的位置、雙腿交叉姿勢或瑜伽磚／坐墊或牆壁。注意要坐在坐骨上，一開始甚至可以利用一張椅子，直到身體習慣靜定。冥想看起來可能很簡單，但不一定容易。身體會對負載模式做出回應，因此在一個平衡的身體中，累積專心的靜定是要花時間的。這就是重點所在。

時間：一開始可以做三到五分鐘，慢慢培養起來。關節的柔軟度與坐的舒適度增加，是這個看似簡單的系列中眾多好處中的兩個。

練習步驟：

1. 在你的坐骨上舒適地坐著，兩腿交叉。

2. 為了增加舒適度可以放一個瑜伽磚，或靠在牆壁上，身體要直。

3. 閉上雙眼，舌頭放在口腔的上頜。

4. 透過鼻子吸氣與吐氣，輕輕呼吸，不要用力。

5. 在鼻孔尖端感覺到吸氣的涼爽。

6. 通過頭部，把呼吸帶進十二指點（12-finger point）（圖 16.25）。

7. 維持在吸氣動作一會兒，然後允許吐氣讓身體下降。

8. 這個感覺是吐氣把脊椎的前面下降到地面，在坐骨以下，並像根一樣向下、向外伸展。

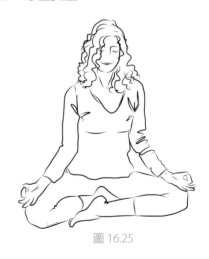

圖 16.25

9. 吐氣結束時做一個安靜的暫停，擠壓這口氣。

10. 放掉這口氣（吸氣），然後繼續順暢地吸氣。

11. 讓氣向上移動，通過頭部到十二指點，然後重複。

12.為了輕鬆呼吸,任何時間都可以暫停。

13.確定眼睛仍然靜定不動,安靜地閉起,不必跟著呼吸改變。

攤屍式

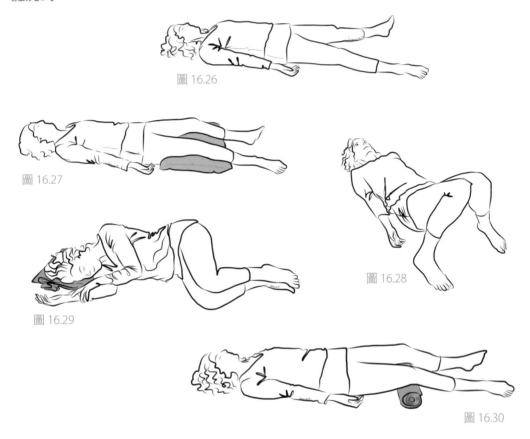

圖 16.26

圖 16.27

圖 16.28

圖 16.29

圖 16.30

　　確定身體保持溫暖,躺下來準備攤屍式(圖 16.26-16.29 可供選擇)。如果在一堂課後背部感到不舒服,學員也可以回到開始姿勢,膝蓋彎曲輕輕靠在一起,或若為仰臥姿勢,可以在膝蓋下方放一個坐墊。否則就側躺,也許可以在頭部放一個小枕頭。如果某個學員必須提早離開課堂,建議他們在離開之前花三到五分鐘做這樣的休息,不要省略掉這個練習的重要融入階段。也建議在攤屍式之後,安靜地坐起來以重新定位。

　　請注意，這個系列是恢復瑜伽課程的一部分，而且已經使用許多年，學員年齡從八到八十四歲都有，包括懷孕與其他各種身體狀況的學員。但必須清楚警告，任何有椎間盤突出狀況的人都不應該做脊椎旋轉動作。在所有的情況下，任何受傷的狀況都需要專門督導，因此這個系列就像其他系列動作一樣，不能取代醫生或合格從業人員的醫療建議。

參考文獻

1. *Hatha Yoga Pradipika* (1:17)

3. B.M. Nigg, "The Role of Impact Forces and Foot Pronation: A New Paradigm", Clinical Journal of Sport Medicine 11(1):2–9; 2001. Human Performance Laboratory, Faculty of Kinesiology, University of Calgary, Alberta, Canada.

4. James Oschman, private conversation 2011 and part of his workshop presentations. For further information see: James L. Oschman, "Fascia as a Body-wide Communication System", Ch. 2.5 in Robert Schleip, Thomas W. Findley, Leon Chaitow and Peter A. Huijing, *Fascia: The Tensional Network of the Human Body*, Churchill Livingstone/Elsevier, Edinburgh, 2012.

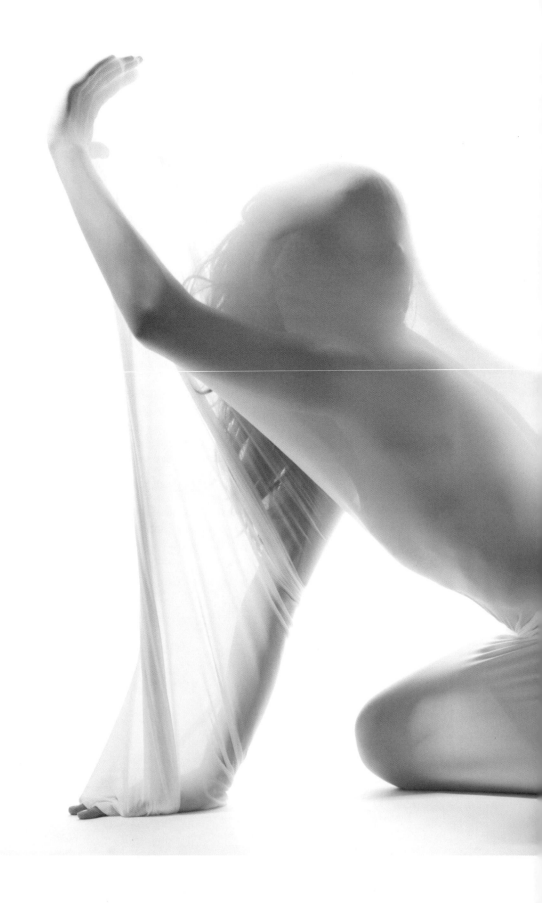

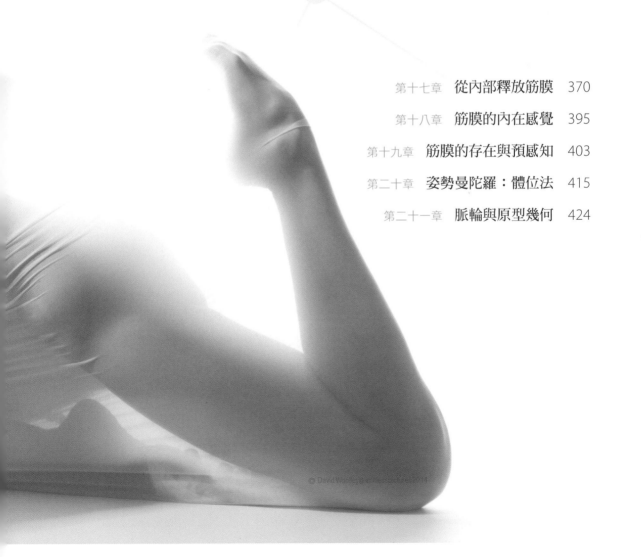

第三部

啟發察覺意識：
結合新典範

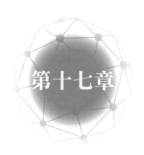

第十七章

從內部釋放筋膜

「真正的瑜伽不只是因外在機械式的命令擺出姿勢，而是從內在觀察，在這趟旅程中身體發生了什麼事……不管我們以為自己有多麼靜定，內在的某個地方一定有個細微的動作，只有我們能看得到，那就叫作生命……只要思考的大腦變得夠安靜，就能觀察正在身體上發生的動作。放鬆，真正的放鬆是變得安靜，看著呼吸的模式，把注意力維持在這裡，直到這個呼吸模式接管與統治身體內部的動作。這就是瑜伽的靜定，不是在做一個動作，而是觀察隨著呼吸發生的動作……在日常生活的擾擾嚷嚷中，我們沒有時間觀察深層的動作，我們做的是不在當下，靜定就像順著氣息而下。」[1]

派翠莎‧瑪麗‧史佩羅（Patricia Mary Sparrow，1935.3.12 ～ 2006.4.13）

　　只要感覺夠輕鬆到可以觀察到它，而且在它之中存在，我們就可以開始「順著氣息而下」。本章專注在更細微的瑜伽作法，並試著提供一個作法，以便可以：

- 鬆開精微體的內部管道，以脈輪為代表（見二十章）
- 鬆開關節的筋膜，以允許精微能量的流動更順暢，並讓組織可以滑動與補充水分。
- 透過微動作以及同時注意呼吸，幫助我們的感覺細緻化。

Pawanmuktasana（膝碰胸式）的意思是「釋放這些氣息[2]」。它指的是風息

（vayus / winds），或是十五章所定義的精微體生命能量。這些構成了生命能量控制法作法的一部分，在此結合動作，直到呼吸的節奏接管，以實際技術同時促成好幾件事。

透過關節溫和的旋轉、彎曲與伸展，沒有拉扯地鬆開每一個方向的筋膜。當這些動作與呼吸結合，呼吸的節奏就可以接管，然後我們開始在這些動作中存在，沒有移動的部位，也會有種靜定的感覺。這個練習是要把注意力從正在移動的身體部位（見以下的序列），與其他不動的部位分開，最後呼吸會結合兩者。一旦發生這個狀況，我們就達到了「順著氣息而下」，接著就會發生其他的事，就像活力與存在的本質受到了滋養。

經常做膝碰胸式可以同時訓練注意力的靜定覺察與動態平衡，每個動作都要求維持注意力分配，一方面是溫和而有節奏地放鬆關節，另一方面也同時穩定身體的其他部分，提供安靜的支持。這是在當下的身體練習，把全書提及的所有相對性組合在一起。我們變成了見證者，在當下觀察並促進穩定與舒適：覺察與呼吸。在一組的十個動作中，只要呼吸並在節奏中覺察就好（結合是這個練習背後的主題，也是數字十背後的主題，我們將會在二十章中討論）。

經由第一個膝碰胸式系列，會自然促進靜止張力或伸縮完整性。不管一個人的年齡與技巧程度如何，結果似乎都是相同的：都會慢慢改善坐姿與站姿，以及把動作與呼吸整合的能力，因此而培養出一種輕鬆的自我練習方式。就像筋膜是從內在鬆開，而這正是這種細緻作法的目的。

基礎練習	
1	腳趾
2	腳踝 A
3	腳踝 B
4	腳踝 C
5	膝蓋 A
6	膝蓋 B
7	膝蓋 C
8	膝蓋 D
9	髖部 A
10	髖部 B
11	骨盆與脊椎
12	手指
13	手腕 A
14	手腕 B
15	手肘 A
16	手肘 B
17	肩膀 A
18	肩膀 B
19	手臂伸展
20	頸部與頭部 A
21	頸部與頭部 B
22	頸部與頭部 C
23	頸部與頭部 D
24	攤屍式

隨著學員變得熟嫻，富有節奏的呼吸與動作開始和諧共振，也確實表現出瑜伽的內涵。這是看起來簡單而不起眼的練習，然而能把心智帶到平靜，經常持續執行需要勇氣，這是設計來把注意力從思考帶走，並概念化地鼓勵我們（在實際與象徵意義上）開始慢慢發展內在感覺的空間。

隨著呼吸的轉換，在有節奏的聆聽中溫和專注在這一件事上，我們開始找到思緒之間的空間。如果心智像往常一般漫遊，只要一發現到就能簡單而溫和地把注意力拉回呼吸的動作。隨著時間一久，心智的評判就會更快關機，身體也會更容易變成存在當下的一個安靜反射，就可以隨意選擇自處時是要靜定或要動作。

關於這套作法

這系列的設計有一部分是練習第十五章提到的基礎姿勢的結果，有一部分則是用了比哈瑜伽學校（Bihar School of Yoga）[3] 基礎膝碰胸式（Pawanmuktasana Foundation）系列[4] 的改編。已經有各種年齡層的人學過，只要一個人可以克服心智喋喋不休的狀況，並臣服於這種有節奏的動作，那麼最常見的經驗就是坐著的時候，可以感到自然的舒適感。

藉由結合因疼痛或受傷而孤立起來的肩膀、髖部、頸部等身體各部位的許多問題，這個作法也顯示了治療的價值。一開始往後靠在掌根上，可能會有一種微微的「針刺」感；如果發生這個狀況，就規律地放鬆雙手，並溫和搖動雙手或搓揉雙手，根據需要，也可以經常休息。你可以舒服地坐在坐墊上，必要時支撐膝蓋後側，直到坐的能力變得更穩定。這要花一點時間，但在我們的負載經驗上累積靜定的品質相當有價值。脊椎會有不錯的回應，而且似乎能逐漸自然享受坐著，並在輕鬆的呼吸中表現它的彎曲設計。這是一種很細緻的練習，而且如果筋膜因應了負載經驗中的微動作，這個系列就會由內而外，逐漸而充分地讓它們的好處達到理想。

學員反饋有種內在的平靜感，而且從呼吸、消化到運動與睡眠，各種功能都感到更輕鬆或愈來愈舒適，這是冥想的絕佳準備。

延伸筆記

　　這種安靜的作法完全沒有大張旗鼓的慶祝之處，在主動的姿勢與坐在冥想式的靜定中所需要的柔軟度與自我控制之間建立一座橋梁，接下來將會深入探討。這是筋膜基質發揮它的許多特點之後會發生的結果，在安靜的完整性中，它會適當地帶我們做到自我調節，以及享受移動、呼吸與靜定的自然能力。在身體的微動作與存在的細微覺察之間，也許存在一種明顯的關聯性？瑜伽作法提出了這一點，而且因為筋膜是我們最大的感覺器官，它會自然地從這些節奏性動作的安撫中得到好處，隨著順應性呼吸的細微節奏開始以自己的方式共振。

基礎練習：膝碰胸式

　　這個基礎練習首先要帶學生進入自我覺察的狀態，同時得到強健身體的好處。建議在姿勢之間有規律的休息時間，坐在起始姿勢觀察呼吸，並在必要時暫停。把這個練習作為最佳表現活動（例如運動或上台，但不是在之前）準備工作的一部分，以及生病之後的恢復，特別是壓力或疲勞，也很理想。它也適合所有的年齡層與程度的人。

　　此練習法改編自史瓦米・薩特南達・薩拉斯瓦提（*Swami Satyananda Saraswati*）的比哈學校教學內容。[5]

1　腳趾

目的：更仔細覺察腳與放鬆下肢關節。在身後伸直手臂並放鬆。由手支撐著身體，向後休息。軀幹保持展開的長度，因此呼吸會變得很明顯，也可以在捲曲和彎曲腳趾時，進行吸氣與額外吐氣的循環。

支撐：這來自底部位置，特別是雙手。一開始雙手可能會有微微的針刺感。如果有這種狀況，定時放鬆雙手，並在各回合之間休息。隨著經常練習，雙手就能輕鬆地支撐著身體。

時間：一開始可以做五次，專注在腳上，接著結合呼吸再做五次。隨著對這個基礎

練習的做法更加熟悉，你就可以直接做整合呼吸，並把次數增加到十五回合。重點在於不要匆忙做過，也不要趕時間。它是要讓你體驗身體在放鬆每一個關節，以及身體的強化。關節柔軟度與坐著時增加舒適度，是這個看似簡單的系列許多好處的其中兩個。

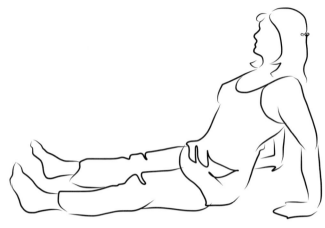
圖 17.1 A 起始姿勢

練習步驟：

1. 舒服地坐在坐骨上，雙手放在身體後側（圖 17.1A）。

2. 腳跟分開，放得比髖部寬一點點。

3. 雙腳足背屈曲，讓它們與地面成直角。

4. 專注在腳趾，一起簡單讓它們朝向你做足背屈。

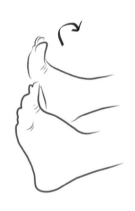

5. 藉由把腳趾往下捲做蹠屈，讓腳趾遠離你。

6. 如果可以就把動作限定在腳趾，做五回合（圖 17.1B）。

7. 接著加入呼吸，吸氣時腳趾向上，吐氣時腳趾捲曲。

8. 隨著呼吸按序列做五回合，最多到十次。

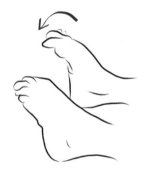
圖 17.1B 動作

2 　腳踝 A

目的：更仔細覺察腳踝，放鬆下肢關節。在身後伸直手臂並放鬆。由手支撐著身體，向後休息。軀幹保持展開的長度，因此呼吸會變得很明顯，也可以在移動踝關節時，進行吸氣與額外吐氣的循環。

支撐：這來自底部位置，特別是雙手。一開始雙手可能會有微微的針刺感。如果有這種狀況，定時放鬆雙手，並在各回合之間休息。隨著經常練習，雙手就能很輕鬆地支撐身體。

時間：一開始可以做五次，專注在腳上，接下來結合呼吸再做五次。

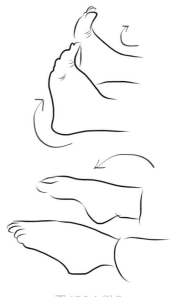

練習步驟：

1. 舒服地坐在坐骨上，雙手放在身體後側。

2. 腳跟分開，放得比髖部寬一點點。

3. 雙腳足背屈曲，拉長到腳跟，打開後膝蓋。

4. 接著延伸腳趾做蹠屈。

5. 如果可以就把動作限定在腳踝，做五回合。

6. 接著加入呼吸，吸氣時足背屈，吐氣時延伸腳背，蹠屈。

7. 隨著呼吸按序列做五回合，最多到十次。

圖 17.2 A 與 B

3 　腳踝 B

目的：更仔細覺察腳踝與小腿與放鬆下肢關節。在身後伸直手臂並放鬆。由手支撐著身體，向後休息。軀幹保持展開的長度，因此呼吸會變得很明顯，也可以在腳踝繞圈與探索流暢動作時，進行吸氣與額外吐氣的循環。關鍵是在整個範圍中找到流暢勻稱的動作，而不是點擊般地做做停停。這需要練習。

支撐：這來自底部位置，特別是雙手。

時間：一開始可以做五次，專注在腳踝，接著結合呼吸
再做五次。最後呼吸十次就夠了。這是一個強化
腳踝，同時維持柔軟度的絕佳練習。

練習步驟：

1. 舒服地坐在坐骨上，雙手放在身體後側。

2. 腳跟分開，放得比髖部寬一點點。

3. 順時針旋轉兩個腳踝一整圈。

4. 逆時針旋轉兩個腳踝一整圈。

5. 遠離中心旋轉兩個腳踝一整圈。

6. 向著中心旋轉兩個腳踝一整圈。

7. 如果可以就把動作限定在腳踝，做五回合。

8. 接著加入呼吸，吸氣時做上半圈，吐氣時做下半圈。

9. 隨著呼吸按序列做五回合，最多到十次。

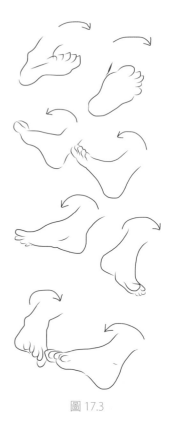

圖 17.3

4 腳踝 C

目的：目的是被動地促成冥想的坐姿，放鬆下肢關節。右手扶著腳踝，並保持挺
胸。軀幹保持展開的長度，因此呼吸會變得很明顯，也可以在這個姿勢做繞
圈動作時，進行吸氣與額外吐氣的循環。

支撐：用同側的手扶著腳踝，並由另一隻手溫和但穩定地做，不用力地鼓勵動作的
範圍。現在的支撐是軀幹，所以要確定坐直。（如果有幫助的話，可以用一
個瑜伽磚，矮一點的比較好，以避免過度伸展向外展開的膝蓋。）

時間：一開始可以做五次，專注在繞圈動作，接著結合呼吸再做五次。之後可以只
做十次呼吸。

練習步驟：

1. 舒服地坐在坐骨上，或用一個瑜伽磚以幫助坐正。

2. 把右腳跨到左大腿上面。

3. 左手指放在右腳趾之間，或扶著右腳。

4. 輕輕地旋轉腳踝，用手來做，讓腳放鬆。

5. 接著轉另一個方向。

6. 如果可以就把動作限定在腳踝，做五回合。

7. 接著加入呼吸，吸氣時做上半圈的旋轉，吐氣時做下半圈。

8. 隨著呼吸按序列做五回合，最多到十次。

9. 重複做另一邊。

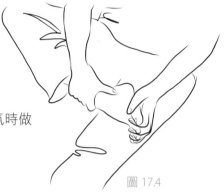

圖 17.4

5　膝蓋 A

目的：強化大腿並確保支撐膝關節的周圍。在身後伸直手臂並放鬆。由手支撐著身體，向後休息。軀幹保持展開的長度，因此呼吸會變得很明顯，也可以在擠壓膝蓋時，進行吸氣與額外吐氣的循環。

支撐：這來自底部位置，特別是雙手（圖 17.1A）。

時間：一開始可以做五次，專注在腳，接著結合呼吸再做五次。在這系列中，最後十次呼吸循環就夠了。

練習步驟：

1. 舒服地坐在坐骨上，手放在身體後側做基本動作。

2. 腳跟分開，放得比髖部寬一點點。

3. 把膝蓋骨向上收縮，就會動到腿的前側。

4. 維持這個收縮的動作，數到五。

5. 接著放鬆。

6. 如果可以就把動作限定在膝蓋，做五回合。

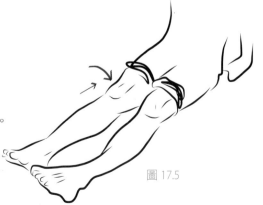

圖 17.5

7. 接著加入呼吸，吸氣時保留這口氣做收縮動作。

8. 隨著呼吸按序列做五回合，最多到十次。

6 膝蓋 B

目的：強化雙腿與腹部，並結合呼吸模式。最後這個姿勢可以雙腿同時抬起，找到「船式」。但除非已經訓練出力量，且能輕易執行這個版本，否則不應輕易嘗試。注意禁忌事項（下方）。

支撐：支撐的力量來自伸展的腿與坐骨，最後是來自逐漸累積的腹部完整性。在這個姿勢中，手臂要非常強壯，所以不應該拉成一種懶散、無精打采的位置。

時間：一開始可以做五次，專注在伸直的腿與強壯的手臂，接著結合呼吸再做五次。額外吐氣的設計是要協助穩定腰椎，並藉由這樣做來強化腰椎。

禁忌：這個作法的兩腿進階版本，不建議腹部肌肉較弱、有下背問題、高血壓與心臟疾病的人做。隨著時間的累積，這個序列可以強化腰椎與腹部，但強烈建議一開始只先做一邊，而且要多重複幾次直到練出力量。

練習步驟：

1. 舒服地坐在坐骨上，雙手環繞一邊的大腿。

2. 膝蓋彎曲，腳平放地上，另一隻腿放平、拉長。

3. 把腿在前方伸直，用手把它抬高。

4. 彎曲大腿放鬆時，專注在膝關節與大腿後肌。

5. 如果可以就把動作限定在膝蓋與腿，做五回合。

6. 接著加入呼吸，吸氣時腳放下，吐氣時腳直起來。

7. 隨著呼吸按序列做五回合，最多到十次。

8. 換邊，做另一條腿。

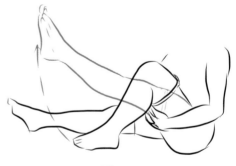

圖 17.6

7 膝蓋 C

目的：加強膝關節周圍的組織，並協助它的支撐結構，因為它承擔了很大的重量與
　　　組織。根據比哈學校的說法是：「這些體位法透過活化療癒能量，能讓關節
　　　恢復活力。」

支撐：來自伸直（其他）的腿與手。利用操作中腿周圍的支撐力，「保持」軀幹的
　　　直立。可以互相扣住手指，或交叉手臂抱著手肘。焦點在於滑動而非範圍。

時間：一開始可以順時針做五次，並專注在圓圈動作的品質，接著結合呼吸再做五
　　　次。當開始有信心而且膝蓋也強健之後可以增加到十次。如果有膝蓋問題，
　　　請避免這個練習，除非有人特別在旁督導練習。

練習步驟：

1. 舒服地坐在坐骨上，雙手抱起一隻腿（圖 17.7）。
2. 不要拉傷，用這隻腳來畫一個溫和的圓圈。
3. 不要強迫膝蓋。這是設計來促進動作的。
4. 專注在這些圓圈上，試圖在頂端的位置把腿伸直。
5. 大腿與軀幹應該仍然保持不動，圓圈要很順暢。
6. 如果可以就把動作獨立出來，每一個方向做五回合。
7. 接著加入呼吸，吸氣時做上半圈，吐氣時做下半圈。
8. 隨著呼吸按序列做五回合，最多到十次。

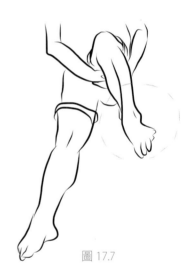

圖 17.7

8 膝蓋 D

目的：以膝蓋與髖關節之間的自由空間，促進舒服的坐姿，例如盤腿。做完這個練
　　　習之後，請小心用手把腿部分拉直，把它彎曲到摺疊位置（如果可能，把腳
　　　跟拉到腹股溝），接著把它完全伸直，以確定膝關節是正確對齊的。

支撐：來自（其他）伸直的腿以及在坐骨上坐直的力量，脊椎不要塌下來。

時間：一開始可以做五次，並專注在膝蓋與髖部的關係，同時結合呼吸。一旦強健
　　　也適應了，這個姿勢可以延伸，在彎曲膝蓋處增加小小的彈振，在「打開」
　　　的髖關節增加活動範圍。如果可以這樣做而不會拉傷，對於促進髖部放鬆，
　　　十到二十個彈振就夠了（不要強迫，而且不像彈跳那麼大力）。

練習步驟：

1. 舒服地坐在坐骨上，一隻腳放在大腿上，如圖所示（17.8）。

2. 輕輕呼吸，把膝蓋抬到胸部。

3. 吐氣並輕輕地把膝蓋從身體推到地板。

4. 軀幹仍然保持不動，而且應該是不用力的。

5. 是同側的手在做這件事，而不是腿，腿是被動的。

6. 隨著呼吸按序列做五回合，最多到十次。

7. 輕輕把腿伸直，然後把腳跟靠在大腿內側。

8. 接著把腿伸直並完全伸展，以對齊膝蓋。

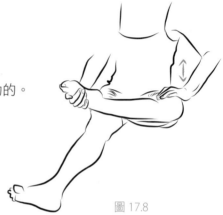

圖 17.8

9　髖部 A

目的：目的是要更仔細覺察腿部關節與放鬆髖部。當膝蓋與髖部變得柔軟，你就可
　　　以把腳踝放在另一隻腿，然後用手旋轉膝蓋。軀幹保持展開的長度，因此呼
　　　吸會變得很明顯，你也可以在髖部旋轉時，進行吸氣與額外吐氣的循環。

支撐：來自底部位置與握住旋轉的腿的雙手／手臂。

時間：一開始可以做五次，並專注在髖部的圓圈，接著結合呼吸再做五次，總共做
　　　到十次。

練習步驟：

1. 舒服地坐在坐骨上，摺疊一隻腿。

2. 握住那個膝蓋外側，輕輕擱在同一側的手臂上。

3. 如上所述，把踝關節輕輕擱在另一個手臂上。

4. 用手不用腿，腿仍然是被動的。

5. 順時針旋轉髖關節，然後逆時針，五次。

6. 如果可以就把動作限定在髖部，這樣做五回合。

7. 接著加入呼吸，吸氣時做上半圈，吐氣時下半圈。

8. 隨著呼吸按序列做五回合，最多到十次。

9. 在另一邊重複。

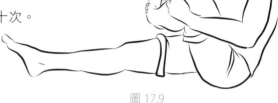

10　髖部 B

圖 17.9

目的： 目的是讓身體準備坐姿，並舒緩腹股溝長時間坐、站或走路的緊繃。在腳長時間工作之後，這個姿勢可以緩解疲勞。

支撐： 從起始姿勢進入，當腳跟更靠近骨盆時，會慢慢變得更理想。要確定坐正（必要的話，可以用一個瑜伽磚），把兩側腳跟一起放在前方覺得舒服的地方。隨著髖關節可以做更大範圍的時候，腳跟會更靠近身體。

時間： 不要使勁做這個動作，一定要尊重膝蓋與髖關節，不要太用力壓它們。這是要邀請與鼓勵細微的彈振，而不是一種彈跳的力量。最多三十次就夠了。

禁忌： 有薦骨問題或坐骨神經痛的人，不建議做這個姿勢。

練習步驟：

1. 舒服地坐在坐骨上；把腳放在一起。

2. 把雙腳握在手中，把腳跟壓在一起。

3. 腳跟應該盡量靠近會陰。

4. 完全放鬆大腿內側肌肉。

5. 手指勾在大拇趾，以封閉這個姿勢。

6. 輕輕抬起與放下膝蓋二十到三十次，正常呼吸。

7. 如果還算舒服，就輕輕把膝蓋下壓二十到三十次。

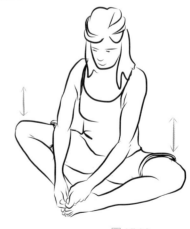

圖 17.10

11 骨盆與脊椎

目的：在這個坐姿上感覺地面，並且不用力地做一次旋轉。完成之後，身體向前彎是好的，如果舒服的話，可以休息一或兩分鐘。

支撐：來自底部的盤腿姿勢。這是用來做向下旋轉，並體驗向上旋轉的感覺。不需要用力。這是在探問脊椎現在的狀況，並鼓勵坐著時的最佳自然腰椎曲線。

時間：一開始每一邊可以做五次，最多做到十次。

練習步驟：

1. 在地上舒服地坐著，輕輕盤腿。

2. 找到坐骨，然後用腿坐直坐「挺」。

3. 吸氣，什麼事都不做，吐氣時，把軀幹向右旋轉。

4. 輕輕地繼續旋轉，直到可以看到右肩。

5. 回到中心時吸氣，轉到另一邊時吐氣，直到可以看到左肩。

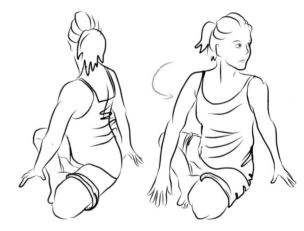

圖 17.11

6. 旋轉不要用力，這只是一種探詢，不是一種挑戰。

7. 換另一個方式盤腿，然後每一邊重複。

8. 隨著呼吸按序列做五回合，最多到十次。

12 手 A：伸展與握緊

目的：手被視為在心臟線上，從胚胎期的軀幹開始生長，並包在心臟周圍。這打開了通過手臂與胸部的能量經線，而且意外困難。如果要為這個體位法增加一個變化，可以讓手臂外伸到兩側，到肩膀的高度。

支撐：從起始姿勢進入，特別是盤腿。舒服坐直很重要，這樣心臟才能是開放的。

　　　如果手臂一開始很快就累了，就在練習之間把手放在旁邊或後面休息。

時間：一開始可以做五次，專注在手部，接著結合呼吸再做五次，最多做十次。

練習步驟：

1. 在起始姿勢或盤腿，坐在坐骨上。

2. 視習慣可以使用一塊瑜伽磚，輔助舒服坐下。

3. 把手伸向前面，如圖顯示（到肩膀水平）。

4. 把手與手指展開，手掌相對（圖 17.12）。

5. 接著把手握緊成拳頭，拇指壓在手指底下。

6. 這個動作要做得緩慢而刻意，但很用力，做五回合。

7. 接著加入呼吸，吸氣時手張開，吐氣時手握緊。

8. 隨著呼吸按序列做五回合，最多到十次。

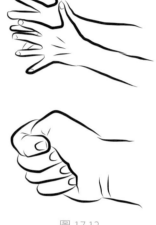

圖 17.12

13 手腕 A

目的：手被視為在心臟線上，從胚胎期的軀幹開始生長，並包在心臟周圍。這打開
　　　了通過手臂與胸部的能量經線，而且意外困難。如果要為這個體位法增加一
　　　個變化，可以讓手臂外伸到兩側，到肩膀的高度。它的設計是為了促進手腕
　　　的滑動，以及強健手臂。

支撐：從起始姿勢進入，特別是盤腿。舒服坐直很重要，這樣心臟才能是開放的。

　　　如果手臂一開始很快就累了，就在練習之間把手放在旁邊或後面休息。

時間：一開始可以做五次，專注在手部，接著結合呼吸再做五次，最多做十次。

練習步驟：

1. 在起始姿勢或盤腿，坐在坐骨上。

2. 視習慣可以使用一塊瑜伽磚，輔助舒服坐下。

3. 把雙手伸向前面，如圖顯示（到肩膀水平）。

4. 維持手掌打開、手指伸直,並在整個練習中碰到彼此。

5. 把手向上按壓(像靠在牆壁上),然後手指往下指(圖 17.13)。

6. 手肘和手都是直的。這樣做五回合。

7. 接著加入呼吸,吸氣時手向上,吐氣時手向下。

8. 隨著呼吸按序列做五回合,最多到十次。

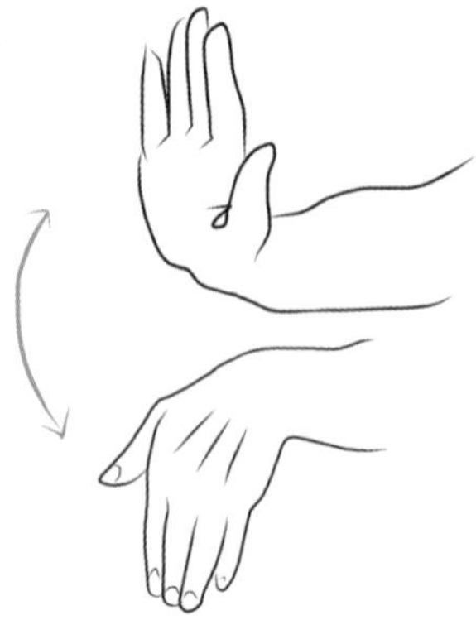

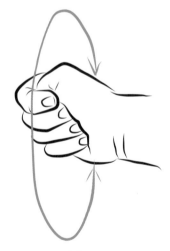

14 手腕 B

圖 17.13

目的: 手被視為在心臟線上,從胚胎期的軀幹開始生長,並包在心臟周圍。這打開了通過手臂與胸部的能量經線,而且意外困難。如果在鍵盤上或用手工作了一整天,這對將帶來很大的幫助,因為它會舒緩不必要的緊繃,並鼓勵手腕關節的滑動與補充水分。

支撐: 從起始姿勢進入,特別是盤腿。舒服坐直很重要,這樣心臟才能是開放的。可以用另一側的手臂從後方支撐減輕難度。如果手臂一開始很快就累了,就在練習之間把手放在旁邊或後面休息。

時間: 一開始每一個方向可以做五次,專注在手部,接著結合呼吸再做五次,最多做十次。

練習步驟:

1. 在起始姿勢或盤腿,坐在坐骨上。

2. 視習慣可以使用一塊瑜伽磚,輔助舒服坐下。

3. 把一隻手伸向前面,如圖顯示(到肩膀水平)。

4. 輕輕握拳,拇指在裡面,以順時針旋轉。

5. 反轉方向旋轉(逆時針),維持手腕朝下。

6. 手臂應該保持不動,旋轉的圓圈盡可能大。

7. 接著加入呼吸,吸氣時拳頭向上,吐氣時向下。

圖 17.14

8. 隨著呼吸按序列做五回合，最多到十次。

9. 另一隻手重複這樣做（如果可能，單獨做手腕關節的動作）。

15　手肘 A：彎曲與伸展

目的：手被視為在心臟線上，從胚胎期的軀幹開始生長，並包在心臟周圍。這打開了通過手臂與胸部的能量經線，而且意外困難。

支撐：從起始姿勢進入，特別是盤腿。舒服坐直很重要，這樣心臟才能是開放的。

如果手臂一開始很快就累了，就在練習之間把手放在旁邊或後面休息。

時間：一開始可以做五次，專注在手部，接著結合呼吸再做五次，最多做十次。

練習步驟：

1. 在起始姿勢或盤腿，坐在坐骨上。

2. 視習慣可以使用一塊瑜伽磚，輔助舒服坐下。

3. 把雙手伸向前面，如圖顯示（到肩膀水平）。

4. 手掌相對，手肘彎曲以碰到肩膀。

5. 接著手臂再次伸直，保持肩膀的高度。

6. 這個動作要做得緩慢、刻意，但很用力。做五回合。

7. 接著加入呼吸，吸氣時手臂打開，吐氣時手臂彎曲。

8. 隨著呼吸按序列做五回合，最多到十次。

9. 重複整個序列，手臂從側面開始。

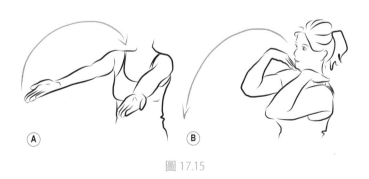

圖 17.15

16 手肘 B：旋轉

目的：手被視為在心臟線上，從胚胎期的軀幹開始生長，並包在心臟周圍。這打開了通過手臂與胸部的能量經線，而且意外困難。

支撐：把另一隻手放在肘關節處，支撐作用中的手，以維持它在整個練習中的穩定，促進順暢的轉圈動作。

時間：一開始可以做五次，專注在手肘部位的動作順暢度，接著結合呼吸再做五次，最多做十次。

練習步驟：

1. 在起始姿勢或盤腿，坐在坐骨上。

2. 視習慣可以使用一塊瑜伽磚，輔助舒服坐下。

3. 把一隻手伸向前面，如圖顯示（到肩膀水平）。

4. 用另一隻手扶著這隻手臂，稍微比手肘高一點。

5. 在手肘彎曲手臂，以順時針旋轉關節。

6. 手臂保持穩定，手部掠過肩膀。

7. 這個動作做五回合。

8. 接著加入呼吸，吸氣時手臂向上，吐氣時手臂向下。

9. 隨著呼吸按序列做五回合，最多到十次。

10. 在逆時針方向，重複這個順暢的轉圈動作。

11. 以另一隻手臂，重複整個序列。

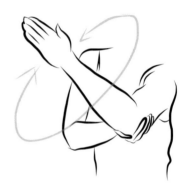

圖 17.16

17 肩膀 A：旋轉

目的：肩關節可以從這個練習得到很多益處，可以緩解從工作中提袋子、抬重物，或久坐不動的過勞模式。這個序列也可以舒緩開車、各種有關手臂工作的活動所帶來的肌肉過勞。

支撐：首先，另一隻手臂扶著操作中的手。如果坐直的動作感覺舒服，也可以持續下去，兩隻手臂就可以一起練習。重點是要透過完整的範圍，鼓勵順暢的繞圈動作，這樣肩帶就可以舒服地放在胸腔上面，而且動作是限定在肩關節。

時間：一開始可以做五次，專注在肩膀的動作順暢度，接著結合呼吸再做五次，最多做十次。

練習步驟：

1. 在起始姿勢或盤腿，坐在坐骨上。
2. 視習慣可以使用一塊瑜伽磚，輔助舒服坐下。
3. 一隻手肘向旁邊伸出去，手放在肩膀。
4. 以大圓的順時針方向，順暢地旋轉這個手肘，做五回合。
5. 以逆時針方向重複，做五回合。
6. 接著加入呼吸，吸氣時手臂向上，吐氣時手臂向下。轉圈。
7. 接著可以用兩個手臂重複整個序列。
8. 左肩的左手臂與右肩的右手臂。

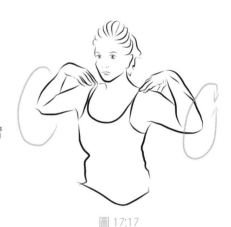

圖 17:17

18　肩膀 B：前後擠壓

目的：就像肩膀 A 的練習，肩關節可以從這個練習中得到很多益處，可以舒緩從工作中提袋子、抬重物或久坐不動的過勞模式。例如，長時間坐在辦公桌、電腦前面，或在車裡之後，它也有助於打開身體前側。這個序列也可以舒緩開車、各種有關手臂工作的活動所帶來的過勞，而且容易在工作期間進行，作為預防過勞模式的短暫穿插運動。

支撐：兩隻手臂一起做，以感覺到左邊與右邊之間的範圍的平衡。當手肘被拉到身體前側靠近彼此時，確保脊椎不要向前折。

練習步驟：

1. 在起始姿勢或盤腿，坐在坐骨上。

2. 視習慣可以使用一塊瑜伽磚，輔助舒服坐下。

3. 兩側手肘向兩邊伸出去，同一邊的手放在肩膀上。

4. 兩側手肘都保持在肩膀的高度。

5. 兩側手肘在前側相碰，停留，然後帶到兩側。

6. 在順暢的動作中，把手肘拉到後側，好像要
   在後側相碰一樣。

7. 接著加入呼吸，吸氣時手肘向前，吐氣時手
   肘向後。

8. 往前與往後算一回合，重複做十回合。

9. 手肘保持在肩膀高度，並依需求停止。

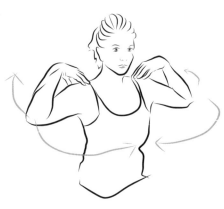

19 手臂伸展

圖 17.18

目的：手被視為在心臟線上，從胚胎期的軀幹開始生長，並包在心臟周圍。這個動
　　　作打開了通過手臂與胸部的能量經線，而且意外困難。可以鼓勵肩膀做完整
　　　範圍的運動。

支撐：來自起始姿勢。如果呈盤腿姿勢，建議在整個練習中經常改變偏好的盤腿
　　　側。

時間：一開始可以做五次，專注在手部上下動作的順暢度，接著結合呼吸再做五
　　　次，最多做十次。

練習步驟：

1. 在起始姿勢或盤腿，坐在坐骨上。

2. 視習慣可以使用一塊瑜伽磚，輔助舒服坐下。

3. 把兩隻手放在祈禱位置，然後向上伸過頭部。

4. 輕輕彎曲手肘，直到掌根碰到頭。

5. 把手向上拉長，到 C 位置，然後回到 A 位置。

6. 把手停留在頭頂，與頭頂成直線，做五回合。

7. 接著加入呼吸，吸氣時手向上，吐氣時手向下。

8. 隨著呼吸按序列做五回合，最多到十次。

9. 會有一種透過脊椎稍微上抬與伸展的感覺。

10. 整個動作的手掌保持相對。依照需求在 B 位置休息。

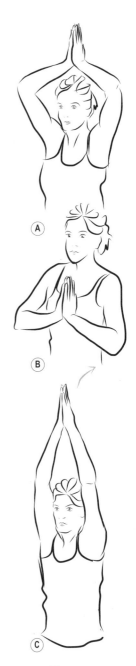

圖 17.19

20 頸部與頭部 A

目的：目的是要舒緩頸部的緊繃，放鬆頸部的組織。所有連接不同器官與四肢的神經都通過頸部，而且各肌筋膜層與組織也可能保持額外的張力，並被不良組織的姿勢過度調用。這些體位法的設計是要釋放它們的活動度，但是不可以用力進行。頸部有很精緻的構造，因此我們要做的是細微的活動性與感覺細緻化，而不是長度或範圍。

支撐：從起始姿勢進入，特別是雙手。必要時用雙手支撐，否則要坐正坐「挺」，因為對這些動作的功效來說，自然的脊椎曲線相當必要。

時間：一開始可以做五次，專注於結合呼吸以及感覺平衡。最多做十回合。

練習步驟：

1. 舒服地坐在坐骨上，雙手放在身體後側，如圖所示。

2. 視習慣也可以盤腿坐著。閉上眼睛。

3. 吐氣，把下巴往下帶到胸部，頸部拉長。

4. 吸氣時，盡可能舒適地把頭向上與向後抬。

5. 重複五次，最多十次；但是不要拉傷或用力。

6. 請注意頸部／頭部練習的禁忌（見下欄說明）。

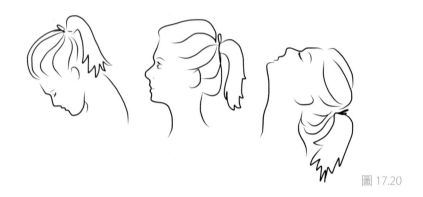

圖 17.20

所有頸部與頭部動作的禁忌：
　　老年人，或患有低血壓或高血壓、暈眩或極端頸椎問題，例如椎間盤突出或脊椎關節僵硬的人，不應該做這些動作。

21　頸部與頭部 B

目的：目的是要舒緩頸部的緊繃，放鬆頸部的組織。所有連接不同器官與四肢的神經都通過頸部，而且各肌筋膜層與組織也可能保持額外的張力，並被不良組織的姿勢過度調用。這些體位法的設計是要釋放它們的活動度，但是不可以用力進行。頸部有很精緻的構造，因此我們要做的是細微的活動性與感覺細緻化，而不是長度或範圍。

支撐：從起始姿勢進入，特別是雙手。必要時用雙手支撐，否則要坐正坐「挺」，因為對這些動作的功效來說，自然的脊椎曲線相當必要。

時間：一開始可以做五次，專注於結合呼吸以及感覺平衡與對稱。最多做十回合。

練習步驟：

1. 舒服地坐在坐骨上，雙手放在身體後側，如圖所示。

2. 視習慣也可以盤腿坐著。閉上眼睛。

3. 在中心位置吸氣，吐氣時把右耳帶向右肩。

4. 吸氣回到中心，吐氣時把左耳帶向左肩。

5. 重複五次，最多十次；但是不要拉傷或用力。

6. 不必把耳朵帶到肩膀。

7. 請注意頸部／頭部練習（參照 20 的說明）的禁忌與
   警告事項（以下）。

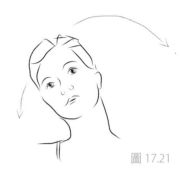

圖 17.21

警告：

　　如果有任何頸部受傷或椎間盤突出問題，所有的頸部動作都應該在督導之下，或在醫生或物理治療師的建議之下才能進行。尋求改善活動性時這些動作都應該修正，而且動作幅度要最小化成微動作，隨著範圍改善才逐漸增加動作的幅度。

22　頸部與頭部 C

目的：目的是要舒緩頸部的緊繃，放鬆頸部的組織。所有連接不同器官與四肢的神經都通過頸部，而且各肌筋膜層與組織也可能保持額外的張力，並被不良組織的姿勢過度調用。這些體位法的設計是要釋放它們的活動度，但是不可以用力進行。頸部有很精緻的構造，因此我們要做的是細微的活動性與感覺細緻化，而不是長度或範圍。

支撐：從起始姿勢進入，特別是雙手。必要時用雙手支撐，否則要坐正坐「挺」，因為對這些動作的功效來說，自然的脊椎曲線相當必要。

時間：一開始可以做五次，專注於結合呼吸以及感覺平衡與對稱。最多做十回合。

禁忌：參照 20 與 21 的說明。

練習步驟：

1. 舒服地坐在坐骨上，雙手放在身體後側，如圖所示。

2. 視習慣也可以盤腿坐著。閉上眼睛。

3. 在中心位置吸氣，吐氣時把頭轉向右肩。

4. 吸氣回到中心，吐氣時把頭轉向左肩。

5. 重複五次，最多十次；但是不要拉傷或用力。

6. 不必把下巴帶到肩膀，保持頭部水平。

7. 請注意頸部／頭部練習的禁忌（參照 20）。

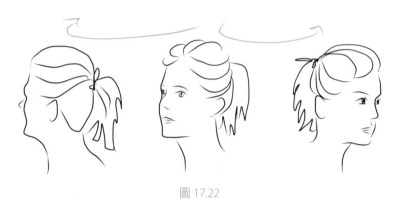

圖 17.22

23　頸部與頭部 D

目的：目的是要舒緩頸部的緊繃，放鬆頸部的組織。所有連接不同器官與四肢的神經都通過頸部，而且各肌筋膜層與組織也可能保持額外的張力，並被不良組織的姿勢過度調用。這些體位法的設計是要釋放它們的活動度，但是不可以用力進行。頸部有很精緻的構造，因此我們要做的是細微的活動性與感覺細緻化，而不是長度或範圍。

支撐：從起始姿勢進入，特別是雙手。必要用雙手支撐，否則要坐正坐「挺」，因為對這些動作的功效來說，自然的脊椎曲線相當必要。

時間：一開始可以做五次，專注於結合呼吸以及感覺平衡與對稱。體驗頭部與頸部的感覺，即使閉起雙眼，眼睛也要保持不動（不需隨著頭上下移動）。最多做十回合。

禁忌：參照 20 與 21 的說明。

練習步驟：

1. 舒服地坐在坐骨上，雙手放在身體後側，如圖所示。

2. 視習慣也可以盤腿坐著。閉上眼睛。

3. 以順時針方向，輕輕地把頭轉向頸部。

4. 以另一個方向轉動，吸氣時，頭抬高。

5. 吐氣時，頭向下轉，回到開始的地方。

6. 重複五次，最多十次；但是不要拉緊或用力進行。

7. 不必拉扯頸部。保持頸部放鬆。

8. 請注意頸部／頭部練習的禁忌。

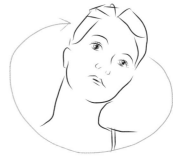

圖 17.23

24　攤屍式

目的：目的是在受到邀請而刻意移動並維持各種姿勢之後，放鬆自己，讓身體組織
　　　自己組織起來。膝碰胸式會讓能量管道打開與流動。如果這是第一次做，組
　　　織被活化的地方可能會有些騷動，體液在重組，外在的緊繃也在放鬆。確定
　　　要喝大量的水，並在這個姿勢中休息二到五分鐘。

支撐：如前述，確定處於舒服的狀態。如果在練習之後身體變涼，建議在休息期
　　　間，一定要蓋上一條薄毯。

時間：這可以說是練習中最重要的部分，如果有學員必須提早離開，建議他們離開
　　　前保留五分鐘做攤屍式，再回到日常生活的要求中。打開能量通道，卻不給
　　　身體時間同化與吸收，會讓身體變得毫無準備而脆弱，這樣就完全浪費了這
　　　個練習的諸多好處了。

練習步驟：

1. 舒服地躺在瑜伽墊上。

2. 在理想的情況下，攤屍式包括全身的休息仰臥。

3. 如果彎曲膝蓋比較舒服，也可以彎曲（參照十六章的 12）。

4. 或者在膝蓋下方放置一個坐墊或捲起來的墊子。

5. 另一個選擇是，側躺在捲起的毛巾、毯子或枕頭上。

6. 這個姿勢的設計是為了讓身體完全放鬆。

7. 讓呼吸「帶領呼吸」，不需要用力或努力。

8. 在姿勢整合以及身體同化時好好休息。

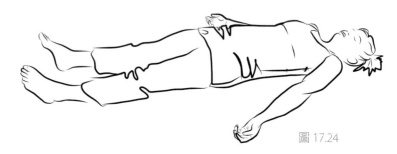

圖 17.24

後記

　　這個系列的設計是要帶領身體在靜定時進入舒適的狀態。心智最後會放手，並讓我們進入這個「區域」：在統合呼吸與動作的節奏中，吸入一種沒有時間感的永恆。這個練習也可以用來準備第十八章將介紹的簡短冥想。

─────────
參考文獻

1.　From the personal diaries of Patricia Mary Sparrow (12 March 1935 – 13 April 2006), one of my most loved yoga teachers. Used with the kind permission of Stephanie Sparrow.
2.　In Sanskrit, pawan means wind; mukta is to liberate, free, or release.
3.　The Bihar School of Yoga was founded by Swami Satyananda Saraswati in 1964; http://www.biharyoga.net/bihar-school-of-yoga/about-bsy/.
4.　Swami Satyanada Saraswati, *Asana Pranayama Mudra Bandha*, Yoga Publications Trust, Bihar, India.
5.　See notes 3 and 4.

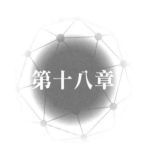

第十八章

筋膜的內在感覺

「我們創造並且不可抗拒地因應圓、圓柱體與球體，因為我們在這之中認出了自己。形態的訊息繞過我們意識的心理迴路，直接對最深層存在的安靜智慧對話。圓反映了世界，以及自己——深刻的完美、整體、設計卓越、完整與神性。」[1]

邁克・施奈德（Michael S. Schneider）

　　我們在瑜伽體式的練習中探索的是動作，可以改變身體形成的姿態，並向外表現與發展可以牽制的形態範圍與平衡。在瑜伽冥想的練習中，探索的是靜定、永恆不變的存在感，這是向內的表現，而且是無形的。其中的邀請是透過控制來擴展意識，我們在自身周圍畫出象徵的圓，並在其中做到了所謂的內在轉化（involution）。

　　筋膜會因應過去的負載經驗，也是目前的組織器官，以反應出任何時間點處於空間中的哪裡以及感覺如何。本章要探討的是，經由有意識的不活動暫停以反應姿勢的累積，當然也可以說是經由坐定做出姿勢，但前一章的目的是讓靜定動作可以舒服，得以放鬆而不致塌下。從筋膜的觀點來看，這牽涉到適當的筋膜硬度，因此我們才能舒服維持靜定不動；這也需要充分的筋膜柔軟度，才能輕鬆處於一段時間內相對不動的狀態。這允許身體的向內動作與活動性有意識地放慢下來，最後就可以來到心智安靜沉思、身體幾乎沒有不適的狀態，我們就可以在這樣的時間與空間中與身體合而為一、如其所是，筋膜也在此時開始意識到自己的存在。

在這個瑜伽練習的層次，我們嘗試超越理智與理論概念，期待的是瑜伽語言開始茁壯的象徵領域。雖然可以用腦部掃描在科學上量化冥想的效果，但只有經由自己參與以及實踐，才能大大受益。沒有人可以為他人達成，除非我們慢慢從自身的經驗中獲知，否則也無法確實把此經驗教給別人，因為這根本就不合理。筋膜基質現在被視為人體最大的感覺器官，我們能對筋膜變得更有意識，在象徵層次上便有可能更理解它。

延伸筆記

結合瑜伽的內在與外在的練習就是呼吸，表現在身體的生命力與節奏模式當中。筋膜同時連結與分開了它所產生的形體（或結合成為整體），瑜伽與筋膜其實和結合本身有非常密切的關聯，這就是為什麼對瑜伽來說，筋膜構造比某些排除筋膜的典型解剖理論要合理多。

內在的存在

冥想練習的目的是找到內在世界的各種深度，這提供了一種深刻的靜定，以作為活動與動作自然的反向平衡。在生物張力整合結構中，張力與壓力的力量兩相結合，形成各種形狀。在此無聲可以反向平衡聲音，以統合內在的主動與被動元素。當明顯與不明顯結合而形成一種透明度時，就可能出現其他某種事物，那是我們可以透過存在觀看，而不是去觀看其存在的事物。

在所有內在轉化的努力之後，我們屈服於某種存在。我們沉思自己本身或內在的事物，不管個人採取什麼形狀，經由這個門戶，我們可以開始練習內在轉化，一種深化意識或有我們的內在宇宙。這並不是一種知識上的練習，而是設計用以訓練對心智、身體與存在進入更深的覺察。它們在平衡中升起：心智與身體變得安靜、不動。存在，這個我們無法測量的質性本質，被當下所滋養。我們在此看著正在觀看的見證者，看見自己暫停下來，聆聽感官形式的聆聽特質。這可能是嗅聞一朵玫瑰、閱讀一片葉子的脈絡，或是看著清晨的陽光把放射狀光芒照耀在一張蜘蛛網上神奇的設計結構時。不管「這」是什麼，都如其所是。

一次簡單的冥想

接下來的冥想練習稱為自我中心冥想（Self-Centring Meditation），這並不是邀請你坐下來書寫有關感覺、思緒，以及在自我中心評論中的細微差異的心理日記。那是頭腦在做的事，與此不同，這樣的練習是在周圍畫一個圓，然後學會待在裡頭，如此而已。什麼事也沒發生，而這就是重點。

這樣的練習對心智來說不太容易，也不會馬上立竿見影。可以一天做一或兩次，一個月下來再看看會發生或發生了哪些事情。你可以用這個方式感受到有什麼已經產生內在轉化，如果發現這讓你更喜歡自己的教學，或更能辨識色彩，那就是練習的成果。你也可能只是發現自己用「處在當下」的方式傾聽他人說話，這與刻意的非動作生物運動靜定狀態（non-motion — biomotional stillness）或許有關。

這是當下的禮物，我們將在下一章探討這點，這是魯米所謂「超越做對與做錯的想法」的「場域」基礎。每次你選擇教一堂課時，就是創造「恩典場域」的新開始，你是真的「創造」了它。下一章我們將會檢視如何象徵性地「預先做到」這一點，但是首先我們要自己努力，再根據經驗做好準備，帶領他人一起實踐。

延伸筆記

在瑜伽中，「點」就是明點（bindu），意即位於這個圓的中心點。你成為這個特別的圓的中心，而這個圓是你在這個時間點所畫出的一個保持靜定不動的圓。

冥想

在此介紹的冥想方式是亞力山大・費莫—勞許（Alexander Filmer-Lorch）為了本書特別撰寫，並在其同意下轉載自他的內在冥想學校（Inside Meditation）。[2] 這份冥想練習以素描方式詳細說明如下，幫助大家在沒有老師協助時可以參照實踐。這些並非不可更改的規則，而是用圖畫感覺幫助大家順利詮釋教導內容。這是要邀請大家來到「裡側」，靜靜發現這樣的過程為打坐或冥想開展了什麼。一天只要練習一到兩次，長久下來就會有所累積。對筋膜來說，這就是一次溫和的負載經驗。

冥想循環

1. 舒服地坐正，可以坐在椅子上（讓脊椎得到支撐），或讓背部靠牆坐在坐墊上。雙腿在你面前盤起或打開，只要舒服就好，脊椎盡可能挺直，但非固定不動。閉上雙眼，讓呼吸進入一種自然而輕鬆的節奏。舌頭輕輕放在口腔上頜，讓呼吸的氣息透過鼻子進出。

2. 在保持眼睛柔軟，把注意力帶到你的鼻尖，注意呼吸的知覺，吸進身體的時候帶點涼爽感。覺察呼吸的起落，但不要有任何強迫。雙眼放鬆，仍然位在覺察當中，與在面前出現的螢幕同在。允許你的注意力放在眼睛後方。冥想中的視線不要隨著呼吸方向上下移動，否則可能頭痛。

3. 注意力跟著最輕柔的吸氣，通過鼻尖，向上到達頭頂，將氣息保留在頭頂而非超過衝出（圖 18.1）。

4. 在頭頂暫停，吸氣到頂，在空間裡停留一秒鐘。

5. 非常輕柔地允許吐氣通過身體，沿著脊椎的管道一路往下吐氣。注意力向下移動，隨著氣息到達尾骨（圖 18.2）。

6. 在尾骨暫停，吐氣到底時在空間裡停留一秒鐘。

7. 接著，隨著下一次吸氣，注意力輕柔地向上移動，沿著身體背部內側到達你的第三隻眼水平高度。呼吸與注意力一起移動，從身體背部向上，循環移動到達第三隻眼（圖 18.3）。這個動作需持續循環（中間沒有暫停），以作為下一個動作的細微轉換（圖 18.4）。

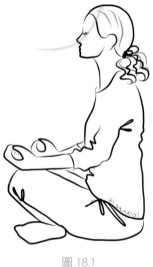

圖 18.1

8. 繼續這次循環，在前側吐氣向下，進入太陽神經叢完成循環。在太陽神經叢暫停，準備下一個加上咒語的吸氣動作（圖 18.4）。

9. 吸氣期間心裡默唸「我」（I）這個字，讓太陽神經叢連接全身充滿氣息與擴展，同時感覺到「我」無聲地發聲與吸入時產生的共振（圖 18.5）。

10. 在心裡默唸「是」（AM），同時吐氣(圖 18.6)。

11. 在吐氣之後的暫停期間，感覺融入「是」的無形狀態。暫時停在那裡，感受這次的停留。

12. 回到開始，重覆整個過程七次（圖 18.7）。每個人在每次冥想中的感覺可能非常不一樣，此圖可以作為一般能量模式的初始指引。

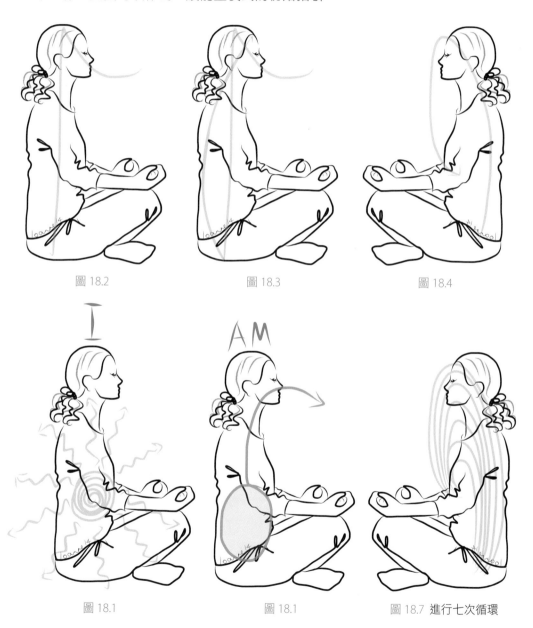

圖 18.2　　　　　　　　　圖 18.3　　　　　　　　　圖 18.4

圖 18.1　　　　　　　　　圖 18.1　　　　　　　　　圖 18.7　進行七次循環

回到「你」身上

「我」可以消失，而「是」的聲音與一個我們無法描述的地方共振。維根斯坦（Wittgenstein）的詩集有各種翻譯版本，但這是我最喜歡的一種：

「對於無法言說之物，我們必須保持緘默。」[3]

歡迎自己來到這個結合聲音與無聲的場域，成為同一個人；阿南達也是「你的內在喜悅」（your bliss）的意思。

瑜伽的目的

「瑜伽出現在人類文明的開端，當時人類第一次了解到他們的精神潛力，並開始改變開發這項潛能的技巧。全世界的瑜伽聖哲慢慢發展出瑜伽的科學。」[4]

你可以閱讀許多書，但是除非親身參與活化，並把它帶到當下，否則你永遠無法體驗瑜伽練習與冥想的個人價值。許多瑜伽教室鼓勵超越體驗，或更正確地透過體驗找到一種產生存在、恩典與慈悲的能力。

超越做對與做錯想法的場域真實存在，就是「此時此刻」，就是「這裡」，這是一種對我們自身的感覺深化，完全不加任何修飾。筋膜基質作為人體最大的感覺器官，只是為了身體而感覺其存在，並回到成為見證者的自己。這是一種自我感覺的靜定，當這種感覺在身體中累積，就能提供一種形而上的空間，也是儲備的空間。我們在此可以看得了了分明，而且更直接了當，當它提供了一種感知中立的環境，就能促進預知（foreseeing）的能力。

唱誦咒語是要協助成為靜定的過程，我們即在練習中見證過程，用咒語吸引自身注意力，並培養觀察事物發生的能力，意識因此能得到擴展。如果能夠得到這種靜定性質的某項事物，就能擴展自身感覺，並獲得預測微妙變化的能力。

生命之樹

冥想不一定總是要在房間裡，點著線香、坐著坐墊，或完美地放置蠟燭，為了無聲而等待「對的時間」才能得到一樣的好處。如果讓冥想變成「代辦事項」清單上的另一件事，甚至添加更多壓力，這就有點破壞了冥想的目標。最有價值的資源就是發展在身體周圍形成「圓」的能力，精心製作自己的動作空間，並默默將自己收回到圓裡頭。冥想幾乎不存在任何固定姿勢，更接近一種神態，或一種安靜、暫時的焦點轉變。從日常生活的擾擾嚷嚷當中脫出，撥出片刻的時間，就可轉變為恢復元氣的寶貴時間。

啟動這種靜定的一種愉快方式就是「思考樹」（圖 18.8），當然不需要實際在樹式中做這件事。只要找到某個地方保持靜定不動，讓你的腳跟扎根下地，身體的其他部分則占據所處的空間，然後感覺頭頂往上朝向天空。輕輕呼吸，你所做的實際上就是花時間處於當下，即為深化暫停的一種寶貴方式。這往往會累積與促成某種細微而寶貴的事物，大大超越它所花的短暫時間。

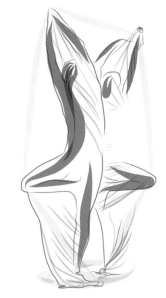

圖 18.8 這是凱蒂與薩米亞模擬位於筋膜管狀結構內側的素描，這是一種表現張力網路的方式，儘管是以外在於身體周圍的方式展現。他們正在做樹式，並體驗安靜的內在平衡，這就是筋膜管狀結構帶給網路的額外感受。將注意力帶至籠罩全身的筋膜，就是這則使人心情輕鬆練習的真正目的。

我們將在二十一章更深入思考我們結合的幾何形狀象徵面向；這表現在筋膜的所有多面體混沌中。在下一章，我們將會進行實驗，該作法將以收穫豐富且令人愉悅的方式產生見證者的狀態。它也促成了一種設計課程的創造性方式，並且參與的方式可以富含樂趣。冥想看起來可能是一件相當嚴肅的事，其實只要把它理解或意識為點綴一天的個人獎勵，或是一次「好玩的暫停」，就像給身體回眸一笑的時間，如此想來就不會太嚴肅了。

延伸筆記

　　瑜伽經中有項十分有趣的相關知識。梵語是一種智慧傳統的語言，包含了字母與數字的對應關係，意思是說這個語言的每一種聲音都帶有數值。它們與音階和幾何圖案有關，也反應在脈輪中（見二十一章）。瑜伽智慧的傳承是以詩歌形式口耳相傳，例如帕坦加利（Patanjali）的經典（Sutras），Sutra 是線的意思，是為了把事物結合，用在手術與醫療行為的縫線（sutures）的字源；經典的詩句就是智慧的珍珠，用線穿起結合。但在朗誦中，聲音之間的暫停時間和字句本身一樣重要，就像是樂曲演奏一般，它們以特殊的共振方式形成了聲音的律動，聲音與靜默的結合產生了三位一體或其中的和諧性，又或者它們結合起來的效果。

參考文獻

1.　Michael S. Schneider, *A Beginner's Guide to Constructing the Universe: The Mathematical Archetypes of Nature, Art, and Science*, HarperCollins, New York, 1994.

2.　Alexander Filmer-Lorch, www.insidemeditation.co.uk; Alexander Filmer-Lorch, *Inside Meditation: In Search of the Unchanging Nature Within*. Matador, Kibworth Beauchamp, 2012.

3.　Wittgenstein from Tractatus Logico-Philosophicus, proposition 7.

4.　The Bihar School of Yoga was founded by Swami Satyananda Saraswati in 1964; http://www.biharyoga.net/bihar-school-of-yoga/about-bsy/.

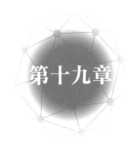

第十九章

筋膜的存在與預感知

關閉身體所有的門，把你的心智局限在心裡面，把呼吸保留在頭部，有關瑜伽的
專注就開始了。[1]

《博伽梵歌》

筋膜在身體中無所不在。我們已經從有關「筋膜網絡結構」[2]的研究，學到人體具有感知的設計是為了聆聽，而非執行（第九章）。人體可說是由一種聆聽組織所構成，在社會互動以及教學方面，接收與傾聽所收穫的可說非常之大。

筋膜系統是感覺身處當下空間位置的一種聰明手段，使用的是身體語言中的一種筋膜語言，但可能光藉由保持靜定不動擴展動覺傾聽能力嗎？我們也可以超越該處，到達直覺感受的地方嗎？也許可以稱筋膜為「預感知」（pre-sensing），但這與「看到未來」（seeing into the future）

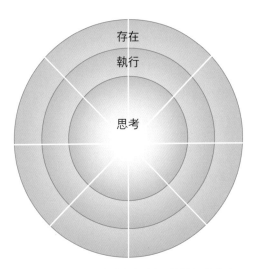

圖 19.1 思考包含在執行裡側，執行包含在存在裡側。冥想練習包含了這整個圓，得以意識到每一層與其介面。

無關，更類似於某種深化覺察並擴展到當下的能力，而不是從當下往前進展的能力（圖 19.1）。

呼吸的三個面向

把自己帶至當下與覺察狀態的最快方法之一，就是注意呼吸，只要停下來注意呼吸，而且絲毫不帶任何強迫，就能在片刻之間轉移心情並改變步調。

在十四章中，我們探討了呼吸的彈性特質，這是滋養自然呼吸節奏的一個簡單方法，也提供多種方式搭建起通往下一練習層次的橋梁。我們可以接觸練習呼吸的三個層次，就像接觸本書的三個部分：知識的、身體練習的，以及加深意識的部分。第一部分可說是我們在學習的事物，

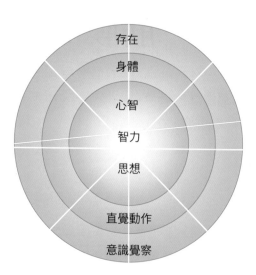

圖 19.2

第二部分是我們發現的事物，而第三部分是我們不知道的事物，位於不可測量的存在領域（圖 19.2）當中。對於這些不同的層次以及其微妙的性質，古代的瑜伽修行者已經有深刻的理解。

呼吸的三種知識

在呼吸的案例中，第一個（內部）圓環是我們理解的智力面向，包含了呼吸的化學、物理與生物學，這個層次的進行仍然透過思考。我們活化了心智，並學習順應性、功能，以及在筋膜基質促進它的合適方法。從瑜伽的角度來看，我們可以更進一步學習精微能量，例如生命能量與氣息，從中蒐集資訊以增加理解筋膜構造與瑜伽練習如何在實際而微妙的方式中互蒙其利（見十五章）。這與過去有關，當我

們蒐集資訊時，就變成個人學習的一部分，也就是自己的歷史資料庫。我們在這個資料庫上建立適當的資格，並隨著成長擴大學習，藉著實際的學習過程，建立內在檔案室以及負載經驗，在這個層次上，我們是專心而仔細地思考。

接著看第二個面向（中間的圓環），先把書放在一邊，我們在當下活用資訊與資料，藉著練習或教導做到這一點。可以把注意帶入自己的呼吸，去看它如何影響我們，以及我們可以如何影響它，但是即使不直接專注於此，呼吸也會以本能的方式運作。因此在第一個層次所取得的資訊，就可以成為第二個層次中的擴展手段，它可以累積成為模式，當我們沉思並探索這些自身的模式，並和學員一起擴大探索。第二個層次中我們（在瑜伽墊上）努力整合呼吸與動作以致和諧，因此本能上可以趨近非常一致，完全不必思考。在動作的領域中，我們吸取實際的經驗，透過經驗上的知識成為自己的教學資源，至此已經吸收了內環，因此演變成從兩個環來教學。心智與身體會在當下表現它們的理解（到了這個層次已經不只是資訊，而是整合成知識）。

在第三個面向（外環），這項練習可以帶至更深的層次。我們在此變得安靜或靜定不動，並非思考或執行，而是更向內在專注，在沉思或冥想的期間餵養想法與靈感的源頭，但不一定知道它們究竟會成為什麼。我們於此停留，可以進入或超越生命能量控制法的技巧，而成為（或將成為）受益者，這就是擴展意識的好處。即使更難以描述，但這個層次就是存在的深化，標誌為讓概念化的心智安靜下來。這也包含或超越了概念化的心智，並非在此尋找一種寂靜無聲的狀態，而是當你不再「尋找」，這個層次才會出現，它處於存在的裡側：一種在存在源頭的專注，此時我們已經暫停「執行」了一段時間。在這個沉思的地方，呼吸就是當下實際的方式，也就是存在的狀態。

組織的時間架構

某些古老的瑜伽哲學學派認為，這三種意識層次是以不同的速度運作，思考是最慢的；活化的本能動作則相當快；更快的是靜定的層次，也就是我們將要提到的

直覺意識。這個層次有一種不具時間的永恆感。它可以帶我們到達非常具有創造性與靈感的地方。練習所有瑜伽面向的一個目的是，把這些所有不同的中心（或者說我們的不同面向）帶往和諧一致的平衡狀態，於是我們不必再分神思考，瑜伽變成了我們可以有意識取用的能力。

不管是知識學習，動覺學習，或直覺途徑，我們每個人都有偏好某種特定面向的傾向，沒有哪個比較好。這件事的目的在於透過學習、練習與移動，以及停留以理解與同化累積在我們身體組織與存在上的知識，找到它們之間的平衡與取用管道，最後這一部分必須超越推理，這就是冥想與沉思練習促進意識覺察的地方。執行時我們不能像盯著食譜混合食材，而是經由廚房裡的練習，學習直覺地做出好吃的菜餚，最後不需看著食譜步驟也能輕易完成。

我們可以學習人體所有部位的所有名稱，並對「流暢的解剖學」琅琅上口，這是一種上了麻醉藥的無感知識，每一個部位都可以獨立命名，從大體上切下來，或可以在人體中找到。但這樣做可能會丟失它們之間的關係，以及所在的背景環境。另一方面，在本能動作的領域，我們可以透過體驗某一部位與周遭彼此的關係發現，並透過嘗試與犯錯、行動與活力來快速反應與探索。在動覺上，透過當下的訓練，我們建立了一項練習與訓練的歷史。也許每個人沒有完全一樣的解剖構造，

 延伸筆記

瑜伽是指 samadhi（三摩地）最終的結合狀態，只要設定目標，冥想能幫助我們到達那個境界。這是與生命本身的神聖力量結合的狀態，在此知中，我們不知道自己是從完整的原始狀態分化出來的，這被視為我們從中出現的最初狀態。琳達‧德安塔（Linda d'Antal）[3] 有個有趣的詮釋方式：Sama 是相同（same）的意思，Dhi 的字源是禪（Dhiyana），為集中與冥想之意。在這層意義上，集中不只是聚焦在某物上的注意力，這也包括濃縮（與稀釋不同）某種物質到最純粹的本質。在轉化的象徵意義上也和鍊金術（alchemy）有關，指的是存在的純粹本質。從這個角度來看，針對三摩地更廣或更微妙的解釋就是這個（相同）的濃縮本質。它象徵著存在的整體性，同時是個體與整體的集體聯盟，就在我們之內：被必要的生命力啟動。這就是我們稱為活力的靈丹妙藥。也許冥想不過是讓我們僅僅處於當下，不要思考，進而使我們記起獲添補自身本質。可不可能是存在本身集中了這項本質？或甚至允許這種濃縮的本質擴散到我們的意識中？

但所有人都可以找到活化這些動作的方法。在第三個層次，我們會有一種莫名其妙的感覺能力，它的速度快得似乎像提前發生一樣，這個面向就說明了先制覺知（anticipatory awareness），它是如此的快速，感覺就像是一種預知能力。

存在的狀態（可以描述為結合暫停的狀態）就是可以培養「預感知」的地方。這是會發生真正的創意空白頁面：靈感會出現，而且可以辨識、感覺得到它。

空白頁面

為了取得找到靜定的能力，我們首先要在內在建立空白頁面，也就是冥想。瑜伽冥想有部分目的是要訓練自己至少能在短暫的時間內處於寧靜的狀態，並和處於動作中一樣主動而活躍。這可能有點違反直覺，當我們忙碌的時候，最不想做的事就是慢下來。但這樣做似乎有一種不同的好處，它會讓靈感來找我們，或變得看得見、聽得見，甚至具體有形（不管來到面前的方式為何）。如果我們的心思充滿了思考、完成工作與擔憂，當靈感出現也很難察覺，因為這一「頁」太雜亂了；或當我們過於忙碌，不花點時間保持寧靜，也可能會因此錯過。

訓練的結果是花更少的時間學習創造力；換句話說，它讓我們在做的事情活了起來。我們發現自己在課堂中的設計能力愈來愈好，信心與自尊會增加，可以從經驗中精準而適當地作業。事實上，我們可以開始信任某種超越自己，並超越已知的無法測量的事物，變得能夠見證正在創造的自己。

我們為了學員在當下「重新呈現」（re-present）一堂課，當他們學習的時候，我們成為資源的源頭。這樣的層次可能用非常直覺（而快速）的方式運作，這種作法會自然而然帶來集中（就像在一種更濃縮的本質中）。

不知道的藝術

當心智安靜下來的時候，有一項非常可愛的藝術練習，這是一種認出並培養見證者，以及深化這種當下感覺的實際研究。它非常清楚地說明了這三種層次。這是

一種活潑的挑戰，也富含許多樂趣，不用想得太過嚴肅！

貝蒂・愛德華（Betty Edwards）的著作《像藝術家一樣思考》（*Drawing on the Right Side of the Brain*）[4] 可以幫助你培養，透過視覺見證自己觀看與說明外在世界的能力。與此同時，它也讓你認出心智的聲音是不同的事物。這些素描就變成一種改變與進步的參考。

其中一項練習是，用慣用手拿起鉛筆，在面前的紙上畫你的非慣用手。關鍵在於，視線要轉離描畫動作，你無法看到筆在畫紙上動作（愛德華把這稱為輪廓畫）然後，你要非常專心地盯著平放的那隻手，然後畫下它，視線不要遠離。至少有九成的時間，把雙眼維持在你正在畫的那隻手上。由於焦點幾乎完全放在描畫的事物上，因此你的動作（使用鉛筆）就必須直接從眼睛轉譯到畫畫的手上，不要看或評判你如何「執行」這件事。我們都不明白思考與信念對行動有多大的影響。在這個練習中，你繞過了批判性的心理評論動作，只是簡單跟著眼前的事物（一開始可能會覺得非常沮喪，但對自己要有點耐心），之後你就會開始專心凝視。不過，至少要先發生兩件非比尋常的事，才會具備這樣做的能力：

- 心智可能會變得無聊、緊張、煩躁，覺得需要移動、要去廁所、感到頭痛，想起某件很重要的事，或其他可以抽離這個情況的把戲。如果可以，就讓它直接評論吧。「真是可笑，我不會這樣做」、「這完全是在浪費時間」可能都是它的作用。請注意，此時要對愛評判的心智分享表達感謝，然後繼續畫下去。

- 隨著時間一長，如果你只是觀察評判，然後練習畫畫，心智所想出來的藉口會愈來愈好，而你畫出來的成品也是如此！接著就會出現心智沒有辦法評判的狀況。

這個時候出現的是一種新的能力。通常心智最後只是休息了一下，而讓你進入了這個「區域」。我們還沒有適當的詞彙可以表達或形容這個地方。時間實

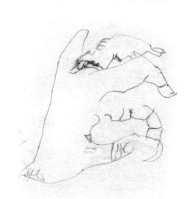

圖 19.3　第一次畫輪廓畫。

際上出現了一種截然不同的表現方式（只要心智厭倦
了計算時間滴答滴答地流逝），你就能從素描中「甦
醒」，對以正常方式流逝的時間完全沒有概念。

　　把「初學者心態」的比喻帶到瑜伽墊上，意義相
當清楚，因為它啟發了超越你的（心智）信仰系統的
能力，這種啟發可說價值無窮（圖 19.3 與 19.4）。

　　這是種加深存在的訓練，設計目的是為了培養覺
察。對不同的人來說，結果會不太一樣；但在瑜伽教
學上，它是無價的。

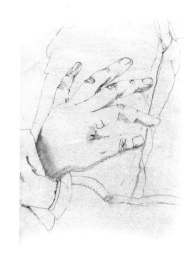

圖 19.4　練習三個月後的輪廓畫。

　　「在三摩地時，瑜伽士在時間與空間的感知上，
體驗到一種強大的改變。我認為這是因為大腦功能
的激烈改變（冥想狀態大幅提升了 α 和／或 θ 波的活動）。在這兩種放鬆的大腦狀
態，時間似乎更流暢，空間通常也具有奇怪的屬性……在線性時間中可能持續一小
時的事，體驗起來可能已經有極長的時間，或只是一瞬間。」[5]

　　產生處在當下的力量其實就是見證自己正在觀看的能力。基本上它平靜無奇，
但「處於靜定狀態」需要實在而真確的訓練，就像學習「做」瑜伽也需要實在而真
確的訓練一般。在冥想（或自我觀察）中，坐、站或行走，就是這種練習的一部
分。它可能只是一種平衡，把安靜與自在的感覺帶到你正在做的事情上；它也可能
只是一種精神上的柔軟度，與身體上相同的動作敏捷度彼此互相輝映。

時間

　　讓我們把經驗分成三個時間領域（圖 19.5）。不是過去、現在與未來，而是過
去、現在與「預先一提交」（pre-sent），這是指還沒發生的事可能就像提早給我
們或形成一樣發生。這是我們有意識預期的事。我們可以設計一堂課，然後在實際
的教室裡「重新創造」或「重新呈現」，這可以稱為「從未來設計未來」，從某個
角度來說，這就是在備課時所做的事，只是加入一些這堂課已經發生過，並且是來

自那裡的感覺。就像我們對自己描述了已發生的過程，並選擇即將教授的內容（或者即將「教過」，即想像這堂課已經發生過了）。迪巴克・喬布拉（Deepak Chopra）提到「喚醒來自我們所有人內在深處的巫師」，他在《梅林的歸來》（*The Return of Merlin*）一書中，以令人愉快的象徵方式呈現了從未來開展工作的方法，藉著從你目前的想像力創造，設計未來的原則是貫穿全書的比喻：

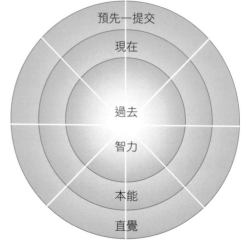

圖 19.5 這是呈現學習的不同面向或層次，而且彼此包含在內的有用方式。它們與不同的時間架構有關。

　　「這是巫師的祕密：精神永遠不會被形式或現象所遮蔽。巫師知道，要真正活著，她必須每一刻都在過去死去。要活在現在，就是要讓過去死去；現在要活著，就是要擁有以生命為中心的當下意識。如果你讓注意力放在是什麼上頭，每一刻都看到其豐富性，你將會發現神性之舞就在每一片葉子、每一片花瓣、每一株小草、每一道彩虹、每一條湍急的小溪、每一道生命的每一次呼吸當中。」[6]

預期

　　過去是相當有用的資源，可以視為一座檔案室。經常練習冥想似乎會加強我們的自然能力，可以把它放在那兒，並在我們需要的時候隨意取用。它讓我們更能了解當下的情況與地點。加深聆聽所處任何狀況的能力時，亦可累積恩典與敏感度。可不可能經由傾聽，加強全體筋膜基質的活力？我們認為並不至於，但可以促進行動上更和諧一致並富有直覺，更信任直覺的內在聲音。從瑜伽的角度來看，這意味著各種氣息之間的平衡。在教學經驗方面，它可以變成對教室中正在發生事物的更敏銳感覺，以及適當而快速調整、管理一個團體的能力。我們將超越只是給出說明

與指示，更能自由參與並得到進入預期第三領域的管道。這基本上就是我們提到的直覺性「預感知」。貝蒂・愛德華認為就像一個人能簽名就能學習畫畫，這種「預感知」的直覺能力，也可能鍛鍊成為一種技能。

這種重要的預期經驗，就是潛在未來的先發制人表現，是一種當下的深化，也是從當下發生的。它並非深奧的觀念，而是筋膜組織無論如何都在執行的事。當我們在實作中變得更趨近本能時，這就是調整工作的基礎：細微的干預有時候可以在潛在的問題形成之前解決。我們不一定需要思考，但要非常細心而刻意地做出正確的細微建議。這是行動中從存在而來的覺察，亦是一種動覺的對話，身體組織以它們精明的感覺語言，直接而直覺地對彼此說話。

「直覺既不是預言的能力，也不是避免財務損失或痛苦關係的手段。它其實是利用能量資料在當下做出決定的能力。我堅定地認為，直覺或象徵性的視覺並不是一種天分，而是一種基於自尊的技能。」[7]

延伸筆記

上述語錄的來源卡洛琳・邁斯認為，直覺領域的移動速度可以很快，並以「靜轉」（stillspin）活在我們的經驗中。邁斯曾經接受過醫學研究參數的測試，是位經醫學證實擁有直覺能力的人。她聲稱我們所有人都有這些力量，隨著培養存在的本能技能，在教學動作與實務的徒手治療領域便可取用某種事物。在解剖學或心理學的書籍中，完全沒有這個「某種事物」的解答。因為這存在於實務中發生了什麼，以及我們（和學員、客戶與同事）如何體驗的故事當中。

直覺

「直覺」這個主題通常與一種能閱讀未來，以及從現實世界中的很少證據看到事情的神祕能力有關。但這是不同的知曉速度，不一定是只賦予少數人的一種特殊知識才能，這對理解筋膜非常重要。在本體感覺上，筋膜基質隨時都在預期，根本不需要特殊的力量，這些都是身體認知力與區別力的專門化。身體及時培養了運動本事，不斷輕鬆預期，甚至不必去思考，除非這個預期的感覺「出了錯」。例如在

瑜伽序列中，動作全部都是同時在完成（前一個動作）與準備（序列中的下一個動作）的階段，本體感覺的能力發生的速度比思考要快更多。

本體感覺似乎還有更細緻的區別特色，也就是我們可以透過筋膜系統的敏感性結合打造筋膜的藝術。在此所言的藝術是指瑜伽，述說的是實踐的價值，不論你與學員想教授或培養的是哪一個面向。

身為瑜伽老師，我們活在身體動作的領域（假設你有實踐自己的教學內容）。我們會變得非常熟悉形狀與微妙姿勢的細微差異，以至於在幾十年後培養出某種專精技術，讓我們更容易應用直覺。筋膜系統是一種溝通與信號網路，也許我們正在凸顯這種溝通更細微與更清楚的形式。我們的組織或許正在與其他某個人的組織「直接說話」，活的基質對活的基質，而且透過我們的感覺能力完全超越了純粹的物理學，以及可以測量的特性。

這種直覺似乎會預先到來，像是良好的判斷力，在直覺上看得到的潛力。它和「知曉」有不同的性質，只是一種可能性，一種突然眼睛一亮的「燈泡時刻」。當這些時刻夠多的時候，就有一定的照明，而且似乎與隨信心強化的自尊類似。一個人可以開始信任自己，知道當下要執行的正確事項。

從教導中學習

教授姿勢比學習包含更多技巧。因為部分的教學工作是要組織、制定課堂規畫、邀請學員、準時，確認當你站在教室前方的實際過程中，所有不可避免的細節與情境。有學員參與的教學（在某個程度上）是種從無到有的創作舉動。隨著對打造靜定的空白畫布變得愈發敏捷而熟練，我們似乎也可以對還未教過的課程更有創意，並打造出重新創作課程的信心。

處於當下，雖然課堂從能夠沉思與冥想開始，但這超越了自己的冥想練習，包含所謂的「瑜伽班級」圈裡的學員。在許多層次上你成為一種資源，因此能夠加強健康與平靜，讓你可以享受其中的獨特作法，是種非常寶貴的工具。這和滋養源頭有關——生命力（生命能量）的源頭，也是你的生命源頭。

生命能量控制法意味著擴大生命力，也可能與擴大幸福、社群與關聯的感覺有關。瑜伽練習在這個層次的運作非常簡單：每天幾分鐘單純只是喚醒並和那股生命力同在（基本上是有意識地什麼事都不做）。如果筋膜是我們的連結組織，內在基質在每一個尺度上把我們的整體與各部位緊密相連，那麼它經驗中負載的靜定與無聲的沉思，能不能累積出平靜？或者甚至是活力？（作為動作的反向平衡，而非取代！）

在當下預先感知

到達當下感覺的最快方法就是透過身體感受。要求班上的學員注意呼吸或做出細微的調整，就能馬上把這種感覺意識帶到當下。這種進入當下的練習，就像重複結合許多時刻一樣。

重複結合許多時刻，基本上就是我們為了學習瑜伽體式與序列所做的事。它和學習冥想與練習靜定大致上是相同的過程。藉由連接許多當下覺察的時刻，我們可以在冥想中把它們結合起來，然後更容易保持靜定不動。

從這裡開始，就能透過預先在我們的傾聽、我們的存在，亦即這張空白畫布上設計、擬訂課堂規畫。娛樂是享受樂趣的基礎。這是我們打造與重新打造潛在樂趣的地方，這是運作和諧一致的主動喜悅（阿南達），邀請班上的學員也這樣做。這不只是寫下一份在課堂上教授的姿勢清單而已。這是一種打造場域的刻意舉動，這個場域包含了「做對與做錯」的想法，然後再超越它。這可以促成一些有趣的課程，也是開始教學的有趣領域。

在下一章，我們將會從這個充滿創意的地方考慮課堂規畫的方式。我們要成為直覺的創造力，在實際與象徵意義上畫出讓其他人可以站進來的圓。

參考文獻

1. Ch. 8, *The Bhagavad Gita, A Verse Translation*, by Geoffrey Parrinder, Oneworld, London, 1996.

2. Robert Schleip signs his emails "fascianatedly yours"; Andry Vleeming refers to people in the field as "Affascianados", others prefer "Fascianistas".

3. Linda d'Antal, www.treehousestudio.co.uk; Vinyasa Flow Yoga; Advanced Yoga Teacher, Head of Yoga Faculty at the Art of Contemporary Yoga Ltd.

4. The first edition was published in 1979 and it is still in print. Betty Edwards, *Drawing on the Right Side of the Brain: A Course in Enhancing Creativity and Artistic Confidence*, 4th edition. New York: Penguin Books, 2012.

5. *The Magdalen Manuscript*, by Tom Kenyon and Judi Sion: www.tomkenyon.com.

6. Deepak Chopra, *The Return of Merlin*, Century London, London, 1995.

7. Caroline Myss, PhD, Medical Intuitive. Caroline Myss, *Why People Don't Heal And How They Can*, Bantam Books, London, 1998.
   For further information see www.myss.com or wikipedia.org/wiki/Caroline_Myss

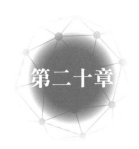

姿勢曼陀羅：體位法

「我看到了這一切，我所遵循過的每一條道路、我所踏過的每一步，都走回到了一個點，也就是中點。我愈來愈清楚曼陀羅就是中心，是所有道路的指標（exponent），是達到中心、達到個體化的道路。我知道，在找尋曼陀羅作為自我表達中，我已經到達了自己的終極目標。」[1]

榮格（C. G. Jung）

只要我們體驗了冥想，並開始調整打造空白頁面的能力，就概括了創造力的象徵性循環。本章即要傳達這一點，讓你可以自己活化，姿勢曼陀羅背後的觀念，基本上是預先準備一個恩典場域，讓你得以在其中進行教學。你可以在其中教學，也可以在此迎接學員，它形成了一種結締組織架構，代表你在上課期間選擇即時呈現的各種姿勢之間的關係。它是這樣的場域：以你的方式執行的場域。

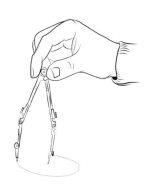

一個象徵恩典場域的圓，可以在裡頭創造一堂課[2]。

圓圈

　　這個場域可以用畫圓的舉動來象徵（見邊欄的素描），畫圓本身可以成為一種儀式，它只是一場你和自己的直覺意識之間的安靜對話，是你可以預先準備的事物。這一對圓規腳有所象徵性，一邊代表正向或主動的力量（右脈），另一邊代表負向或被動的力量（左脈）；把圓規腳打開就形成了一道光線，太陽（右脈）與月亮（左脈）。這個點代表靜定不動，而鉛筆是動態元素，表示「整體」，當你移開圓規的支點，在中心留下了一個標記，在瑜伽術語中稱為明點。它是一個點，也是圓中的另一個小圓，同時代表一與整體（圖 20.1）。

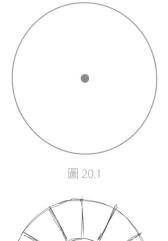

圖 20.1

　　圓包含（環繞）著空虛，是零所代表的「無物」。在包含空虛的同時，有了圓周的邊界，這個圓也代表了「某物」，從那一個點出現，變成線條，結合起來形成一個圓。我們將在下一章看到，「一」的

圖 20.2 這條線上方是姿勢，下方是反向姿勢。

象徵就是單子（Monad）：裡頭有一個點的圓。這條線和它所包圍的空間在一起，形成了這個場域的象徵；這個場域包含著相反的事物，並以結合一體的方式呈現它們。

　　接著在第一個圓裡畫出另一個圓，把兩個圓以水平方式分成上下兩半。外側的圓分成十二等分；六個在上，六個在下（圖 20.2）就形成了一個曼陀羅。

 延伸筆記

　　畫圓是創造舉動的象徵，在這個圓中，可以找到生命隱藏的所有幾何形狀。古代的瑜伽修行者深刻理解大自然中蘊藏的這些形狀，並在許多深入的瑜伽教學面向中包含了他們的共鳴。我們將在二十一章討論脈輪，以及脈輪在生物張力整合結構與筋膜構造中呈現的幾何形狀關係。

課堂規畫

這些姿勢曼陀羅背後的簡單前提是姿勢與反向姿勢，每一個動作方向有兩個姿勢。這表示一堂課中有一系列的姿勢，可以確保身體的筋膜基質享有不同的動作範圍，前彎與後彎（彎曲／伸展）、側彎（側面彎曲）與扭轉（旋轉／反像旋轉）。它也有許多用途，可以設計成不同程度的姿勢。

在中心裡側放入教學的關鍵或主要姿勢，下方放入它的反向姿勢。我們將用犬式為例。在上方六等分中，我們將會選擇兩個強調這個動作每一個方向姿勢；下半部的六等分中，也會放入相對的反向姿勢（圖 20.3）。

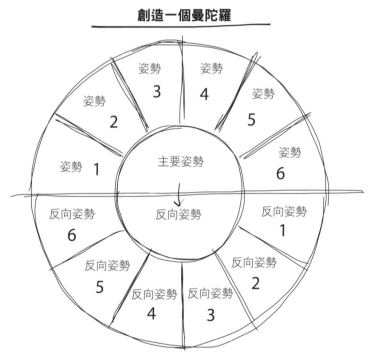

圖 20.3 姿勢曼陀羅：上半部是姿勢，下半部是反向姿勢。這像一張姿勢的視覺表。具體的曼陀羅並不是以序列呈現，而是一種視覺上的教學輔助，以幫助你確定課程規畫當中，你所選擇的姿勢都有整體的平衡。其中的元素包括前後彎曲、側彎與旋轉，每一個姿勢都有其相應的反向姿勢。

呈現一堂平衡的課程

　　這種格式鼓勵課堂規畫要支持筋膜的整體均衡。要保證透過姿勢的選擇，在一堂課中啟動的動作力量與方向的平衡性與變化性。在完全了解肌筋膜構造的應用之前，這就是所有教師訓練的共同基礎，優先重點通常是放在瑜伽的類型，而不是做瑜伽的人體結構類型。

　　有些偏向特定的重複序列、強調某個方向的瑜伽形式，一開始確實可以培養肌力與能力。但是從肌筋膜的觀點來看，如果重複練習了一段時間卻沒有適當的反向平衡，最後訓練就會變成一種重複的拉傷模式。經由逐漸引進反向平衡的序列，在一段適當的練習時間之後，就可以修正這種作法。如果把所有動作的方向安插進來，它自然就會平衡掉組織的負載，就可以避免產生拉傷。平衡與反向平衡，包括這三個方向，更能確保教學限於學員的程度或能力之內，或是一堂課程的變化性與伸縮完整性。

延伸筆記

　　請注意，平衡的練習要包含第七章討論的三個「活動面向」，前後彎曲動作只是一個方向，是彼此的反向平衡。我已經看過好幾個人在頻繁的課程中做相同瑜伽系列的相同重複序列，而且只偏向前彎曲長達好幾個月，甚至好幾年。儘管持續這樣做，但他們無法理解自己體驗到的疼痛理由。他們以為每天重複練習與瑜伽的課程設計理所當然地會有所幫助，但是身體的設計是為了在各種活動面中活動，基本藍圖包括由後彎平衡的前彎、由另一側平衡的側彎，以及從上或下平衡的旋轉（不用力）。當然，這些主要的活動面有微妙的表現方式，而且瑜伽看起來一定是做出每一側的姿勢。若花好幾個小時限制身體沉重地偏往某個方向的動作，例如只是向前彎曲，可能（其實是確定）會累積在筋膜組織上，成為一種重複的拉傷模式。平衡的練習必須包含三個主要活動面的平衡，並且要在為個人設計的適當結構限制裡完成。

姿勢曼陀羅

　　基本上姿勢曼陀羅是以視覺形式規畫課程中動作清單的方法，在一堂課進行的速度中，可以清楚閱讀。它提供了一個思慮周延而可辨識的範本，讓你可以自行設計開發。

　　接下來是這類曼陀羅的三個簡單案例，供參考而非規定（圖 20.4－20.6）。你可以自行調整成自己的瑜伽風格。這種格式鼓勵你將一堂特定課程的姿勢基礎，環繞在一種張力平衡的最佳設計上。當它作為一種教學工具，可以讓創意的課堂規畫形成結構，隨著你的教學經驗與範圍發展或累積，可以把經驗儲存起來形成教學組合。這是設計來促進創造力與體位法平衡，可以隨著一堂課、一個工作坊，或一個團隊而隨時調整。這可提供立即的視覺組織，而不只是筆記本上呆版的教學清單。

　　首先畫一個圓也是（以任何順序）使用姿勢的實用方法。這種想法可以確定每一堂課、每一個團體或每一個活動，都有全面且富變化性的訓練計畫。（它是沒有尺度的！）

　　做這些事的目的是打造清楚實用的方法，而得以：

- 設計一堂平衡的課程／個人練習，以提高整體的筋膜形狀。
- 確認為一般團體或個人挑選的體位法之間是平衡的。
- 包含可以執行的主題，讓人可以經由一次或一系列的課程（例如一期或教程）完成主題。
- 保留一目瞭然又實用的課堂規畫與進度紀錄。
- 預先從自己的意圖創立一個圓，就像魯米說的恩典場域（見第一章的開頭）。

　　以下是三種基本的課堂規畫（圖 20.4－20.6）。背後的主題環繞著主要體位法（姿勢），例如犬式，當為這堂課的練習基礎。在此案例中（圖 20.4），可以運用上犬式、下犬式與眼鏡蛇式。它們可以放入這個曼陀羅的中心，作為指定主要姿勢，另一則是主要的反向姿勢。其他要加入的姿勢，以它們對主要姿勢的貢獻為判斷，並為課堂的程度找到適當的平衡。主要的六個姿勢放在上半部，六等分中各放一項，而它們各自的反向姿勢放在下半部相對的位置。現在主要姿勢是一個前彎與後彎，所以其他包含的姿勢是兩個扭轉、兩個前／後彎曲，以及一個側彎的姿勢。

　　練習目的是為四肢（注意不同的手臂與腿部位置）與脊椎提供動作的範圍。

　　只要看得出創意就好，不一定要把曼陀羅中的人物畫得很完美。火柴人（圖 20.5）和文字也無妨。所有的案例都只是以不同方式展現這個觀念而已。

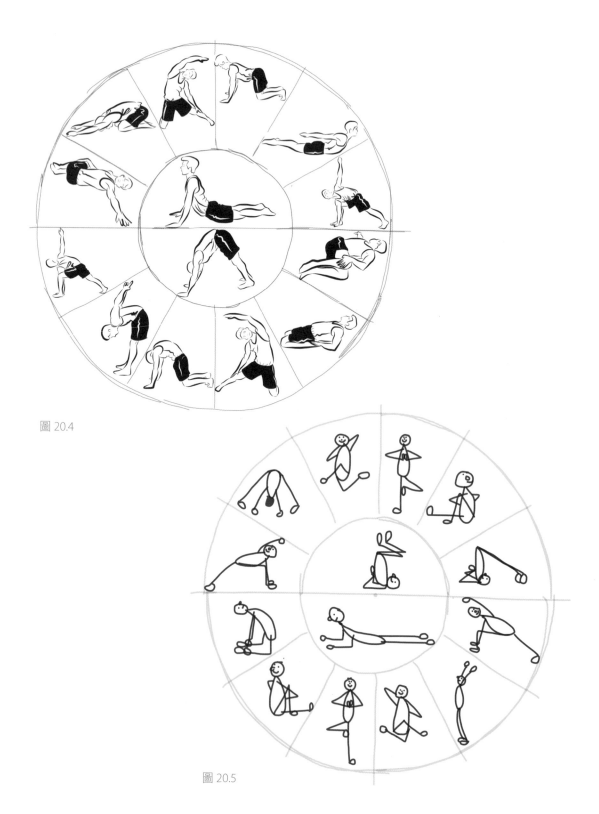

圖 20.4

圖 20.5

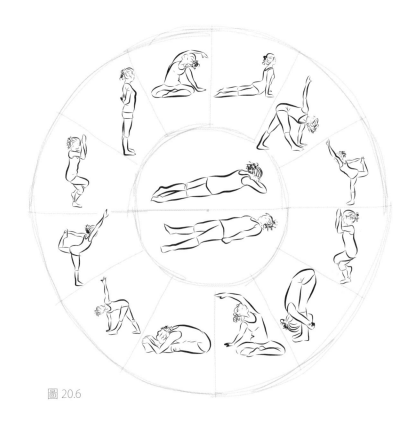

圖 20.6

　　曼陀羅的中心不一定要有「目標取向」的姿勢。在圖 20.6 的案例中，主題是讓脊椎休息。這堂課的規畫是以平衡與躺在地上來活化脊椎，而主要特點會是休息與恢復的舒適感。在任何一側交換做舞王式，例如在主要中心放入俯臥與仰臥的姿勢，也一樣可以達到效果。

流動曼陀羅

　　在以流動瑜伽為基礎的課堂或任何序列的課程中，可以用流動序列的一部分來呈現姿勢。在這種情形中，可以用相同的曼陀羅，但姿勢是「順時鐘」接續下去（圖 20.7）。

流動曼陀羅

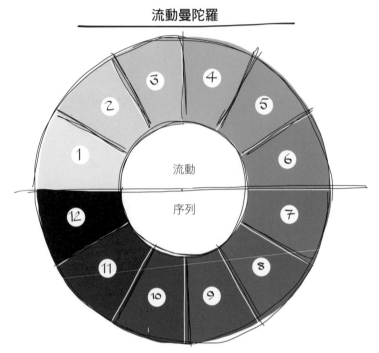

圖 20.7 在一個流暢的序列中，可以從你選擇的位置放入數字，這是偏好的問題。有些人偏好順著時鐘位置放入數字。

　　如果你教的是連續課程，可以選擇設計偏向某一運動面向的曼陀羅，再用另一個偏向不同運動面向的曼陀羅來做反向平衡，這是基於一種基本常識，以及身體善於因應範圍與變化，可以重複訓練的觀念。一如既往，我們的任務是要找到這些學習面向的平衡。你要把曼陀羅「定」在特殊練習與教學風格的適合年齡、活動範圍、能力與理解範圍當中，這可用於一對一訓練特定學員，或是帶班級或團體。

　　流動曼陀羅序列的知名案例，就是拜日式（圖 20.8）。

　　姿勢曼陀羅本身就是一種藝術形式，可以發展成課堂規畫、工作坊規畫與學期規畫（www.aocy.org 可見更詳細的案例）。同時我也強烈建議，不妨花點時間自己畫這些圓圈，做出範本，並設計自己的課堂曼陀羅，除了有趣之外，這本身就是一種很好的資源。

　　曼陀羅的設計是要帶你「出現」在想要創造的課堂上，而且是在呈現出來之

前，它會發生在以直覺傾聽團體的領域，是一種預期性的預感知的舉動，可以讓你在學員的面前自由存在，對將要教給他們的內容也會帶來創意。曼陀羅可以變成你的創意發想作品集，這個「圓」象徵了「創造」。

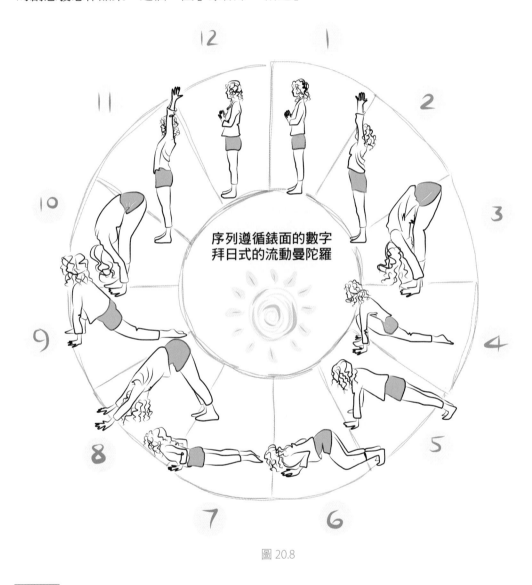

序列遵循錶面的數字
拜日式的流動曼陀羅

圖 20.8

參考文獻

1. C. G. Jung: The Red Book of Carl Jung: http://www.loc.gov/exhibits/red-book-of-carl-jung/the-red-book-and-beyond.html
2. Image by Martin Gordon (www.mothcreative.co.uk)

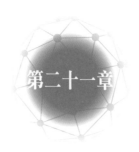

第二十一章

脈輪與原型幾何

「整體（Unity）一定會保留它所相遇的一切個性。我們可以這樣說，『一』在每一個形式裡靜靜等待，沒有擾動、動也不動，從不混雜，但支持所有一切。單子是宇宙的共同點，古代的斯諾底派（Gnostics）稱它為『沉默的力量』。宇宙就是由這種原始的沉默所塑造而成的。一切事物都是以這種或另一種方式朝向整體。」[1]

邁克・施奈德（Michael S. Schneider）

任何數字除以一或乘以一，都保留它自己的個性與整體性。如果我們回頭思考解剖學歷史的古老智慧（第二章），便可以用稍微不同的眼光來看待。在牽涉到以象徵與原型的層次，超越了姿勢與一般做法來理解瑜伽時，也許可以開始看見瑜伽與筋膜如何提供了各種驚人的通道，以邁向一切所有努力到達的整體。這兩個的共同點就是形式的幾何形狀。

幾何在筋膜基質的研究中有很深遠的意義，如果我們可以把幾何想成一種自然的結構密碼，它暗示了形成的公式，生物張力整合結構也開始顯現。隨著探索發現從 0 到 9 的每個數字都有其象徵作用與原型特徵，以及數學意義[2]。

極有可能的情形是，在瑜伽流傳到西方更早以前，古人就已經理解了某些奧祕，而那是筋膜研究正在提供新的理解管道的知識，例如用來象徵脈輪的圖案，就

大致呈現於聖地的建築設計圖當中[3]。

　　雖然現代科技支持我們看見新事物的努力，它可能只是讓我們探索看待事物的新方法，也許是以我們祖先在科技出現之前就已經了解的奧祕，以重新結合我們（其實就是該技術數學根源的源頭）。

回到文藝復興時代

　　在哥倫布（Christopher Columbus）啟程印度、發現美洲時，在歐洲文藝復興時期的許多發現中，（對歐洲人來說）西方世界也發現了東方文明。第一個抵達印度次大陸的歐洲人是葡萄牙水手瓦斯科·達迦馬（Vasco da Gama），他的旅程稱為第一次的貿易路線，這是東方與西方最早的「結締組織」道路。除了在豐富又五顏六色的印度市場中發現異國香料與絲綢之外，達迦馬和這批到印度的早期旅人，也帶回了零（zero）的概念。就是在這些市場中，古代聖人已經發明了我們今天使用的數字象徵系統（圖 21.1）。

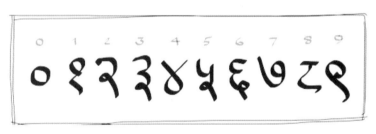

圖 21.1　梵文數字

零：進入無

　　這個概念以一種西方並未思考過的方式提供了數字的關係。零的概念開啟了理解的嶄新可能性。這正是貫穿本書探討的中立概念所處位置。透過零，可以結合對立的雙方：加與減就在它的兩邊。

延伸筆記

零的梵文是 sunya-m，意思是「空地、沙漠、無」。

這三項要素一起，就允許悖論的存在，並結合起來提供它們的相對意義。

「但接下來，真正的奇蹟時刻是理解到，你正在使用的『無的象徵』不只是一個占位符號，而是一個實際的數字：『空』與『無』是一。零值（null）數字和『5』與『2002』一樣真實，這就是大門打開、光芒閃耀，數字活起來的時刻。沒有這個，就沒有現代數學，沒有代數，也沒有現代的科學。就我們現在所知的是，這在人類歷史上只發生過一次，就在印度的某個地方，在笈多王朝（Gupta Dynasty）統治期間，大約西元六世紀左右，人類的智力大為成熟。當然，並沒有所謂的『奇蹟時刻』。這是一個漫長而緩慢的過程。」[4]

在數學上，只有零存在於它們之間，才能知道負數與正數（圖 21.2）。正一與負一也是一樣，因為它們落在「非物」的兩邊。我們將這個非物稱為無（nought），也將其視為零（naught）。瑜伽從圓開始與結束，這個零的象

$$-1 \quad 0 \quad +1$$

圖 21.2 在十進位制中的點，顯示它是所謂的整數或是分數，這個點概括了零的兩側位置（即顯示它是一個正數或負數）。整個系統是有擴展性的。

徵也同時代表一體（oneness）。這是每一種練習的層面。零的象徵就是一個圓；「一」的象徵則是單子（圖 21.3），是一個圓，中心有一個點。在亞洲經常聽見一句很美妙的說法：「同中有異」，用在此處非常貼切，這是瑜伽奉行的雙關妙語：一（個體）與全部（整體）最後都是一樣的。

零的統一原則

在文藝復興期間，這些印度符號取代了當時普遍使用的羅馬數字。羅馬數字系統的邏輯不像吠陀文化的數字那麼優雅而有擴展性，它也沒有包含零的符號或概念。

「吠陀文化時期的數學家就發展了十、百、千等十進位制，一欄數字的其餘部分會放入下一欄……有人認為，在操作意義上引進零的概念，或印度人所稱的 sunya，作為一套數字系統的明確部分，是數學史中最重要的發展。我們至今仍使用的這套數字系統，最早保留的案例發現於印度阿育王（King Ashoka）命人豎立的石

延伸筆記

　　在羅馬的數字系統中，數字和數字的數量必須以加和減說明。字母代表數字，字母（一個或多個）之前或之後的位置，表示應該從這個主要數字（字母）加或減。因此，

　　IV（4）是V（5）減I（1）（5−1=4）；

　　VI（6）是V（5）加I（1）（5+1=6）。

　　根據一樣的方法，IX是9；XI是11；XII是12；XIII是13，以此類推。為了知道數字，就必須算數。當數字增加時，還要加入額外的字母（L是50；C是100；D是500；M是1000）。而在羅馬數字當中，並沒有零的概念。

柱，大約在西元前二百五十年左右[5]。靠近浦那（Poona，西元前一百年）與納西克（Nasik，西元兩百年）的洞穴中也發現了類似的銘文[6]，這些最早的印度數字出現在稱為波羅蜜（brahmi）的手稿中。」[7]

　　以上是大衛・奧斯本（David Osborn）的語錄，從他更進一步的研究中發現數字參考需要以及代數的發現等，顯而易見地都是發展於尊重其靈性，而不只是為了研究數學邏輯本身的印度文化。例如，循著月亮的圓缺或自然的周期，聖人可以確定他們的宗教文化背景下舉辦儀式與典禮的適當時機。數字形成了他們信仰表達與詩歌的一部分，他們並沒有如此區別知識再加以應用，這會像是把數學的實務從自然環境與自然形式的宗教儀式中分割出來一般；數學只是一種手段，經由數學，這些形式才得以表現——或者我們可以說，大自然經由數學而表現出來。身、心、靈不是遭降級為不同的獨立領域，而數學、物理學與生理學也不是分開的，視野仍然完整，人們尋求規模差異上的解釋，而不是組成分子之間的解釋，這些古代聖人以非常不同的方式在設置知識邊界。

　　「西元七百年後，另一種據說由波羅蜜數字演變而來的印度數字（Indian numerals）使用度也很高，流傳到阿拉伯世界，再從此傳到世界各地。當阿拉伯數字（Arabic numerals）從印度延伸到西班牙，在整個阿拉伯帝國中成為普遍用法時，歐洲人以為這是來自阿拉伯人，所以把它們稱為『阿拉伯符號』，但是阿拉伯人自己則稱它們為『印度圖形』，並稱數學本身為『印度藝術』。」[8]

　　在印度數字中，這個模式只需要十個圖形，它根據的是數字原型，並可以在

十進位的邏輯中重複。這些原型結合了自然形式的普遍基礎，而自然形式呈現於大自然的所有幾何奧祕中，我們可以在花朵、植物、雪花、樹木、魚類、動物與人類的成長模式、特徵與臉孔中，發現不同的數值與幾何形狀；葉脈的模式、昆蟲、原子、分子排列與星體軌道模式也都包含了這些原型設計。螺旋狀與對掌性、樹木的形狀、水流與晶體構造，全部呈現出每一個不同數字所代表的主體變化。從宇宙到微觀宇宙的每一個地方，這些形狀都符合符號數學中發現的公式。而原型的一與零（1,0）帶來了我們所謂的十進位制，以及電腦編碼的二進位制，這是建立現代技術所根據的基礎。

「對古代數學哲學家來說，圓象徵數字一。他們知道圓是後續所有形狀的來源，也是所有幾何圖案發展的發源地。在希臘術語中，圓所代表的原理就是 Monad（單子），字根是 menien，『要穩定』，以及 monas（統一體），或『Oneness』（一體）……，他們指出，整體存在於仍然不明顯的所有萬事萬物當中。」[9]

延伸筆記

字母與數字的對應關係可允許差異到一。希臘文的「Monad」加起來是 361，象徵一個圓的度數。一段特別的梵文詩歌[10]，它的數值是 0.31415926535897932384626433832792。這就是 π 除以 10 到小數點後 32 位。π 是任何圓的周長除以直徑的數值，這不可能只是單純的巧合。這是一個無限的數字。這首詩是獻給神性的祈禱詞。

實際與象徵意義的開始

為了理解瑜伽的形上學面向，以及認識到從受孕的一刻開始，整體的概念為什麼和筋膜有如此重大的關係，了解這些原理非常重要。它存在於我們形狀的幾何中，這是生物張力整合結構模型的基礎，從胚胎學來看，我們是從一個由單子代表的孕體開始，並不是巧合（圖 21.3）。筋膜基質出現在來自孕體的「中間層」，孕體由圓來象徵（圓代表它一開始的範圍：包含了細胞核，也就是明點，接著細分為每一個

圖 21.3 單子[29]

部位的每個細節；我們身體裡的每個單一細胞都是來自這個原來的「單子」）。從
神祕的角度來看，胚胎實際的成形原理即符合零提出的概念。它概括了整個發展的
過程。這個零，或在三維空間中的零點，是每個階段（圖 21.4）橫切面所顯示的脊
索（見第五章和圖 5.10）。

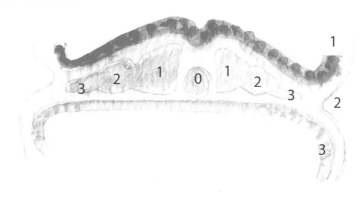

圖 21.4 這是胚胎成形的幾何形狀素描，反映象徵性的數學排列。這張
圖來自圖 5.10，顯示了在上層（外胚層）、下層（內胚層）與中間層（中
胚層）代表的胚胎學解釋。之後，中間層會在「零點」或中軸的兩邊再
細分三次。中軸也就是脊索，是指揮神經管的地方。

　　需要三個狀態才能讓這兩層存在或知道自己的差異，我們能區分骨骼和肌肉，
是因為結締組織對其有所劃分。結締組織是骨骼與肌肉的背景環境，但同時並不
是骨骼或肌肉，第三面向連結並統一了其他兩面，當出現在三位一體的和諧中，
就是共同存在並成為整體。中胚層也是一樣的原理，雙胚盤上層與下層愈生長，
彼此距離愈遠。從象徵的觀點來看，中胚層從這之間的「無物」（no-thing）中出
現：在上層與下層之間的空間。神祕的是，這並不是一個層，而是一個「中間」
（middleness）的領域，其本質就是「位於中間」（in-between），負責分別與連
接其他兩層（為了尊重，范德沃稱它為「中間」〔the Meso〕[11]）。這就是十四章在
考慮調整，以作為兩個獨立動作空間（從業人員與學員）之間的平衡時刻時，所指
出的事物。這兩個動作空間彼此結合，形成一個平衡的形狀，就是三位一體的和諧
性。它們連結了兩者之間的「無物」，並形成一個比部分總和更大的整體。這與業
者+學員＝組合是同樣道理，生物張力整合結構提供了相同的機會，結合張力與壓力
成為第三種功能，這功能便是來自於張力與壓力的組合。

原型編號

「雖然吠陀時期的數學家聞名於世的主因，是他們在算術與代數上的計算天才所致，但整個印度數學的基礎與靈感是幾何學。早在西元前二千五百年，印度河谷就發現了幾何繪圖儀器的證據。[12] 至於代數的開始可以追溯到吠陀祭司的建築幾何學，這部分保留在《祭壇建築法規》（*Shulba Sutras*）中。」[13]

延伸筆記

梵語是「更高形式」的印度吠陀語言。

施奈德在他極為出色、有關數字原型的著作中，詳細說明了數字在我們人生各方面的象徵與原型意義[14]，他把數字與形狀稱為自然與藝術的通用語言。

一（單子）（圖 21.3）與二（對子〔Dyad〕）（圖 21.5）是所有數字的父母。三（Triad）把一與二結合起來，並成為它們的第一個後代，是隨後六個數字「兄弟姐妹」中最年長的，而在它們之間產生了許多數字。三元組也帶我們達到「三位一體的和諧性」，這是許多神靈與宗教文化的共同主題（見下文與圖 21.8）。

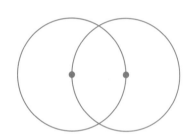

圖 21.5 對子。現在有三個形狀，一，它自身的反射，以及它們之間的扁圓形（杏仁形）。[29]

四帶我們從面積到體積，因為「三點定義了一個平面，需要第四點來定義深度。」四面體是空間中的體積（柏拉圖體積或多面體中其一），它的四個面完全一樣。它提供了三角測量的四個面，讓我們可以製作生物張力整合結構桅杆。

到了五，「超越了單子的點、對子的線、三元組的面積，以及四元組（Tetrad）的三維體積」，五元組（Pentad）代表「引進了生命本身」[15]，這個形狀完成了五種柏拉圖多面體的組合（圖 21.6），所有的素描圖形都是從原始的單子衍生而來。當某些動作正在設計張力整合結構時，這些幾何形狀可以深入運動研究中。

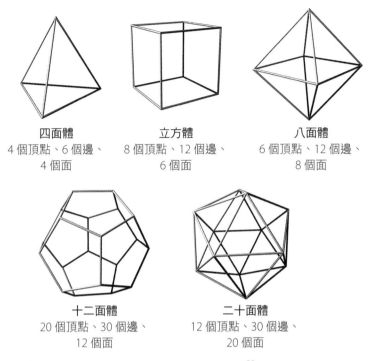

四面體
4 個頂點、6 個邊、
4 個面

立方體
8 個頂點、12 個邊、
6 個面

八面體
6 個頂點、12 個邊、
8 個面

十二面體
20 個頂點、30 個邊、
12 個面

二十面體
12 個頂點、30 個邊、
20 個面

圖 21.6　五種柏拉圖多面體[29]

　　六元組（Hexad，按：以六為一組）代表 2×3，六元組在六邊形的形狀中，掌握了結構、功能與秩序的祕密，我們在第三章看到肌內膜的基本形狀就是六邊形。雙重的三位一體和諧性讓這些三的特性，成了「六位一體」（six-ness）的原型。例如，六邊形的形狀完全互相連鎖，就會有穩定性，這樣的圖形可以在蜂巢中看到（因為蜜蜂的身體穿過它而形成），是一種完全鑲嵌的圖案（每一邊的形狀都符合其他邊）。肌內膜是在顯微鏡層次中，在身體內部緊密結合的結構：是在肌筋膜基質的背景中緊密組織的肌肉纖絲與纖維。形狀就在這些圖案中組織而成，列文認為，這說明了人體膠狀物與乳狀物內在世界的組織狀態。

　　我們學到七的原型，是一個特殊的數字，七和它的兄弟姐妹都不搭，只能用幾何工具（一支鉛筆與一對圓規）得到一個近似值。和音階中的音符與星期中的日子類似，第七天和其他日子一樣出名，但又都不一樣。七有獨特的數字性質，古代哲學家認為只有七個數字，因為一、二與十是其他數字的來源或結果。因此，七在這

個系統中有一個獨特的位置：「七代表一個完成但持續進行的過程，一種內在關係的周期節奏」：[16]

「用計算機把三百六十度除以一到十。除了七之外，一到十都可以把三百六十度除盡，沒有餘數，只有七邊形有無窮的小數，而從它中心連到角落的夾角，也是無法測量、難以描述的角度。」[17]

在將生物力學簡化成常見的幾何圖案中遇見的困難，有沒有可能是因為某些圖案並不適合這種規律？這是否質疑了生物張力整合結構，或我們試圖用來探討它以解釋人體結構的邏輯？

八（從梵文 o-cata-srah 而來，意思是「兩個四」）給了我們八元組（Octad），與相對性和脈衝周期有關（見十五章）。這個數字本身就透露了它的循環本質，它像莫比烏斯：瑜伽哲學固有的出生—生活—死亡—出生循環的連貫性質。

「數字九由三個三為一體組成（9=3×3），代表神聖三元組採取了它的最大表達的原理。」[18] 這樣的圖案就像魔術方塊（圖 21.7），給了九一種神祕的完成感，也是新的開始的象徵，產生了本身獨樹一格的圖案。

延伸筆記

在自然界中有無數的不規則多面體，例如金博多的「多面體混沌」中，精美描繪出來的皮膚上層圖案（見下方），以及皮膚下的筋膜圖案（見下方），這是透過內視鏡看到的畫面。但是只有五種正多面體，集體稱為五種柏拉圖多面體或體積。其他都是從這些多面體衍生而來。這些形成了透過生物張力整合結構所探討的問題的基礎，但它本身不限於這個範圍。

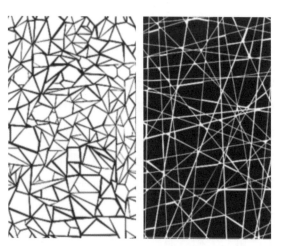

圖像靈感來自皮膚上層圖案，以及皮膚下筋膜的圖案。© Victoria Dokas (www.ariadne-creative.com)

進到十，代表整體的概括。十本身就是數字的雙親（零，一，也是第一個二位數），結合了它們的七個孩子（三到九），十表達了所有數字的特質，代表了一個比它部分總和更大的整體，超越這個數字本身。

在調和符號數學關係的一個困難是，前三個數字是零，一與二（不是一、二與三）。一與二被視為接下來數字的父母親，因此三是第一個出生的（也是第四個數字），在象徵意義上，一切都包含在合弄結構下一個層次的整體中[19]。

4	9	2
3	5	7
8	1	6

圖 21.7　在魔術方塊中，所有線條與對角線在所有方向上加總起來都是十五；方塊中的每一個方格包含一個獨特的數字。九的梵文是 nava，是日出與新月字形的一部分，代表一個新的循環。在十進位制中，接下來是一與零，形成下一個完整的循環。

從圓開始

我們每次畫一個圓，就是邀請這些原型圖案進入意識。這是一種創造整體性的祈請。畫圓的行動本身包含了相反面的平衡：點（明點）的靜定，以及描繪圓周的鉛筆的動態動作。第一個圓是完整而完全的；但為了「看見」或「知道」自己存在，它必須創造自身之外的「其他事物」。

為了創造第二個圓，我們把圓規確實維持在它本來的位置，以保留準確的半徑，然後反轉握著圓規的方式。把圓規的點（明點）放在第一個圓的（動態）圓周的任何一個位置，不要改變半徑長度，接著交換圓規兩支腳的位置，就能畫出一個精確的反射（圖 21.8）。瑜伽稱其為馬雅的幻覺，象徵這個反射只有在自身出現的情況下，才能正確形成（鏡像一定是反向的）。它的圓周會通過第一個圓的中心點（明點）。因此第一個圓就被精確地模仿了；它形成了這個模仿，而這個「其他事物」的幻覺就是它本身的鏡像，但這是為了三提供的座標：二產生或導致的三位一體和諧性。

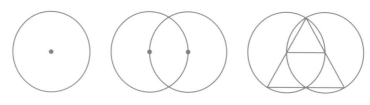

圖 21.8 從線條的誕生開始，構成了象徵面積或表面的三角形。[29]

　　這兩個圓在中間形成了一個開口：一個第三實體的可能性。在幾何學上，它產生了線條（的座標），提供通往第三面向的通道或管道（這正是胚胎發育期原腸胚形成過程中，各層形成原理的象徵）。當外胚層與內胚層之間的空間變成了第三層，外胚層與內胚層彼此也互相遠離。

延伸筆記

　　每一個生物張力整合結構模型代表一種球形的緊密堆疊安排。「接頭」（joints）代表重疊球體的中心點。想像一箱橘子，如果你以某種可以穿透拍攝的方式把它變成一張二維圖，你會看到許多重疊的圓形。它們緊密堆疊的方式，可以是每一層都連接下一層的空隙。或者一個疊在另一個上頭，根據包圍的邊界而定。如果你畫線將中心點與中心點連接，然後讓橘子「消失」，你就可以看到一個由某種生物張力整合結構桅杆形成的幾何繪圖模型。我們的細胞就是這些一刻又一刻、一個動作又一個動作的幾何結構式運動的柔軟生物版本。它們也包含了所在位置的液體流動。筋膜形成了這些基質，這些緊密堆疊的排列就在這些基質中被組織與組織這些變化，彼此深深互相關聯。我們是以非線性方式組織，並透過各式各樣微妙而不斷變化的幾何形狀圖案來運動。每一次這種緊密堆積排列的改變，就代表一次所謂的「相變」。在我們內在與外在世界的每一個尺度上，它都有著深遠的幾何意義。這就是我們的化學、生物學與運動數學的結構，也是我們身體的結構。既然我們正在觀看這種「中間」的結構，雖然看起來是嶄新的概念，但其意義卻具有普遍性與悠久性。

　　這兩個圓創造的第三個形狀，有時候稱為雙圓光輪（Vesica Piscis），是我們許多身體形式（嘴巴、眼睛等等）的基本形狀。它是「杏仁狀」或扁圓形（Mandorla）。重複的圓形圖案是生命之花符號（Flower of Life symbol）的基礎（圖 21.9），裡頭可以發現生命樹（Tree of Life）（圖 21.10），這對我們的體型有深遠的意義，映射成的那些形成了幾何形狀，也就是我們細胞緊密堆疊排列的形狀，一開始這些存在就代表囊胚最早的孕體所分裂的組織（見第五章）。

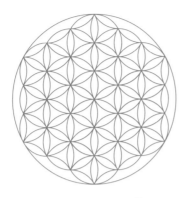
圖 21.9　生命之花[29]

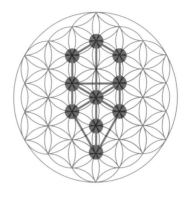
圖 21.10　卡巴拉（Kabbalah，按：一種猶太哲學思想）中的生命樹符號。許多不同的傳統與古代神學都透過藝術與符號，包含與表現這些幾何形狀的知識。[29]

延伸筆記

　　在神聖幾何中，起源於古埃及的生命之花意味著包含了所有的幾何形狀[20]，它是來自重複與重疊相同大小的圓。生命種子（The Seed of Life，二維）與生命之卵（the Egg of Life，三維）（圖 21.11）代表的是卵裂的前胚胎期，是人類胚胎的第三次分裂。它們也是在軟組織的微觀組織中，細胞緊密堆疊排列的基本形狀。[21]

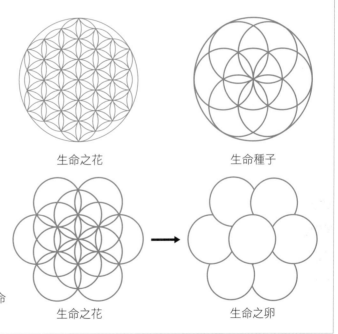
生命之花　　　　　生命種子

生命之花　　　　　生命之卵

圖 21.11　生命之花、生命種子與生命之卵。[29]

　　在各種神學中，這些幾何形狀都有很深刻的重要性。它們是最早的大教堂與聖地建築的基礎而來，是我們體內每一個細胞如何「緊密堆疊」的基本模式。從形狀

與結構的角度來看，它們是黃金比例或神聖比例的基礎，是所有身體自然表現與符合的比例。我們就是四處走動、大自然緊密堆疊的幾何形狀的原理。

　　只要畫出兩個一模一樣的圓，就可以連接這些接頭形成十字架。從此開始，我們就有了形成面的座標（圖 21.12）。

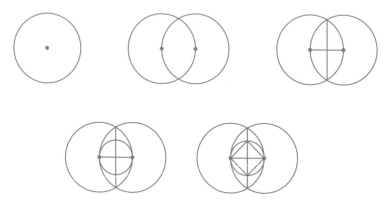

圖 21.12　從線的誕生開始，構成象徵面積或表面的三角形。[29]

　　當畫出這兩條線後，就提供了相反方向的可能性，但它們共同存在，並從相同的情況或開口中出現（雙圓光輪代表一個門戶）。在象徵意義上，這就是悖論的領域，是通往下一個層次的通道。這些由兩條線代表的象徵性對立，帶著我們了解它們的差異進而將其結合。垂直線與水平線可以編織在一起，好像它們是像經線與緯線一樣不同的事物。當這兩個面向結合在一起，它們的組合就形成了物質與表面。這樣的組合是以相反的事物一起運作，卻允許了超越各部分總和事物的可能性。史內森認為編織是張力整合結構之母[22]。因此我們可以確定兩個維度，並從中探索第三個維度；結合三個扁平三角形，它們留下來的空間中就出現第四個維度（圖 21.13）（請注意，這產生了四邊的形狀；每一個數字包含了下一個數字的潛力，並被下一個數字包含其中；在家庭中的兄弟姐妹來自原始的父母數字）。

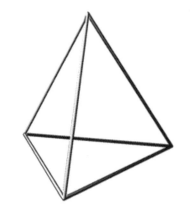

圖 21.13　三角形連接形成四面體。[29]

一與二，這兩個父母數字的原型產生了第三個形式，這被視為重新建立了整體的和諧性。互相組合後二產生了三，這就是創造的本質，第三個形式接著可以結合兩者。當我們畫第三個圓時，每一個圓都都可以通往一個自己的反射，在這之間交互作用，就可以形成「三重性」（three-ness）並超越瑪雅的幻覺（分離或二元性）。這就稱為三位一體和諧性，或三位一體（圖 21.14）。在我們的身體中有許多實際的事例，例如膠原蛋白纖維的三股螺旋，這個原型的三重性就是魯尼所說的「超越做對與做錯想法」的場域。換句話說，經由這個包含兩者的場域，就結合並超越了二元性；它們在這個和諧性中，進入了第四個維度。

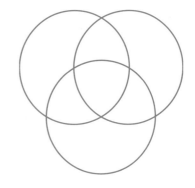

圖 21.14 三個重疊的圓形成了三位一體。每一個都對自己與他者有所覺知。[29]

在許多宗教中，三位一體是一種非常熟悉的概念，例如三重神（triple deity）或一位神祇的三種功能。在這個脈絡下，它代表著意識的三個層次，讓我們可以體驗到整體。在這種層面上，數學與神話學是象徵性的，也是有意義的。每個數字都有內在的幾何形狀，而且全都在我們的能量基質中互相關聯，當我們檢驗其原型幾何形狀時，就可以透過脈輪之「窗」看到這些形狀。

擴展意識

幾何是我們冥想方法的一種象徵，屬於目的的一部分。我們坐著，實際上是在沉思，當我們學習觀察自己，從見證者角度見證一切時，就能化解二元性的幻覺。當我們一動也不動地靜靜坐著，和我們有關的事、所有的考慮、判斷與意見、好與壞、寶貴與昂貴、對與錯，都可以是幾何的方式。我們只是在自身創造的寂靜之圓中觀察它們的共生。從那（第三）個觀察的地方，我們與自身最初的存有結合在一起了。它始終都存在，我們從那裡出現，或者我們也自我組裝了它。所以冥想可以看成一種暫時回到或記起這分源頭的方法。這並不複雜，它一直都在傾聽。我們沉思，以便穿透某種已經位於自己之內的事物，到達「寂靜的力量」，也就是一體。

卡洛琳‧邁斯把心智描述為在意識領域的「不適當工具」。[23] 這並非是指心智無法參與或學習，而是邏輯需要某些擴張、超越它的一般推理極限，才能到達可以包含這種推理的極限。

延伸筆記

> 筋膜是以一個點（成纖維細胞）開始，然後慢慢生出一條線（螺旋），這條線再結合兩條其他的線，形成膠原蛋白纖絲（線）。這三條線再自己編織起來（以互補的方向），變成一片編織（表面），並在生物張力整合結構中形成形狀（體積）。但如果每一個數字就像一種幾何形狀的原型可能性，每一個數字就有一項和筋膜有關的特點，它會變得更複雜與細緻。

我們有能力在自己或其他人周圍畫一個圓，以建立社群的可能性，甚至藝術與科學也能在此交會，就在這個螺旋的形式中，包括聲波、光波的形狀，以及何梅萬[24]所謂的「量子同調性」（quantum coherence），這是整體性的一種科學表達。

由於筋膜的整體性與主動結合性，它代表了我們的整體。在象徵意義上，筋膜美化了瑜伽的目的，讓我們能在字面上、象徵上與普遍上的每一個層面上了解解剖構造。加之與脈輪的合作，我們可以進化這個存在，以及它牽制身體與心智的方式。脈輪象徵著在更細膩的頻率上，我們每一個層次的意識。

幾何學可以視為形式的語言，說的是各種形狀和深刻組織的關係。筋膜是我們的形式器官，它透過幾何表現自己，因此幾何是筋膜每一次形成各種形狀的基礎。而在其中，生物張力整合結構試圖在三維度中進行順暢的轉換。如果在此加入時間元素，掌握動作的時刻，它就會變成四個維度。我們只能在生命暫停的模型中檢驗它們，從數學字面上的解釋，也不會比用理智邏輯去推理好上多少。

脈輪的原型幾何

「雖然我們正在討論精微體、經脈、輪迴、脈輪之類的事物，好像這些都是具體的事物，但必須謹記在心的是，這是我們語言的結果，而不是它們精微、象徵性的真正本質。無論你在任何一種古老或現代文本中找到的描述有多麼美，或多麼

完整……尋求者必須永遠保持最精細的區別層次，以妥善理解不同領域之間的邊界。」[25]

　　這以某個方式帶我們回到開始之處。從字面上、象徵上與原型上來說，筋膜似乎就是有關「領域之間邊界」的研究。在第二章，我們提到早期的西方科學論證中，完全忽略了動覺領域；而在東方，則完整保持動覺的感知面向。也許只是因為東方科學並不明確區分心智、身體與存在。它們是不同的，但它們被剖析、被看待的方式，就是整個存在的全部各部分。

　　古老的瑜伽歷史可能沒有參與西方科學的解剖發現之旅，檢查人體中不同肌肉或個別細胞組織的最精密細節。但它確實研究並描述了在天體、人體與許多生命體行為中常見的大自然圖案的最精密細節，以及這些事物在一個連續體當中的關係。在許多東方文化中，瑜伽背後的歷史是一個不太一樣的故事，與西方研究的人類與人體的歷史截然不同。這已包含了精微能量體的面向，在瑜伽哲學中理解為氣息（生命）能量所流動的通道或路線。

　　這些流動的氣流可以藉著練習膝碰胸式達到平衡（見十七章）。它的設計就要用來「釋放內在的氣息」，意思是指讓這些氣流通過這些主要的精微能量通道。它們稱為氣脈（流或氣流），而且可能和神經電流或能量流有關，就像我們會提到氣流與電流，確實如字面所示，因為能量會流動。

　　這些氣脈中最重要的三條，是以脊椎為中心的左脈、右脈與中脈，沿著脊椎軸線的長度旋轉（呼應了第十章提到筋膜的三重螺旋模式。）（圖 21.15）。它們與這些精微能量通道（或氣脈）的交叉點有密切關聯，這些點就是一個一個脈輪（意思是輪子或圓）的位置。

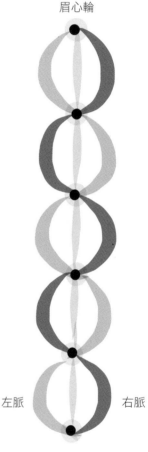

眉心輪

左脈　　　　　　右脈

海底輪

圖 21.15 據說，有些具有通靈視力的人可以看見氣脈（意指氣流，或就像在氣流中的流動）。比哈學校把它描述為「身體表現的藍圖」。它們被視為在身體中無所不在（精神體中有七萬二千個）。

如果我們以氣流的角度來思考，那麼每一個脈輪可以理解為生命能量的一個漩渦或渦流。它們就像是一種能量介面或資料庫，在生命力與精微體之間，賦予我們活力並管理那股力量的流動。每一個脈論被認為代表了我們所謂的「身心相關的」（psychosomatic，字面意義就是身體中的靈魂）面向，並且有一組特定的特徵，還有一個梵文名稱（表 21.1）。它也代表一種幾何圖案，其象徵性質以許多精細的方式描繪在使用的字母、吟唱它們的聲音，以及身體每一個脈輪代表的座標上。

梵語是吠陀語言的最高形式，被稱為「智慧傳統的語言」。在這種極為精密的表達意義中，每一個名字中的每一個字母都有一個數值，就像古希臘文與希伯來文一樣（這稱為字母數字對應性）這種對應性就是共振場域；它們代表著比它們的拼字意味更細微得多的意義。它們的聲音有特殊的音樂內涵，並且整合了我們生命中我們可能以為是分開的許多面向。

這些用來描述姿勢的特定聲音、字詞，以及在冥想中使用特定的咒語並非隨意安排。它們表示形式與特定的方式，聲波可以此方式和某些幾何圖案或精微能量產生共振。正如前述所呈現，經文數值也有重要的形狀，就像光波或聲波能量模式的共振（或者後跟碰觸到脈衝；見第七章與葛瑞威斯基的著作），只要我們更仔細觀看就會發現，每個脈輪的相關符號全都顯示出了它的幾何形狀。

每個脈輪代表一種特定的幾何圖形，以及身體中的幾何構造與位置（圖21.16）。一旦開始探索所有生命中隱藏的幾何圖形，我們就會發現脈輪包含了特定的面向。代表脈輪的數字、字母、聲音與圖像全部互相對應，而且能量系統的奧祕也是由這種幾何圖形編碼。在內窺鏡的呈現下，我們皮膚上的圖案、筋膜基質上的多面體混沌，全部遵守蓋亞母親（Gaia Mater）的法則。幾何命名了處理空間關係的知識領域（在希臘文中，geo 意思是地球，metria 意思是測量）。蓋亞是希臘文中的地球女神，而 metria 這個字的字源和 mater（母親）一樣，「geometry」結合了測量地球母親的象徵意義。

表 21.1

No.	主題	名稱	符號		圖騰	位置	意義
9	超越數字的水平面；新的開始				神性恩典	十二指點，頭頂上方	
8	八元組—無線的慈悲與不斷的循環	頂輪		有一千片花瓣的閃亮蓮花	最高知識或意識	頭頂	一千
7	七元組—接近	明點		暗空中的一道微小新月	覺察	頭部後腦勺	指向或下降
6	六元組—立方體—結構，功能與秩序—雙重三元組	眉心輪		有兩片花瓣的銀色蓮花；代表太陽（右脈，正面或主動）與月亮（左脈，負面或被動）	微妙的心智；知識與直覺的融合：這兩種氣流匯集在中脈，精神的力量（中立）	中腦，在眉毛之間的空間後方	又稱為第三眼；智慧之眼（the eye of wisdom / jnana chakshu）。眉心輪意味著命令；來自高我的指示或通過這裡而來的指示
5	五元組—五角形的幾何；所有的五種常規形狀—新生命	喉輪		有十六片花瓣的紫羅蘭色蓮花	一個白色圓圈：以太元素	在脖子後方，喉嚨後方	淨化（Shuddi）。它可以由「vi」強化；一種洞察力的深化
4	四元組—四面體和星狀四面體—蓋亞測量（Gaia Metria）；兩個四面體（四邊形）結合	心輪		有十二片花瓣的藍色蓮花	六邊形，由兩個互相交錯的三角形形成；空氣元素	胸骨後方的脊椎，與心臟同水平	「分開」；指無聲的聲音，並從中出現聲音
3	三元組—三位一體或三位一體和諧性	臍輪		有十片花瓣的黃色蓮花	紅三角；火元素	在肚臍後方的脊椎	馬尼—寶石與普拉—城；「珠寶之城」
2	對子—扁圓形或雙圓光輪—馬雅的幻覺	生殖輪		有六片花瓣的深紅色蓮花	一個白月牙：水元素	海底輪兩指寬上方；尾骨	「一個人自己的住所」
1	單子—包含明點的圓	海底輪		有四片花瓣的深紅色蓮花	黃色方塊：土元素	男性的會陰，女性的子宮頸	根，位置。根部中心

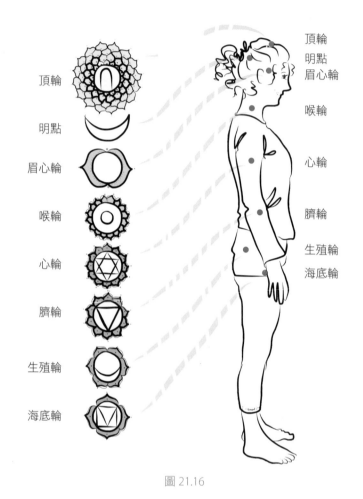

頂輪

明點

眉心輪

喉輪

心輪

臍輪

生殖輪

海底輪

頂輪
明點
眉心輪
喉輪
心輪
臍輪
生殖輪
海底輪

圖 21.16

　　我們才剛開始學習生物張力整合結構，用以理解人體結構中的幾何圖形。無論是元素的化學結構、聞風不動的岩石結晶形式、花瓣或葉片組織、雪花的尺寸，或是水或巧克力等所有流體布局的構造，我們所知的每一種形式都可以發現隱藏的幾何圖形，在不同的層次上、所有的自然形式中，可說是無所不納。

脈輪是層次或頻率

　　在古印度，每一個字母／數字都有一個共振場域，所以每個脈輪也有一連串的精細的解釋，包括其特定的名稱、圖像（壇城〔yantra〕，意思是神聖的旅程，由一

個曼陀羅代表）與聲音（咒語，意思是神聖的聲音，由一個梵語用字表示，用來唱誦）。每個用字也有其數值，表示一種與此數值有關的特殊幾何圖形。這項幾何圖形就產生了屬於此脈輪的特定形式與形狀。每個脈輪其實都有相應的符號與顏色。請記住，這種形而上的精細與精準詮釋每個脈輪的整體性，都體現在重複出現的蓮花圖案上。每一個層次的花瓣數量與梵語字母的「種子聲音」（bija mantras）有重大的關係。就像生物張力整合結構的規則，沒有一樣事物是多餘的，而且每個部分都獨立存在，但仍是整體的密切部分。每個尺度上的細節都可以查到源頭，而且同時具有普遍性與密切性。除了壇城與咒語，動作（譚崔〔tantra〕）就是這些在人體中的具體表現。不管最後賦予它們代表什麼意義，這些事物一開始的設計就屬於三位一體的和諧性。

字面上的層次看來，這就是粗略與細緻、形式與無形，看得見與看不見的結合。當達到平衡狀態時，就會出現第三個狀態，我們稱此為中立狀態（這是本書通篇所談及的觀念）。在瑜伽智慧中，中脈就象徵著這個第三個面向：透過獨特的能量通道，自發地釋放能量流動。這通常認為發生在脊髓，可能與原軸有關，也就是胚胎結構中的脊索。

中脈認為是自發出現的，也是其他兩種主要力量結合的表現，因此可合稱為「三結合」（tri-unity）或「三位一體整體性」（triune wholeness）。左脈代表月亮（負面、被動），右脈代表太陽（正面、主動）；中脈代表它們之間的「零」、「無物」，在三位一體和諧性中亦允許各自存在。

我們可以這樣想，脈輪在脊椎上的位置就是它「明顯」的表現方式。中心的能量或頻率不明顯，但結合在一起時脈輪本身提供了透明度。結合後的第三面向也帶給我們一個特殊的觀點，脈輪本身也與它的顏色、聲音與象徵意義一致，亦結合了它與其它脈輪的微妙關係。

相反的方向

在身體的整個精微能量系統中，從第一個底輪或海底輪到頂輪，以及向上到

超越它的能量中心，脊椎愈往上，就包含愈來愈精微或細膩的頻率。而在另一個方向，沿著脊椎往下，能量就變得更稠密，開始變得物質化，表現為從集體意識（上）到個體（向下到地球）。在一個新點子「誕生」的比喻中，據說聖靈是從頂部而下，然後在社群中「成為現實」，只要足夠的重力就可以表現出來 [26]。

　　本書不斷提及從第三狀態產生的整體，顯然是矛盾觀點的組合，經組合就形成了第三個面向。能把能量往上與往下移動的能力，就是內在的風或氣流（見十五或十七章）能夠自由移動。當它們的總和結合在一起，相對性就變為成對的屬性。能量在身體上下移動，讓循環通道保持自由與流動。這就是瑜伽的身體與冥想練習的一部分。相反方向或象徵性的對立面，結合起來成為一個領域或場域，或成為結合所有可能的中立可能性。

　　我們從地面開始往上做，然後又回到地面，這個概念總括了所有的瑜伽練習。這就是姿勢平衡的具體行動，直立與倒立；在冥想中，這就是它本身的反向平衡動作。如果每一天的生活主要是焦點對外，以及聚焦於能力的變化，那麼冥想就可以架構為專注潛力的內在轉化，把焦點對內的機會。我們經由結合兩者，在每一個層次上都促進平衡與反向平衡。

　　在冥想中，我們有時候會從專注在一個點開始，也許是圓的中心（或明點）。如果試想一顆石頭掉進了平靜無波的水池中，便會形成向外擴散的同心圓漣漪。這顆石頭便代表我們的專注力，而這些同心圓就象徵意識擴展的更大的圓。為了確實看見自己在觀看這顆石頭與漣漪，我們學習成為「見證者」，透過參與見證自己的觀看，探索了自身的三位一體和諧性。

　　脈輪系統代表不同意識層次的例子，可見於我們認為什麼是個人的分辨方式中。圖 21.17 代表一個人。我們可以說脈輪作為一種能量系統的層次，在每個層次上反映了個人的不同面向。在此例中，是從海底輪往上作用（以相反的順序呈現，見表 21.2）。

表 21.2

編號	名稱	符號	一個人在每一層次的脈輪能量（例：從 1 到 9）
9	—		普遍恩典（Universal Grace）；超越原型圖案，這一個層次代表純粹意識領域，我們從那裡出現，也要回到那裡。
8	頂輪		全體人物（Personae）；第八脈輪代表集體意識的原型世界。所有的人物態度都在這裡作為普遍原型來呈現：含有我們都認得的所有象徵圖案。
7	明點		超個人（Transpersonal）；第七脈輪代表與恩典或靈（spirit）的連結，就像是為了你而已；代表你自己與超越個人領域的神性力量的親密關係；因此是超個人的。
6	眉心輪		非個人的（Impersonal）；第六脈輪是我們知識的象徵；我們從自身周圍世界蒐集的知識與智慧，以及所知和理解。如果來自內心（heart），這可能會變成慈悲的知識，但它不太是屬於「我們的」，因為這是非個人的，也是共有的。
5	喉輪		人格（Personality）；第五脈輪象徵表達自我的能力，我們從內心「找到自己的聲音」，作為從心臟透過喉輪直接說出來的管道。它也是中心的脈輪；以心為中心的自我表達。
4	心輪		人際的（Inter-personal）；第四脈輪（心臟），象徵能以一個完整而完全的人，和另一個完整而完全的人，處於一段關係內的能力；兩個人都是獨立的，而且能自由選擇。（在這裡是 100 + 100 = 200%）
3	臍輪		個人的（Personal）；這是第三脈輪（自尊），象徵個體性的狀態。我們對自己是誰的感覺變得相當個人。
2	生殖輪		共同一個人的（Co-personal）；第二脈輪象徵認識到「除了我」（other than me）的狀態；我們可以意識兄弟姐妹或父母親和我們是分開的，但仍然完全依賴他們；在這個層次，我們是共同依賴在關係上。
1	海底輪		先於一個人的（Pre-personal）；這是第一脈輪，象徵在我們的部族（tribe）層次進入世界的狀態。這是先於一個人的，是指我們都是出生形成集體的一分子。

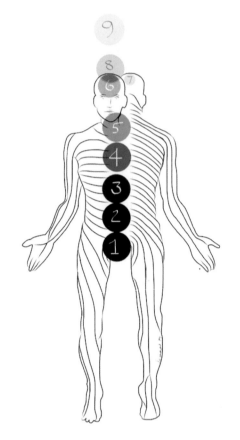

圖 21.17 此圖中呈現的脈輪與皮節有關，這個相關性完全是作者的推測。明點（見圖 21.16）顯示於後視圖中，某些參考文獻不像比哈瑜伽學校，並未把它包括在主要脈輪中。這是在當代環境下的一種脈輪思考方式。

脈輪的象徵

在脈輪系統中，身體與脊椎的關係層次象徵著這些數字原型。在自我走向所謂的開悟旅程中，它們進一步和特定的意識層次有關。也就是說從第一脈輪（地球）到最高脈輪（天堂）的旅程，象徵從更稠密的地球層面，經過色譜、音階，與其相關的數字原型，到達超過頭頂的光（全光譜）。卡洛琳・邁斯[27] 在《神聖契約》（*Sacred Contracts*）中提出，我們個人力量的表達，就是把點子或靈感往下帶，通

過這些不同的意識層次，最後展現出來。這會形成一種特定的形狀，它能順應日常生活，並可融入其中。這樣的循環在每一層次與每一面向上，都會再次開始。也許我們每次在課堂上時，實際上就是在「生產」一個點子。透過轉化的過程從靈感往下帶，最後展現出來。然後我們就丟掉這個想法，讓它在社群中得到自己的生命。

因此可以認為，這些幾何圖形是在表達人體形式中的不同性質，與我們的幸福以及形而上的存在方式直接相關。它們和每個與數字有關的幾何圖形亦有相關，也結合了運動中的能量原則，包括聲波與光波的振動，以及自然形式的幾何形狀。它們並非直接可分解的結構，也不只是思想或情緒。就像前述已經提過，梵語是一種智慧傳統的語言。它是一種由祭司表達、極為細膩的聲音，對細微差異非常講究，也能非常準確地表達細微的感覺、性質與形而上的狀態。我們需要花一輩子的時間去學習、體驗與教導這項工作。這些精微能量的流動視為一個人可以安心（而非不自在）與自我同在的最重要能力。這個觀念不算新穎，但也許藉由恢復身、心與存在之間的整體感，並理解它們之間的基質，會更容易讓人接受。

理解筋膜也許不只能結合不同的科學面向（例如心理學與生理學已經受其導致典範轉移的影響），也能結合科學與藝術之間的裂痕。它在數學與音樂、動作與形式、構造與瑜伽之間，帶來了一種通道，或者說一種連結的組織網絡（也許我們可以聽到第二章中提及，維特魯威所謂「堅固、有用、美觀」的回聲）。

隱藏的幾何圖形

「一朵花隱藏的幾何圖形，所表達出來的美對世界是必要的，就像花的繁殖功能對植物是必要的一般。但是最令人著迷的是，花朵的美不是透過這株植物來傳達，而是我們。是我們回應了它的美，這就是人性，它永遠內嵌在這世界最壯麗的神聖藝術與建築作品的幾何圖形中，僅僅因為我們與這些隱藏的圖案產生共鳴。我們也是由它們所組成，因此我們包含了『包含我們的宇宙』。或者，就如凱斯（Keith）所說的傳統哲學會用的詞彙，我們每一個人都是大宇宙中的小宇宙。」[28]

「包含我們的世界」和「我們包含的世界」表達了大宇宙中的小宇宙的觀點，

從大幅增加以連接和結合，而不是切割以分解和分開的角度來理解筋膜，是一種邀請，讓我們去理解結合的體驗，一如開頭所言。也就是說，結合心智、身體與存在，而不只是結合各部位而形成一個身體。它更進一步提出，在宇宙整體中，存有結合的共同一結合關係（common-unity）；對古代的瑜伽士而言，形上學（metaphysical）與物理學（physical）是彼此的一部分，它們共同存在並形成整體，兩者包含在彼此裡頭，這就是胚胎發育的原理，也是第四章提過的合弄結構概念。一個「合弄結構」的每一部分都是完整而完全的，但同時也是另一個（完整而完全）或整體的一部分。它在圓中驅動著心智，直到得到體驗，然後我們就可以辨認。

我們也許正開始從「肌肉骨骼」系統的二維世界，進到人體的三維世界，這個世界尊重連結性，故事的特色是整體性與關係（甚至優先於故事本身）。這是一種信念上的文化大跳躍。它負責帶領我們進入一個領域，在這個領域中，我們所有人都一模一樣，也都絕無僅有；但它又不斷讓我們所有人都化零為整，就像一個圓裡的圓：一個連續體的無限循環。也許瑜伽帶給我們最重要的禮物就是零──圓裡頭沒有任何事物，這即象徵我們開始的地方。從此唯一要做的就是創造一種方式，屬於你的獨特方式，也是璀璨形式中獨一無二的方式。

好好享受這座場域吧！

參考文獻

1. Michael S. Schneider, *A Beginner's Guide to Constructing the Universe: The Mathematical Archetypes of Nature, Art, and Science*, HarperCollins, New York, 1994.
2. Ibid.
3. http://pearlsofwar.blogspot.co.uk/2011/01/chakras-and-cathedrals.html.
4. © 2001–2013 Douglas Harper.
5. Herbert Meschkowski, *Ways of Thought of Great Mathematicians*, Holden-Day, San Francisco, 1964.
6. Howard Eves, *An Introduction to the History of Mathematics*, Rinehart and Company, New York, 1953.
7. David Osborn, "Mathematics and the Spiritual Dimension", originally written for Clarion Call magazine. (This article is now incorporated with illustrations in Narasingha Chaitanya Matha.) (http://www.reocities.com/athens/delphi/2745/dimensin.htm)
8. Ibid.
9. Michael S. Schneider, *A Beginner's Guide to Constructing the Universe: The Mathematical Archetypes of Nature, Art, and Science*, HarperCollins, New York, 1994.
10. David Osborn, "Mathematics and the Spiritual Dimension", originally written for Clarion Call magazine. (This article is now incorporated with illustrations in Narasingha Chaitanya Matha.) (http://www.reocities.com/athens/delphi/2745/dimensin.htm)
11. Jaap van der Wal, private conversation.
12. E.J.H. Mackay, *Further Excavations at Mohenjo-daro*, 1938. Reprinted in 1998 by Munshiram Manoharlal Publishers, New Delhi, India.

13. David Osborn, "Mathematics and the Spiritual Dimension", originally written for Clarion Call magazine. (This article is now incorporated with illustrations in Narasingha Chaitanya Matha.) (http://www.reocities.com/athens/delphi/2745/dimensin.htm)

14. Michael S. Schneider, *A Beginner's Guide to Constructing the Universe: The Mathematical Archetypes of Nature, Art, and Science*, HarperCollins, New York, 1994.

15. Ibid.

16. Ibid.

17. Ibid.

18. Ibid.

19. Ibid.

20. Drumvelo Milcheisedeck, *The Ancient Secret of the Flower of Life*, books 1 and 2, Clear Life Trust, Flagstaff, AZ, 1990, 2000.

21. Stephen Levin, Biotensegrity Interest Group, September 2013, Ghent, Belgium; www.biotensegrity.com.

22. Kenneth Snelson, http://www.kennethsnelson.net/icons/struc.htm.

23. Caroline Myss (www.myss.com), various workshops and trainings.

24. Mae-Wan Ho, Living Rainbow H2O, World Scientific Publishing, Singapore, 2012.

25. From Kundalini Rising: *Exploring the Energy of Awakening*, a series of essays brought together by Tami Simon (published by Sounds True, Boulder, CO, 2009). "Kundalini; Her Symbols of Transformation and Freedom" is written by Lawrence Edwards, PhD.

26. Caroline Myss, Advanced Energy Anatomy, Sounds True (audio presentation).

27. Caroline Myss, *Sacred Contracts*, Bantam Books, London, 2002.

28. From the Foreword by HRH The Prince of Wales to *The Hidden Geometry of Flowers*, by Keith Critchlow (K. Critchlow, *The Hidden Geometry of Flowers*, Floris Books, Edinburgh, 2011).

29. All geometric images by Martin Gordon (www.mothcreative.co.uk).

致謝詞

我所要感謝的人許多；如果這份摘要中有所闕漏，請原諒我。

首先要感謝我的父母親，史蒂芬妮（Stephani）與威廉（William），沒有你們，就沒有我；你們充滿愛的守護，仍然對我非常寶貴。班恩（Ben）、凱洛琳（Caroline）、吉姆（Jim）還有狗狗沙夏（Sasha），我每一天都非常珍惜你們帶給我的一切。在此要特別提一下蒲佩特（Poupette），我好愛你，還有我所有的家人（你們知道我指的是誰）。麥爾坎（Malcolm），感恩我們一起創造的一切，以及巧克力商的工匠技藝！我不知道從中學了多少軟物質的液體結晶特性。

我親愛的朋友與廣義的家人們；沒有你們的友善傾聽與鼓勵，這一切就不會發生。以下致謝人名沒有特殊順序：菲力帕・金（Philippa King）、崔西・莫里森（Tracie Morrison）、喬・艾里斯（Jo Ellis）、珍・普里迪斯（Jane Priddis）、安妮・懷特－吉爾默（Annie Waite-Gilmer）、琳達・達安塔（Linda d'Antal）、崔西・麥克艾爾洪（Trish McElhone）、吉莉・賓・史密斯（Gilly [Bean] Smith）、黛安・沃德（Diane Ward）、夏恩・麥克德莫特（Shane McDermott）、艾力克斯・菲勒洛齊（Alex Filmer-Lorch）、馬丁・高登（Martin Gordon）、（Amanda Baker）、（Susie Llewelyn）、（Andy Forsey）、（Karel Aerssons）、佩特啦・葛摩斯（Petra Gommers）、艾芙琳・包爾斯（Evelyn Bowles）、露絲・維諾艾拉（Ruth Vinuela）、珍妮・道森（Jeni Dodson）、翠絲・梅勒（Tracey Mellor）、尼可拉・布魯克斯（Nicola Brooks）、史黛拉・歐謝（Stella O'Shea）、亞當・克萊門特斯（Adam Clements）、保羅・凱伊（Paul Kaye）。還要特別感謝艾琳・德・赫德曼（Eileen de Herdman）與朵琳・湯比格・瑟西瓦米（Doreen Thobigele [Sesi Wami]），願他們安息，我好愛他們。

在工作上，我感謝所有教過我的老師，有些人是我在刻意的情況下學習，有些人是我在默認（哪些事不要做）的情況下學習。深深感謝每一位從當代瑜伽藝術中心畢業的學員，你們教給我的比你們從我這裡學到的要更多，也因為你們以

各自的方式進入瑜伽教學世界，提升了你們和我的遊戲檔次。很榮幸有機會與菲力帕（Philippa）、艾力克斯（Alex）、琳達（Linda）、黛安（Diane）與史帝芬（Steven）共事，為我們所有人建立這樣的恩典場域。感謝圖賓根（Tübingen）大學的畢業生，在協助我將譬喻翻譯成德語時，他們對我耐心十足。感謝來參加我星期五班的學員，現在是莎拉正妥善照顧著他們；也感謝我所有的忠實客戶與同事；謝謝你們每一個人。（特別要感謝葛林德〔Gerlinde〕、吉莉・賓〔Gilly B〕、史蒂芬妮〔Stephani〕、威廉〔William〕、法蘭西斯〔Frances〕和菲爾〔Phil〕，這麼多年來參加這麼多的課程／學期！）

特別感謝派特・史佩羅（Pat Sparrow），她務實與精神高昂的教學對我影響深遠，願她安息。感謝湯姆（Tom）與關・邁爾斯（Quan Myers）建議我「找到我自己的權威」，現在這本就是了。感謝羅伯特・施萊普（Robert Schleip），沒有你，就不會有這本書，感謝你的耐心與熱忱，啟發了這本書的計畫，並連結了網路上所有筋膜「令人著迷」的點。感謝史帝芬・列文博士（Dr Stephen Levin）與蘇珊・羅威爾（Susan Lowell），協助提供生物張力整合結構的每個細節。在這方面，還要大力感謝湯姆・弗雷蒙（Tom Flemons）、肯尼斯・史內森（Kenneth Snelson）、葛萊姆・史卡（Graham Scarr），協助提供說明、修正、模型與各種考量。感謝傑普・范德沃（Jaap van der Wal）在閱讀本書時，慷慨提供時間與參考資料。感謝里昂尼德・布盧（Leonid Blyum）與丹尼爾-克勞德・馬丁（Danielle-Claude Martin）不斷鼓勵。在這方面，特別感謝戴洛・艾文斯（Darrell Evans）教授。這本書開始寫作時，你還是布萊頓和蘇塞克斯醫學院副院長（以及發展生物學教授），你對解剖學與胚胎學所有事情的耐心，充滿聖潔，令人崇敬。現在，你身為墨爾本莫納什大學副校長（學習與教學），還在緊迫的行程中撥出時間審核第五章（那一章幾乎要把我搞瘋了），並讓我取得你的演講內容、研究與精湛的邊注，幫助我補足某些在學術與運動課堂之間的落差，謝謝你提供的垂直學習曲線。感謝威伯・凱西克博士

（Dr Wilbour Kelsick）的支持並投入書中應用的所有事物，而且專心致力於健康與人類的表現。

從本書送去打樣以來，艾揚格（B.K.S. Iyengar）的過世讓我看到恢復瑜伽背後的母權制。這位不可思議的人曾以一對一的方式教導芳達・史卡拉維利（Vanda Scaravelli），他們兩人結合了男性化與女性化的觀點，帶來了我們今天正在享受的工作領域。我對他們兩人充滿感激與感恩，也謝謝他們留在門徒身上的寶貴遺產。我很榮幸有機會與伊麗莎白・龐茲（Elizabeth Pauncz）和黛安・隆（Diane Long）一起共事，我對妳們兩人充滿感謝與愛。約翰・斯特克（John Stirk）與彼得・布克比（Peter Blackaby）也啟發、促成了我對解剖學與生物動力學的著迷。但這其實是很挫折的，因為它引發了本書包含的許多問題。我也深深感謝卡洛琳・邁斯（Caroline Myss），她帶給我個人與專業上的信心，提出這些身體上的具體問題，並以我重視的務實而真實的方式，把這些問題提升到神聖與奧妙的層次。謝謝你的恩典與智慧，還要感謝大衛・史密斯（David Smith）帶出這些問題，並回覆我的電子郵件！

感謝菲爾（Phil）與派翠西亞（Patricia），還有我的「特別經紀人」比爾・寇沙（Bill Corsa），沒有你們，我會有更多掙扎、更少笑聲。感謝史蒂芬妮・皮克林（Stephanie Pickering）像產婆一樣細心呵護與慈愛關注每一章節。感謝薇琪・杜卡斯（Vicky Dokas）的精緻設計；包括書封。感謝薩米拉（Samira）與凱蒂（Katie），你們真是完美的「筋膜管狀結構」模特兒，感謝攝影師大衛・伍迪（David Woolley），以及每一位幫忙影像的人。賽琳娜・沃法德（Sarena Wolfaard），深深感謝妳的指導，耐心與溫暖；感謝布魯斯・霍加斯（Bruce Hogarth）對細節的注意；以及 Handspring 出版公司的每一個人，包括撥冗閱讀本書並提出建議的每一位審稿人。特別感謝琳達・德安陶（Linda d'Antal），為我耐心模擬姿勢，作為本書許多插圖的參考。也感謝妳的客戶和喬・艾利斯（Jo Ellis），以

及馬丁‧喬登（Martin Gordon）的藝術指導。

最後，我要感謝我最好的老朋友，也是人生中最親愛的伴侶史帝芬‧金諾斯
（Steven Kingsnorth）。你讓我一路堅持下去，貫徹到底，當我迷失在翻譯中時，
或只是需要清新空氣來得到靈感時，你滋養我，而且真的餵養我。沒有你，就沒有
這門藝術，也不會有「當代瑜伽藝術」來述說這個故事。我以各種方式獻上我永遠
的愛與由衷的感謝。

在深深的感恩與敬畏中
二〇一四年，於英國布萊頓

索引

HealthTree
健康樹 健康樹系列 139

給瑜伽‧健身‧治療師的筋膜解析書
Yoga：Fascia, Anatomy and Movement

作　　者　瓊安‧艾維森 Joanne Avison
譯　　者　林麗雪
總 編 輯　何玉美
主　　編　紀欣怡
責任編輯　謝宥融
封面設計　張天薪
版型設計　葉若蒂
內文排版　菩薩蠻數位文化有限公司

出版發行　采實文化事業股份有限公司
行銷企畫　陳佩宜‧黃于庭‧馮羿勳‧蔡雨庭
業務發行　張世明‧林坤蓉‧林踏欣‧王貞玉‧張惠屏
國際版權　王俐雯‧林冠妤
印務採購　曾玉霞
會計行政　王雅蕙‧李韶婉
法律顧問　第一國際法律事務所　余淑杏律師
電子信箱　acme@acmebook.com.tw
采實官網　www.acmebook.com.tw
采實臉書　www.facebook.com/acmebook01

I S B N　978-986-507-115-8
定　　價　980 元
初版一刷　2020 年 5 月
劃撥帳號　50148859
劃撥戶名　采實文化事業股份有限公司
　　　　　10457 台北市中山區南京東路二段 95 號 9 樓
　　　　　電話：（02）2511-9798　　傳真：（02）2571-3298

國家圖書館出版品預行編目資料

給瑜伽‧健身‧治療師的筋膜解析書 / 瓊安 . 艾維森 (Joanne Avison)
著 ; 林麗雪譯 . -- 初版 . -- 臺北市 : 采實文化 , 2020.05
464 面 ; 19*26 公分 . -- (健康樹系列 ; 139)
譯自 : Yoga : fascia, anatomy and movement
ISBN 978-986-507-115-8(平裝)
1. 瑜伽 2. 人體解剖學
411.15　　　　　　　　　　　　　　　　　　　109003469

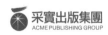